WEEDON'S

SKIN PATHOLOGY
ESSENTIALS
2ND EDITION

U0287927

ELSEVIER

Elsevier (Singapore) Pte Ltd.

3 Killiney Road, #08-01 Winsland House I, Singapore 239519

Tel: (65) 6349-0200; Fax: (65) 6733-1817

Weedon's Skin Pathology Essentials, 2nd edition

Copyright © 2017, Elsevier Limited. All rights reserved.

First edition 2012

The right of Ronald B. Johnston to be identified as author of this work has been asserted by him in accordance with the Copyright, Designs and Patents Act 1988.

ISBN-13: 9780702068300

This translation of Weedon's Skin Pathology Essentials, 2nd edition by Ronald B. Johnston was undertaken by People's Medical Publishing House and is published by arrangement with Elsevier (Singapore) Pte Ltd.

Weedon's Skin Pathology Essentials, 2nd edition by Ronald B. Johnston 由人民卫生出版社进行翻译，并根据人民卫生出版社与爱思唯尔（新加坡）私人有限公司的协议约定出版。

《Weedon 皮肤病理学精要》（第 2 版）（张韡　乔建军　主译）

ISBN: 978-7-117-32507-3

Copyright © 2022 by Elsevier (Singapore) Pte Ltd. and People's Medical Publishing House.

All rights reserved. No part of this publication may be reproduced or transmitted in any form or by any means, electronic or mechanical, including photocopying, recording, or any information storage and retrieval system, without permission in writing from Elsevier (Singapore) Pte Ltd. and People's Medical Publishing House.

注　意

本译本由 Elsevier（Singapore）Pte Ltd. 和人民卫生出版社完成。相关从业及研究人员必须凭借其自身经验和知识对文中描述的信息数据、方法策略、搭配组合、实验操作进行评估和使用。由于医学科学发展迅速，临床诊断和给药剂量尤其需要经过独立验证。在法律允许的最大范围内，爱思唯尔、译文的原文作者、原文编辑及原文内容提供者均不对译文或因产品责任、疏忽或其他操作造成的人身和／或财产伤害和／或损失承担责任，亦不对由于使用文中提到的方法、产品、说明或思想而导致的人身和／或财产伤害和／或损失承担责任。

Printed in China by People's Medical Publishing House under special arrangement with Elsevier (Singapore) Pte Ltd. This edition is authorized for sale in the People's Republic of China only. Not for sale outside People's Republic of China (including not for sale in Hong Kong SAR, Macao SAR and Taiwan of PRC). Unauthorized sale of this edition is a violation of the contract.

第 2 版

Weedon
皮肤病理学精要
WEEDON'S SKIN PATHOLOGY
ESSENTIALS

原　著　Ronald B. Johnston

主　审　孙建方　方　红

主　译　张　韡　乔建军

副主译　曾跃平　万　川　薛汝增　陈洪晓

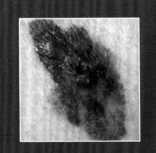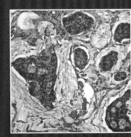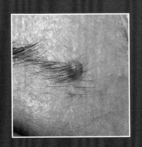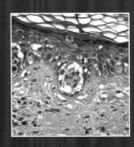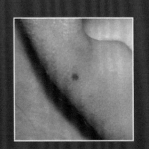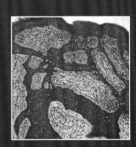

人民卫生出版社
·北京·

版权所有，侵权必究！

图书在版编目（CIP）数据

Weedon 皮肤病理学精要 /（美）罗纳德·B. 约翰斯顿
（Ronald B. Johnston）原著；张韡，乔建军主译 . —
北京：人民卫生出版社，2022.10
ISBN 978-7-117-32507-3

Ⅰ . ①W⋯　Ⅱ . ①罗⋯ ②张⋯ ③乔⋯　Ⅲ . ①皮肤病
－病理学　Ⅳ . ①R751.02

中国版本图书馆 CIP 数据核字（2021）第 242175 号

人卫智网　www.ipmph.com	医学教育、学术、考试、健康，	
	购书智慧智能综合服务平台	
人卫官网　www.pmph.com	人卫官方资讯发布平台	

图字 :01-2020-0590 号

Weedon 皮肤病理学精要
Weedon Pifu Binglixue Jingyao

主　　译：张　韡　乔建军
出版发行：人民卫生出版社（中继线 010-59780011）
地　　址：北京市朝阳区潘家园南里 19 号
邮　　编：100021
E - mail：pmph @ pmph.com
购书热线：010-59787592　010-59787584　010-65264830
印　　刷：北京盛通印刷股份有限公司
经　　销：新华书店
开　　本：889 × 1194　1/12　　印张 :72⅔
字　　数：2212 千字
版　　次：2022 年 10 月第 1 版
印　　次：2022 年 10 月第 1 次印刷
标准书号：ISBN 978-7-117-32507-3
定　　价：698.00 元
打击盗版举报电话：010-59787491　E-mail：WQ @ pmph.com
质量问题联系电话：010-59787234　E-mail：zhiliang @ pmph.com

译者名单（按姓氏音序排列）

陈　佳	同济大学附属皮肤病医院	任　军	厦门大学附属中山医院
陈　燕	福建省龙岩市第一医院	苏　飞	武汉市第一医院
陈洪晓	临沂市人民医院	苏忠兰	南京医科大学第一附属医院
陈思远	华中科技大学同济医学院附属协和医院	孙婧茹	北京大学第一医院
党　林	深圳市人民医院	孙凯律	北京医院
董正邦	东南大学附属中大医院	万　川	南昌大学第一附属医院
关　杨	深圳市慢性病防治中心	汪　旸	北京大学第一医院
郭春芳	沈阳市第七人民医院	吴　玮	广东医科大学附属医院
贺红霞	山西医科大学第一医院	吴银华	浙江大学医学院附属第一医院
胡红华	浙江大学医学院附属第四医院	伍洲炜	上海市第一人民医院
黄莹雪	中南大学湘雅医院	薛汝增	南方医科大学皮肤病医院
纪　超	福建医科大学附属第一医院	阎　衡	陆军军医大学第二附属医院
孔祥君	天津市长征医院	杨　莹	香港大学深圳医院
林秉奖	宁波市第一医院	姚雪妍	北京大学人民医院
刘　玲	空军军医大学西京皮肤医院	俞婉婷	杭州市第三人民医院
刘栋华	广西医科大学第一附属医院	曾跃平	北京协和医院
刘宏杰	四川大学华西医院	翟志芳	陆军军医大学第一附属医院
刘彤云	昆明医科大学第一附属医院	张　韡	中国医学科学院皮肤病医院
陆　威	浙江省人民医院	张德志	新疆维吾尔自治区人民医院
马伟元	潍坊医学院附属医院	赵肖庆	上海交通大学医学院附属瑞金医院
梅册芳	韶关市慢性病防治院	周　城	北京大学人民医院
乔建军	浙江大学医学院附属第一医院	周　莹	浙江大学医学院附属第二医院

秘　书

白　娟	浙江大学医学院附属第一医院	吴延延	浙江大学医学院附属第一医院

主审简介

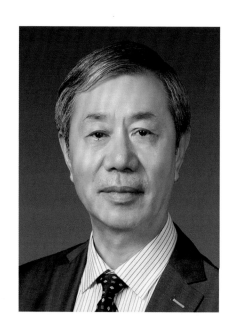

孙建方，二级教授，博士研究生导师。现为中国医学科学院皮肤病研究所皮肤病理研究室主任；国务院政府特殊津贴专家；首批"新世纪百千万人才工程"国家级人选；亚洲皮肤病理学会执行委员；中国中西医结合性病学分会皮肤病理学组组长；中国抗癌协会皮肤肿瘤分会名誉主任委员；江苏省医师协会皮肤病分会候任会长；《中华皮肤科杂志》《临床皮肤科杂志》《国际皮肤性病学杂志》《实用皮肤科杂志》《皮肤性病诊疗学杂志》副总编。擅长少见、复杂、疑难皮肤病的诊治，为国内著名皮肤病临床及皮肤病理专家；在国际上首次命名新的皮肤病 3 例。曾负责包括国家自然科学基金、国家教委博士点基金等 20 项科研基金课题。主持过数十项新药临床试验，培养博士研究生 58 名，培养进修医师 300 余名。发表论文 500 余篇，主编及主译专业图书 9 部。曾任中央军委保健委员会会诊专家；中国医师协会皮肤病分会副会长、教授委员会主席、皮肤病理亚专业主任委员；中华医学会皮肤病性病学分会常委、皮肤病理学组组长；江苏医学会及江苏医师协会皮肤病专业委员会主任委员；曾担任第三届全国皮肤科医师大会主席，第五届全国皮肤科医师大会学术委员会主席；曾多次代表中国出席欧洲及世界皮肤性病学年会，会议发言并担任会议主席；长期担任全国皮肤病理学术会议主席。

为第十一届、第十二届全国政协委员，农工民主党江苏省委副主委，江苏省人民政府参事。

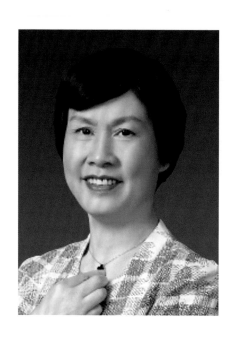

方红，教授，博士研究生导师。现为浙江医师协会皮肤性病学分会会长；中华医学会浙江省皮肤病学会前任主任委员；中华医学会皮肤性病学分会委员及毛发学组副组长；中国医师协会皮肤性病分会常委及住院医师规范化培训委员会和美容委员会成员；中国整形美容协会皮肤美容分会常委；中国医学装备协会皮肤性病与皮肤美容专业委员会常委；中国研究型医院学会皮肤病学专业委员会委员，中国中西医结合皮肤性病学分会委员及甲病学组组长；中国医师协会整合医学医师分会整合皮肤病学专业委员会常委；浙江省医学会理事，浙江省麻风病防治协会常务理事；浙江省性病艾滋病防治协会常务理事及性病临床治疗专业委员会候任主任委员；《中华皮肤科杂志》《国际皮肤性病学杂志》《实用皮肤性病学杂志》《中国中西医结合皮肤性病学杂志》等多家杂志编委。擅长银屑病等免疫性皮肤病、皮肤肿瘤、皮肤屏障功能损伤性疾病的诊治。曾负责包括国家自然科学基金、国家科技支撑计划子课题及省部厅局级课题等 13 项科研基金。主持过数十项新药临床试验。以第一作者或通讯作者发表论文 100 余篇，其中 SCI 收录论文 40 余篇，SCI 总影响因子超过 200 分。主编及主译专业图书 3 部，参与编写教材及专著 20 余部。

主译简介

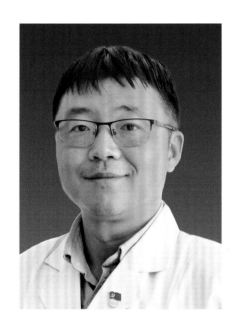

张韡，中国医学科学院皮肤病医院病理科副主任医师，医学博士，北京协和医学院硕士研究生导师。国家卫健委及中共中央组织部"组团式"医疗援藏专家。专注于皮肤病的临床诊疗及皮肤病理学的实践及研究工作。主要研究方向：炎症性皮肤病中临床与病理的联系、皮肤附属器肿瘤、皮肤软组织肿瘤。现担任 Asian Society of Dermatopathology 教育委员会委员，中国医师协会皮肤科医师分会皮肤病理亚专业委员会委员等 5 个专业学术组织委员职务。担任 British Medical Journal、《中华皮肤科杂志》及 International Dermatology and Venereology Journal 审稿专家。副主编《皮肤科疑难病例精粹》(第三辑)，并参编 Mucocutaneous Manifestations of HIV/AIDS: Early Diagnostic Clues 等 6 部专著。发表 SCI 文章 22 篇。

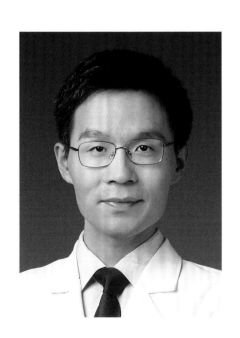

乔建军，浙江大学医学院附属第一医院皮肤科副主任，医学博士，主任医师，博士研究生导师。主要学术任职：浙江省医学会皮肤病分会副主任委员，浙江省医师协会皮肤科医师分会副会长，中华医学会皮肤性病学分会青年委员，中华预防医学会皮肤性病预防与控制专业委员会青年委员会副主任委员，中国医师协会皮肤科医师分会青年委员，中国中西医结合学会皮肤性病学分会甲病学组副组长，中华医学会皮肤科学分会真菌学组委员。浙江省数理医学会皮肤病智能诊疗专业委员会副主任委员，浙江省整形美容行业协会皮肤美容分会副主任委员，浙江省中西医结合学会皮肤美容分会副主任委员，《医学参考表皮肤性病学频道》青年编委会副主编。擅长皮肤病理诊断，炎症性皮肤病和真菌病的诊治。主持国家自然科学基金 3 项。以第一或通信作者在 NEJM、JAMA、BMJ、JAAD、BJD 等 SCI 收录期刊发表论文 40 余篇。2013 年获中国医师协会皮肤科分会优秀中青年医师奖。2020 年入选浙江省医坛新秀。

中文版序一

"形态学观察与描述是皮肤科学的基本功""皮肤组织病理学赋予您透视皮肤的能力,是肉眼观察的延伸与补充""皮肤组织病理学是临床皮肤科学不可缺少的一个组成部分,是皮肤科临床医师所应该具备的基本技能"。一名优秀的皮肤科医师必须接受皮肤组织病理学的训练!这是本人在讲课时反复强调的。

本书作者 Ronald B. Johnston 博士是一位退役的 F-15C 飞行员和空军上校,现在是美国南佛罗里达大学医学院皮肤科和皮肤外科的助理教授(相当于国内的主治医师),可以说不是一位资深的皮肤病理专家。但他以飞行员对工作的严谨,以飞行手册中"核查表"的思维方式,对《Weedon 皮肤病理学》第 4 版这部巨著加以梳理、提炼,成就了今天呈现在各位读者面前的《Weedon 皮肤病理学精要》第 2 版。本书忠实于原著,但大大地精简了内容,以表格的形式、简洁的文字列出了各种常见皮肤病的病理特征,并有相应的临床图片,方便快速查阅。

对作者 Ronald B. Johnston 博士的创新性思维,本人非常赞赏及敬佩,值得我国学者、特别是年轻一代认真学习。引进是必须的,但更重要的是创新!

本书的译校工作由浙江大学医学院附属第一医院乔建军及中国医学科学院皮肤病医院张韡两位博士为代表的新生代,组织了国内 46 位皮肤科青年医师携手完成。本译著是初学者很好的启蒙教材,也为皮肤科医师及从事皮肤病理的学者提供了一本简明的索引式参考书。本书的出版将对我国皮肤病理学的普及起到推动作用,在此表示由衷祝贺!

朱学骏
北京大学第一医院皮肤科
2021 年 11 月

中文版序二

《Weedon 皮肤病理学》是一套皮肤病理学的巨著，从病理的角度来思考和理解皮肤病临床与病理的联系，值得我国皮肤病理的同仁学习借鉴，而《Weedon 皮肤病理学精要》则是此书的一本精华浓缩版本，它对原书中许多重要的内容进行了归纳和总结，像是原书的读书笔记，有利于初学者更高效地学习。同时，本书也是一本很有意思的书，作者 Ronald B. Johnston 曾经从事战斗机飞行员及飞行员医师的工作，训练和飞行中检索提纲是一项重要的工作，可以快速发现故障，及时做出应对，而皮肤病学病种繁多，临床病理变化多样，对皮肤科临床医师的学习带来了很大的挑战，非常需要简便有效的学习方法，全面快速掌握皮肤科知识。鉴于此，本书作者 Ronald B. Johnston 总结了很多精妙的记忆方法，以帮助读者获取全方位的系统知识，非常适合有一定基础的医师在深入学习病理学时使用，能够扩大知识面，并可以让思维更加多样化和系统化。

此书的翻译工作由全国许多青年才俊协作完成，这是本书的一大亮点。近年来，皮肤病理学事业蓬勃发展，青年人才不断涌现。大家对于学术的热情高涨，水平不断提高，并通过皮肤病理年会、网络、社区等各种平台进行了许多交流。看到大家能够共同协作，合力翻译此书，说明我国皮肤病理学事业后继有人，皮肤病理学事业将继续向前发展。

孙建方

中国医学科学院皮肤病医院皮肤病理科

2021 年 11 月

中文版序三

随着我国皮肤科学的飞速发展,对皮肤科医师的专业素质要求也越来越高。作为一名合格的皮肤科医师,不仅要掌握各种皮肤病的临床表现,还要掌握或了解其病理变化,这样在临床工作中才能向精准诊治迈进。我国住院医师培训规划中,已把皮肤病理学作为学员必须培训的内容之一,这充分体现了对皮肤病理的重视。

《Weedon 皮肤病理学精要》第 2 版是《Weedon 皮肤病理学》第 4 版的精髓,精要版保留并精简了原书的主要内容;精要版包括各种常见皮肤病的病理特征,但对比原书增加了各种疾病相应的临床图片,方便读者加强对皮肤病临床和病理之间的联系以及临床创新思维的训练。本书非常明显的一个编写特点是以表格的形式列出了各种皮肤病的病理和临床特征,方便读者快速了解每种皮肤病临床和病理的特征性改变,有利于快速查阅和记忆。

相信该书的出版对我国皮肤科医师的皮肤病理培训将起到很好的推动作用。

方　红

浙江大学医学院附属第一医院皮肤科

2021 年 11 月

中文版前言

皮肤病理学是皮肤科医师的必修课,学习皮肤病理学是理解皮肤病临床表现的重要手段。目前,我国大多数教学医院的皮肤病理诊断工作是由皮肤科医师完成的。国家住院医师规范化培训也强调皮肤病理学的重要性,皮肤病理学是除皮肤外科以外,皮肤科规范化培训结束后唯一的亚专科培训科目。

《Weedon皮肤病理学》是皮肤病理领域的巨著,涉及皮肤病理的方方面面,在皮肤科学和病理学领域都有很大的影响力,目前已更新至第4版。对于国内的皮肤病理初学者来说,难度较大。《Weedon皮肤病理学精要》第2版是在参考《Weedon皮肤病理学》第4版的基础上编写的。该书保留了《Weedon皮肤病理学》第4版的章节编排顺序,涵盖了皮肤病理基础知识、诊断线索,炎症性皮肤病的病理学模式,药物的皮肤反应,各种病原体感染及各种皮肤肿瘤等。

该书最大的亮点是以表格的形式,通过3300余幅临床和病理图片展示了常见皮肤病的临床和病理诊断要点,图文并茂,一目了然。可以快速查阅各种疾病的临床和病理特征,并在书中作笔记。目前,国内还没有这种形式的皮肤病理专著,这也是吸引我们把该书翻译成中文的主要原因。另外,在书中有大量的总结与记忆方法,这种形式对于皮肤病理学初学者来说,显得简洁且易于学习。适合作为住院医师培训、皮肤病理亚专科培训、皮肤科临床工作和病理诊断工作的参考书。需要注意的是,原书中部分统计学数据来源于美国等西方国家,与我国的实际情况有所差异。翻译团队出于对原著的尊重而未作调整,读者在阅读时可结合我国实际情况进行理解。

专著的翻译是一项巨大的工程,我们邀请了国内46位热爱皮肤病理学工作的皮肤科青年医师对该书进行翻译和译者间相互校对,副主译和主译又对所负责的章节进行了审校和交叉审校。有幸请到皮肤病理学泰斗孙建方教授和皮肤病学专家方红教授来担任本书的主审,为本书的翻译质量做好了最后的把关。非常感谢皮肤病理学泰斗,北京大学第一医院皮肤科朱学骏教授为本书作序。经过两年多的努力,该书即将出版,在此对本书翻译、校对、审核等过程中辛勤付出的所有人表示衷心的感谢! 由于水平和精力所限,翻译中可能会存在不足之处,请各位读者指正,以便再版时更正。

张　斛(中国医学科学院皮肤病医院病理科)
乔建军(浙江大学医学院附属第一医院皮肤科)
2021年11月

原著序

在我的职业生涯中,曾经从事战斗机飞行员及飞行员医师的工作,训练和飞行中检索提纲是一份不可或缺的工具。这本书同样也是一份学习、复习、快速参考的检索提纲,是为显微镜下的"驾驶员"而创作的。《Weedon 皮肤病理学精要》列出了疾病的典型临床和组织学特征,包括大量临床和病理相对照的图片。此外,还包括遗传缺陷位点、经典治疗方法、常见相关疾病以及"记忆口诀",以帮助读者获取全方位的系统知识。本书描述了疾病较为常见的部位和临床表现,但未涵盖特殊表现。因此,可与本书的主要参考书《Weedon 皮肤病理学》结合起来阅读,以补充本书中未纳入的知识点。敬请指正我为皮肤科医师设计的"检索提纲"!

Ronald "R.J." Johnston

"Check six"

退役的 F-15C 战斗机飞行员,美国空军上校

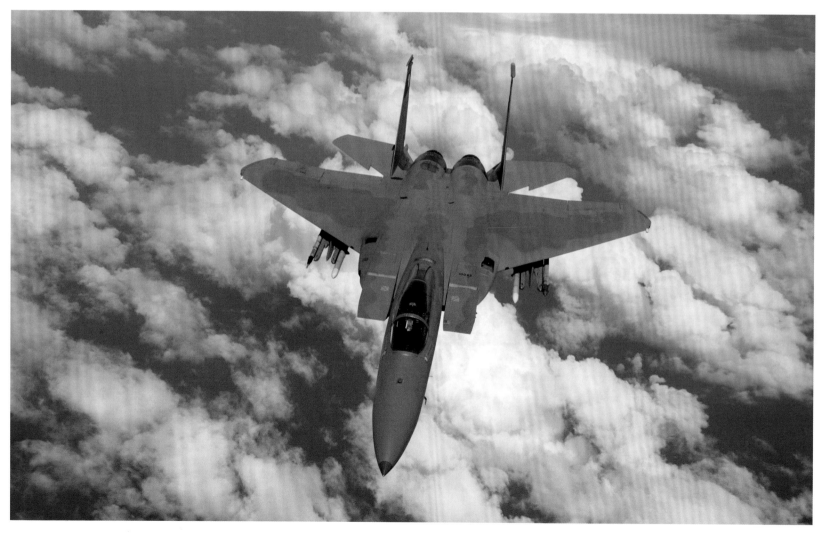

作者驾驶的飞机正准备进行空中加油

献词

　　特别感谢我的妻子 Christy 和我们的儿子 Gage，感谢你们的付出以及在我整个职业生涯中的所有支持和鼓励。

爱你们的 R.J.（父亲）

致谢

特别感谢以下个人和组织授权使用其照片和病理幻灯片（按字母顺序排列）

- Baldwin, Brooke Taylor MD, Chief of Dermatology, James A. Haley Veterans' Hospital, Tampa, FL
- Calder, Kenneth MD, DermPath Diagnostics, Tampa, FL
- Canton, Carlos MD, DermPath Diagnostics, Miami, FL
- Church, Ann A. MD, Departments of Dermatopathology and Dermatology, University of Florida, Gainesville, FL
- Cordoro, Kelly M. MD, Associate Professor of Dermatology and Pediatrics, University of California, San Francisco, CA
- Crotty, Christopher P. MD, Orlando, FL
- Department of Dermatology and Cutaneous Surgery, University of South Florida, Tampa, FL
- Department of Dermatopathology, University of Florida, Gainesville, FL
- Glass, L. Frank MD, University of South Florida, Tampa, FL
- Gonzalez, Ricardo J. MD, Sarcoma and Cutaneous Department, H. Lee Moffitt Cancer Center and Research Institute, Tampa, FL
- Greene, John N. MD, Division of Infectious Diseases and Tropical Medicine, H. Lee Moffitt Cancer Center and Research Institute, Tampa, FL
- Johnston, Ronald, Colonel (Ret.), USAF, Destin, FL
- McCardle, Tim MD, H. Lee Moffitt Cancer Center and Research Institute, Tampa, FL
- McKay, Kristopher MD, Skin Pathology Associates, Birmingham, AL
- Morgan, J.D. MD, Capt. (Ret.), USMSN, Lake Wales, FL
- Morgan, Michael MD, Tampa, FL
- Newberry, Jonathan MD, Capt., USAF, Department of Pathology, Eglin AFB, FL
- Nousari, Carlos H. MD, Institute for Immunofluorescence, Pompano Beach, FL (DIF, salt-split, scalded skin H & E and clinical PNP images provided courtesy of Dr Nousari)
- Riggs, David A. Col (Ret) D.O., AAFP, USAFP, 96th Medical Group, Eglin AFB, FL
- Sasaki, Geoffry T. Lt Col, USAF, MD, Keesler AFB, MS
- Smith, Casey C. MD, Eglin AFB, FL
- Sokol, Lubomir MD, PhD, Department of Malignant Hematology, Moffitt Cancer Center and Research Institute, Tampa, FL
- Stranahan, Donald R. MD, Easton Dermatology Associates, Easton, MD
- Valencia, Isabel C. MD, Dermpath Diagnostics, Tampa, FL
- Vincek, Vladimir MD, PhD, Director of Dermatopathology, University of Florida, Gainesville, FL

推荐阅读

Patterson, J.W., 2016. Weedon's Skin Pathology, fourth ed.

Bolognia, J.L., Jorizzo, J.L., Schaffer, J.V., 2012. Dermatology, third ed.

McKee, P.H., Calonje, E., Granter, S.R., 2012. Pathology of the Skin, fourth ed.

Spitz, J.L., 2005. Genodermatoses: A Clinical Guide to Genetic Skin Disorders, second ed.

目录

基　础

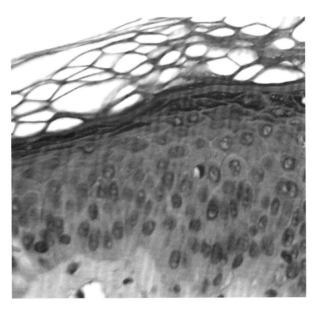

角质层（stratum corneum，horny layer）

透明层（stratum lucidum，clear layer，掌跖部）

颗粒层（stratum granulosum，granular layer）

棘细胞层（stratum spinosum，spiny layer）

基底层（stratum basale，basal layer）

名称	主要特点	临床举例	组织病理学
主要的组织反应模式			
苔藓样变 (lichenoid)	• 表皮基底细胞被破坏("界面皮炎") • 真皮浅层炎细胞呈带状浸润,色素失禁,胶样小体(皱缩、嗜酸性、变性的基底细胞)	• 扁平苔藓 • 光泽苔藓 • 白癜风 • 多形红斑	 扁平苔藓
银屑病样增生 (psoriasiform)	• 表皮增生,表皮突规则下延,规则的棘层肥厚("真皮乳头上顶")	• 银屑病 • 慢性单纯性苔藓 • 蕈样肉芽肿 • 玫瑰糠疹	 银屑病
海绵水肿 (spongiotic)	• 表皮内的细胞间水肿	• 玫瑰糠疹 • 大疱性类天疱疮 • 特应性皮炎 • 接触性皮炎 • 五种模式 1. 嗜中性 2. 嗜酸性 3. 痱样(末端汗管) 4. 毛囊性 5. 不规则	 变态反应性接触性皮炎
水疱 (vesiculobullous)	• 表皮内或表皮下、表真皮交界处水疱 • 评估 1. 裂隙位置 2. 机制 3. 真皮炎细胞的性质	• 寻常型天疱疮 • 脓疱病 • 大疱性表皮松解症	 寻常型天疱疮

名称	主要特点	临床举例	组织病理学
肉芽肿（granulomatous）	• 慢性肉芽肿性炎症 • 组织细胞聚集	• 环状肉芽肿 • 结核病 • 类型 　1. 上皮样 　　a. 结节病样 　　b. 结核样 　2. 栅栏状：渐进性坏死 　3. 混合细胞 　　a. 化脓性 　　b. 异物	 环状肉芽肿
血管病变（vasculopathic）	• 皮肤血管病理学改变 • 血管炎 　1. 血管壁浸润 　2. 纤维素沉积 　3. 内皮细胞坏死	• 白细胞碎裂性血管炎 • 面部肉芽肿 • 血栓性血小板减少性紫癜（TTP） • Sweet 综合征 • 带状疱疹	 白细胞碎裂性血管炎
次要的组织反应模式			
表皮松解性角化过度（epidermolytic hyperkeratosis）	• 角化过度伴颗粒及空泡变性	• 表皮松解性角化过度症 • 大疱性鱼鳞病样红皮病 • 掌跖角化症	 表皮松解性角化过度症

名称	主要特点	临床举例	组织病理学
棘层松解性角化不良 （acantholytic dyskeratosis）	• 基底层上方裂隙伴棘层松解/角化不良细胞	• Darier 病 • Grover 病 • 日光性角化病	 Darier 病
鸡眼样板层 （cornoid lamellation）	• 角化不全细胞柱，其下无颗粒层	• 汗孔角化病	 汗孔角化病
乳头瘤样增生 （papillomatosis）	• "教堂-塔尖样" • 表皮呈波浪状起伏和突起，伴有纤维血管轴心	• 脂溢性角化病 • 疣状肢端角化病 • 日光性角化病	 Hopf 疣状肢端角化症
血管纤维瘤 （angiofibromas）	• 真皮血管增生及血管周围纤维化	• 甲周纤维瘤 • 阴茎珍珠状丘疹 • 皮脂腺腺瘤(结节性硬化)	 阴茎珍珠状丘疹
嗜酸性蜂窝织炎伴"火焰征" （eosinophilic cellulitis with "flame figures"）	• 真皮嗜酸性细胞和嗜酸性物质附着于胶原纤维束	• Wells 综合征 • 节肢动物反应 • 寄生虫感染 • 大疱性类天疱疮	 Wells 综合征中的"火焰征"

名称	主要特点	临床举例	组织病理学
经表皮排出 (transepithelial elimination)	● 通过表皮或毛囊排出物质（"表皮吸尘器"）	● "黑踵"（足跟部瘀点或黑踵） ● 渐进坏死性黄色肉芽肿	 黑踵　　　　　皮肤钙质沉积症
炎症模式	1. 浅层血管周围炎 　● 若无海绵水肿或其他反应：药物反应，病毒疹，慢性荨麻疹 2. 浅层和深层血管周围炎 3. 毛囊及毛囊周围炎 4. 脂膜炎 　● 分类：间隔性脂膜炎，小叶性脂膜炎，继发于累及大血管血管炎的脂膜炎		

名称	临床特征	组织病理学
表皮基本病理改变的常用术语		
棘层肥厚 (acanthosis)	● 表皮增厚，形成丘疹/斑块［增厚的马尔皮基层（基底层 + 棘层）或棘层］	
角化不全 (parakeratosis)	● 角质层有残留的细胞核	

名称	临床特征	组织病理学
正角化过度 （orthokeratosis）	• 增厚的无细胞核的角质层 • 角化过度不伴角化不全（角化过度：增厚的角质层）	
无浸润带 （grenz zone）	• 在表皮和真皮的炎症或肿瘤之间，狭窄未累及区域	 面部肉芽肿的无浸润带
白细胞类型及补体系统		
中性粒细胞 （neutrophils）	• 多叶核（最多 5 叶），粉红色细胞质，"碎片"外观 • 循环细胞（自由迁移） • 在骨髓成熟需要 2 周，半衰期 6~7h • 由 IL-3，IL-6，GM-CSF 激活 • 三种类型颗粒 1. 第一（20%）：髓过氧化物酶，过氧化物酶 2. 第二（80%）：溶菌酶，乳铁蛋白 3. 第三：明胶酶（降解胶原蛋白）	例如：Sweet 综合征，Chediak-Higashi 综合征，慢性肉芽肿性疾病
嗜酸性粒细胞 （eosinophils）	• 双叶核（最多 3 叶），嗜酸性伴有颗粒 • 在骨髓成熟需要 2~6 天 • 由 IL-4 募集 / 由 IL-5 激活 • 受 RANTES 趋化 • 功能：吞噬和杀灭细菌，寄生虫	例如：Wells 综合征，Schulman 综合征，Kimura 病，面部肉芽肿

名称	临床特征	组织病理学
嗜碱性粒细胞 (basophils)	• 大的紫色颗粒 • 由 IL-3 激活 • 产生 IL-4(肥大细胞也产生)	• 循环于血液中(和肥大细胞相关,产生肝素/组胺)
淋巴细胞 (lymphocytes) [CD45RO]	• 小、圆、细胞质很少的嗜碱性细胞 • 淋巴细胞由特异性抗原刺激后被激活产生抗体(B 细胞)、细胞因子(CD4$^+$T 细胞)或直接导致细胞毒性(CD8$^+$T 细胞) • NK 细胞:自然杀伤细胞 • B 细胞:骨髓起源,迁移到淋巴结(MHC Ⅱ) • T 细胞:骨髓起源,经胸腺迁移	
单核细胞 (monocytes)	• 单核细胞:血涂片中最大的白细胞(可变成巨噬细胞,朗格汉斯细胞等) • 在组织内称为巨噬细胞[CD68$^+$] • 不表达 CD1a,无 Birbeck 颗粒	• 单核细胞进入组织后衍化为巨噬细胞,大的空泡状细胞(吞噬作用) • 巨噬细胞可变为上皮样细胞和异物巨细胞
其他细胞		
浆细胞 (plasma cell) [CD78,甲基绿派洛宁染色细胞质红色]	• 细胞质嗜碱性,偏心分布,染色质聚集于外围("车轮"外观),核周空晕(或"核窝") • B 细胞经 CD4$^+$ 细胞激活后分化而来 • 分泌抗体	
肥大细胞 (mast cell) [CD17,CD34,甲苯胺蓝,阿新蓝,吉姆萨]	• "煎蛋样"外观 • 圆形,核位于中央,嗜碱性细胞质中见灰色颗粒,骨髓起源 • 颗粒含组胺和肝素 • 产生 IL-4 • 非甾体消炎药,肠溶阿司匹林胶囊,阿片类药物等引起脱颗粒	
朗格汉斯细胞 (langerhans cell) [CD1a,Birbeck 颗粒](与朗汉斯巨细胞不同)	• 在表皮(基底层上方)及黏膜未成熟的树突状细胞 • 骨髓及间叶细胞起源 • 迁移到区域淋巴结,捕获抗原,经成熟转变为抗原呈递细胞 • 高密度:面部,躯干 • 低密度:掌跖,肛门外生殖器,长期紫外线,年龄	• 肾形或"咖啡豆"样核(区别于巨噬细胞) • 电子显微镜:Birbeck 颗粒("网球拍"样结构)

名称	临床特征	组织病理学
肉芽肿性多核巨细胞（multinucleate giant cells of granulomas）	• 数种类型多核巨细胞肉芽肿中，由组织细胞融合形成 • 朗汉斯巨细胞：马蹄形核 • 异物巨细胞：核散布更均匀 • Touton 巨细胞：泡沫样细胞质伴花环样排列的核，中央为无泡沫的核心	 朗汉斯巨细胞　　　　　　异物巨细胞 Touton 巨细胞
黑素细胞（melanocyte）〔MITF，Melan-A〕	• 起源于神经嵴（见于胚胎第 8 周的皮肤） • 若是痣，则核内有假包涵体（空泡） • 在黑素小体里合成黑素，通过树突移动到角质形成细胞；合成酪氨酸酶 • 基底层角质形成细胞：黑素细胞的比例 = 10：1 • 表皮黑素单位：1 个黑素细胞 +36 个角质形成细胞（转运黑素小体）	• 黑素细胞周围有空泡，没有细胞间桥，但核周围有纤细的结构（树突状结构塌陷） • E 钙粘素（E-cadherin）是连接角质形成细胞和黑素细胞的主要黏附中介物
Merkel 细胞（merkel cell）〔CK20，神经元特异性烯醇化酶；TTF1 阴性〕	• 大的卵圆形，紫蓝色细胞，显得"污秽" • 触觉 / 机械性感受器 • 通常见于表皮突的基底部与神经受体相连	 Merkel 细胞癌　　　　　Merkel 细胞 CK20 染色阳性

名称	临床特征	组织病理学
血管球体 (glomus body)	• 血管球体由动静脉吻合构成,其周围包绕一层结缔组织(在真皮层,参与体温调节) • 动脉部分:末梢小动脉与小静脉间的调节性连接	 血管球瘤中的血管球细胞
组织细胞 (histiocyte)	• 大的泡状核 • 来自骨髓(发展成为巨噬细胞[CD68]或树突状细胞、朗格汉斯细胞[CD1a])	
肌肉 (muscle)	• 收缩细胞	 平滑肌　　骨骼肌
神经 (nerve) [神经瘤:S100, Bodian 染色;神经 纤维瘤:Bodian 阴 性]	• 纤细,纺锤状核 • 神经瘤:神经呈束状 • 神经纤维瘤(NF):神经呈片状	

名称	临床特征	组织病理学
环层小体 （pacinian corpuscle）	• 深在触觉压力和高频振动的机械刺激感受器 • 位于手指，足趾，乳头，肛门外生殖器 • 记住：环层小体（pacinian）：P= 压力（pressure）	
触觉小体 （meissner corpuscle）	• 低频振动触觉刺激受体；位于无毛皮肤 • 仅位于手足腹侧，真皮乳头附近	

名称	临床特征	组织病理学	
腺体			
皮脂腺 （sebaceous gland）	• 细胞核位于中央伴细胞质内空泡 • 在真皮中部与毛囊相连,分布于除掌跖部外的所有部位 • 全浆分泌:整个细胞解体,将皮脂释放入导管中 • 雄激素反应性腺体 • 释放的皮脂主要为甘油三酯(50%)		注:外泌汗腺和顶泌汗腺的导管无法区分,只有腺体特征不同
外泌汗腺 （eccrine sweat gland）	• 立方形细胞围绕而成,经表皮排出 • 掌跖和前额皮肤分布很多(龟头、阴蒂、小阴唇、唇,外耳道无外泌汗腺) • 局部分泌:在分泌过程中,细胞任何成分都没有丢失(逆向胞饮现象) • 受胆碱能神经纤维支配(乙酰胆碱) • 功能:调节体温	 "面包圈状"小管;透明细胞	
顶泌汗腺 （apocrine sweat gland）	• 腔面细胞可见小球,开口于毛囊漏斗部 • 在腋窝及肛门外生殖器部位,通常开口于毛囊皮脂腺单位(也可直接开口于表皮) • 顶浆分泌:顶端细胞的一部分分离形成分泌部("断头") • 受肾上腺素能神经纤维支配 • 功能:体味腺(信息素)	 "断头"分泌	

名称	临床特征	组织病理学
表皮层（epidermal layers）		
表皮各层	1. 角质层 2. 透明层 - 掌跖部位（抵抗压力） 3. 颗粒层 4. 棘层 5. 基底层 6. 基底膜带 角质形成细胞颗粒 ● 透明角质颗粒 - 包含兜甲蛋白（角化膜主要成分）和丝聚蛋白原 ● Odland 小体（角质小体）：排出到细胞外间隙的包膜颗粒；包括神经酰胺和其他脂类	 ● 角质层 ● 透明层（掌跖部） ● 颗粒层 ● 棘层 ● 基底层

（陈燕　译　刘宏杰　校　乔建军　审）

诊断线索和须知项目

疾病名称	巧记	注释
缩略语		
疼痛性皮下结节	● "Blue ANGEL" 或 "BENGAL"	● Blue：blue rubber bleb nevus 综合征(蓝色橡皮疱样痣综合征(可压缩,静脉性损害,可累及胃肠道)) ● A：angiolipoma/angioleiomyoma(血管脂肪瘤 / 血管平滑肌瘤) ● N：neurilemmoma/schwannoma(神经鞘瘤) ● G：glomus(血管球瘤) ● E：eccrine spiradenoma [外泌汗腺螺旋腺瘤("真皮中蓝色的球")] ● L：leiomyoma(平滑肌瘤)
粉红至红色丘疹	● "Me SPACE"	● Me：Merkel(Merkel 细胞癌) ● S：Spitz nevus(Spitz 痣) ● P：pyogenic granuloma(化脓性肉芽肿) ● A：amelanotic nevus(无色素痣) ● C：clear cell acanthoma(透明细胞棘皮瘤) ● E：eccrine poroma(外泌汗腺汗孔瘤)
系统性红斑狼疮的诊断标准(满足 11 条中的 4 条)	● "SOAP BRAIN MD"	● S：serositis(浆膜炎:胸膜炎、心包炎) ● O：oral ulcers(无痛性口腔溃疡) ● A：arthritis(关节炎) ● P：photosensitivity(光敏感) ● B：blood(血液学改变:溶液性贫血、白细胞减少) ● R：renal disorder(肾脏疾病:蛋白尿,细胞管型) ● A：antinuclear antibodies(抗核抗体阳性) ● I：immunologic disorder(免疫学异常:抗 DNA 抗体、抗 Sm 抗体或抗磷脂抗体) ● N：neurological disorder(神经系统损害:癫痫、精神症状) ● M：malar rash(蝶形红斑:不累及鼻唇沟区的固定性红斑) ● D：discoid rash(盘状红斑:毛囊角栓、萎缩性瘢痕)

疾病名称	巧记	注释	
药物诱发的系统性红斑狼疮	• "My HIP"	• My：minocycline（米诺环素） • H：hydralazine（肼屈嗪） • I：INH（异烟肼） • P：procainamide（盐酸普鲁卡因酰胺）	• 抗组蛋白抗体是药物诱发的系统性红斑狼疮的高度特异性抗体 • 注：青霉胺可能引起狼疮样综合征，但表现为抗 ds-DNA、ANA 阳性，抗组蛋白抗体阴性
药物诱发的亚急性皮肤红斑狼疮（SCLE）	• "GATCH"	• G：griseofulvin（灰黄霉素） • A：ACE inhibitors（血管紧张素转化酶抑制剂） • T：terbinafine（特比萘芬） • C：calcium-channel blockers（钙通道阻滞剂） • H：hydrochlorathiazide（氢氯噻嗪）	
固定型药疹	• "PABA"	• P：phenolphthalein（酚酞） • A：aspirin（阿司匹林） • B：barbiturates（巴比妥类） • A：antibiotics（抗生素：磺胺类、四环素类、青霉素类）	
染色的选择	• 浆细胞：甲基绿 - 派洛宁（细胞质红染） • 肥大细胞：类胰蛋白酶、CD117、甲苯胺蓝、吉姆萨染色		
常见的发疹性皮肤病	• "Many Senior Residents Dig Exanthems Redness"	• M：measles/rubeola（麻疹，第一病） 　■ 红色皮疹（持续 7 天）、Koplik 斑 • S：scarlet fever（猩红热，第二病）/A 族链球菌 　■ 皮疹、草莓舌、咽喉痛 • R：rubella/German measles（风疹 / 德国麻疹，第三病） 　■ 皮疹持续 3 天，轻微发热 • D：Duke 病（副猩红热，第四病） • E：erythema infectiosum（传染性红斑，第五病）/ 细小病毒 　■ "被掌掴的脸颊"样外观 • R：roseola（幼儿急疹，第六病）/HHV-6 　■ 伴有晕环的玫瑰色皮疹	
匐行性穿通性弹力纤维病相关性疾病和原因	• "DERMA POPS"	• D：唐氏综合征（Down 综合征，先天性愚型，最为常见的伴发疾病） • E：Ehlers-Danlos 综合征 • R：Rothmund-Thompson 综合征 • M：马方综合征（Marfan 综合征） • A：acrogeria（肢端早老症） • P：pseudoxanthoma elasticum（弹力纤维性假黄瘤） • O：osteogenesis imperfecta（成骨不全） • P：penicillamine therapy for Wilson 病（青霉胺治疗 Wilson 病） • S：scleroderma（硬皮病）	

疾病名称	巧记	注释
细胞分化标记	• T 细胞：CD3⁺ • 单核细胞：CD6⁺ • B 细胞：CD20⁺ • NK 细胞：CD56⁺ • 巨噬细胞：CD68⁺、溶酶体 • 肥大细胞：CD117⁺ • 真皮内树突细胞：ⅩⅢa 因子 • 未定类细胞：S100⁺、CD1a⁺，无 Birbeck 颗粒 • 朗格汉斯细胞：S100⁺、CD1a⁺，有 Birbeck 颗粒	
狮面	• "A Lion PALMS you"	• P：Paget's disease of bone（骨 Paget 病） • A：amyloidosis（淀粉样变病） • L：leishmaniasis/lipoid proteinosis/leprosy/lymphoma（利什曼病、类脂质蛋白沉积症、麻风、淋巴瘤） • M：mastocytosis/mycosis fungoides（肥大细胞增生症、蕈样肉芽肿） • S：sarcoid/scleromyxedema（结节病、硬化性黏液水肿）
腹股沟红疹的常见病因	• "CITE"（sight）	• C：candida and contact dermatitis（念珠菌病和接触性皮炎） • I：inverse psoriasis（反向型银屑病） • T：tinea（癣） • E：erythrasma（红癣） ■ 常由微细棒状杆菌引起：生成卟啉（粪卟啉Ⅲ），在伍德灯下为珊瑚红色
皮脂腺痣的风险	• 皮脂腺痣的 "TBS"	• T：trichoblastoma（毛母细胞瘤） • B：basal cell carcinoma（基底细胞癌） • S：syringocystadenoma papilliferum（乳头状汗管囊腺瘤）
面部多发性肿瘤	• 面部 "ANTTSS"	• A：adenoma sebaceum（tuberous sclerosis）（所谓的"皮脂腺瘤"，结节性硬化症） • N：neurofibromas（神经纤维瘤，von Recklinghausen 病） • T：trichilemmoma（毛鞘瘤，Cowden 病） • T：trichoepithelioma（毛发上皮瘤，Rombo 综合征，Brooke-Spiegler 综合征） • S：syringoma（汗管瘤，唐氏综合征） • S：sebaceous hyperplasia（皮脂腺增生）（日光暴露，环孢素）
咖啡斑	• "Cheerleader with a Café-au-lait spins the BATANS"	• B：Bloom 综合征 • A：Albright 综合征 • T：tuberous sclerosis（结节性硬化症） • A：ataxia telangiectasia（共济失调性毛细血管扩张症） • N：neurofibromatosis（神经纤维瘤病） • S：Silver-Russell 综合征
急性卟啉病	• "VAH"	• V：variegate porphyria（杂色斑驳卟啉病） • A：acute intermittent porphyria（急性间歇性卟啉病） • H：hereditary coproporphyria（遗传性粪卟啉病，HCP）

疾病名称	巧记	注释
卟啉病急性发作诱因	• "FIG BEANS"	• F:fever(发热) • I:infection(感染) • G:griseofulvin(灰黄霉素) • B:barbiturates(巴比妥类) • E:estrogen(雌激素) • A:alcohol(乙醇) • N:nutrition/NPO(营养状态/禁食) • S:sulfonamides(磺胺类)
炎症浸润于真皮乳头的疾病	• 真皮乳头中的"LUMP"	• L:lichenoid disease(苔藓样皮病) • U:urticaria pigmentosa(色素性荨麻疹) • M:mycosis fungoides(蕈样肉芽肿) • P:pigmented purpuric dermatoses(色素性紫癜性皮病)
土丘状角化不全的鉴别诊断	• 角化不全的"PEGS"	• P:pityriasis rosea(玫瑰糠疹,伴有海绵水肿) • E:erythema annulare centrifugum(离心性环状红斑,EAC,血管周围袖套状淋巴细胞浸润) • G:guttate psoriasis(点滴型银屑病,伴有中性粒细胞) • S:small plaque parapsoriasis(小斑片型副银屑病,SPP)
表皮下水疱伴中性粒细胞浸润(尤其是真皮乳头层)	• "疱疹样 LIPS"	• Herpetic:dermatitis herpetiformis(疱疹样皮炎) • L:lupus(大疱性红斑狼疮) • I:linear IgA bullous dermatosis(线状 IgA 大疱性皮病) • P:pemphigoid(类天疱疮) • S:Sweet 综合征(嗜中性皮病)
表皮下水疱,乏细胞性	• "疱性 APE"	• B:bullous pemphigoid(cell-poor)and ischemic blister(乏细胞性大疱性类天疱疮和缺血性大疱) • A:amyloidosis(大疱性皮肤淀粉样变病) • P:PCT(慢性迟发性卟啉病) • E:epidermolysis bullosa(大疱性表皮松解症)
恶性梭形细胞肿瘤	• "SLAM DUNK"	• S:squamous cell carcinoma(鳞状细胞癌) • L:leiomyosarcoma(平滑肌肉瘤) • A:angiosarcoma(血管肉瘤) • M:melanoma(黑素瘤) • D:DFSP(隆突性皮肤纤维肉瘤) • U:undifferentiate pleomorphic sarcoma(多形性未分化肉瘤)(恶性纤维组织细胞瘤,MFH)及非典型纤维黄瘤 • N:nodular fasciitis(结节性筋膜炎) • K:Kaposi 肉瘤

疾病名称	巧记	注释
真皮浅深层淋巴细胞浸润的原因	• "8-Ls" or "DRUGS"	• 8-Ls 　1. light reactions（光线性反应） 　2. lupus（狼疮） 　3. lues（梅毒） 　4. leprosy（麻风） 　5. lichen striatus（线状苔藓） 　6. lymphocytic（淋巴瘤、Jessner 淋巴细胞浸润症等） 　7. lipoidica（类脂质渐进性坏死和环状肉芽肿） 　8. lepidoptera（鳞翅目：节肢动物叮咬和寄生虫感染） • DRUGS 　■ D：dermatophyte infections（皮肤癣菌感染） 　■ R：reticular erythematosus mucinosis（网状红斑黏蛋白病） 　■ U：urticaria（荨麻疹：慢性荨麻疹或大疱性类天疱疮及妊娠疱疹的荨麻疹样期） 　■ G：gyrate erythemas（回状红斑） 　■ S：scleroderma（硬皮病）
间隔性脂膜炎的鉴别诊断	• "ASPEN Migration" or "Always Make Septal Panniculitis Easy Nowadays"	• A：alpha 1-antitrypsin deficiency（α1- 抗胰蛋白酶缺乏症） • S：scleroderma/morphea（硬皮病、硬斑病） • P：polyarteritis nodosa（结节性多动脉炎，血管炎） • E：erythema nodosum（结节性红斑） • N：necrobiosis lipiodica（类脂质渐进性坏死） • Migration：migratory thrombophlebitis（游走性血栓性静脉炎）
结节性红斑的相关因素	• "NoDOSUM"	• No：no cause found（原因不明） • D：drugs（药物，碘化物，磺胺类） • O：OCPs（口服避孕药） • S：sarcoid, Löfgren sydrome（结节病，Löfgren 综合征） • U：ulcer（溃疡：白塞病，溃疡性结肠炎，克罗恩病） • M：microbiology（微生物：慢性感染）
表皮"苍白"的鉴别诊断	• "SHARP Migration of Pale Cells" in the epidermis"	• S：syphilis（梅毒） • H：Hartnup 病（中性氨基酸，特别是色氨酸） • A：acrodermatitis enteropathica（肠病性肢端皮炎：锌缺乏） • R：radiodermatitis（放射性皮炎） • P：pellagra and psoriasis（烟酸缺乏症和银屑病） • Migration：necrolytic migratory erythema（坏死性游走性红斑：胰高血糖素瘤） • Pale：Paget's/pagetoid（Paget 病或 Paget 样改变） • Cells：clear cell acanthoma（透明细胞棘皮瘤）

疾病名称	巧记	注释
多发性伴有脐凹的"传染性软疣"样皮损鉴别诊断	● "CHiP-off-the-old-Molluscum-block"	● C:cryptococcus(隐球菌,机会性感染)和 coccidioidomycosis(球孢子菌病,HIV感染) ● H:histoplasmosis(组织胞浆菌病) ● P:*Penicillium marneffei*(马尔尼菲青霉,青霉)(译者注:现更名为 *Talaromyces marneffei*,马尔尼菲蓝状菌) ● Pneumocystis *jiroveci*(耶氏肺孢子菌病) ● pox viruses(痘病毒,天花,猴痘) ● Molluscum:Molluscum contagiosum(传染性软疣)
乳头瘤病的鉴别诊断	● 表皮 "CAVES"	● C:confluent and reticulated papillomatosis(融合性网状乳头瘤病) ● A:acanthosis nigricans,acrochordon,acrokeratosis verruciformis(黑棘皮病、皮赘、疣状肢端角化症) ● V:verruca vulgaris(寻常疣) ● E:epidermal nevus(表皮痣) ● S:seborrheic keratosis(hypertrophic)(脂溢性角化病,肥厚型),syringocystadenoma papilliferum(乳头状汗管囊腺瘤)
深在性结节的鉴别诊断	● 即使存在深在性结节,仍是 "GLAM-N-Hot"	● G:giant cell tumor of tendon sheath(腱鞘巨细胞瘤) ● L:liposarcoma(脂肪肉瘤) ● A:angioleiomyoma(血管平滑肌瘤) ● M:malignant fibrous histiocytoma(恶性纤维组织细胞瘤) ● N:nodular fasciitis(结节性筋膜炎),neurilemmoma(神经鞘瘤) ● Hot:hibernoma(冬眠瘤)
在 HE 切片中可见的细胞内寄生物	● "Pretty Histo GIRL"	● Pretty:penicilliosis(青霉病) 　■ *Penicillium marneffei*(马尔尼菲青霉)(译者注:现更名为 *Talaromyces marneffei*,马尔尼菲蓝状菌) ● Histo:histoplasmosis(组织胞浆菌病) 　■ *Histoplasma capsulatum*(荚膜组织胞浆菌,土壤真菌) 　■ 孢子周围伴有透明的空晕 ● GI:granuloma inguinale(腹股沟肉芽肿) 　■ 肉芽肿克氏杆菌(细菌性的性传播疾病) 　■ Donovan 小体 　■ 无淋巴结肿大的非痛性溃疡 ● R:rhinoscleroma(鼻硬结病) 　■ 鼻硬结克雷伯氏菌感染鼻腔 　■ not rhinosporidiosis(非鼻孢子菌病,有巨大孢子囊的真菌,常累及鼻腔) 　■ Russell 小体和 Mikulicz 小体 ● L:leishmaniasis(利什曼病) 　■ 有鞭毛的寄生原生寄生虫 　■ 动基体:鞭毛周围的线粒体

疾病名称	巧记	注释
伴牙齿和下颌异常的疾病	• 钉状牙:色素失禁症、无汗性外胚叶发育不全 • 先天性无齿症:伊藤色素减退,色素失禁症 • 牙源性囊肿:Gorlin 综合征 • 乳牙滞留:Job 综合征(高 IgE 综合征) • 釉质凹点:结节性硬化症	
Wiskott-Aldrich 综合征	• "3 个 P"	• P:pruritus(瘙痒) • P:purpura(紫癜) • P:pyogenic infections(化脓性感染,缺乏 IgM)
显著真皮乳头水肿	• 大面积水肿导致 "SLUMP"	• S:Sweet 综合征 • L:lichen sclerosus et atrophicus(硬化萎缩性苔藓) • U:urticaria pigmentosa(色素性荨麻疹) • M:mycosis fungoides(蕈样肉芽肿) • P:PMLE and pigmented purpuric dermatosis(多形日光疹和色素性紫癜性皮病)
不伴表皮受累的浅表血管周围淋巴细胞浸润	• "MEET the VP"	• M:morbilliform drug(麻疹样药疹) • E:erythema annulare centrifugum(离心性环状红斑,血管周围袖套状淋巴细胞浸润) • E:erythrasma(红癣) • T:tinea(癣) • V:vitiligo and viral[白癜风(无黑素细胞),病毒感染] • P:PIPA(postinflammatory pigmentation,炎症后色素沉着),minocycline pigmentation(米诺环素导致的色素沉着),Schamberg 病等

出现骨质和钙化表现的诊断线索	• 多发性纤维性发育不良:McCune-Albright 综合征(*GNAS* 基因突变)
	• 大脑镰钙化:Gorlin 综合征(*PATCH* 基因突变)
	• 全身脆弱性骨硬化:Buschke-Ollendorf 综合征(伴 *LEMD3* 基因突变)
	• 点状骨骺
	  ▪ CHILD 综合征(先天性半侧发育不良、鱼鳞病样红皮病、肢体畸形),Conradi-Hunermann(斑点状软骨发育异常),先天华法林暴露,唐氏综合征,先天性甲状腺功能减退症,脑肝肾综合征(缺乏过氧化物酶体),Smith-Lemli-Opitz 综合征(胆固醇合成缺陷)
	• 条纹状骨病:局灶性真皮发育不全
	  ▪ *PORCN* 基因突变
	• 烧瓶状畸形:Gaucher 病(I 型)	

红皮病的病因	• "ID-SCALP"	• I:idiopathic(特发性) • D:drugs(药物) • S:seborrheic dermatitis(脂溢性皮炎) • C:contact dermatitis(接触性皮炎) • A:atopic dermatitis(特应性皮炎) • L:lymphoma(淋巴瘤,如蕈样肉芽肿)、leukemia(白血病) • P:psoriasis and PRP(银屑病和毛发红糠疹)

疾病名称	巧记	注释
X 连锁显性遗传的综合征	• X 连锁隐性遗传的综合征："BIG Child"	• B：Bazex 综合征（基底细胞癌、毛囊性皮肤萎缩） • I：incontinentia pigmenti（色素失禁） • G：Goltz 综合征（局部真皮萎缩） • Child：CHILD 综合征和 Conradi-Hunermann 综合征
白细胞碎裂性血管炎的原因	• "VASCULITIS"	• V：viral（病毒感染，特别是乙型肝炎和丙型肝炎病毒） • A：autoimmune（自身免疫性疾病：系统性红斑狼疮、类风湿关节炎） • S：*Staph.*，*Strep.*（葡萄球菌、链球菌） • C：cryoglobulin（冷球蛋白），cryofibrinogens（冷纤维蛋白原），Churg-Strauss 综合征 • U：ulcerative colitis（溃疡性结肠炎），urticarial vasculitis（荨麻疹性血管炎） • L：lymphomas（淋巴瘤） • I：infection（感染：脑膜炎球菌，落基山斑疹热） • T：thiazides（噻嗪类）及其他药物 • I：immune complex reaction，idiopathic（免疫复合物反应，特发性） • S：sulfa drugs（磺胺类药物）及其他类型抗生素
胶样婴儿的鉴别诊断	• 板层状鱼鳞病（#1） • 先天性鱼鳞病样红皮病 • Sjögren-Larsson 综合征 • Conradi-Hunermann 综合征	• 毛发硫营养障碍症 • 婴儿 Gaucher 病 • Hay-Wells 综合征 • 中性脂质贮积病
X 连锁隐性遗传的综合征	• "CHAD's Kinky WIFE"	• C：chronic granulomatous disease（慢性肉芽肿性疾病），chondrodysplasia punctata（软骨发育不全症） • H：Hunter 病 • A：anhidrotic ectodermal dysplasia（无汗性外胚叶发育不全，Christ-Siemens） • D：dyskeratosis congenita（先天性角化不良） • S：SCID（重度联合免疫缺陷） • Kinky：Menke 扭结发 • W：Wiskott-Aldrich 综合征 • I：ichthyosis（X 连锁鱼鳞病） • F：Fabry 病 • E：Ehlers-Danlos 综合征 V 型和 IX 型
DNA 病毒	• "HAPPy" DNA virus	• H：herpes virus（人疱疹病毒：单纯疱疹病毒、水痘 - 带状疱疹病毒、巨细胞病毒、EB 病毒） • H：hepadnavirus（肝炎病毒、乙型肝炎病毒） • A：adenovirus（腺病毒） • P：papovavirus（人类乳头瘤病毒） • P：poxvirus（痘病毒：传染性软疣、天花、羊痘、挤奶人结节） • P：parvovirus B19（细小病毒 B19） 　■ 细小病毒 B19 为单链 DNA 病毒，上述其余的病毒为双链 DNA 病毒

疾病名称	巧记	注释
常伴单克隆丙种球蛋白血症的疾病	• "ASPEN" mountain looks like a gammopathy spike	• A：amyloidosis（淀粉样变病） • S：scleromyxedema（硬化黏液性水肿，IgG），scleredema（硬肿症，IgG） • S：Sneddon-Wilkinson 病（IgA） • S：Schnitzler 综合征（IgM） 　■ 无瘙痒性荨麻疹、发热、IgM 球蛋白病 • P：pyoderma gangrenosum（坏疽性脓皮病，IgA） • P：POEMS 综合征（IgG 或 IgA） 　■ 多发性神经病，器官肿大，内分泌病，单克隆丙种球蛋白血症，皮肤病变（色素沉着，水肿，肾小球样血管瘤） • E：erythema elevatum diutinum（持久性隆起性红斑，IgA） • N：necrobiotic xanthogranuloma（渐进坏死性黄色肉芽肿，IgG）
诱发肢端红斑的常见药物	• "BaD Fingers And Toes"	• B：bleomycin（博莱霉素） • D：doxirubicin（多柔比星） • F：5-FU（氟尿嘧啶） • A：ara-C（阿糖胞苷） • T：taxol（紫杉醇）
嗜中性皮病	• "Sweet BuRPS"	• Sweet：Sweet 综合征 • B：Behçet 综合征，短肠综合征 • R：rheumatoid neutrophilic（类风湿性嗜中性皮病） • P：pyoderma gangrenosum（坏疽性脓皮病） • S：Sneddon-Wilkinson 病（角层下脓疱病）
（伍德灯下）荧光阳性的发外毛癣菌感染	• "Dogs And Cats Fight and Growl Sometimes"	• Dogs：*Microsporum distortum*（扭曲小孢子菌） • And：*Microsporum audouinii*（奥杜盎小孢子菌） • Cats：*Microsporum canis*（犬小孢子菌） • Fight：*Microsporum ferrugineum*（铁锈色小孢子菌） • Growl：*Microsporum gypseum*（石膏样小孢子菌） • Sometimes：*Trichophyton schoenleinii*（许兰毛癣菌）
可使用偏振光显微镜检测的疾病	• "Federal Government TAX"	• F：Fabry 病（尿液中可见马耳他十字） • F：foreign bodies（异物：碎片、滑石粉、二氧化硅） • G：gout（痛风、尿酸盐晶体） • T：trichothiodystrophy's hair（毛发硫营养障碍症）（虎尾） • A：amyloid（淀粉样物质：刚果红染色显示苹果绿色） • X：xanthomas with cholesterol esters（具有胆固醇酯的黄瘤：结节性黄瘤、扁平黄瘤、睑黄瘤） 　■ 发疹性黄瘤在偏振光下无阳性发现，因为没有胆固醇酯
出现"境界带"的鉴别诊断	• "LG" for large grenz	• L：leukemia/lymphoma（白血病、淋巴瘤，尤其是急性髓系白血病和急性粒 - 单核细胞性白血病） • G：granuloma faciale and erythema elevatum diutinum（面部肉芽肿和持久性隆起性红斑）

疾病名称	临床特征	组织病理学
"应知应会"临床和皮肤病理学线索		
黄色瘤 （xanthoma）	• 临床表现：黄色至粉色的肿瘤 • 与胆固醇和甘油三酯升高相关（睑黄瘤与胆固醇升高无关）	
圆柱瘤 （cylindroma）	• 临床表现："头巾样瘤" • 病理表现："七巧板样团块" • 良性外泌汗腺肿瘤	
外泌汗腺汗孔瘤 （eccrine poroma）	• 临床表现：红色皮损周围可见"中国长城"（好发于足侧缘） • 病理表现：小的汗腺导管，立方形或嗜碱性"汗孔样"细胞	
汗管瘤 （syringoma）	• 外泌汗腺导管结构增生（见于唐氏综合征） • 病理表现："蝌蚪样"外观	

疾病名称	临床特征	组织病理学
颗粒细胞瘤 （granular cell tumor）	• 临床表现：无症状的皮色结节，常累及皮肤和舌 • 病理表现："泡状 - 卵圆形 Milan 小体 　■ 细胞质内可见周围有透明晕的嗜酸性颗粒	
隆突性皮肤纤维肉瘤 （dermatofibrosarcoma protuberans，DFSP）	• 临床表现：感染的瘢痕疙瘩样外观	
获得性指 / 趾纤维角皮瘤 （acquired digital fibrokeratoma）	• 病理表现：与表皮垂直的纤维血管	
多指 / 趾 （supernumerary digit）	• 病理表现类似获得性指 / 趾纤维角皮瘤，但真皮上层可见外周神经结构（类似于感受触觉的 Meissner 小体）	

疾病名称	临床特征	组织病理学
毛母质瘤 （pilomatricoma）	• 病理表现：囊样外观，伴有"影子"或"鬼影"细胞（肿胀的细胞中央可见细胞核的鬼影，向毛干分化倾向，毛母质来源的良性肿瘤） • 临床表现：向外周牵拉皮肤时可见"帐篷征"，或下压一侧皮肤时，可见"跷跷板"征	
硬化性纤维瘤 （sclerotic fibroma）	• 病理表现："胶合板模式"	
皮肤纤维瘤 （dermatofibroma）	• 梭形的成纤维细胞围绕在粗的胶原束（瘢痕疙瘩的胶原）周围（胶原分割现象）	
神经鞘瘤 （schwannoma，施万细胞瘤）	• 病理表现：Verocay 小体、致密细胞区和稀疏细胞区交替分布	

疾病名称	临床特征	组织病理学
疥疮 （scabies）	病理表现 ● 在角质层内可见"棕色的矿物块"，或卵圆形 / 锥形的空间 ● 角质层上方可见"粉红色的猪尾"（认为是疥虫卵的壳）	
毛发红糠疹 （pityriasis rubra pilaris）	● 病理表现："棋盘样"外观（正角化与角化不全在水平及垂直方向交替出现） ● 就像英文缩写 PRP 一样，P 与 R 交替出现	
坏血病 （scurvy）	● 毛囊角栓伴毛囊周围红细胞溢出 ● 临床表现：毛囊周围紫癜伴螺旋状发、牙龈出血、甲周出血	
Grover 病 （Grover's disease）	● 病理表现：多种模式，如海绵水肿伴局部棘层松解性角化不良	
扁平苔藓 （lichen planus）	● 病理表现：淋巴细胞带状浸润，颗粒层楔形增厚，表皮下层呈锯齿样，多个散在的 Civatte 小体	

疾病名称	临床特征	组织病理学
光泽苔藓 （lichen nitidus）	● 病理表现：抱球状外观	
皮肤癣菌病 （dermatophytosis）	● 病理表现：三明治样外观（两种模式的角化在水平方向交替排列）	
光线性（日光性）角化病 ［actinic（solar）keratosis］	● 病理表现：正角化与宽的角化不全柱交替出现	
银屑病 （psoriasis）	● 病理表现：皮突延长至同一水平，外观大致相同，角层内中性粒细胞浸润	

疾病名称	临床特征	组织病理学
Pinkus 纤维上皮瘤（fibroepithelioma of Pinkus,基底细胞癌的亚型）	• 呈网状或条索状的基底细胞从表皮向真皮内浸润,多处与表皮相连	
单纯疱疹病毒（herpes simplex virus）	• 铁灰色核及染色质移向细胞核边缘	
寻常疣（verruca vulgaris,HPV 感染）	• 挖空细胞:表皮浅层可见有空泡的角质形成细胞,可见固缩的葡萄干样的核	
传染性软疣（molluscum contagiosum）	• 软疣小体（Henderson-Patterson 小体）:粉红色至紫色的细胞质内包涵体,将核与细胞质颗粒挤至一侧,增生的表皮形成火山口样结构,其中充满"软疣小体"	

疾病名称	临床特征	组织病理学
蕈样肉芽肿 （mycosis fungoides）	• 淋巴细胞沿表真皮交界处排列,可见异型的淋巴细胞的亲表皮现象 • 注:肿瘤期蕈样肉芽肿无亲表皮现象	
环状肉芽肿 （granuloma annulare）	• 渐进性坏死组织(结缔组织变性)及黏蛋白周围可见栅栏状肉芽肿	
Paget 病 （Paget's disease）	• 表皮内可见散在淡染的细胞(可成巢出现或挤压基底细胞),基底层上方细胞的细胞质模糊	
表皮松解性角化过度性棘皮瘤 （epidermolytic hyperkeratotic acanthoma）	• 在角化过度下方可见蓝色的"虫蛀样"的角质形成细胞(细胞核消失) • 注:与棘层松解性棘皮瘤不同,棘层松解性棘皮瘤出现棘层松解	

疾病名称	临床特征	组织病理学
黑棘皮病 （acanthosis nigricans）	• 像教堂尖顶样的乳头瘤样增生（不是棘层肥厚）	
瘢痕 （scar）	• 成纤维细胞与表皮平行排列（而非旋涡状），血管垂直于表皮	
增生性瘢痕 （hypertrophic scar）	• 良性成纤维细胞与小的胶原性间质呈旋涡状排列形成结节样 • 细胞成分较瘢痕疙瘩多	
瘢痕疙瘩 （keloid）	• 宽大的粉红色胶原束，较增生性瘢痕细胞成分少 • TGF-β、Ⅲ型及Ⅵ型胶原增多	

疾病名称	临床特征	组织病理学
人工所致电干燥现象（electrodesiccation artifact）	• 拉长的梭形成纤维细胞样上皮细胞	
人工所致冷冻现象（freeze artifact）	• 表皮及真皮内可见很多空泡	
明胶海绵（gelfoam）	• 紫色、多角的沉积物	
镜下大致正常切片的鉴别诊断	• "VITAMin U"	• V：vitiligo（白癜风） • I：ichthyosis vulgaris（寻常型鱼鳞病） • T：tinea versicolor and TMEP（花斑糠疹和持久性发疹性斑状毛细管扩张） • A：argyria（银质沉着病） • M：macular amyloid（斑状淀粉样变性） • U：urticaria（荨麻疹）

梭形细胞肿瘤的鉴别诊断

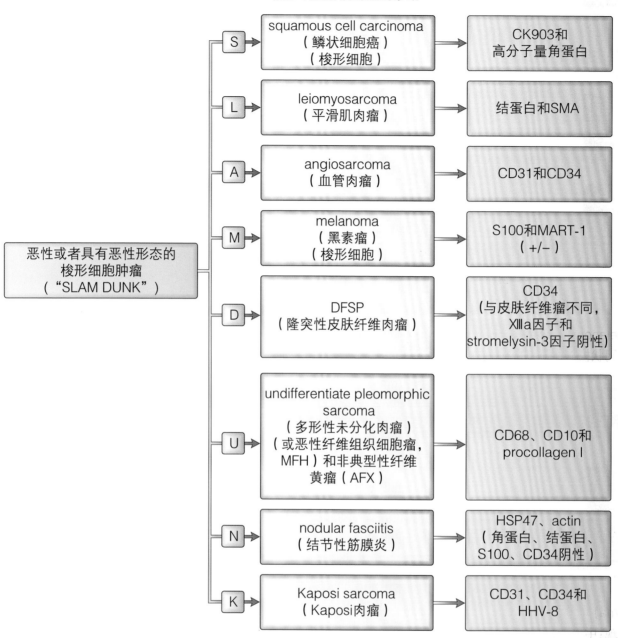

皮肤镜典型图像

日光性黑子
(solar lentigo)

- 虫蚀状边缘

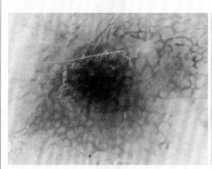 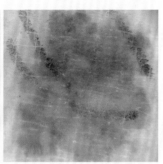

脂溢性角化病
(seborrheic keratosis)

- 粟丘疹或粉刺样开口,隐窝、发夹样血管

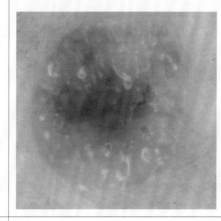

先天性黑素细胞痣
(congenital melanocytic nevus)

- 规则的色素网状模式,皮损中可见毛发

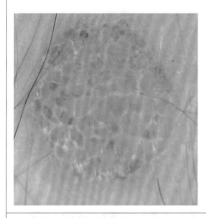

良性黑素细胞痣
(benign melanocytic nevi)

- 均质模式,粉刺样开口,逗号样血管

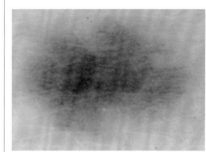 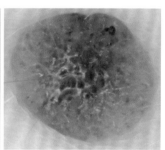

交界痣 复合痣

皮肤纤维瘤
(dermatofibroma)

- 最常见的表现:中央为白色或瘢痕样区域,外周绕以色素网

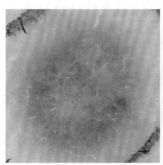 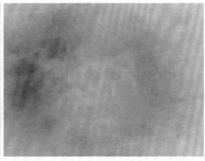

发育不良痣
(dysplastic nevus)

- 不典型的色素网,树枝状条纹,色素网在外周逐渐消退

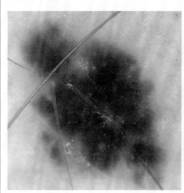 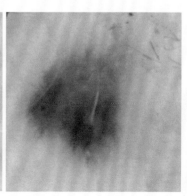

黑素瘤 (melanoma) ● 不规则色素网,聚集的小球,结构和颜色均不对称,蓝白结构,粉红色区域 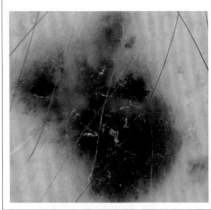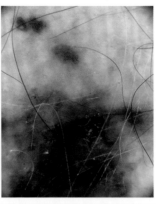	Spitz 痣 (Spitz nevus) ● 典型的 Spitz 痣:"星爆"模式(中央灰蓝色伴对称性向外周发散的条纹
良性肢端色素性疾病 (benign acral pigment) ● 很常见,"皮沟平行"模式(由于色素沉着于皮沟处所致)或"网格样"模式(如下图) 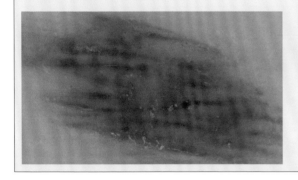	基底细胞癌 (basal cell carcinoma) ● 树枝状血管;溃疡;粉红色至白色有光泽区域,蓝灰色小球 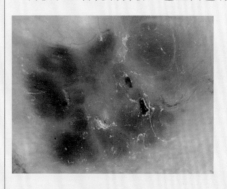

甲异常概述

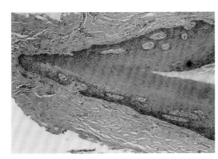 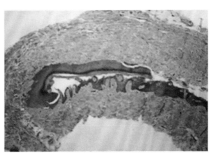

甲异常	描述	常见伴发疾病	临床图片
指甲形状或生长变化			
点状凹陷 （pitting）	• 近端甲母质异常导致背侧甲板出现角化不全细胞群，容易脱落（遗留点状凹陷）	• 银屑病、Reiter 综合征、斑秃、色素失禁症	

Beau 线
（Beau's lines）
	• 由于甲母质停止生长所致的多个甲相同部位横向的线状凹痕	• 系统性疾病、外伤
		• 外伤严重程度的线索
		  ■ 深度：甲母质损伤程度
		  ■ 宽度：损伤的时间	

黄甲综合征 （yellow nail syndrome）	• 多个甲呈黄色，甲半月的色泽和甲上皮消失（因甲停止生长所致）	• 淋巴水肿、胸腔积液 / 支气管扩张	
匙状甲 （koilonychia）	• 汤匙状甲	• 缺铁性贫血、血色素沉着症、系统性红斑狼疮、斑秃	
甲分离 （onycholysis）	• 甲板与甲床分离	• 银屑病、感染、甲状腺功能亢进（Plummer 甲）	
杵状指 （clubbing）	• 近端甲板下方软组织增生造成的甲变圆（Lovibond 角 >180°，正常情况下为 160°）；Schamroth 征：当甲"背对背"相靠时，近端组成的菱形消失	• 炎症性肠病、肺部恶性肿瘤、肝硬化、慢性阻塞性肺疾病	

甲异常	描述	常见伴发疾病	临床图片
甲粗糙脆裂 (trachyonychia)	• "砂纸甲"：甲粗糙，纵向呈砂纸样外观	• 斑秃、银屑病、扁平苔藓	
无甲 (anonychia)	• 甲缺如	• 外胚层发育不良、扁平苔藓、感染、鱼鳞病、药物（依曲替酯）	
甲分裂 (onychoschizia)	• "脆弱甲"，沿脆弱甲板的远端分裂（脱离）	• 频繁洗手、正常甲衰老改变、银屑病、扁平苔藓	
脆甲症 (onychorrhexis)	• 过多的纵嵴	• 洗手过度、正常甲衰老改变	
脱甲症 (onychomadesis)	• 甲从近端分离（甲母质完全停止生长）	• 点状掌跖角化病、血栓症、青霉素过敏、药物反应	
甲弯曲 (onychogryphosis)	• 甲板过度生长，"牡蛎"样外观	• 正常衰老、压力、外伤 • 也可见于 Haim-Munk 综合征（掌跖角化症、牙周炎、肢端溶骨症，与组织蛋白酶 C 突变有关）	
甲肥厚 (onychauxis)	• 甲板增厚但不伴明显畸形	• 外伤、银屑病、感染、毛发红糠疹、肢端肥大症、Darier 病	

甲异常	描述	常见伴发疾病	临床图片
甲颜色改变			
• 真性白甲：甲板呈不透明的白色改变，如 Mees 线 • 甲外观上变白：甲板呈白色改变，施加压力后可褪色，如 Terry 甲、Muehrcke 甲、Lindsay 甲（对半甲） • 注：指甲每个月生长 3mm，趾甲每个月生长 1mm			
Terry 甲 （Terry's nails）	• 由于甲床的缺陷（血管减少、结缔组织增生）使得甲板呈白色	• 肝衰竭、肝硬化、糖尿病	
甲下裂片状出血 （splinter hemorrhage）	• 甲下红色纵线	• 心内膜炎、外伤、系统性红斑狼疮、怀孕、旋毛虫感染（野外活动或未煮熟的猪肉中的蠕虫所致）	
毛细血管扩张 （telangiectasia）	• 甲小皮周围毛细血管扩张	• 皮肌炎、类风湿关节炎、系统性红斑狼疮	
对半甲 （half-and-half nails，Lindsay 甲）	• 甲板近端部分呈白色，远端部分呈棕色（甲床水肿导致）	• 肾衰竭 • （想到 "Leaky Lindsay" [1]）	
Mees 线 （Mees' lines）	• 与甲半月平行横贯整个甲的白色带（甲中微小的碎片） • Mees 线随着甲向外生长，多个甲板受累	• 砷中毒、Hodgkin 病、一氧化碳中毒、慢性心力衰竭	
Muehrcke 线 （Muehrcke's lines）	• 处于固定位置横贯整个甲的两对白线 • 由甲床血管异常引起，故受压后可消失	• 低白蛋白血症、营养不良、肝脏疾病、肾病综合征	
天蓝色（蓝色）甲半月 [azure (or blue) lunulae]	• 甲母质异常所致的蓝色，甲半月不能变白	• Wilson 病（或肝豆状核变性），银中毒	

---

① 美国 80 年代老动画片《垃圾桶小破孩》的一个人物。

甲异常	描述	常见伴发疾病	临床图片
红色甲半月 （red lunulae）	● 甲半月呈红色	● 心力衰竭、斑秃、银屑病	
三角形甲半月 （triangular lunulae）	● 甲髌综合征（遗传性骨甲发育不良,HOOD） ■ 拇指（趾）甲发育不良、髌骨发育不良或缺如、桡骨头脱位和角状髂骨 ■ *LMX1B* 基因突变（调节胶原合成的基因）		
红色和白色甲纵线与远端 V 形缺口 （red and white longitudinal lines with V-shaped indentation on distal margin）	● 多发的红色或白色纵线伴楔形的甲下角化过度,游离缘出现裂隙（与白色带一致）	● Darier 病（毛囊角化病）	

（苏飞 译　贺红霞 校　乔建军 审）

苔藓样反应模式

扁平苔藓（lichen planus）

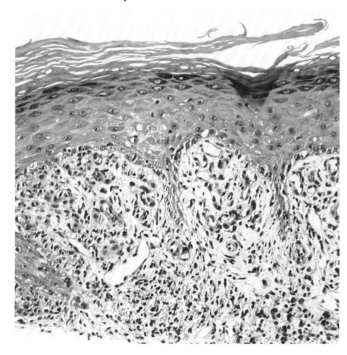

多形红斑（erythema multiforme）

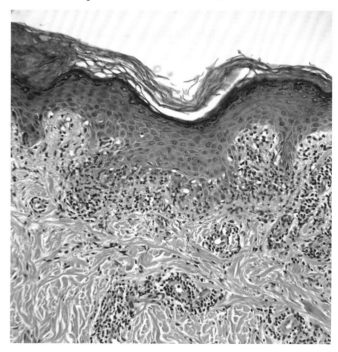

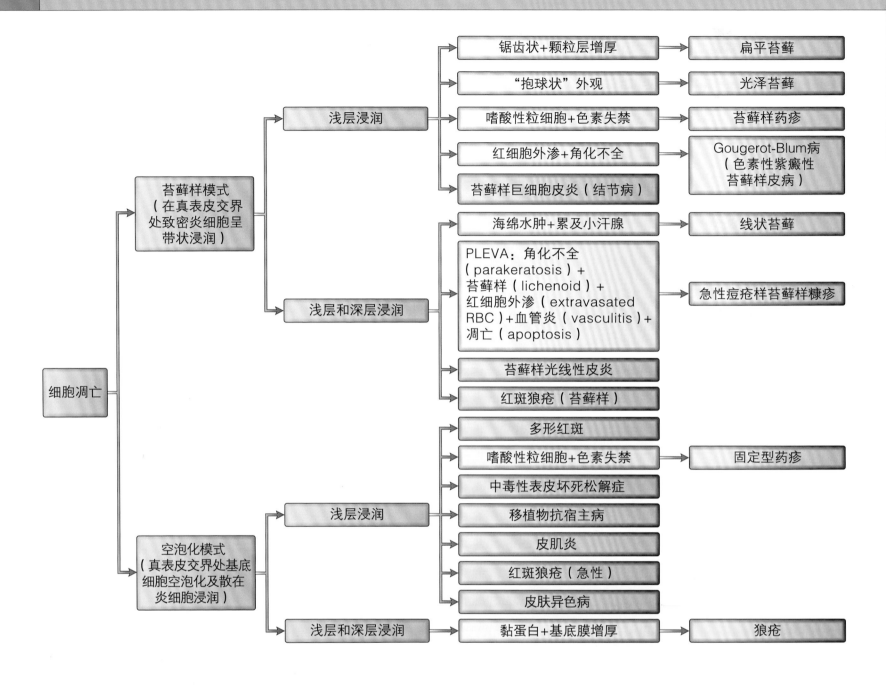

疾病名称	临床特征	组织病理学
苔藓样（界面）皮肤病		
扁平苔藓（lichen planus，LP）	<ul><li>病因不明，可能是自身免疫反应介导引起角质形成细胞凋亡（穿孔素 / 颗粒酶和 Fas/Fas L）</li><li>成人</li><li>手腕（屈侧）、手背、骶尾部</li></ul>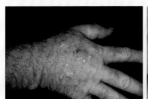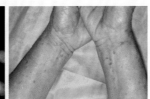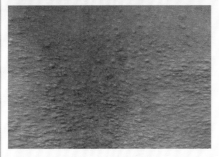<ul><li>紫罗兰色扁平的瘙痒性丘疹；Wickham 纹（细小白色条纹）；口腔损害（75%）；甲扁平苔藓（10%）</li></ul>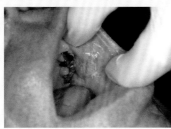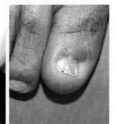<ul><li>与丙型肝炎（尤其是口腔扁平苔藓）、人类疱疹病毒 6 型（HHV-6）、银汞合金（水银）、免疫缺陷、恶性肿瘤有关</li></ul>	<ul><li>带状淋巴细胞浸润；颗粒层楔形增厚（形成临床上的条纹）；表皮突呈锯齿状；色素失禁；多个、散在分布的 Civatte 小体和胶样小体（具有张力丝的角质形成细胞凋亡后释放到真皮乳头）</li></ul>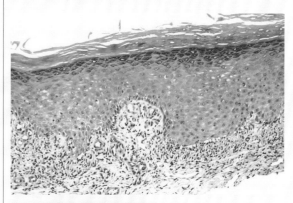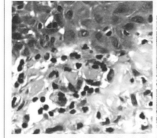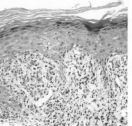胶样小体（上图）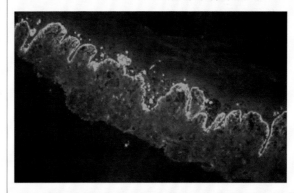<ul><li>直接免疫荧光（DIF）：补体和 IgM 沉积（位于真皮乳头的胶样小体），基底层纤维蛋白原呈不规则带状沉积</li></ul>
扁平苔藓亚型		
萎缩性扁平苔藓（atrophic lichen planus）	<ul><li>可能是消退期的扁平苔藓</li><li>小腿</li><li>扁平苔藓边缘出现丘疹类似汗孔角化症</li></ul>	<ul><li>表皮变薄；皮突消失；炎细胞浸润程度较扁平苔藓轻</li></ul>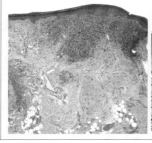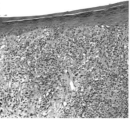

疾病名称	临床特征	组织病理学
肥厚性扁平苔藓（hypertrophic lichen planus）	• 又称疣状扁平苔藓 • 好发于小腿 • 瘙痒性疣状肥厚性斑块常有慢性静脉淤滞 • 与 HIV 相关 • 肥厚性皮损上有发生鳞状细胞癌的风险	• 扁平苔藓 + 慢性单纯性苔藓 • 正角化过度下方可见明显增生的表皮；真皮乳头胶原增粗，与皮肤表面垂直（与慢性单纯性苔藓相似）；表皮突顶端基底细胞液化变性
溃疡性 / 糜烂性扁平苔藓［ulcerative（erosive）lichen planus］	• 发生于足部的溃疡和大疱性皮损 • 皮损有发生鳞状细胞癌的风险	• 表皮溃疡形成，溃疡边缘可见到扁平苔藓的病理改变
持久性色素异常性红斑（erythema dyschromicum perstans）	• 扁平苔藓的斑片型 • 又称色素性扁平苔藓或灰皮病 • 好发于拉丁美裔人种 • 对称分布于颈部、躯干、四肢（不累及手掌 / 足底、头皮、甲、黏膜） • 躯干部灰色或褐色色素沉着斑，无自觉症状 	 • 空泡变性；真皮明显色素失禁（导致灰色改变）

疾病名称	临床特征	组织病理学
光线性扁平苔藓 （lichen planus actinicus）	● 发生于日光暴露部位 ● 中东或东方（亚洲）人种，年轻人多见	● 类似扁平苔藓，但色素失禁更明显；局灶性角化不全
毛发扁平苔藓 （lichen planopilaris，LPP）	● 又称毛囊扁平苔藓 ● 头部毛囊角化性皮损；瘢痕性脱发 ● 与 Grahan-Little-Piccardi-Lassueur 综合征有关 　1. 瘢痕性脱发 　2. 毛囊苔藓样毛周角化症 　3. 腋窝及腹股沟处非瘢痕性脱发	● 毛囊上皮上部（毛囊漏斗部和峡部）周围炎细胞苔藓样浸润；毛囊周围致密炎细胞浸润（淋巴细胞和巨噬细胞）；毛囊被束状排列的纤维组织所替代（毛囊间的组织不受累） ● 直接免疫荧光：真皮内见胶样小体（IgG 和 IgM 沉积所致）

疾病名称	临床特征	组织病理学
类天疱疮样扁平苔藓 （lichen planus pemphigoides）	• 扁平苔藓 + 大疱性类天疱疮（扁平苔藓和模拟大疱性类天疱疮的表皮下大疱病） • 可能是大疱性类天疱疮的亚型 • 扁平苔藓患者 • 四肢 • 紧张的水疱发生于先前正常的皮肤上，不一定发生于原有扁平苔藓皮损的部位（与大疱性扁平苔藓不同，后者水疱往往发生于病程较长的扁平苔藓的皮损） • 抗原：BPAG2 或 180kDa 大疱性类天疱疮抗原（XVII型胶原）	• 在水疱下方血管周围少许嗜酸性粒细胞和中性粒细胞浸润；在水疱边缘的基底层偶尔可见 Civatte 小体；表皮下（乏细胞）疱，血管周围少量淋巴细胞、中性粒细胞和嗜酸性粒细胞浸润 • DIF：IgG 和 C3 在基底膜带沉积
慢性苔藓样角化病 （keratosis lichenoides chronica）	• 可能是扁平苔藓的慢性亚型 • 紫罗兰色丘疹，在四肢呈线状或网状分布模式，面部皮疹类似脂溢性皮炎	• 具有显著的基底细胞液化变性和空泡改变的苔藓样皮炎模式；真皮浅层毛细血管扩张
光泽苔藓 （lichen nitidus）	• 儿童和青年 • 上肢屈侧、生殖器、指甲 • 多发性小丘疹（1~2mm），肤色，有光泽，无自觉症状 • 可能与克罗恩病、扁平苔藓、特应性皮炎有关	• "抱球状"外观 • 灶性、边界清楚的表皮下炎症（限于 1~2 个相邻的真皮乳头）；两侧表皮突延伸像"爪样"；可见淋巴细胞、多核巨细胞浸润；直接免疫荧光阴性（与扁平苔藓不同）

疾病名称	临床特征	组织病理学
线状苔藓 （lichen striatus）	• 病因不明，可能是在胎儿发育期间沿 Blaschko 线分布的细胞异常克隆，之后又暴露于感染所致 • 女性儿童和青少年 • 四肢 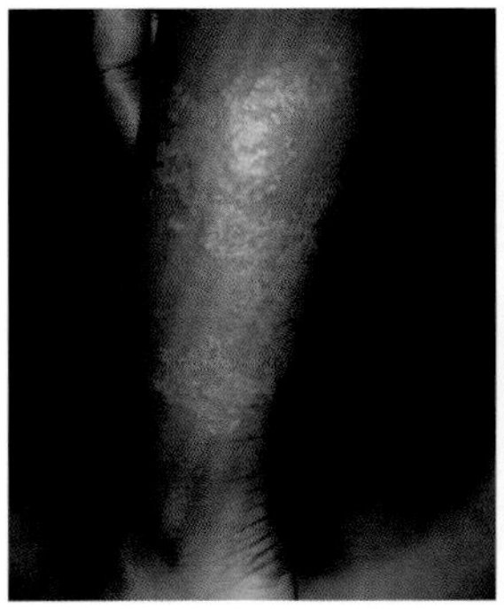 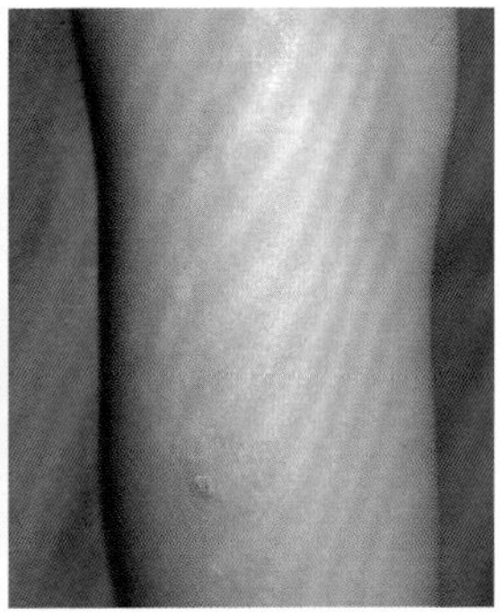 • 沿身体一侧呈线状分布；经常贯穿整个肢体 • 经数月至数年可自然消退，遗留色素减退	• 苔藓样浸润 + 海绵水肿 + 汗腺受累（浅层和深层浸润） • 在 3~4 个相邻真皮乳头淋巴细胞浸润，棘层肥厚，表皮内疱伴朗格汉斯细胞浸润，炎症浸润至汗腺周围 • 表皮全层可见角化不良细胞 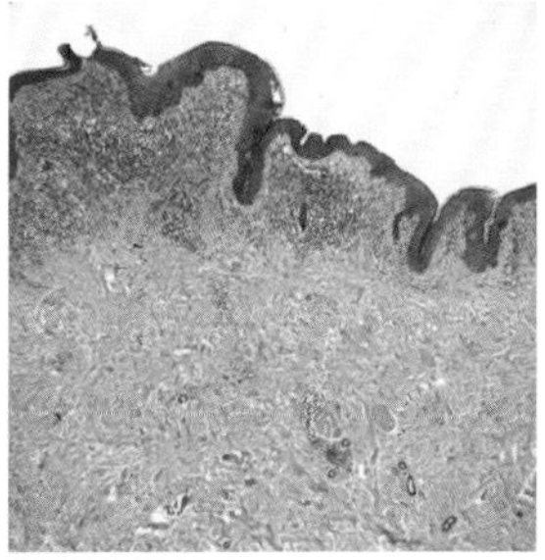 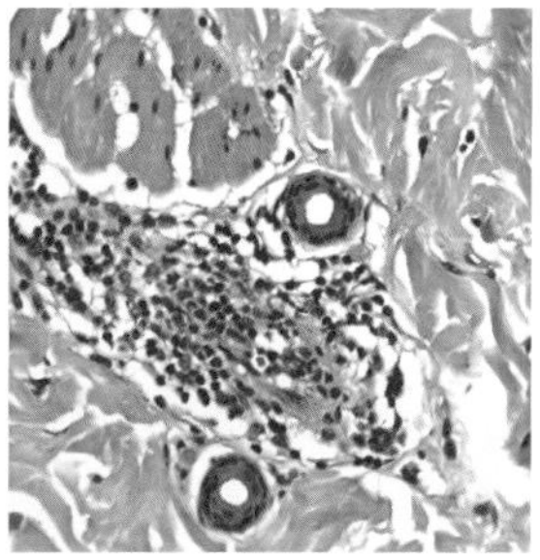
扁平苔藓样角化病 （lichen planus-like keratosis）	• 又称良性苔藓样角化病 • 通常是针对某种表皮损害的一种细胞介导的免疫排斥反应（如雀斑、脂溢性角化病、大细胞棘皮瘤等） • 女性上肢和胸骨区 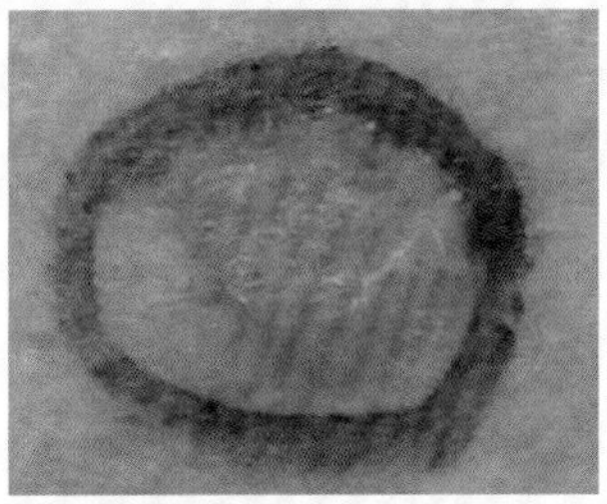 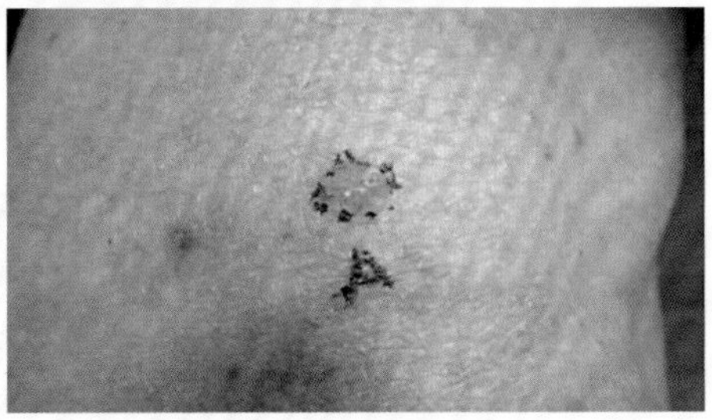 • 孤立、散在、略高出皮面、紫色 / 或粉色皮损，3~10mm 大小，病史较短，伴瘙痒 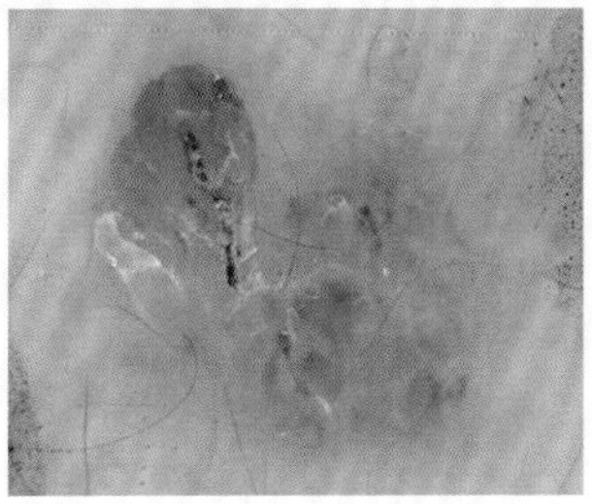 • 皮肤镜图片（上图）	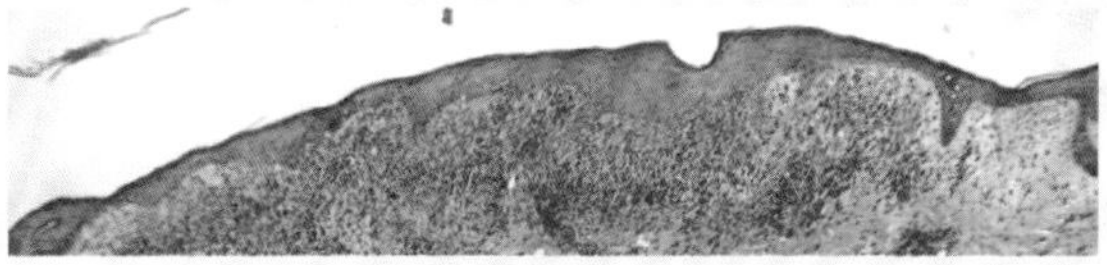 • 扁平苔藓 + 局灶性角化不全 • 大量 Civatte 小体；轻度空泡改变；色素失禁；轻度角化过度；与雀斑或脂溢性角化病相连 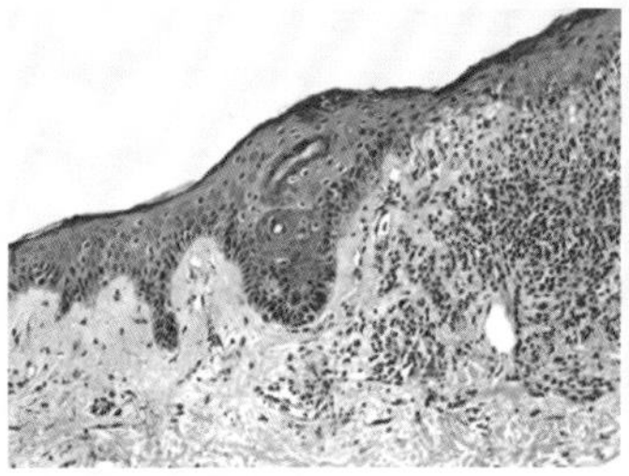 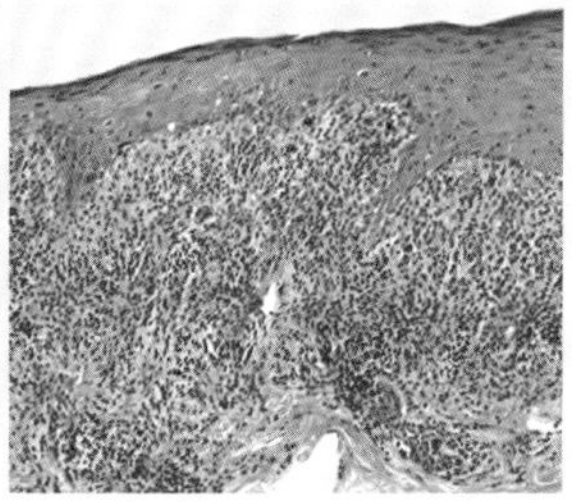 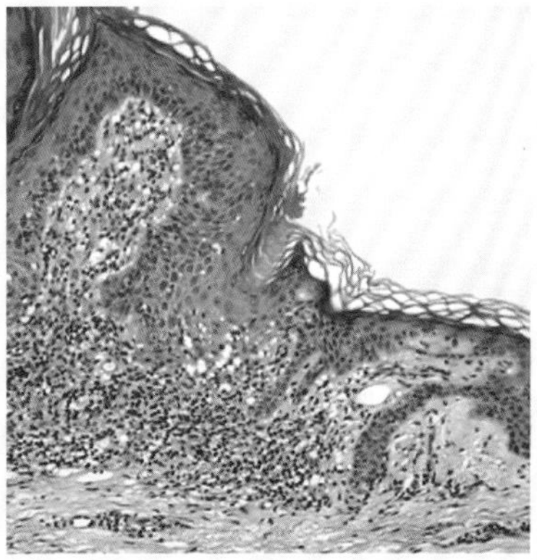

疾病名称	临床特征	组织病理学

苔藓样药疹 (lichenoid drug eruptions)	• 任何年龄及部位
	 • 湿疹样或银屑病样丘疹或斑块
	 • 很多种药物均有可能引起(停药数周后消退)
	 • 一些相关的药物(Gold T-BAG)
	   ■ 金制剂(Gold)
	   ■ 噻嗪类(氢氯噻嗪)[Thiazide(HCTZ)]
	   ■ β- 受体阻滞剂(Beta blockers)
	   ■ ACE 拮抗剂,抗疟药(ACE inhibitors,antimalarials)
	   ■ 灰黄霉素(griseofulvin)
		• 扁平苔藓 + 局灶性角化不全 + 嗜酸性粒细胞
		 • 局灶性角化不全和轻度基底细胞空泡化;少量嗜酸性粒细胞和浆细胞浸润;色素失禁

疾病名称	临床特征	组织病理学
固定型药疹（fixed drug eruptions）	<ul><li>面、唇、腹股沟</li><li>圆形、椭圆形红斑（摄入致敏药物数小时后发疹）</li></ul><ul><li>如再次摄入同一种药物后通常在同一部位再次出现皮疹</li><li>与磺胺类、四环素类、制霉菌素相关</li><li>主要致敏药物：阿司匹林、非甾体抗炎药、磺胺类、四环素类、伪麻黄碱（非色素沉着亚型）</li></ul>	<ul><li>多形红斑样 + 嗜酸性粒细胞</li></ul><ul><li>显著的空泡化改变和 Civatte 小体（表皮全层）；炎症使真表皮界面模糊，并扩散到表皮中上层；色素失禁；嗜酸性粒细胞 + 中性粒细胞（与多形红斑相似）</li></ul>

疾病名称	临床特征	组织病理学
多形红斑 （erythema multiforme，EM）	• 具有自限性的红斑性皮损，可进展为"靶形损害"；多对称分布 • 肢端（双手） • 可能与单纯疱疹病毒、羊痘病毒、肺炎支原体及其他感染有关	• 显著的表皮细胞凋亡（全层）；基底细胞空泡化；真表皮交界处模糊和淋巴细胞浸润；海绵水肿；炎症的靶细胞是角质形成细胞（不同于固定型药疹，无色素失禁和中性粒细胞浸润）
中毒性表皮坏死松解症 （toxic epidermal necrolysis，TEN）	• Lyell 综合征 • 成人 • 黏膜糜烂；广泛的大疱形成 • 发病前有前驱症状 • 皮肤像"湿润的卷烟纸" • 表皮剥脱 ■ Stevens-Johnson 综合征（SJS）<10% 体表面积（BSA） ■ SJS/TEN 重叠 10%~30% 体表面积 ■ TEN>30% 体表面积 • 与药物相关，潜伏期 1~3 周（特别是磺胺类、非甾体抗炎药、抗惊厥药） • SJS 常见于儿童；与药物、感染等相关 • 可能有效的治疗：住烧伤病房和静脉用免疫球蛋白	• 表皮下大疱伴表皮坏死；血管周围少量淋巴细胞浸润；全层表皮坏死；大疱边缘可见坏死的角质形成细胞 • TEN 细胞凋亡由细胞因子引起（即 FasL 和 TNF-α）

疾病名称	临床特征	组织病理学
移植物抗宿主病（graft—versus-host-disease，GVHD）	• 主要发生于同种异体骨髓移植者,供者具有免疫活性的淋巴细胞导致宿主的免疫反应(很少发生于实体器官移植者) • 急性 GVHD:红色斑疹,伴呕吐、腹泻;组织病理与多形红斑类似,但炎症细胞浸润更少;"卫星样细胞坏死"(淋巴细胞贴近凋亡的角质形成细胞) • 慢性 GVHD(移植 100 天后):早期:扁平苔藓病理改变;晚期:硬皮病样病理改变 • 移植后 21 天通过皮肤活检来鉴别 GVHD 与化疗反应 • GVHD 分级 　■ 0 级——正常皮肤 　■ 1 级——空泡改变 　■ 2 级——角化不良细胞 / 真皮淋巴细胞浸润 　■ 3 级——表皮下微水疱 　■ 4 级——表皮下大疱 / 表皮坏死	• 基底细胞空泡变性;但不是全层表皮坏死(常与多形红斑类似)
淋巴细胞重建疹（eruption of lymphocyte recovery）	• 常发生于自体骨髓移植后 14~21 天(与淋巴细胞重新进入循环的时间一致) • 主要是急性髓细胞性白血病患者 • 红色皮损,发热	• 与轻度 GVHD 相似,在真皮上部血管周围小 T 淋巴细胞浸润;几乎没有凋亡细胞("卫星样细胞坏死")
红斑狼疮（lupus erythematosus）（基底膜带增厚:淀粉酶预处理 PAS 染色阳性;黏蛋白:阿辛蓝(alcian blue) 和胶体铁(colloidal iron) 染色阳性	• 结缔组织的慢性炎症和免疫性疾病 • 中年女性	• 三种主要临床类型 　1. 盘状红斑狼疮(DLE) 　2. 亚急性皮肤型红斑狼疮(SCLE) 　3. 系统性红斑狼疮(SLE) • 高特异性抗体:dsDNA 和 Sm 抗体 • 低特异性抗体:ANA、ssDNA、U1RNP、Ro、组蛋白(药物诱发的 SLE)等

疾病名称	临床特征	组织病理学
盘状红斑狼疮（discoid lupus erythematosus, DLE）	• 仅累及皮肤的狼疮 • 成人 • 境界清晰,有毛囊角栓的鳞屑性红斑;瘢痕性脱发 • 5%~10% 进展至 SLE(特别是抗 ssDNA 阳性);20% 的 SLE 患者有 DLE 皮损 • ANA 通常阴性	• 真皮浅层和深层毛囊、皮脂腺周围淋巴细胞为主的片状浸润;基底膜带增厚;空泡改变和散在的 Civatte 小体;毛囊角栓;角化过度 • 直接免疫荧光:在真表皮交界处 IgG/IgM 沉积 IgM 沿毛囊沉积　　　　IgG 沿基底膜带沉积
肿胀性红斑狼疮（tumid lupus erythematosus, TLE）	• 狼疮的真皮内亚型 • 面部、颈部、躯干上部;通常在光暴露部位 • 红色,荨麻疹样,非瘢痕性斑块和丘疹;可有细微的鳞屑和瘙痒 • 此亚型狼疮特有的皮损:单侧眼睑严重的红斑、水肿	• 与 DLE 相似,但表皮下水肿(不累及表皮)及黏蛋白较 DLE 明显 • 真皮内黏蛋白沉积,胶样铁染色阳性 • 直接免疫荧光:外泌汗腺周围 IgG 沉积

疾病名称	临床特征	组织病理学
亚急性皮肤型红斑狼疮（subacute cutaneous lupus erythematosus, SCLE）	• 有特异的皮肤损害和轻微系统损害 • 面部、颈部、躯干上部、上肢伸侧 • 复发性、光敏性、非瘢痕性皮损（环型、丘疹鳞屑型）；骨骼与肌肉症状 • 与"GATCH"药物相关 　■ G：灰黄霉素（griseofulvin） 　■ A：ACE 拮抗剂（ACE-I） 　■ T：特比萘芬（terbinafine） 　■ C：钙通道阻滞剂（calcium channel blockers） 　■ H：氢氯噻嗪（HCTZ） • 抗 Ro/SSA 抗体阳性（75%~90%） • 抗组蛋白抗体阴性，这不同于药物诱发的 SLE	• 与 DLE 类似，但基底细胞空泡变性，表皮萎缩，真皮水肿和黏蛋白沉积更显著；毛囊角栓少见，角化过度，基底膜带增厚 • 直接免疫荧光：在表皮和基底层角质形成细胞（反应的是 Ro 和 La 抗原）的细胞质和细胞核内颗粒状荧光 • 在表皮沉积，与其他类型狼疮不同（沿基底膜带沉积） • 直接免疫荧光显示颗粒状抗 Ro 抗体

疾病名称	临床特征	组织病理学
系统性红斑狼疮（systemic lupus erythematosus，SLE）	• 诊断标准（"多系统损害"） ■ 皮损（红斑、少许鳞屑的浸润性斑块；瘢痕形成） ■ 肾脏受累（特别是抗 ds-DNA 抗体阳性） ■ 关节受累 ■ 浆膜炎 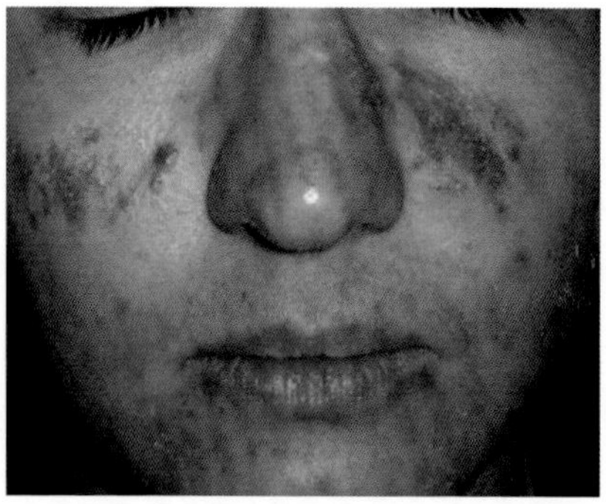 • 可能的死亡原因：肾脏损害和中枢神经系统血管损害 • 与药物 "My HIP" 相关（抗组蛋白抗体） ■ My：米诺环素（minocycline） ■ H：肼屈嗪（hydralazine） ■ I：异烟肼（INH） ■ P：普鲁卡因胺（procainamide，可不产生抗组蛋白抗体）	• 基底细胞显著空泡变性；轻微淋巴细胞浸润；水肿；通常无 Civatte 小体；血管周围纤维蛋白沉积和基底膜增厚 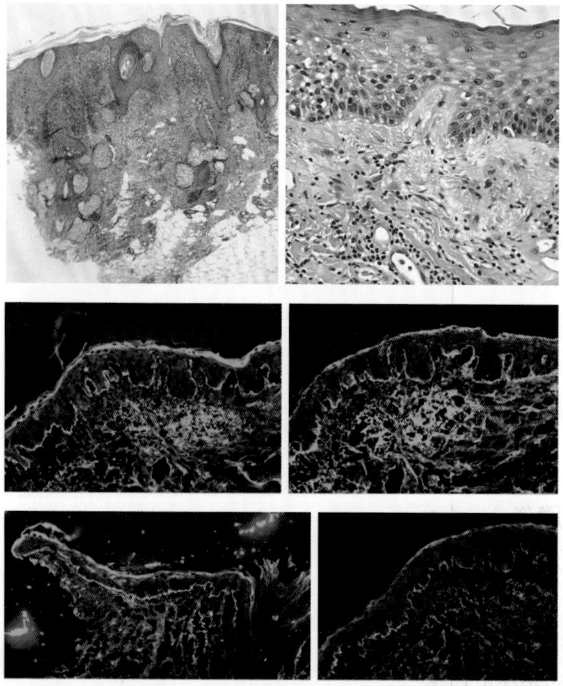 • DIF："满堂亮"，即 IgG、IgM、IgA 及补体均阳性（DIF 见上图）
新生儿红斑狼疮（neonatal lupus erythematosus，NLE）	• 新生儿期一过性的红斑狼疮（来自母亲） • 眶周、头皮、四肢 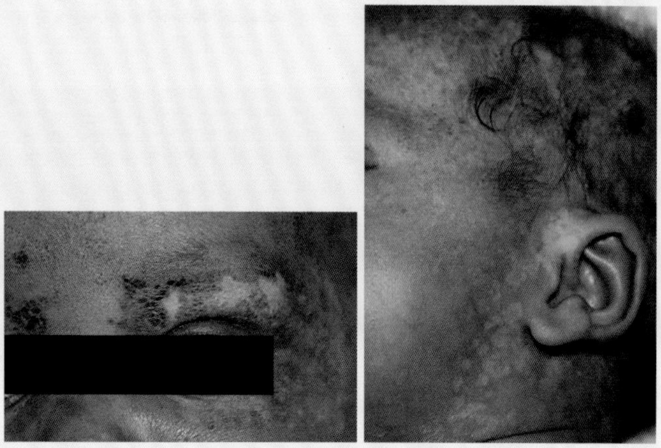 • 和亚急性皮肤型红斑狼疮表现相似，毛细血管扩张，有先天性心脏传导阻滞的风险，可能还有血液系统和全身性的异常 • 99% 患儿抗 Ro/SSA 抗体阳性，其母亲同样阳性	• 与 SCLE 类似 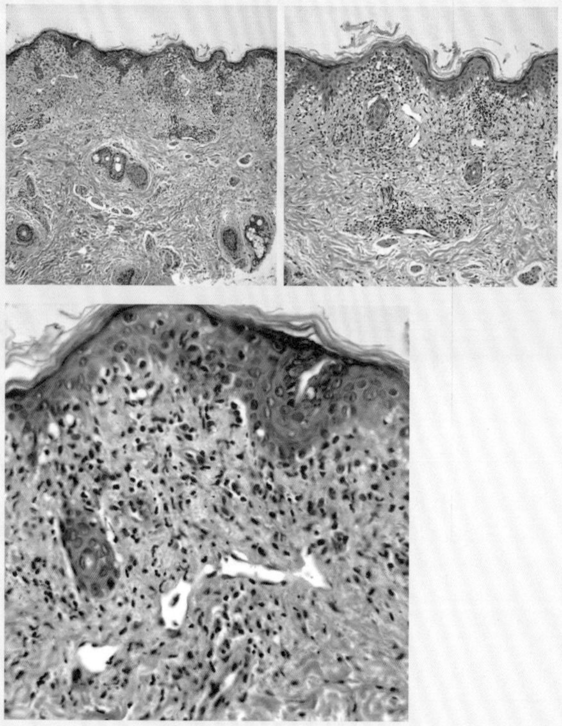

疾病名称	临床特征	组织病理学
其他类型红斑狼疮		
大疱性红斑狼疮 （bullous lupus erythematosus）	• 皮疹类似疱疹样皮炎	• 表皮下水疱，真皮乳头中性粒细胞浸润及血管周围淋巴细胞浸润
狼疮性脂膜炎 / 深在性红斑狼疮 （lupus panniculitis/ lupus profundus）	• 质地坚硬的皮下炎性结节 • 可在系统性或盘状红斑狼疮之前发生 • 大腿、臀部、头颈部 	• 淋巴细胞浸润的小叶性脂膜炎 • 1/2 病例在表皮和真皮有红斑狼疮的病理改变 • 在脂肪细胞周围出现"硬化"或透明样变（更多内容见第 401 页）
Rowell 综合征 （Rowell syndrome）	• 红斑狼疮患者出现环状红斑样皮损 • 红斑狼疮 + 多形红斑 • 类风湿因子阳性，斑点型 ANA 	• 红斑狼疮 + 多形红斑 • DIF：IgG、IgM 等沿基底膜带呈线状沉积

疾病名称	临床特征	组织病理学
皮肌炎 （dermatomyositis）	<ul><li>非化脓性肌炎（多发性肌炎）和炎症性皮肤改变</li><li>面部、肩部、大腿和前臂的伸侧</li></ul> 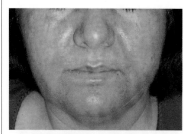 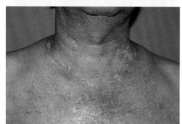 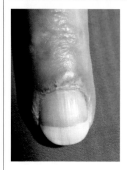 <ul><li>红斑、少许鳞屑；皮肤异色症；甲皱襞改变，Heliotrope 疹（眶周水肿、紫红色），Gottron 丘疹（手指关节伸侧的萎缩性丘疹，见下图），近端肌无力</li></ul> 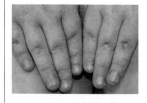 <ul><li>10% 伴发恶性肿瘤（卵巢癌、泌尿生殖系统肿瘤、乳腺癌、肺癌、胃癌等）</li><li>可能阳性的自身抗体<ul><li>ANA</li><li>抗 Jo-1 抗体（抗组氨酰 tRNA 合成酶）：与肺纤维化、雷诺现象、多发性关节炎相关</li><li>抗 Mi-2 抗体：与经典型皮肌炎相关（披肩征、甲小皮改变、Gottron 丘疹 /Gottron 征，阳性有助于诊断）</li><li>抗 SRP 抗体：与心脏疾病有关，预后差</li><li>抗 Ku 抗体：与硬化性肌炎相关</li><li>抗 PL12 抗体：与肺病相关</li></ul></li></ul>	<ul><li>类似红斑狼疮浅层病理改变</li><li>基底膜带增厚和空泡改变；浅层血管周围炎细胞浸润（不累及深层）；水肿和黏蛋白沉积；表皮萎缩</li></ul> 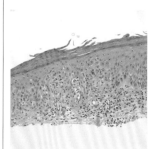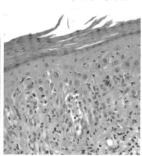 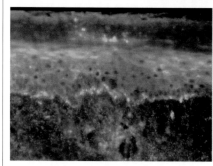 <ul><li>DIF 通常阴性或 IgG 或 C5b-9 沿着基底膜带颗粒状沉积</li></ul> 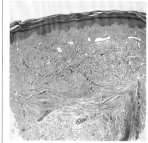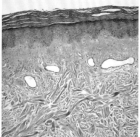 <ul><li>Gottron 丘疹（上图）显示轻度角化过度，棘层肥厚，基底细胞空泡改变。40% 的病例有黏蛋白沉积</li></ul>

疾病名称	临床特征	组织病理学
皮肤异色病		
• "HEAT"：Hyper-and hypopigmentation，Erythema，Atrophy of epidermis and Telangiectasia（色素沉着或减退，红斑，表皮萎缩，毛细血管扩张） • 组织病理：空泡变性，毛细血管扩张，色素失禁，后期真皮硬化		
血管萎缩性皮肤异色病（poikiloderma atrophicans vasculare）	• 蕈样肉芽肿的早期改变 • 斑驳的色素沉着，毛细血管扩张和萎缩	• 表皮内异型淋巴细胞，伴表皮萎缩、毛细血管扩张且数量增多
Rothmund-Thomson 综合征（Rothmund-Thomson syndrome）	• 先天性皮肤异色 • 常染色体隐性遗传 • 主要累及皮肤、眼、骨骼的多系统疾病 • 在 1 岁时出现网状红斑，随之出现色素沉着，身材矮小，白内障，性腺功能减退，智力发育迟缓，脱发，拇指缺失，有发生骨肉瘤或纤维肉瘤的风险 • *RecQL4* 螺旋酶基因突变	• 皮肤异色的特征：角化过度、表皮萎缩，基底细胞空泡变性，基底层罕见角质形成细胞凋亡，毛细血管扩张，真皮散在噬黑素细胞
Kindler 综合征（Kindler's syndrome）	• 以肢端创伤后引起的水疱为特征的遗传性皮肤病，随年龄增长改善 • 认为是大疱性表皮松解症的新亚型 • 好发于肢端 • 光敏、肢端大疱、皮肤异色症，萎缩 • *KIND1* 突变 　■ Kindlin-1 蛋白 　■ 基底层角质形成细胞的局部黏附蛋白 　■ 影响肌动蛋白与细胞外间质的链接 　■ 不同于大疱性表皮松解症角蛋白与细胞外间质的链接	• 角化过度，表皮萎缩，基底细胞空泡变性，大量扩张的毛细血管，角化性（疣状）损害，表皮下大疱

疾病名称	临床特征	组织病理学
Bloom 综合征（Bloom's syndrome）	<ul><li>先天性毛细血管扩张性红斑</li><li>常染色体隐性遗传</li><li>毛细血管扩张，光敏性面部皮疹；生长发育迟缓；易发生呼吸道和胃肠道感染</li><li>有发生腺癌、淋巴瘤/白血病的风险</li><li>*RecQL3* 螺旋酶基因突变</li></ul>	<ul><li>真皮毛细血管扩张，血管周围轻度淋巴细胞浸润；基底细胞空泡变性，但通常不会产生色素失禁</li></ul>
先天性角化不良（dyskeratosis congenita）	<ul><li>高加索男性</li><li>10 岁前出现网状色素沉着</li></ul><ul><li>遗传性皮肤病，伴随进行性骨髓衰竭；典型的三联征<ol><li>网状色素沉着<ul><li>常为皮肤异色症</li><li>颈部、上胸部</li></ul></li><li>甲营养不良，翼状胬肉<ul><li>指纹可能消失</li></ul></li><li>黏膜白斑<ul><li>白斑区域有发生鳞状细胞癌的风险</li></ul></li></ol></li><li>泪小管堵塞伴泪液过度增多（溢泪），骨髓衰竭（50%～90%），包括贫血、血小板减少、全血细胞减少等（感染风险）</li><li>恶性肿瘤风险（急性粒细胞性白血病，霍奇金病，口腔鳞状细胞癌，胃肠道腺癌）</li><li>突变（端粒酶功能障碍）<ul><li>X 连锁隐性遗传亚型：*DKCI* 基因<ul><li>▲ 编码角化不良蛋白（核仁、核糖核蛋白）</li></ul></li><li>常染色体显性遗传亚型：*TERC* 和 *TERT* 基因</li><li>常染色体隐性遗传亚型：*NOP10* 基因</li></ul></li></ul>	<ul><li>轻度角化过度，表皮萎缩，浅层毛细血管扩张和大量噬黑素细胞</li><li>Hoyeraal Hreidarsson 综合征<ul><li>重症型</li><li>先天性角化不良 + 后颅窝畸形</li></ul></li><li>临床鉴别诊断<ol><li>Naegeli-Franceschetti-Jadassohn 综合征<ul><li>常染色体显性遗传，网状色素沉着，牙齿异常，点状掌跖角皮症，少汗，但无黏膜白斑和骨髓衰竭</li></ul></li><li>Fanconi 贫血<ul><li>常染色体隐性遗传，泛发性色素沉着 + 全血细胞减少（骨髓衰竭）+ 白血病风险</li><li>有拇指、桡骨缺失和染色体断裂的倾向</li></ul></li></ol></li></ul>

疾病名称	临床特征	组织病理学
Civatte 皮肤异色病 （poikiloderma of Civatte）	• 好发于 40~60 岁浅肤色人群 • 常累及 V 区和颈两侧（不累及下颌下方的区域）、上胸部、面部部分区域 • 红色至棕色网状斑片，边缘不规则，对称分布 • 病因不明，但认为与日光暴露的累积效应有关，香水可加重病情，具有一定的遗传易感性，浅肤色人群易感	• 不同程度的毛细血管扩张和色素失禁；偶尔可出现表皮轻度萎缩并伴有轻度空泡变性

其他苔藓样（界面）皮肤病

其他苔藓样皮肤病（举例如下）

- 硬化萎缩性苔藓
- 苔藓样糠疹
- 持续性病毒感染
- 冻疮
- 副肿瘤性天疱疮
- 苔藓样紫癜
- 苔藓样接触性皮炎
- 成人 Still 病
- 晚发二期梅毒
- 汗孔角化症

- 药疹
- 光毒性皮炎
- 色素性痒疹
- 红皮病
- 蕈样肉芽肿
- 退化的疣和肿瘤
- 苔藓样淀粉样变病
- 白癜风
- 苔藓样文身反应
- 其他

疾病名称	临床特征	组织病理学
硬化萎缩性苔藓 （lichen sclerosus et atrophicus）	● 中老年女性多见 ● 好发于生殖器区域，也可发生于肛门生殖器以外的区域，尤其是躯干上部、颈部、手臂、手腕和前额 ● 象牙白色扁平丘疹融合成大小不一的斑块 ● 皮损处常有瘙痒或疼痛 ● 更多内容见第 11 章	● 在早期，炎细胞呈带状浸润，基底层空泡改变和凋亡，类似扁平苔藓 ● 随着疾病进展，炎症进一步向下发展形成水肿和硬化带
苔藓样糠疹 （pityriasis lichenoides）	● 急性型：急性痘疮样苔藓样糠疹（PLEVA）（更多内容见第 8 章）	● 类似于线状苔藓的病理改变 　■ 真表皮交界处密集淋巴细胞浸润，使界面模糊 　■ 局灶性表皮细胞死亡和角化不全或融合性表皮坏死 　■ 真皮炎细胞呈楔形浸润
成人 Still 病 ［ Still's disease， （adult onset）］	● 成人发病的关节炎亚型 ● 一过性皮疹＋高热＋多关节痛＋淋巴结肿大 ● 注：Still 病更多见于儿童，是幼年类风湿关节炎的亚型	● 多个角化不良细胞（主要在表皮上部和角质层内） ● 真皮中性粒细胞浸润（不伴有淋巴细胞）

疾病名称	临床特征	组织病理学
晚发二期梅毒（苔藓样） （late secondary syphilis）	• 发生于未治疗的梅毒患者（更多内容见第 24 章） • 皮损多形：斑丘疹、银屑病样、苔藓样、毛囊性、脓疱等	• 可出现苔藓样反应模式 • 通常可见浆细胞 • 炎症累及真皮中下层 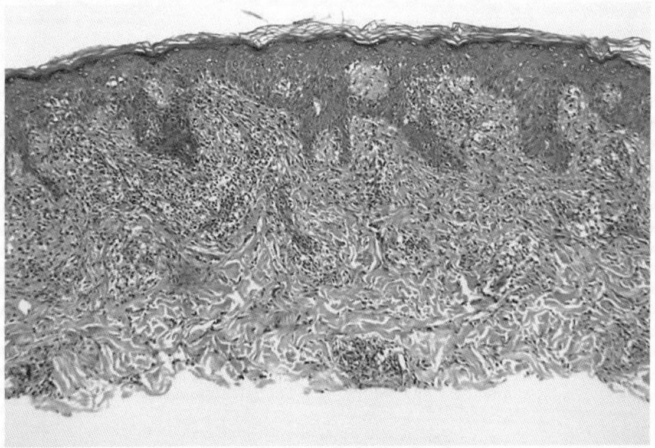 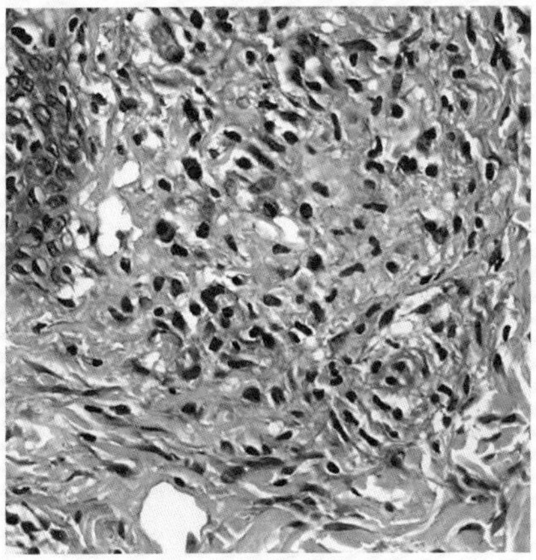 • 上图真皮层见浆细胞
汗孔角化症 （porokeratosis）	• 呈堤状隆起的角化性边缘 • 更多内容见第 9 章 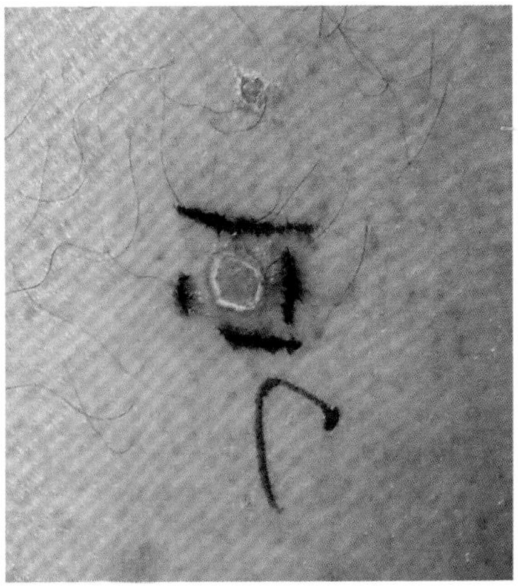 	• 汗孔角化症，尤其播散性浅表性光线性汗孔角化症（DSAP），具有苔藓样浸润和典型的角化不全柱 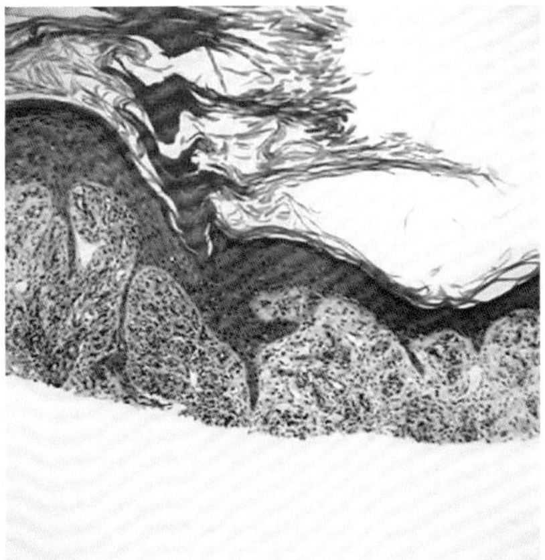

疾病名称	临床特征	组织病理学
蕈样肉芽肿 (mycosis fungoides)	• 部分蕈样肉芽肿患者活检可见苔藓样改变 • 位于非光暴露的红色鳞屑性斑片 • 更多内容见第 41 章 	• Pautrier 微脓肿 • 基底膜带完整伴苔藓样浸润(在真表皮交界处淋巴细胞呈线状排列) • 淋巴细胞核异型 • 嗜酸性粒细胞,有时可见浆细胞
苔藓样淀粉样 变病 (lichen amyloidosus)	• 双下肢伸侧 • 散在分布,蜡样光泽,小丘疹,常瘙痒 • 更多内容见第 14 章	• 基底细胞内丝状物质沉积并最终坏死 • 丝状物质沉积在真皮类似于胶样小体形成 • 淀粉样物质在真皮乳头呈球状沉积

(贺红霞 译　苏飞 校　乔建军 审)

银屑病样反应模式

银屑病(psoriasis)

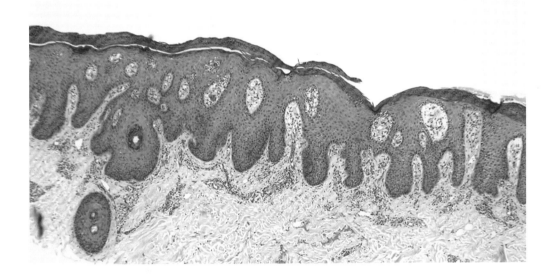

疾病名称	临床特征	组织病理学
主要的银屑病样皮肤病		
银屑病 (psoriasis)	<ul><li>2% 人群(平均年龄 25 岁)</li><li>与 HLA-Cw6 相关</li><li>伸侧表面、四肢、头皮、甲</li></ul><ul><li>边界清晰,上覆银白色鳞屑的红斑;Auspitz 征(如去除表面鳞屑,发生出血);关节炎</li><li>Woronoff 环:前列腺素 E_2 所致的银屑病斑块周围的白晕,尤其是在治疗过程中</li></ul>	<ul><li>融合性角化不全(非局部);角质层中性粒细胞聚集("Munro 微脓肿");棘层脓疱("Kogoj 脓疱");规则的棘层增厚(表皮突等长,但呈杵状);颗粒层减少;乳头层上方表皮变薄,血管扩张伴红细胞缗钱现象(红细胞呈链状堆积);角质(即角质层)内有中性粒细胞</li></ul>

银屑病的基础

- Th17>Th1 免疫应答(IL-23>TNF-α)
- K6、K16、K17 上调;表达 K6、K10 的独特细胞
- 真皮中以表达 CD4 细胞为主;表皮以表达 CD8 细胞为主
- 易感基因:*PSOR1*(30%);类风湿因子常为阴性(80%)
- 表皮更替时间:3~4 天(与正常 13 天对比),由于表皮更新过快,导致颗粒层减少
- 可能的诱发或加重因素:创伤(Koebner 现象)、感染、药物(BALI:beta blockers,ACE inhibitors,lithium,interferon,β 受体阻滞剂、血管紧张素转换酶抑制剂、锂剂、干扰素)

疾病名称	临床特征	组织病理学
银屑病样角化病（psoriasiform keratosis）	• 老年患者,常好发于四肢 • 孤立、边界清楚、直径 0.5~3cm、上覆鳞屑的斑块 • 与银屑病非常相似,但是患者起病时及随访中无银屑病的其他临床特点	• 类似银屑病,但是与典型的慢性银屑病相比,该病角化不全更加明显,而银屑病样增生程度轻;与脂溢性角化病有些相似 • 角化不全常为弥漫性,角质层内可见中性粒细胞(常排列为垂直的层状)
艾滋病相关性银屑病样皮炎（AIDS-associated psoriasiform dermatitis）	• 艾滋病和银屑病的特征 • 与初始血清转化相关	• 银屑病样增生,但真皮乳头上方表皮不变薄;散在凋亡的角质形成细胞

疾病名称	临床特征	组织病理学
脓疱型银屑病（pustular psoriasis）	• 银屑病样皮肤病的急性型，以大面积暴发红斑基础上的大量无菌性脓疱为特征，并伴有其他系统症状。也可出现关节炎、红皮病及地图舌 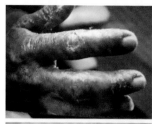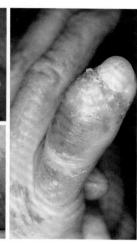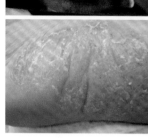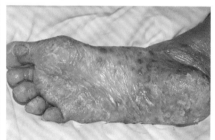 • 亚型 　■ Von Zumbusch 脓疱型银屑病 　　▲ 泛发性脓疱型亚型 　　▲ 发病急骤、发热及高死亡率（30%）；最常见的亚型 　■ 肢端脓疱病：指尖 　■ 掌跖：手掌及足跖 　■ 疱疹样脓疱病：出现在妊娠期的脓疱亚型	• 表皮内脓疱见于疾病进展的不同阶段；真皮乳头和表皮可见中性粒细胞；角层下脓疱，其顶为菲薄的角质层；"Kogoj 海绵样脓疱"（在棘层） • 一般无嗜酸性粒细胞浸润 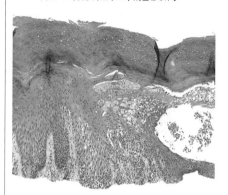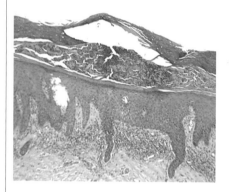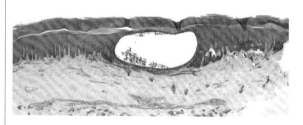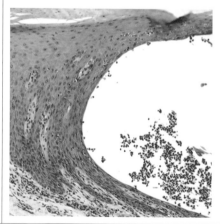

疾病名称	临床特征	组织病理学
疱疹样脓疱病 （impetigo herpetiformis）	• "妊娠 + 脓疱型银屑病" • 妊娠晚期发病 • 妊娠后常缓解 • 口服避孕药可诱发 • 可因胎盘功能不全存在胎儿致死风险 • 某些亚型与甲状旁腺功能减退和低钙血症相关 	• 组织病理学与脓疱型银屑病类似

疾病名称	临床特征	组织病理学
点滴型银屑病（guttate psoriasis）	<ul><li>儿童</li><li>常继发于其他疾病（例如：链球菌性咽炎）</li><li>躯干</li></ul> <ul><li>小的、红色、点滴状丘疹，上覆细碎鳞屑</li></ul>	<ul><li>局部"土丘状"角化不全；棘层肥厚程度较银屑病轻；中性粒细胞</li></ul>

疾病名称	临床特征	组织病理学
Reiter 综合征（Reiter's syndrome）	<ul><li>男性；HLA-B27</li><li>30% 的反应性关节炎患者发展该综合征</li><li>与胃肠道感染（志贺菌、耶尔森菌）、生殖系统感染（衣原体、支原体）及艾滋病相关</li><li>三联征（"视觉障碍、排尿障碍或不能爬树"，can't see, pee or climb a tree） 1. 非淋球菌性尿道炎 2. 眼炎 3. 关节炎</li><li>也可有环状龟头炎、黏膜糜烂及红色斑块</li><li>溢脓性皮肤角化病：Reiter 综合征特有的脓疱型银屑病样皮损（双足 / 掌、生殖器、腹股沟），结痂性红色丘疹 / 斑块；愈后无瘢痕</li></ul>	<ul><li>组织病理学上与脓疱型银屑病类似（银屑病样表皮增生，伴增厚角质 / 角质层）；厚的角化不全性片状痂壳（常出现分离）</li></ul>

疾病名称	临床特征	组织病理学
毛发红糠疹 [pityriasis rubra pilaris (PRP)]	• 病因不明 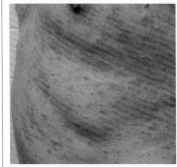 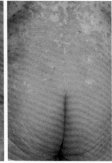 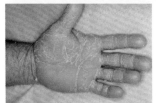 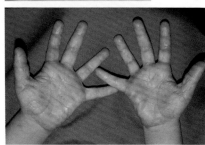 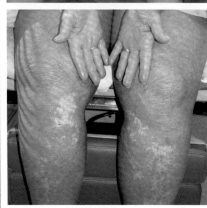 • 中央含角质栓的毛囊性丘疹;"正常皮岛";掌跖角化;可发展成红皮病 • 临床上与蟾皮病(维生素 A 缺乏症)类似 • 临床分型　Ⅰ型 / 典型成人型(最常见) ■ "正常皮岛",蜡样掌跖角化;常在 3 年内消退 Ⅱ型 / 非典型成人型 ■ 粗糙、层状的掌跖角化,腿部鱼鳞病样鳞屑,可脱发;慢性病程 Ⅲ型 / 典型幼年型 ■ 与Ⅰ型相似,但发生于儿童 Ⅳ型 / 幼年局限型(最常见的幼年型) ■ 肘和膝;病程不定 Ⅴ型 / 非典型幼年型: ■ 手 / 足硬皮病样;多数为家族性病例;慢性病程	• "银屑病样 + 脂溢性皮炎 + 毛周角化病样" • "棋盘":垂直及水平方向交替出现的角化过度和角化不全,在毛囊口周围呈领口状;棘层肥厚;颗粒层增厚;毛囊角栓及毛囊角化不全唇样改变;血管周围以淋巴细胞为主的炎细胞浸润(偶见嗜酸性粒细胞和浆细胞) • "肩部角化不全"(与脂溢性皮炎相似) 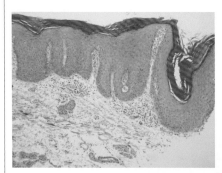 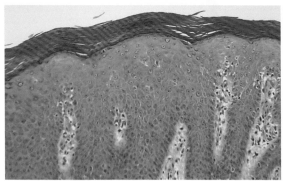 • 注:"PRP"中交替出现的"P"和"R"可帮助记忆本病交替出现的角化过度和角化不全这一特征

疾病名称	临床特征	组织病理学
副银屑病 （parapsoriasis）	• 小斑块型副银屑病或"慢性浅表性皮炎" 　■ 类似于轻度湿疹和海绵水肿性改变,但也可能表现为银屑病样(见第 92 页) 　■ 无发展为蕈样肉芽肿的风险 • 大斑块型副银屑病(可能是早期蕈样肉芽肿)可呈银屑病样改变	
慢性单纯性苔藓 （lichen simplex chronicus）	• 女性和特应性皮炎患者 • 颈部及和四肢远端 • 瘙痒部位的持续性摩擦导致上覆鳞屑的、肥厚性斑块	• 显著的银屑病样增生;致密的正角化过度,其下颗粒层增厚;真皮乳头可见垂直排列、条状的胶原;乳头瘤样增生的外观 • 注:与结节性痒疹的区别在于后者的表皮突不规则,且呈结节样
其他银屑病样皮肤病		
亚急性和慢性海绵水肿性皮炎 （subacute and chronic spongiotic dermatitides）	• 湿疹性皮炎(接触性皮炎、脂溢性皮炎、钱币状湿疹及特应性皮炎)	• 亚急性:海绵水肿伴鳞屑结痂(或浆液 + 角化不全) • 慢性:嗜酸性粒细胞;连续性银屑病样增生;真皮浅层嗜酸性粒细胞和浆细胞浸润(银屑病无此改变)
红皮病 （erythroderma）	• "剥脱性皮炎" • 以红斑、水肿和脱屑为特征 • 与所患皮肤病相关(如银屑病、毛发红糠疹、蕈样肉芽肿、慢性湿疹 / 特应性皮炎);药物;或癌症 /T 细胞淋巴瘤	• 均匀一致的海绵水肿、角化不全、血管扩张伴炎细胞浸润 • 病理表现各异,缺乏特异性(可能为银屑病样增生和轻度海绵水肿)

疾病名称	临床特征	组织病理学

蕈样肉芽肿（mycosis fungoides）	• 男性 / 非洲裔美国人种
	• 恶性辅助 T 细胞（CD4⁺）的克隆性增生
	
	• 分期（见第 41 章）
	  1. 蕈样肉芽肿前期（副银屑病）
	  2. 斑片期（湿疹样）
	  3. 斑块期（红褐色）
	  4. 肿瘤期（褐色、红灰色）
	  5. 红皮病（Sezary 综合征）
	• 治疗：糖皮质激素、维 A 酸（贝沙罗汀）、PUVA、氮芥化疗、环磷酰胺、电子束放射治疗
		• 银屑病样增生；淋巴细胞和具有不同程度细胞学异型的淋巴细胞的亲表皮现象；Pautrier 微脓肿

疾病名称	临床特征	组织病理学
慢性念珠菌病和皮肤癣菌病（chronic candidosis and dermatophytoses）[六六胺银染色；PAS 染色]	● 分布于皮肤不同部位的鳞屑性斑块和斑片	● "三明治征"：角质层中"致密状 - 网篮状 - 致密状的角质层"交替出现；连续性银屑病样增生；表皮突并不太长；角化不全的鳞屑中有中性粒细胞（"角质内含中性粒细胞"），伴浆液渗出

疾病名称	临床特征	组织病理学
炎性线状疣状表皮痣（inflammatory linear verrucous epidermal nevus, ILVEN）	• 表皮痣的亚型 • 女性 • 下肢（单侧） • 瘙痒、线状、银屑病样斑块 • 角化过度的表皮处外膜蛋白数量增加,而在角化不全的表皮下含量很少（除了基底层,外膜蛋白在银屑病的表皮全层的含量均增加）	• 乳头状银屑病样增生,局部角化不全伴其下方颗粒层减少;水平方向正角化过度及角化不全交替出现;角质相对凹陷的部位颗粒层增厚;乳头瘤样增生导致"疣状"外观
挪威（结痂性）疥[norwegian (crusted) scabies]	• 成千上万的疥螨寄生 • 与精神 / 身体虚弱或免疫抑制相关 • 躯体见厚的、角化过度的痂皮	• 显著的正角化过度伴鳞屑和痂;角质层大量虫体 / 幼虫 / 虫卵

疾病名称	临床特征	组织病理学
原位鳞状细胞癌（squamous cell in-situ）	• "Bowen 病" • 结痂、红色丘疹或斑块 	• 其亚型可表现为全层角质形成细胞的异型性；银屑病样增生伴乳头上方表皮增厚
透明细胞棘皮瘤（clear cell acanthoma）［细胞中含糖原，故 PAS+］	• 下肢远端 • 红色丘疹结节性损害 • 由于磷酸化酶功能缺陷(可降解糖原),细胞中糖原含量升高	• 境界清楚的银屑病样表皮增生；苍白的角质形成细胞，无异型性；丰富的糖原；大量的血管

疾病名称	临床特征	组织病理学
板层状鱼鳞病（lamellar ichthyosis）	• 常染色体隐性遗传鱼鳞病 • 出生时即发病 • 大块、板状鳞屑，累及手掌 / 足底；火胶棉婴儿；瘢痕性脱发；有患皮肤癌的风险 • 转谷氨酰胺酶 -1（*TGM1*）基因突变，导致细胞更新过快伴角化过度	• 轻度银屑病样增生；显著正角化和局灶性角化不全，其下为厚的颗粒层（颗粒层增厚）
玫瑰糠疹（pityriasis rosea，PR）	• 只有玫瑰糠疹的"母斑"可表现为银屑病样组织学反应 • 通常在 6 周内消退	• 海绵水肿 + 轻度银屑病样 + 局灶性角化不全 • 浅层和深层炎细胞浸润，伴银屑病样外观；棘层肥厚和轻度银屑病样增生；局灶性角化不全；海绵水肿；淋巴细胞外渗引起"小的 Pautrier 脓肿类似物" • 丘状、局灶性角化不全的鉴别诊断："PEGS" 　▪ P：玫瑰糠疹（pityriasis rosea） 　▪ E：离心性环状红斑（erythema annulare centrifugum） 　▪ G：点滴型银屑病（中性粒细胞）（guttate psoriasis） 　▪ S：小斑块型副银屑病（small plaque parapsoriasis）

疾病名称	临床特征	组织病理学
烟酸缺乏症（pellagra）	• 烟酸（尼克酸）、维生素 B₃ 含量不足 • 光暴露部位的鳞屑、红斑性损害，可形成水疱；继而出现色素沉着和表皮剥脱 • Casal 项链：环绕颈部的色素沉着	• 轻到中等程度的银屑病样增生；表皮上部苍白、气球样变性直至坏死；融合性角化不全
肠病性肢端皮炎（acrodermatitis enteropathica）	• 锌缺乏 • 腔口周围和肢端皮损，可为湿疹样、水疱大疱性、脓疱性或混合性损害 • 临床三联征 　1. 肢端皮炎 　2. 腹泻 　3. 脱发 • 可能的血液检验结果：碱性磷酸酶水平降低	• 融合性角化不全，其下表皮银屑病样增生；表皮上部苍白，伴有一些坏死或角层下裂隙 • 苍白表皮细胞可能的鉴别诊断："SHARP migration of pale cells" 　■ SHARP：梅毒（syphilis）、Hartnup 病、肠病性肢端皮炎（acrodermatitis enteropathica）、放射性皮炎（radiodermatitis）、烟酸缺乏症 / 银屑病（pellagra/psoriasis） 　■ Migration：坏死松解性游走性红斑（necrolytic migratory erythemata） 　■ Pale：Paget 病 　■ Cells：透明细胞棘皮瘤（clear cell acanthoma）

疾病名称	临床特征	组织病理学
胰高血糖素瘤综合征（glucagonoma syndrome）	• "坏死松解性游走性红斑"（皮肤病变的命名） • 会阴部、臀部、腹股沟 • 反复发生的红斑,其上出现水疱、结痂,愈后遗留色素沉着 • 通常为分泌胰高血糖素的胰岛细胞胰腺肿瘤的一种临床表现	• （与肠病性肢端皮炎相似） • 银屑病样增生,表皮上部苍白,其上为融合性角化不全;角层下裂隙;颗粒层消失 • 特征性的表现为致密的角化不全,其下有空泡/气球样变区及形态正常的表皮细胞伴银屑病样增生(独特外观);常仅累及表皮上部

疾病名称	临床特征	组织病理学
二期梅毒（银屑病样）（secondary syphilis, psoriasiform）［抗梅毒螺旋体抗体染色，Warthin-Starry 染色］	<ul><li>"模仿大师"</li><li>手掌和足底、面部、生殖器（扁平湿疣）、口腔黏膜斑</li></ul><ul><li>伴系统症状的非瘙痒性麻疹样皮损</li></ul><ul><li>可致"虫蚀状"脱发</li></ul>	<ul><li>"苔藓样 + 银屑病样外观"</li><li>病理表现多样；银屑病样增生可见于二期梅毒的晚期皮损；真皮浅深层的浆细胞浸润</li></ul><ul><li>真皮内见大量浆细胞</li></ul>

（姚雪妍 译　纪超 校　万川 审）

第 **5** 章　海绵水肿反应模式

变态反应性接触性皮炎（allergic contact dermatitis）

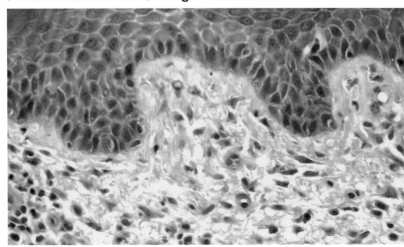

疾病名称	组织病理学	疾病名称	组织病理学
中性粒细胞性海绵水肿			
脓疱型银屑病和 Reiter 综合征（组织病理学表现相似）（pustular psoriasis and Reiter's syndrome）		IgA 天疱疮 （IgA pemphigus）	
急性泛发性发疹性脓疱病 （acute generalized exanthematous pustulosis，AGEP）		皮肤癣菌病和念珠菌病 （dermatophytoses and candidosis）	
甲虫（隐翅虫）皮炎 ［beetle（paederus） dermatitis］	● 甲虫，如隐翅虫，产生毒性生物碱，导致刺激性接触性皮炎 ● 通常因为拍碎虫体而皮损呈线性分布		
嗜酸性海绵水肿			
天疱疮前期 （pemphigus precursor）		增殖型天疱疮 （pemphigus vegetans）	

疾病名称	组织病理学	疾病名称	组织病理学
大疱性类天疱疮（bullous pemphigoid）		嗜酸性多形性瘙痒性发疹（eosinophilic, polymorphic and pruritic eruption）	• "放疗后妊娠瘙痒性荨麻疹性丘疹和斑块（PUPPP）" • 与放射治疗相关（尤其是乳腺癌）
药疹（drug reactions）	• 参见第 20 章	"Id" 反应（"Id" reactions）	• 更多内容见后文
变态反应性接触性皮炎（allergic contact dermatitis）	• 更多内容见后文	节肢动物叮咬（arthropod bites）	• 尤其是疥疮（更多内容见后文）
嗜酸性毛囊炎（Ofuji 病）（eosinophilic folliculitis, Ofuji's disease）	• 可累及毛囊漏斗部以及邻近的上皮和毛囊 	色素失禁症第一阶段（第一阶段：水疱）（first stage of incontinentia pigmenti）	• 嗜酸性海绵水肿；角质形成细胞坏死

疾病名称	临床特征	组织病理学
粟粒疹性海绵水肿（miliarial spongiosis）		
痱 （Miliaria）	• 痱:细胞外多糖物质的堆积阻碍了外泌汗腺末端开口汗液的自由流动 • 水晶痱(白痱);无症状的透明清亮的 1~2mm 水疱 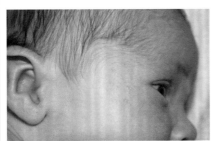 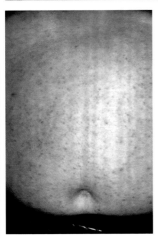 • 红痱(热疹):小的红色丘疱疹,好发于衣服遮盖的部位,经常瘙痒(上图) • 深在性痱:肉色丘疹;和无汗症相关	• 围绕外泌汗腺的海绵水肿 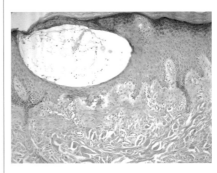 • 水晶痱(上图):汗腺导管浅表阻塞伴角质层内或下方水疱 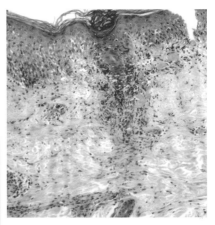 • 红痱(上图):真皮乳头近外泌汗腺导管开口于表皮处水肿;海绵水肿的程度和水疱的形成与汗腺导管单元和邻近的表皮相关;通常轻度淋巴细胞浸润 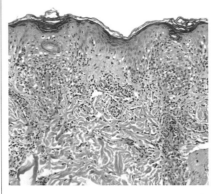 • 深在性痱(上图):汗腺导管在表真皮交界处阻塞;形成表皮下水疱

疾病名称	临床特征	组织病理学
毛囊性海绵水肿 (follicular spongiosis)		
毛囊性海绵水肿 (follicular spongiosis)	• 表现为毛囊漏斗部的细胞间海绵水肿 　■ 毛囊漏斗部毛囊炎：在躯干和四肢近端出现瘙痒性毛囊性丘疹；青年人，通常是黑人患者 　■ 特应性皮炎（毛囊皮损） 　■ 顶泌汗腺粟丘疹（Fox-Fordyce 病） • 嗜酸性毛囊炎（Ofuji 病）：以毛囊漏斗部为中心的嗜酸性海绵水肿	
顶泌汗腺粟粒疹 [apocrine miliaria, Fox-Fordyce disease （Fox-Fordyce 病）]	• 慢性发疹性丘疹 • 青年女性腋窝 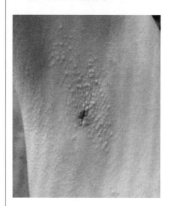 • 小的毛囊漏斗为中心的丘疹伴剧烈瘙痒（上图是腋窝下方活检后的照片） • 顶泌汗腺漏斗部破坏所致 • 参见第 15 章	• 导管周围的泡沫细胞（特征性线索）；顶泌汗腺导管开口于毛囊漏斗部处的海绵水肿 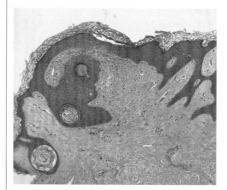 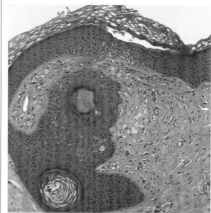 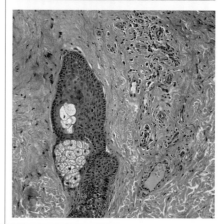

疾病名称	临床特征	组织病理学
糠疹样海绵水肿		
玫瑰糠疹 （pityriasis rosea，PR）	• 10~35 岁 • 躯干、颈部和四肢近端 • 急性，自限性皮病，躯干、颈部和四肢近端椭圆形，橙红色鳞屑性丘疹；皮损出现前常有"母斑" • 通常 6 周消退	• 波浪状表皮伴局灶性角化不全和海绵水肿（可模拟小的 Pautrier 微脓肿）；淋巴细胞外渗；血管周围炎症浸润；红细胞外溢 • 注：母斑更具银屑病样特点

疾病名称	临床特征	组织病理学
离心性环状红斑 (erythema annulare centrifugum, EAC)	<ul><li>任何年龄(婴幼儿至老年)</li><li>环状、离心性扩大的红斑伴细小黏着性鳞屑(角化不全);瘙痒</li></ul> 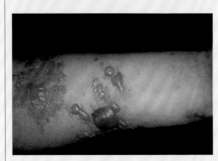 <ul><li>深在型:与浅表型相同但边缘隆起更明显;通常无鳞屑和瘙痒</li><li>可能是由某些抗原引起的Ⅳ型超敏反应,如药疹,感染(皮肤癣菌)和恶性肿瘤;也可能与系统性疾病有关(SLE,肝脏疾病,Graves病)</li></ul>	<ul><li>浅表型:非特异性轻度海绵水肿、局灶性角化不全(与边缘附着鳞屑相关);轻度浅表血管周淋巴细胞浸润(呈"袖口状"表现)</li><li>记忆方法:"EA套在EAC里"</li></ul> <ul><li>深在型:血管周围浸润和"袖口状"表现部位更深,表皮基本正常(无海绵水肿);然而,这种表现也可能是另一种不同疾病</li></ul>
其他海绵水肿性疾病		
刺激性接触性皮炎 (irritant contact dermatitis, ICD)	<ul><li>皮肤对于刺激物(洗涤剂、化学溶剂、强酸/强碱)的直接毒性作用而产生的炎症状态</li></ul> 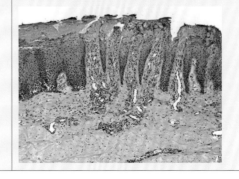 <ul><li>ICD较变态反应性接触性皮炎更常见</li></ul>	<ul><li>浅表可见气球样变、坏死、中性粒细胞浸润,轻度刺激可导致类似变态反应性接触性皮炎的海绵水肿性皮炎,虽然表面可能存在凋亡的角质形成细胞</li><li>表皮坏死常见</li></ul>

疾病名称	临床特征	组织病理学
变态反应性接触性皮炎 （allergic contact dermatitis，ACD）	• 再次接触先前致敏的变应原而激发的炎症反应 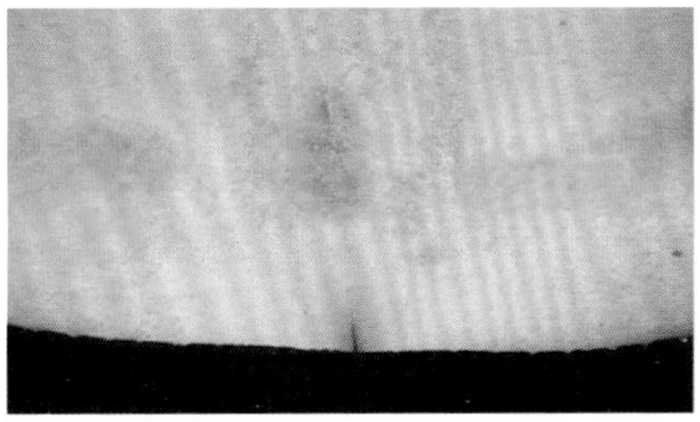 • 瘙痒性红色丘疹、水疱，变应原暴露 12~48h 后发生（避免接触 2~4 周自行消退） • 最常见的变应原：毒藤 / 橡木 • 最常用的皮肤斑贴试验变应原：镍 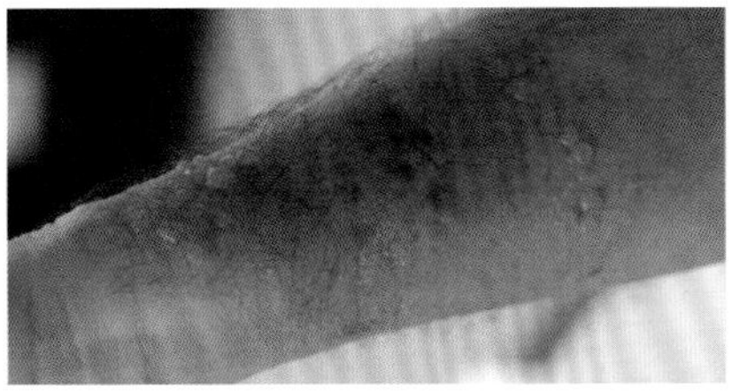 • 上图为漆树皮炎（由毒藤、毒橡木或毒漆树引起）	• 不同水平方向和垂直方向程度不一海绵水肿和水疱形成，规律排列；轻度细胞外渗；慢性渐进性银屑病样增生；真皮浅层常见嗜酸性粒细胞、水肿以及大量朗格汉斯细胞 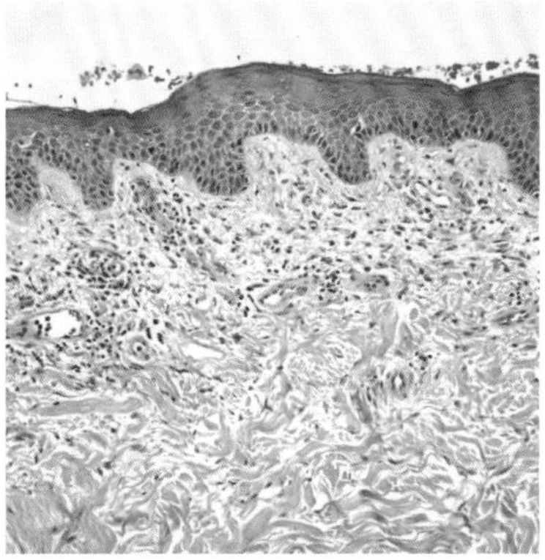 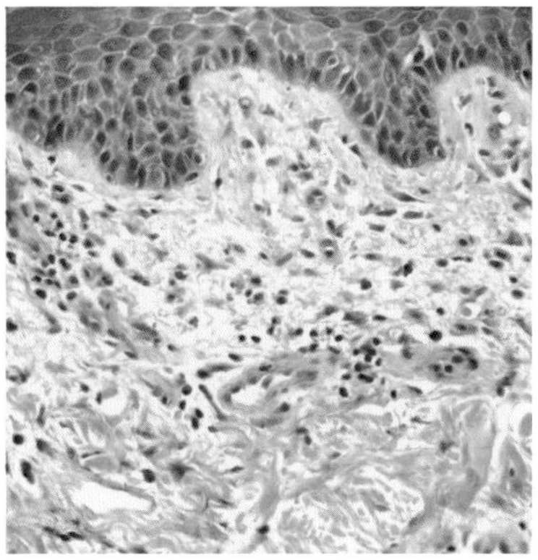
蛋白质接触性皮炎 （protein contact dermatitis）	• 接触介质（水果、蔬菜、植物、谷物或酶）后数分钟发生的慢性湿疹突然急性加重	• 无特异性表现；可能有荨麻疹的表现

疾病名称	临床特征	组织病理学
钱币状湿疹 （nummular dermatitis）	• 手背部，前臂伸侧，下肢，大腿外侧 • 微小的丘疹和丘疱疹融合成"钱币状"皮损；可出现中央正常区	• 可与 ACD 类似，但较 ACD 表现更加"乱"；表真皮中性粒细胞浸润；慢性期呈银屑病样增生
Sulzberger-Garbe 综合征 （Sulzberger-Garbe syndrome）	• "Oid-Oid 病" • 钱币状湿疹的亚型 • 中年犹太男性 • 发生在阴茎，躯干或面部的椭圆形皮损 • 慢性渗出性盘状苔藓样皮炎综合征；严重，夜间瘙痒（常见的特征）	• 与钱币状湿疹类似

疾病名称	临床特征	组织病理学
脂溢性皮炎（seborrheic dermatitis）	<ul><li>发生于 5% 人群；男性多发</li><li>头皮、耳部、眉毛和鼻唇部位</li></ul><ul><li>在皮脂溢出部位可见红色丘疹，上覆黄色油腻性鳞屑</li><li>与糠秕马拉色菌相关</li><li>也可与以下疾病相关<ul><li>艾滋病</li><li>神经系统疾病（特别是帕金森病）</li><li>Leiner 病：婴儿泛发性脂溢性皮炎 + 复发性感染 + 生长受限</li><li>可能的突变：补体 c5</li></ul></li></ul>	<ul><li>"肩部角化不全"（毛囊口周围角化不全）伴含中性粒细胞的痂皮；以毛囊为中心</li></ul><ul><li>不同程度的海绵水肿及银屑病样增生取决于处于活动期还是慢性期</li></ul>
石棉状糠疹（pityriasis amiantacea）	<ul><li>可能由于炎症性头皮疾病，如银屑病（最常见），脂溢性皮炎，特应性皮炎等而发生的反应状态</li><li>常被称为"石棉状癣"，但不属于癣病</li><li>头皮</li></ul><ul><li>"石棉样"厚痂紧紧包绕头发；可导致瘢痕性脱发</li><li>常与脂溢性皮炎共同存在</li></ul>	<ul><li>毛囊海绵水肿，毛囊口表皮角化不全；角化不全痂呈"洋葱皮样"包绕在毛干周围</li></ul>

疾病名称	临床特征	组织病理学
特应性皮炎 （atopic dermatitis）	• 婴幼儿和儿童时期起病 • 慢性，瘙痒性，炎症性疾病，常发生于有特应性家族史（如哮喘，过敏性鼻炎或特应性皮炎）的患者 • 起初，由 Th2（IL-4，IL-10，IL-13，IgE）介导 • 随着病情发展，可转换为 Th1 介导	• 与其他海绵水肿性疾病相似；增生明显；真皮乳头层血管明显 • 婴儿特应性皮炎样皮损鉴别：寻常型鱼鳞病，Wiskott-Aldrich 综合征，共济失调 - 毛细血管扩张，苯丙酮尿症，特应性皮炎
丘疹性皮炎 （papular dermatitis）	• "瘙痒性红色肿块"病 • 对称分布于躯干，四肢伸侧，面部，颈部或臀部 • 搔抓后瘙痒性丘疹表皮剥脱	• 不同程度的表皮海绵水肿和局灶性角化不全；表皮剥脱

疾病名称	临床特征	组织病理学
汗疱疹（pompholyx）	• 排汗障碍性湿疹 • 手指、足趾侧缘 • 手掌/脚掌的复发性、发疹性水疱,手指间常见"木薯布丁"样水疱 • 与接触性皮炎、感染(股癣)等有关	• 厚角质层下方可见填充液体的水疱;水疱形成常与末端汗管的排汗相关
掌角化过度性皮炎（hyperkeratotic dermatitis of the palms）	• 慢性手部皮炎的临床亚型 • 成人好发 • 限于手掌 • 边界清楚,易裂,角化过度性皮炎	• 慢性海绵水肿性皮炎伴海绵水肿和银屑病样增生;致密型正角化;慢性炎症细胞浸润(淋巴细胞,无中性粒细胞)
青少年跖部皮病（juvenile plantar dermatosis）	• 3~14 岁儿童 • 发生于足底负重部位 • 足负重部位皮纹消失,上覆鳞屑的红斑性疾病 • 可能与特应性反应和鞋类相关	• 位于末端汗管周围,不同程度的角化不全和颗粒层减少,银屑病样增生;海绵水肿,轻度海绵水肿性水疱形成

疾病名称	临床特征	组织病理学
淤积性皮炎 （stasis dermatitis）	• 中年和老年人好发 • 由于下肢静脉回流受损（内踝最明显） • 含铁血黄素在真皮沉积导致皮肤变色	• 仅有轻度海绵水肿；真皮浅层血管增生；红细胞外溢；大量含铁血黄素沉积（特别是真皮深层；色素性紫癜多在浅层），纤维化伴毛囊消失
自身敏感性湿疹（Id 反应） （autoeczematization，"Id" reaction）	• 由于其他部位皮肤的播散性炎症引起的湿疹反应模式 • 与皮肤癣菌感染、疥疮、烧伤、淤积有关	• 不同程度的海绵水肿；真皮乳头水肿伴活化的淋巴细胞
儿童丘疹性肢端皮炎（Gianotti-Crosti 综合征） （popular acrodermatitis of childhood，Gianotti-Crosti syndrome）	• 三联征 　1. 发疹性红色丘疹可持续几周 　2. 轻度淋巴结肿大 　3. 急性肝炎（无黄疸） • 好发于面部和四肢（常不累及躯干） • 与 EBV、乙型肝炎、柯萨奇病毒 A17，甲型肝炎和丙型肝炎有关	• 灶性角化不全；局灶海绵水肿；真皮乳头水肿，血管周围淋巴细胞浸润 • 三种组织模式 　1. 苔藓样 　2. 海绵水肿 　3. 淋巴细胞性血管炎

疾病名称	临床特征	组织病理学
海绵水肿型药疹（spongiotic drug reactions）	● 三种主要分类 　1. 激发性内源性皮炎（西咪替丁） 　2. 系统性接触反应（新霉素） 　3. 混合型（噻嗪类、钙通道）	● 海绵水肿伴与其相关的明显的淋巴细胞外渗，真皮浅层可见嗜酸性粒细胞、浆细胞和活化的淋巴细胞
小斑块型副银屑病或慢性浅表性皮炎（small plaque parapsoriasis or chronic superficial dermatitis）	● 持续性浅表性皮炎 ● "指状皮病"亚型伴躯干侧面的指状、线状斑片 ● 边界清楚的圆形和椭圆形斑片（<5cm），细腻的"卷烟纸"样鳞屑，通常位于躯干和四肢近端	● 仅有轻度海绵水肿，局灶性"土丘"样角化不全伴不同程度的银屑病样增生；浅层血管周围淋巴细胞浸润并向上扩散伴轻度细胞外渗（CD4⁺ 细胞）

疾病名称	临床特征	组织病理学
银屑病 （psoriasis）	● 银屑病早期可见海绵水肿 ● 手掌和脚跖；红皮病型银屑病 ● 红斑、鳞屑性斑片和斑块	● 海绵水肿性淋巴细胞外渗；角质层内可见规则分布的"土丘"状痂屑
光反应 （light reactions）	● 包括光敏性皮炎、光毒性皮炎，多形性日光疹的湿疹样型等	● 不同程度的；通常是轻度海绵水肿；浅层和深层血管周围炎细胞浸润

疾病名称	临床特征	组织病理学
皮肤癣菌病 （dermatophytoses）	● 身体任何部位 ● 鳞屑性斑片	● 角质层内中性粒细胞聚集；致密正角化或角化不全夹在正角化层之间形成"三明治"征（见下图） 如果角层内看到中性粒细胞，可在角层内寻找菌丝并行 PAS 染色辅助诊断 ● 角质层内中性粒细胞浸润 ● 角质层内菌丝 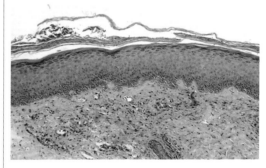 ● "三明治"征 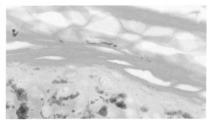 ● PAS 染色示角质层内菌丝

疾病名称	临床特征	组织病理学
节肢动物叮咬（arthropod bites）	• 节肢动物叮咬表皮海绵水肿常见，特别是疥疮 蚂蚁叮咬　　　　疥疮	• 海绵水肿性水疱内含数量不等的嗜酸性粒细胞，真皮浅深层间质内嗜酸性粒细胞浸润（通常为"楔形"） • 记忆方法（"草地上的嗜酸性粒细胞"）
Grover 病（Grover's disease）	• "暂时性棘层松解性皮病" • 成年男性 • 躯干部位 • 罕见亚型组织学上表现为海绵水肿，很难与典型的 Grover 病鉴别	 • 海绵水肿亚型可见海绵水肿伴灶状棘层松解；真皮浅层杂乱炎症浸润

疾病名称	临床特征	组织病理学
妊娠瘙痒性荨麻疹性丘疹及斑块病（pruritic urticarial papules and plaques of pregnancy, PUPPP）	• 妊娠晚期 • 好发于妊娠纹处（不累及肚脐） • 妊娠晚期（后三个月）剧烈瘙痒性丘疹及荨麻疹样斑块 • 妊娠期鉴别诊断 　■ 妊娠疱疹（妊娠期大疱性类天疱疮）：妊娠中期到妊娠晚期发生（比 PUPPP 早），脐周开始并向外播散（不同于 PUPPP）	• 浅层血管周围少量淋巴细胞浸润伴不同程度的真皮水肿；表皮海绵水肿
色素性紫癜性皮病（pigmented purpuric dermatoses, PPD）〔普鲁士蓝染色标记含铁血黄素〕	• 含铁血黄素沉积形成紫癜样皮疹 • 青年 • 下肢 • 多种亚型（参见后续内容及第 8 章，血管炎）	• 真皮上方血管周围数量不等的炎细胞浸润（主要是 CD4+）；淋巴细胞性血管炎；与淤积性皮炎不同，没有纤维化；真皮乳头含铁血黄素沉积；表皮可轻度海绵水肿
Schamberg 病（Schamberg's disease）	• 色素性紫癜性皮病的亚型 • 进行性色素性皮病 • 胫前区 • 对称，点状紫癜皮疹，似"胡椒粉"样斑疹在胫前区 • 更多内容参见第 8 章，第 203 页	• 真皮上方淋巴细胞和组织细胞浸润；红细胞外渗；表皮通常不受累
Majocchi 毛细血管扩张性环状紫癜（purpura annularis telangiectodes of Majocchi）	• 色素性紫癜性皮病的亚型 • 躯干 • 毛囊周围环状斑片，红色点状皮损伴毛细血管扩张 • 更多内容参见第 8 章，第 203 页	• 组织病理类似 Schamberg 病伴海绵水肿

疾病名称	临床特征	组织病理学
Gourgerot 和 Blum 色素性紫癜性苔藓样皮炎 (pigmented purpuric lichenoid dermatosis of Gourgerot and Blum)	• 色素性紫癜性皮病的亚型 • 下肢 • 对称分布,苔藓样丘疹或斑块 • 与丙型肝炎相关 • 更多内容参见第 8 章,203 页	• 组织病理类似 Schamberg 病,轻微苔藓样变及海绵水肿
金黄色苔藓 (lichen aureus)	• 色素性紫癜性皮病的亚型 • 非对称性分布,簇状丘疹 / 斑块,呈铁锈色,金色或者紫色 • 更多内容参见第 8 章,203 页	• 苔藓样改变明显,真皮浅层炎症浸润明显;无海绵水肿及细胞外渗(与其他亚型不同)
Doucas 和 Kapetanakis 湿疹样紫癜 (eczematid-like purpura of Doucas and Kapetanakis)	• 色素性紫癜性皮病的亚型 • 下肢 • 瘙痒,湿疹样和橘红色 • 有病例报道与英夫利昔单抗相关 • 更多内容参见第 8 章,第 203 页	• 海绵水肿伴其他亚型类似组织病理(含铁血黄素,等)
白色糠疹 (pityriasis alba)	• 常发生于特应性个体 • 常出现于头部和颈部 • 特应性个体的头部和颈部色素减退,鳞屑性斑片 • 颧部皮肤呈现浅色斑片 • 通常既往湿疹已消退(更多内容参见第 250 页)	• 临床色素减退皮损中有轻度表皮海绵水肿伴轻度角化不全(基底层黑素颗粒减少)参见第 250 页
淋巴细胞重建疹 (eruption of lymphocyte recovery)	• 与毒性物质 / 化疗相关	• 轻度表皮海绵水肿伴淋巴细胞外渗;角质细胞异型伴成熟障碍;角化不良 • 与发疹型药疹、病毒感染或急性 GVHD 难以区分

疾病名称	临床特征	组织病理学
线状苔藓 （lichen striatus）	• 病因不明,可能由于在胎儿的发育过程中异常克隆细胞系沿 Blanschko 线迁移,随后暴露于感染所致 • 女童和青少年 • 四肢 • 身体一侧的线性丘疹;长度常与肢体一样 • 色素减退会在数月至数年后好转	• 苔藓样变 + 海绵水肿;色素失禁,角化不全,角化过度,在 3~4 个相邻的真皮乳头淋巴细胞大量浸润;棘层肥厚;表皮内疱伴朗格汉斯细胞浸润;炎症浸润累及外泌汗腺延伸;表皮各层见角化不良细胞
红皮病 （erythroderma）	• 常见病因（ID-SCALP） 　▪ I：idiopathic（特发性） 　▪ D：drug allergy（药物过敏） 　▪ S：seborrheic dermatitis（脂溢性皮炎） 　▪ C：contact dermatitis（接触性皮炎） 　▪ A：atopic dermatitis（特应性皮炎） 　▪ L：lymphoma and leukemia（淋巴瘤和白血病） 　▪ P：psoriasis/PRP（银屑病 / 毛发红糠疹） 	• 轻度海绵水肿;不同程度银屑病样增生;表现取决于潜在的疾病（经常活检意义不大）

疾病名称	临床特征	组织病理学
蕈样肉芽肿（mycosis fungoides）	• 皮肤 T 细胞淋巴瘤的发展过程包括几个临床分期（斑片，斑块和肿瘤），另见第 41 章 	• 轻度海绵水肿；不同程度的表皮增生和表皮黏蛋白沉积；亲表皮现象，常有 Pautrier 微脓肿；不同程度的淋巴细胞异型，这类细胞向上累及真皮乳头

副肿瘤性肢端角化病（acrokeratosis paraneoplastica）	• Bazex 综合征
	• 老年人
	• 肢端区域，耳部
	• 对称，肢端，银屑病样，红至紫罗蓝色斑块或斑片
	• 常与内部恶性肿瘤相关
	  ■ 特别是上呼吸道和消化道鳞状细胞癌
	  ■ 常在诊断为恶性肿瘤之前发生
		• 不同程度的银屑病样表现，或轻度海绵水肿；角化过度；局灶性角化不全；淋巴细胞外渗
		• 注：不同于另一种同名的"Bazex 综合征"，后者包括多发基底细胞癌 + 毛囊性皮肤萎缩 + 少毛症 + 少汗（或多汗）+ 扭曲发

（纪超 译 胡红华 乔建军 校 周城 审）

水疱大疱性皮病反应模式

水疱大疱性皮肤病反应模式

表皮内水疱
- 摩擦性水疱
- 接触性皮炎
- 湿疹
- 单纯型大疱性表皮松解症，局限型
- 掌跖脓疱病

表皮内和基底层上棘层松解性水疱
- 病毒性疱病（HZV，VZV）
- 天疱疮（寻常型与增殖型）
- Hailey-Hailey病
- Darier病
- Grover病
- 副肿瘤性天疱疮
- 棘层松解性日光性角化病

表皮下水疱伴中性粒细胞浸润
- Sweet综合征
- 大疱性红斑狼疮
- 线状IgA大疱性皮病
- 瘢痕性类天疱疮（CP）
- 疱疹样皮炎（DH）
- 丹毒
- 获得性大疱性表皮松解症（EBA）
- 大疱性荨麻疹

表皮下水疱伴嗜酸性粒细胞浸润
- 大疱性类天疱疮（BP）
- 药疹
- 妊娠类天疱疮
- 节肢动物叮咬
- 大疱性表皮松解症，尤其是新生儿期

表皮下水疱伴淋巴细胞浸润
- 多形红斑（EM）
- 固定型药疹
- 副肿瘤性天疱疮
- 硬化萎缩性苔藓
- 类天疱疮样扁平苔藓
- 真菌感染
- 大疱性麻风
- 大疱性蕈样肉芽肿

角层内和角层下水疱
- 脓疱疮
- 婴儿肢端脓疱病
- 新生儿暂时性脓疱性黑变病
- 新生儿中毒性红斑
- 葡萄球菌性"烫伤样皮肤"综合征（Ritter病）
- 水晶疹
- 急性泛发性发疹性脓疱病
- 角层下脓疱性皮病（Sneddon-Wilkinson）
- 落叶型天疱疮
- IgA天疱疮（SPD型）

轻微炎症的表皮下水疱
- 负压性水疱
- 中毒性表皮坏死松解症
- 大疱性表皮松解症（EB）
- 获得性大疱性表皮松解症（EBA）
- 迟发性皮肤卟啉病（PCT）
- 瘢痕
- 冷冻治疗及烧伤
- 淀粉样变，大疱性
- 大疱性类天疱疮，乏细胞型

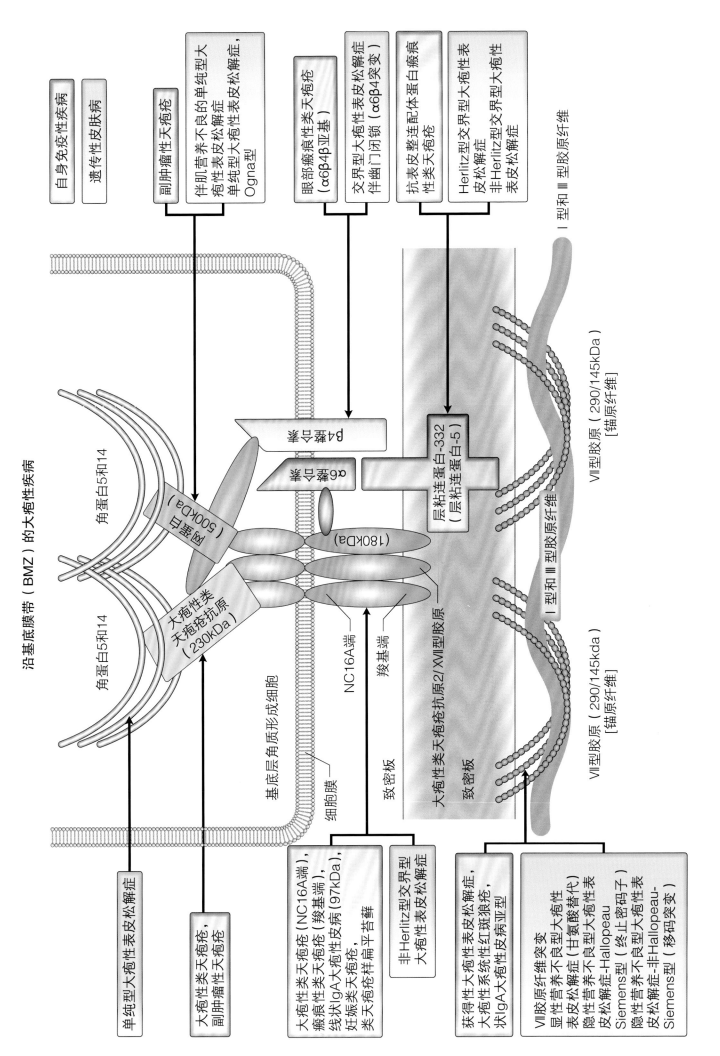

沿基底膜带（BMZ）的大疱性疾病

自身免疫性疾病

遗传性皮肤病

副肿瘤性天疱疮

伴肌营养不良的单纯型大疱性表皮松解症，单纯型大疱性表皮松解症，Ogna型

眼部瘢痕性类天疱疮（α6β4β亚基）

交界型大疱性表皮松解症伴幽门闭锁（α6β4突变）

抗表皮整连配体蛋白瘢痕性类天疱疮

Herlitz型交界型大疱性表皮松解症，非Herlitz型交界型大疱性表皮松解症

角蛋白5和14

角蛋白5和14

斑蛋白（500kDa）

α6整合素

β4整合素

（180kDa）

大疱性类天疱疮抗原（230kDa）

层粘连蛋白-332（层粘连蛋白-5）

Ⅰ型和Ⅲ型胶原纤维

Ⅶ型胶原（290/145kDa）[锚原纤维]

基底层角质形成细胞

细胞膜

NC16A端

羧基端

大疱性类天疱疮抗原2/ⅩⅦ型胶原

致密板

致密板

Ⅶ型胶原（290/145kda）[锚原纤维]

Ⅰ型和Ⅲ型胶原纤维

Ⅶ型胶原（290/145kDa）[锚原纤维]

单纯型大疱性表皮松解症

大疱性类天疱疮，副肿瘤性天疱疮

大疱性类天疱疮（NC16A端），瘢痕性类天疱疮（羧基端），线状IgA大疱性皮病（97kDa），妊娠类天疱疮，类天疱疮样扁平苔藓

非Herlitz型交界型大疱性表皮松解症

获得性大疱性表皮松解症，大疱性系统性红斑狼疮，线状IgA大疱性皮病亚型

Ⅶ胶原纤维突变

显性营养不良型大疱性表皮松解症（甘氨酸替代）

隐性营养不良型大疱性表皮松解症-Hallopeau-Siemens型（终止密码子）

隐性营养不良型大疱性表皮松解症-非Hallopeau-Siemens型（移码突变）

疾病名称	临床特征	组织病理学
角层内和角层下水疱		
大疱性脓疱疮 （bullous impetigo） ［革兰氏染色］	• 葡萄球菌表皮溶解毒素原位产生导致"局限型葡萄球菌烫伤样皮肤综合征" • 早产儿与慢性肾功能不全成人（由于肾功能差而排毒能力下降） • 可局限或泛发 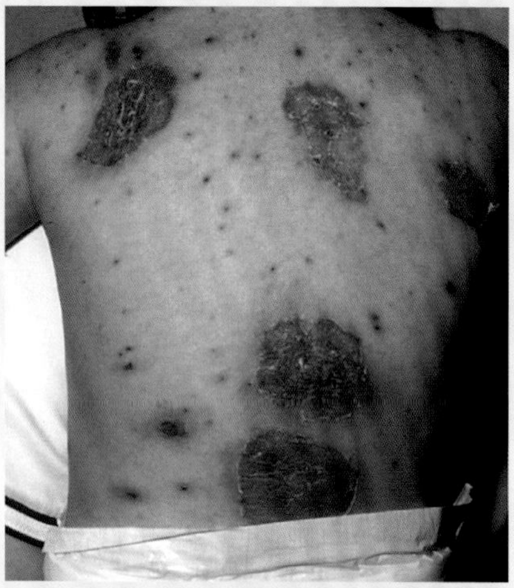 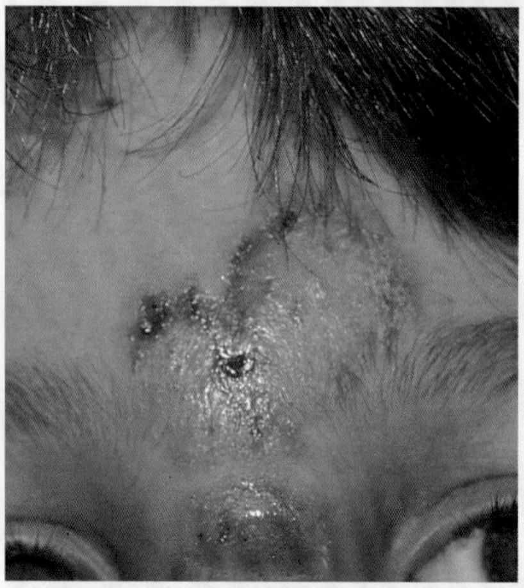 • 浅表糜烂和松弛水疱，伴有边缘红斑 • 金黄色葡萄球菌，噬菌体Ⅱ组，71型 • 剥脱性毒素 A-D 以桥粒芯糖蛋白 1（160kDa）为靶标	• 角质层下聚集多数中性粒细胞、棘层松解细胞（少于落叶型天疱疮） • 革兰氏染色阳性，可见球菌 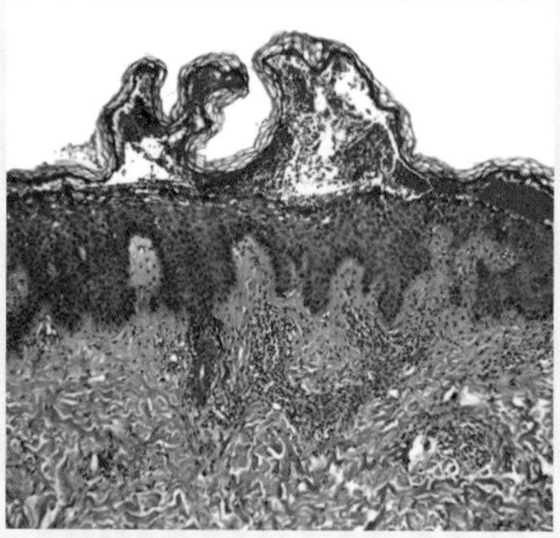 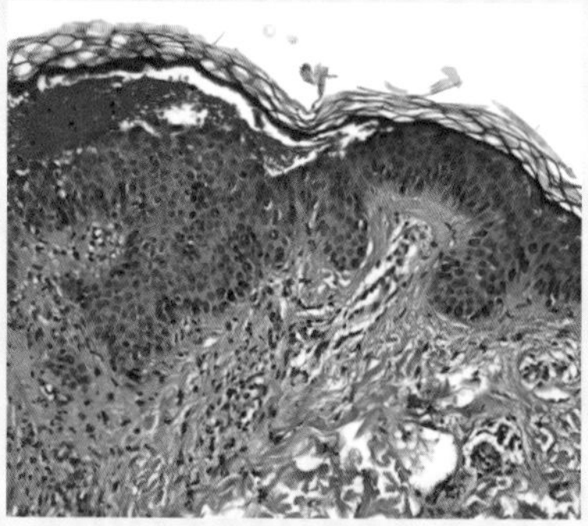 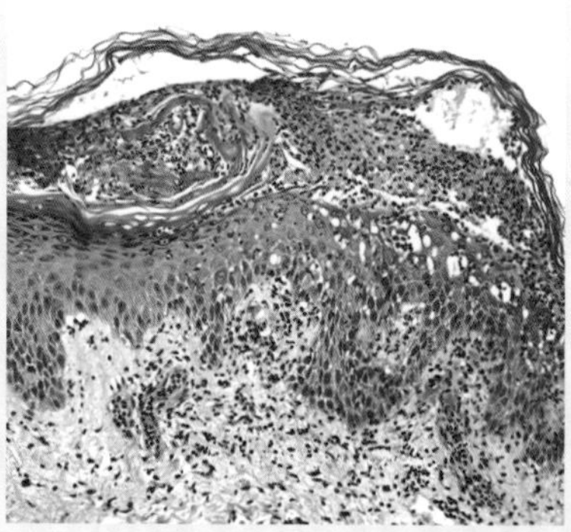 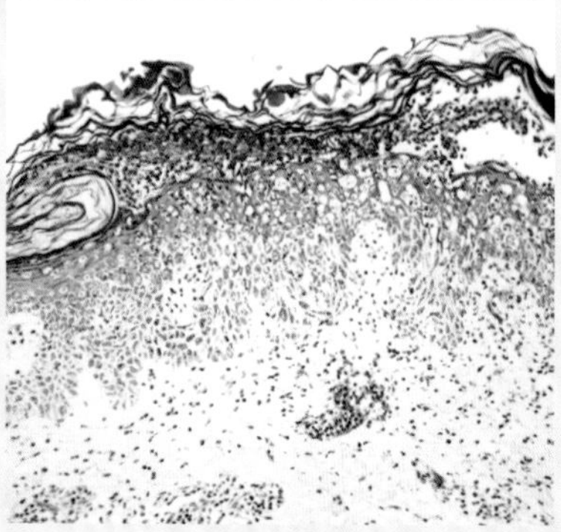 • 革兰氏染色显示细菌（上图）

疾病名称	临床特征	组织病理学
葡萄球菌性烫伤样皮肤综合征（staphylococcal "scalded skin" syndrome）	• 在新生儿,又称 Ritter 病 • 6 岁以下儿童 • 快速发疱、疱易破,口周结痂,皮损泛发(黏膜和掌跖通常不受累) • 由金黄色葡萄球菌噬菌体 II 组产生的表皮松解 / 剥脱毒素 A 和 B(表皮溶解毒素)引起 • 毒素的作用靶点为桥粒芯糖蛋白 1(160kDa)	• 易破的角质层下水疱;棘层松解细胞;中性粒细胞;由于为毒素所致,因此炎症轻微,见不到病原微生物,不累及黏膜 • 由远隔部位的感染所致(见不到病原微生物)
皮肤癣菌病（dermatophytosis）	• "大疱性癣" • 皮肤癣菌感染可导致浅表水疱形成 • 常发生于手足 • 水疱或大疱 • 注:念珠菌也可偶尔引起角质层下水疱	• 角质层中性粒细胞浸润;可有角层下和表皮内水疱

疾病名称	临床特征	组织病理学
落叶型天疱疮 （pemphigus foliaceus，PF）	• 始发于面部和躯干，进而扩展 • 复发性、群集的松弛性大疱，疱易破，导致浅表性糜烂或结痂性斑块 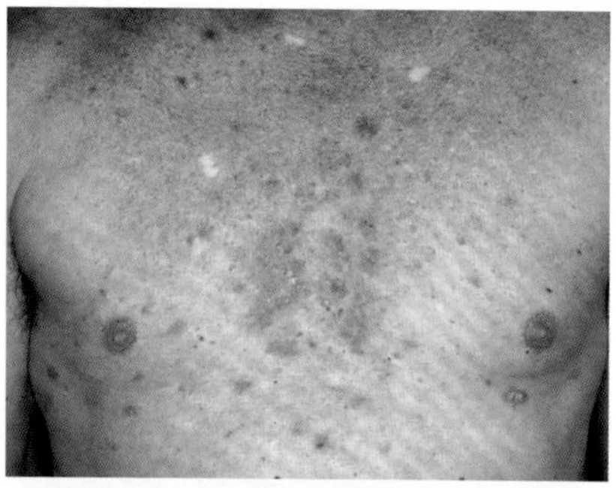 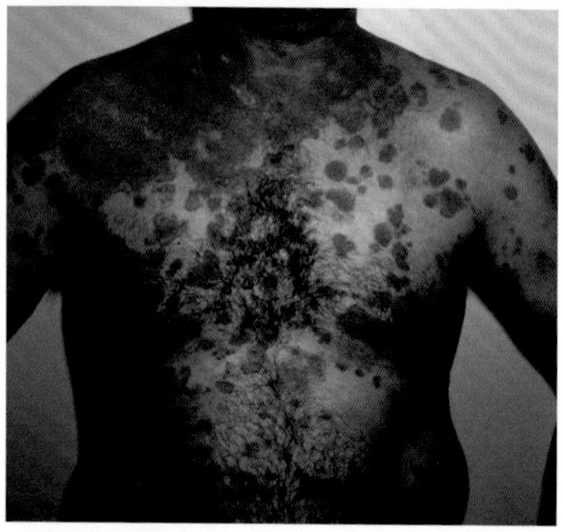 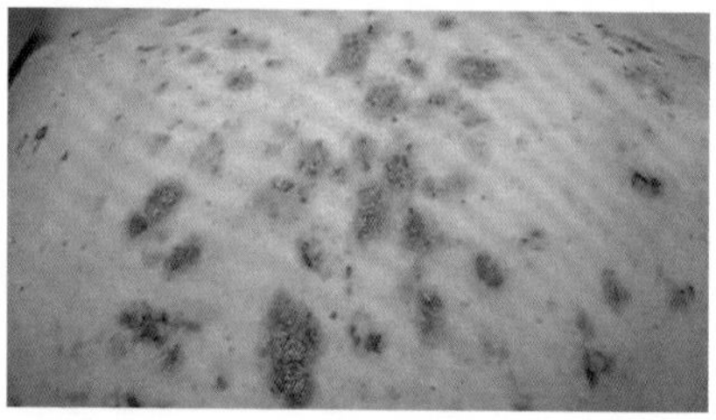 • 抗体针对桥粒芯糖蛋白 1（160kDa） • 可能由药物诱发（特别是卡托普利或长期应用青霉胺）	• 大疱位置表浅，位于颗粒层内或角层下，内含纤维素、中性粒细胞及散在的棘层松解细胞；与脓疱疮不同，疱内无细菌 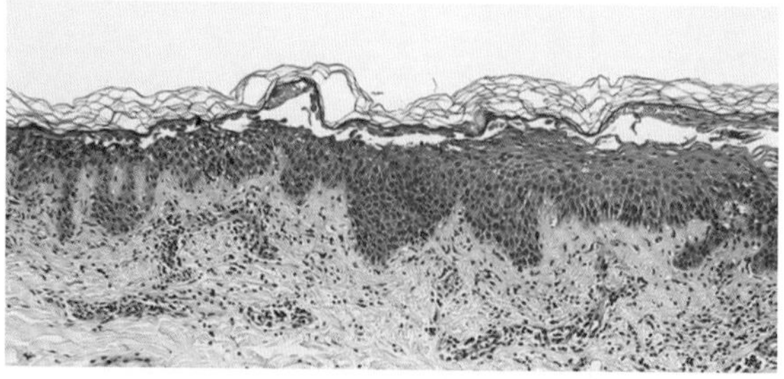 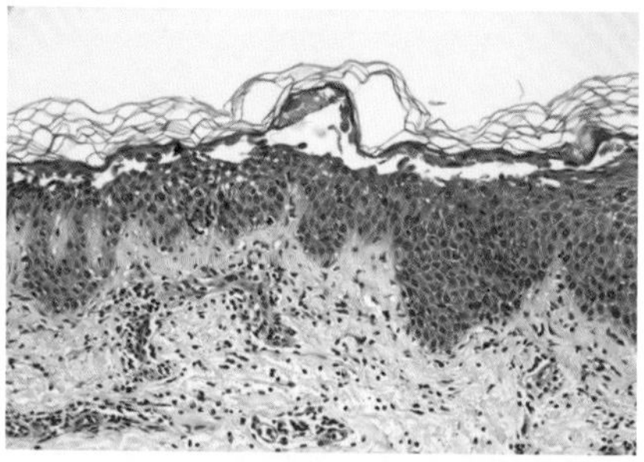 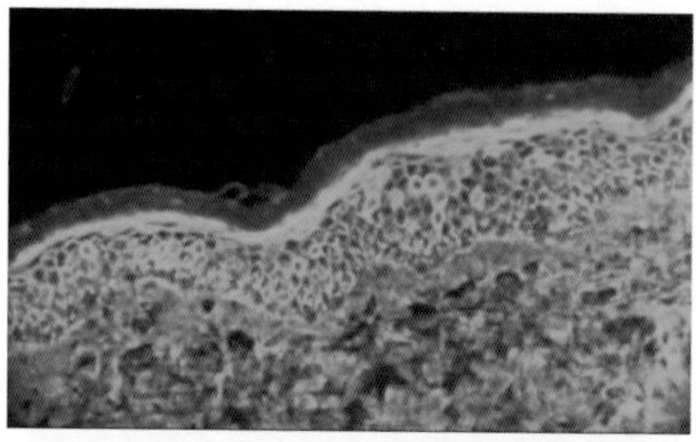 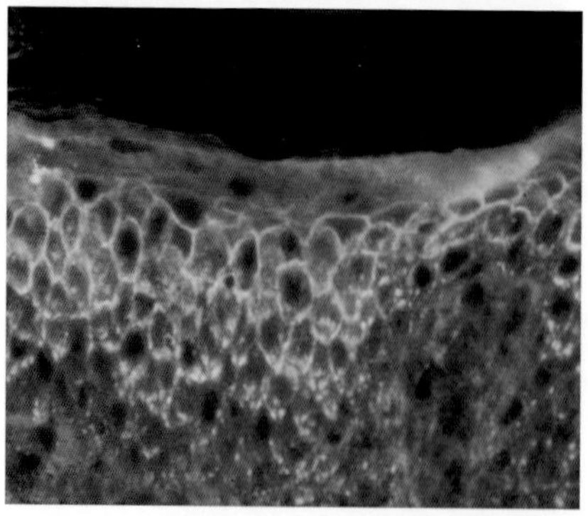 • DIF：“铁丝网”样 IgG/C3 沉积（上图） • IIF：最好选用豚鼠食管上皮
地方性落叶型天疱疮 （endemic pemphigus foliaceus）	• 巴西天疱疮或“野火” • 儿童和青年人 • 南美洲（巴西）的乡村地区 • 类似落叶型天疱疮，日晒后加重 • 患者胸腺素水平升高提示本病可能由病毒引起 • 可能由黑蝇传播（蚋属）	• 组织病理改变同落叶型天疱疮

疾病名称	临床特征	组织病理学
红斑型天疱疮（pemphigus erythematosus）	<ul><li>"Senear-Usher 综合征"</li><li>系统性红斑狼疮 + 落叶型天疱疮（落叶型天疱疮的亚型）</li><li>红色斑块，有鳞屑和结痂，蝶形分布于鼻部、颧骨和"脂溢区"</li><li>可能由药物诱发（特别是海洛因、卡托普利和青霉胺）</li><li>与重症肌无力和胸腺瘤相关</li></ul>	<ul><li>角质层下水疱，偶见棘层松解细胞（组织病理与落叶型天疱疮类似）</li></ul><ul><li>DIF：IgG 在棘细胞间和基底膜带颗粒状沉积</li></ul>
疱疹样天疱疮（herpetiform pemphigus）	<ul><li>临床表现同疱疹样皮炎，但 DIF 表现类似天疱疮</li><li>荨麻疹样红色斑块；疱疹样排列的小水疱；剧痒</li><li>抗体针对桥粒芯糖蛋白 1（160kDa）</li></ul>	<ul><li>嗜酸性海绵水肿伴表皮内水疱，轻度或无棘层松解</li><li>DIF：IgG 沉积于角质形成细胞间，与天疱疮类似</li></ul>

疾病名称	临床特征	组织病理学
角层下脓疱性皮病（subcorneal pustular dermatosis, SPD）	• "Sneddon-Wilkinson 病" • 类似 IgA 天疱疮，但 DIF 阴性 • 慢性复发性水疱脓疱性皮病 • 40~50 岁女性 • 躯干，尤其是皱褶部位和四肢屈侧（不累及面部和黏膜） • 与 IgA 丙种球蛋白病相关，但 DIF 阴性	• 与 IgA 天疱疮的 SPD 亚型类似，但 DIF 阴性 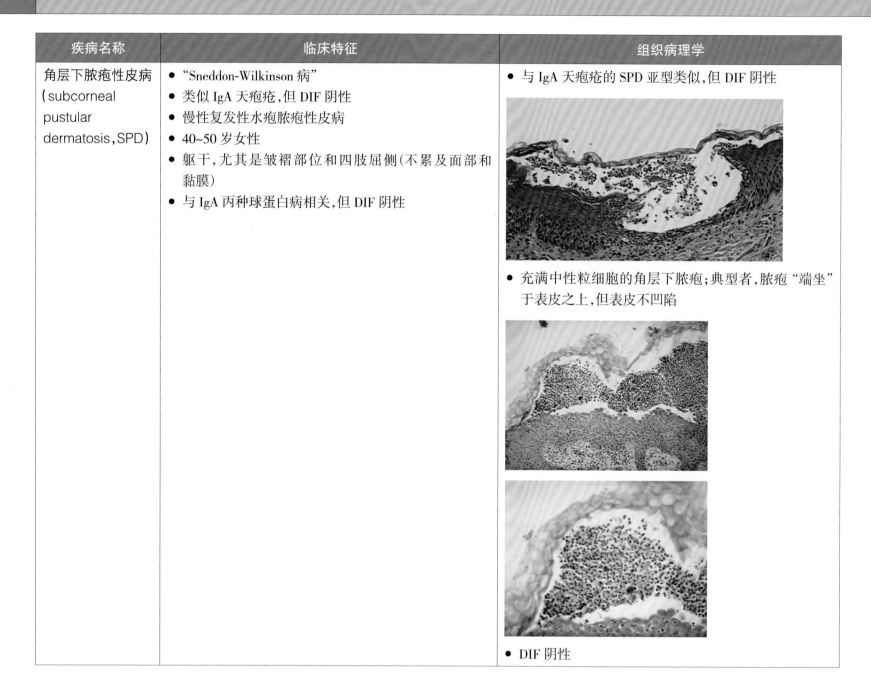 • 充满中性粒细胞的角层下脓疱；典型者，脓疱"端坐"于表皮之上，但表皮不凹陷 • DIF 阴性

疾病名称	临床特征	组织病理学
IgA 天疱疮 （IgA pemphigus）	• 水疱大疱，表皮细胞间 IgA 沉积（而非 IgG） • 亚型 　1. 角层下脓疱性皮病（SPD）型 　　■ 角质层下脓疱，不累及黏膜 　　■ DIF：IgA 沉积于表皮上部 　　■ 抗体（IgA 型）针对桥粒芯胶蛋白 1 　2. 表皮内嗜中性皮病（IEN）型 　　■ 脓疱和中性粒细胞位于表皮中部 　　■ DIF：IgA 沉积于表皮全层 　　■ 抗体（IgA 型）可能针对桥粒芯糖蛋白 1 或 3	• 被"吸引"而来的中性粒细胞主要位于疱内，疱外较少 • DIF：表皮内 IgA 沉积
婴儿肢端脓疱病 （infantile acropustulosis）	• 发病年龄 3~6 个月 • 黑人男性 • 四肢远端和肢端区域 • 剧烈瘙痒的群集性、复发性水疱、脓疱 • 2~3 年消退或停止复发	• 表皮内脓疱伴中性粒细胞浸润（一些嗜酸性粒细胞），继而进展为角质层下脓疱，血管周围稀疏炎症细胞浸润 • 脓疱涂片主要见中性粒细胞（无细菌和真菌）

疾病名称	临床特征	组织病理学
新生儿中毒性红斑（erythema toxicum neonatorum）[Wright 染色]	• 发生于 50% 的足月新生儿（罕见于早产儿） • 生后最初几天 • 面部和躯干（与婴儿肢端脓疱病不同,不累及掌跖） • 良性疾病 • 红色斑疹、风团、丘疹和脓疱 • 1~2 天自行消退	• 角质层下或表皮内脓疱伴嗜酸性粒细胞,邻近毛囊皮脂腺开口 • 脓疱行 Wright 染色显示大量嗜酸性粒细胞 • 表皮和真皮内嗜酸性粒细胞浸润

疾病名称	临床特征	组织病理学

新生儿暂时性脓疱性黑变病
(transient neonatal pustular melanosis)
	● 通常发生于 3~6 个月大的婴儿(可发生于子宫内)
	● 黑人新生儿(4%~5%)
	● 分布广泛,可累及头部和颈部(下颌以下)、掌跖和躯干
	● 脓疱数天内消退(色素缓慢消退)
	● 连续的三期表现
	  1. 2~10mm 的水疱、脓疱,无瘙痒,不复发
	  2. 脓疱破裂后,领圈样细小鳞屑
	  3. 褐色色素沉着斑
		● 角质层内或角质层下水疱脓疱,疱内中性粒细胞,纤维素和少许嗜酸性粒细胞
		
		● 色素斑处基底层角质形成细胞的黑素增加(色素不位于真皮)

疾病名称	临床特征	组织病理学
急性泛发性发疹性脓疱病（acute generalized exanthematous pustulosis, AGEP）	• 发热；外周血白细胞增多；迅速进展的无菌性脓疱性发疹；红斑基础上粟粒大小，非毛囊性脓疱 • 停药后快速消退 • 斑贴试验证实 • 通常与药物有关（β- 内酰胺抗生素或青霉素、头孢菌素、地尔硫䓬和呋塞米） • "中毒性脓疱性皮病"	• 角质层下或表皮内浅层脓疱，伴周围轻度海绵水肿性脓疱形成，脓疱附近中性粒细胞外渗，真皮乳头水肿 • 重度混合性炎症细胞浸润，伴嗜酸性粒细胞（与脓疱型银屑病不同）

疾病名称	临床特征	组织病理学
水晶痱 (miliaria crystallina)	• "痱" • 外泌汗腺导管阻塞 • 可能见于出生时 • 前额、颈部和躯干上部 • 1~2mm 的小水疱,易破 • 凉爽条件下消失	• 角质层内或紧贴角质层下水疱形成,伴中性粒细胞和淋巴细胞浸润;以末端汗管为中心
表皮内水疱(位于马尔皮基层或棘细胞层)		
海绵水肿性水疱性疾病 (spongiotic blistering disease)	• 变态反应性接触性皮炎、钱币状皮炎、汗疱疹、多形性日光疹、昆虫咬伤、色素失禁症第一阶段和红痱等 • 提示:寻找水疱周围的海绵水肿	
掌跖脓疱病 (palmoplantar pustulosis)	• 可能为银屑病的亚型或为"细菌性 Id 反应" • 40~60 岁女性 • 掌跖部位鳞屑性红色斑块,其上复发性无菌性脓疱,对称分布;10% 的患者伴胸肋锁关节骨化;溶解性无菌性骨损害 • 可有针对甲状腺抗原自身抗体 • 可能的治疗:低剂量环孢素	• 界限清楚的表皮内单房脓疱,向上延伸至角质层下;局灶性角化不全;嗜酸性粒细胞(与脓疱型银屑病不同)
自身免疫性疾病相关的无菌性脓疱病 (amicrobial pustulosis associated with autoimmune disease,APAD)	• 女性 • 伴有自身免疫性疾病 • 慢性复发性发疹,主要累及皱褶部位、外耳道和头皮	• 棘层增厚的表皮上部内海绵状脓疱;角化不全 • 补充锌剂可能会改善皮损

疾病名称	临床特征	组织病理学
病毒性水疱性疾病 （viral blistering diseases）	• 见于单纯疱疹、带状疱疹和水痘等 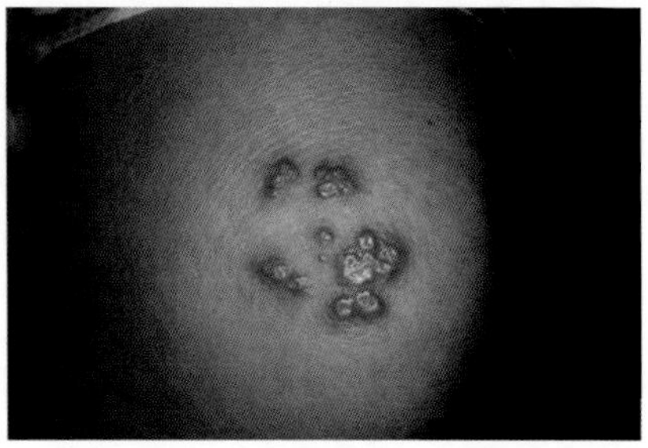 • 单纯疱疹（上图）	• 气球样变性（细胞内水肿），核染色质边聚现象（暗蓝灰色核） 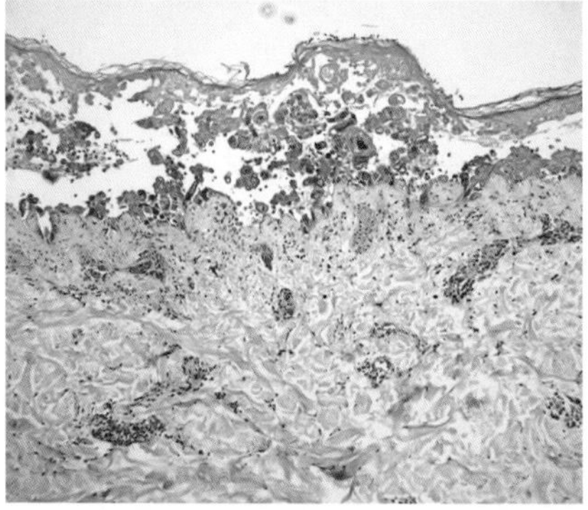 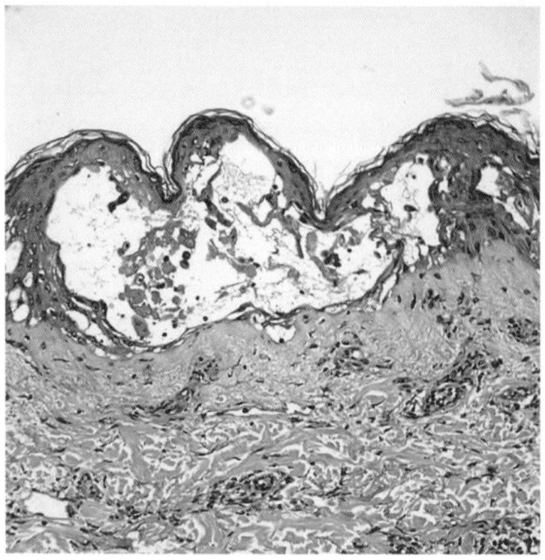 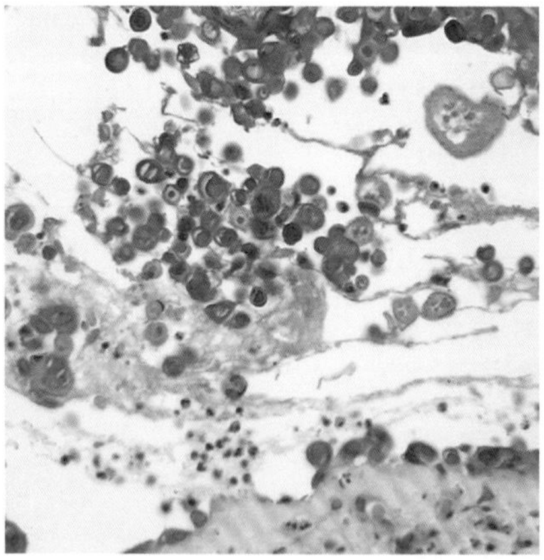
摩擦性水疱 （friction blister）	• 发生于表皮较厚并牢固附着于真皮的部位 • 掌跖和足跟	• 表皮内水疱，紧邻颗粒层下方（负压性水疱位于表皮下）

疾病名称	临床特征	组织病理学
基底层上水疱		
寻常型天疱疮（pemphigus vulgaris,PV）	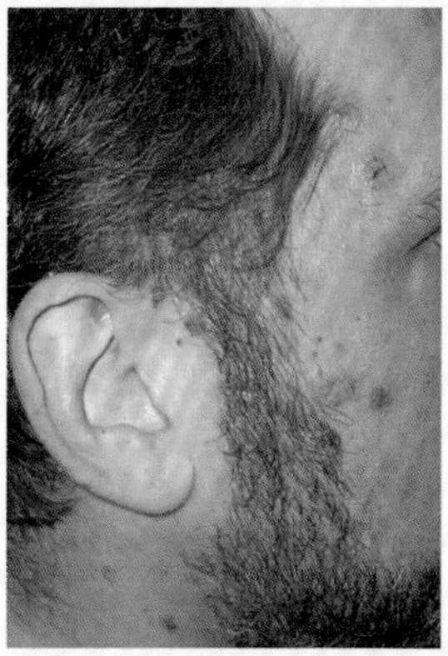 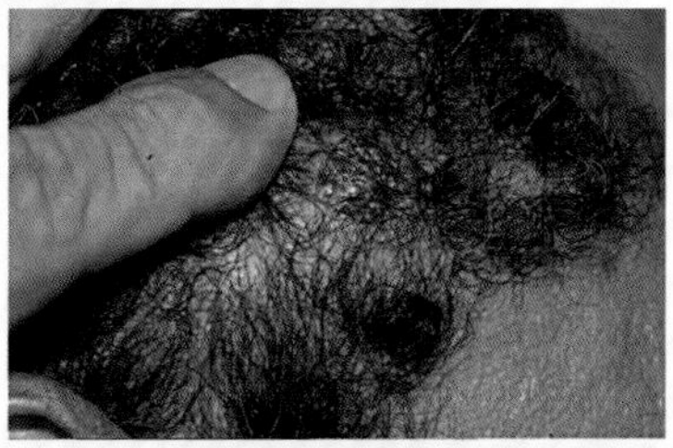 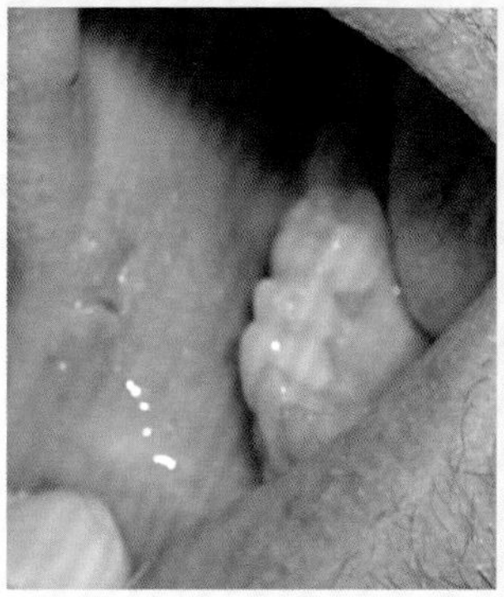 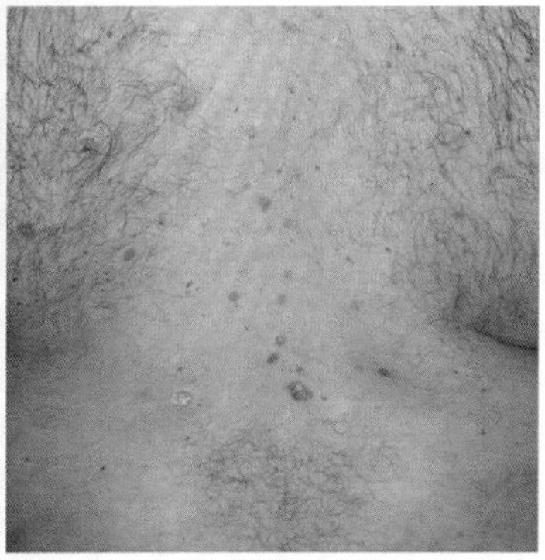 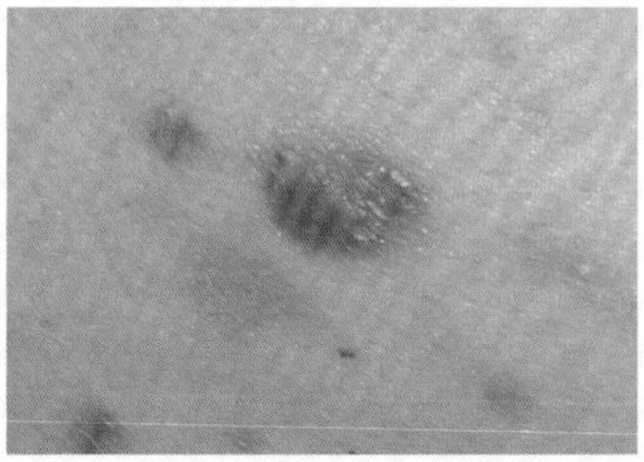 • 初期为口腔水疱、溃疡,持续数周或数月后皮肤出现松弛性水疱,尼氏征阳性（侧压可导致水疱扩展） • 死亡率:5%~15%（感染） • 抗体针对桥粒芯糖蛋白 3（130kDa）和桥粒芯糖蛋白 1（160kDa） • 黏膜为主型:仅有抗桥粒芯糖蛋白 3 抗体 • 可能的诱发因素:创伤和药物（卡托普利和青霉胺）	• "墓碑状排列"（特征性）,由于桥粒受累而半桥粒不受累所致;毛囊常受累 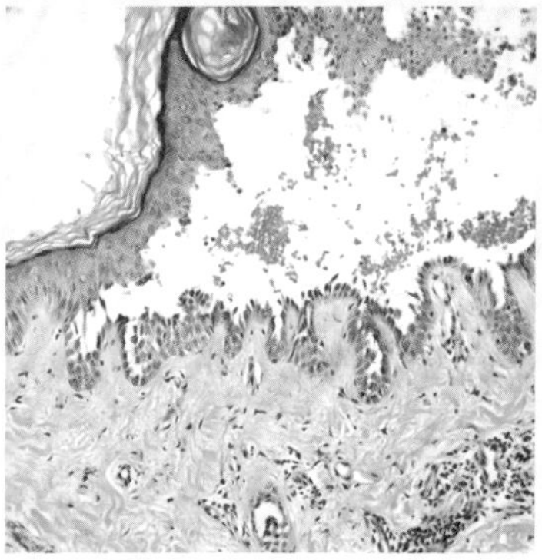 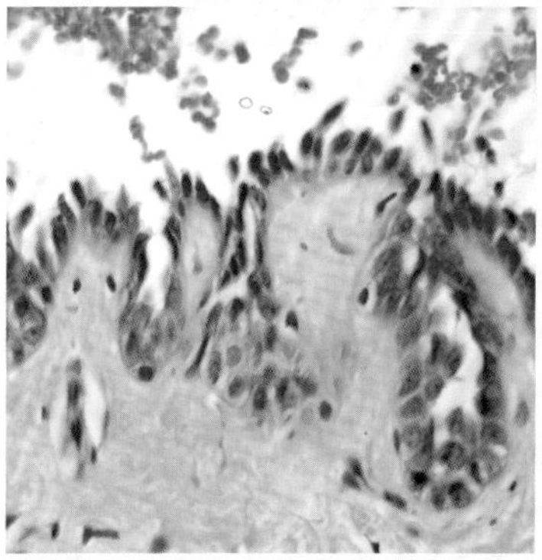 • 基底层上大疱伴棘层松解,基底层细胞呈"墓碑"样外观,伴水肿和细胞间桥消失 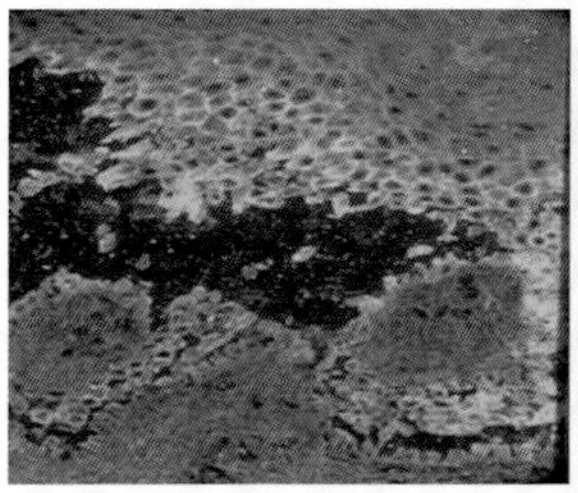 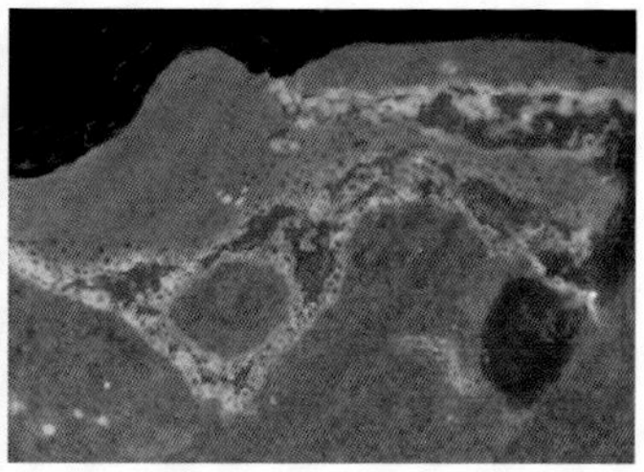 • DIF:棘细胞 IgG4 和 IgG1 呈"铁丝网"样沉积（左上图显示皮肤型 PV,右上图显示黏膜型 PV） • IIF（下图）:最好选用猴食管上皮 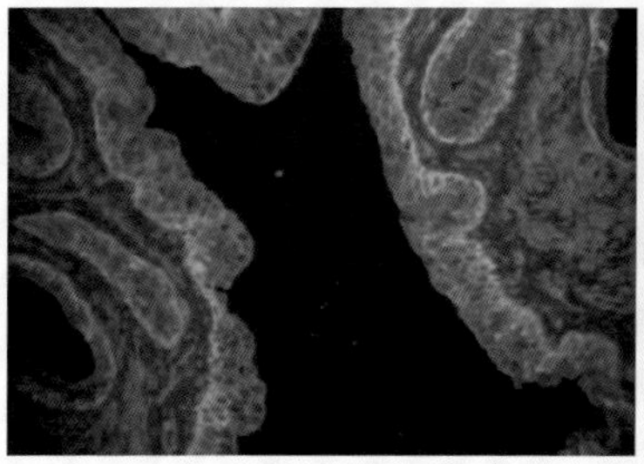 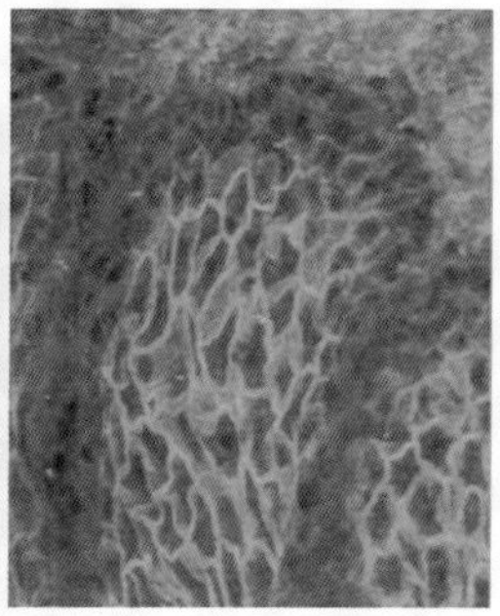

疾病名称	临床特征	组织病理学
增殖型天疱疮（pemphigus vegetans）	• PV 的亚型 • 增殖性糜烂面;皱褶部位;脑回状舌;外周血嗜酸性粒细胞增多 • 相关诱发药物:卡托普利和海洛因 • 亚型 　1. Hallopeau 型:初发皮损为脓疱(多数良性,较少复发) 　2. Neumann 型:初发皮损为水疱和糜烂 • 抗体针对桥粒芯糖蛋白 3(130kDa)	• 增殖性皮损:角化过度,乳头瘤样增生,显著的棘层肥厚,表皮突向下增生延伸;毛囊周围最早可见棘层肥厚 • 早期皮损 　■ Hallopeau 型:嗜酸性海绵水肿和嗜酸性微脓肿 　■ Neumann 型:表皮内水疱,无嗜酸性脓肿 • DIF:IgG 沉积类似 PV • 不同于增殖性化脓性皮炎、口炎,后者 DIF 阴性,与炎症性肠病有关

疾病名称	临床特征	组织病理学
副肿瘤性天疱疮（paraneoplastic pemphigus，PNP）	 • 慢性口腔炎：多形性皮损，兼有 EM 和 PV 的特点，黏膜糜烂，角膜溶解 • 可发生闭塞性细支气管炎 • 本病可累及身体上所有类型的上皮 • 与非霍奇金淋巴瘤（成人患者的首位病因）、慢性淋巴细胞白血病、霍奇金淋巴瘤、胸腺瘤和 Castleman 病（儿童患者的首位病因）相关 • 靶抗原为桥粒芯糖蛋白和桥粒斑蛋白家族： 　■ 桥粒芯糖蛋白 　　▲ 桥粒芯糖蛋白 1（160kDa） 　　▲ 桥粒芯糖蛋白 3（130kDa） 　■ 桥粒斑蛋白家族 　　▲ 桥粒斑蛋白 1（250kDa） 　　▲ 桥粒斑蛋白 2（210kDa） 　　▲ 桥粒胶蛋白 2 和桥粒胶蛋白 3 　　▲ 桥粒包斑蛋白（210kDa） 　　▲ 桥粒周斑蛋白（190kDa） 　　▲ 大疱性类天疱疮抗原 1（230kDa） 　　▲ 网格蛋白（500kDa） 　■ 通常出现的抗体为桥粒芯糖蛋白抗体 • 独特的大疱性疾病，由 B 淋巴细胞和细胞毒性 T 细胞介导	• 组织学表现多变 • DIF：基底膜带 IgG、C3 沉积 • 小鼠膀胱上皮（最佳组织）IIF（上图）

疾病名称	临床特征	组织病理学
Hailey-Hailey 病 （Hailey-Hailey disease）	• "家族性良性慢性天疱疮" • 常染色体显性遗传性皮肤病 • 腋窝、生殖器、胸部和颈部 • 复发性红斑、水疱、斑块，可进展为小的松弛性大疱，出现破溃和结痂 • 突变基因：*ATP2C1* 基因（高尔基体内的钙离子泵）	• 表皮基底层上裂隙形成伴棘层松解；"倒塌的砖墙"样外观（发生于表皮不同层面的部分性棘层松解）；不累及毛囊 • DIF 阴性 • 罕见圆体和谷粒（Darier 病常见）

疾病名称	临床特征	组织病理学
Darier 病 （Darier's disease）	• "毛囊角化病" • 常染色体显性遗传 • 青春期发病（十多岁） • 头部、颈部和躯干（脂溢区） • 油腻性、结痂性丘疹和丘疱疹；口腔内鹅卵石样丘疹；精神发育迟钝；恶臭；手足背肤色或棕色丘疹；甲红色和白色条纹，远端 V 形缺损 • 突变基因：*ATP2A2*（角质形成细胞内质网中的一种钙离子泵，编码 SERCA2 蛋白） • 内质网中储存的钙离子耗竭使细胞间黏附性丧失，进而导致棘层松解；角化不良细胞由细胞凋亡所致 • 注：锂摄入、出汗和遇热可加重本病	• 棘层松解性皮病；基底层上裂隙形成伴棘层松解＋角化不良细胞形成的圆体（表皮上部）和谷粒（角质层）；角栓形成，正角化过度和角化不全 • DIF：阴性 • 圆体：位于表皮上部的空泡化核周空晕的细胞 • 谷粒：不成熟的张力丝聚集；细胞具有小的"雪茄样"核

疾病名称	临床特征	组织病理学
Grover 病（Grover's disease）	<ul><li>"暂时性棘层松解性皮病"</li><li>老年男性</li><li>躯干上部</li></ul>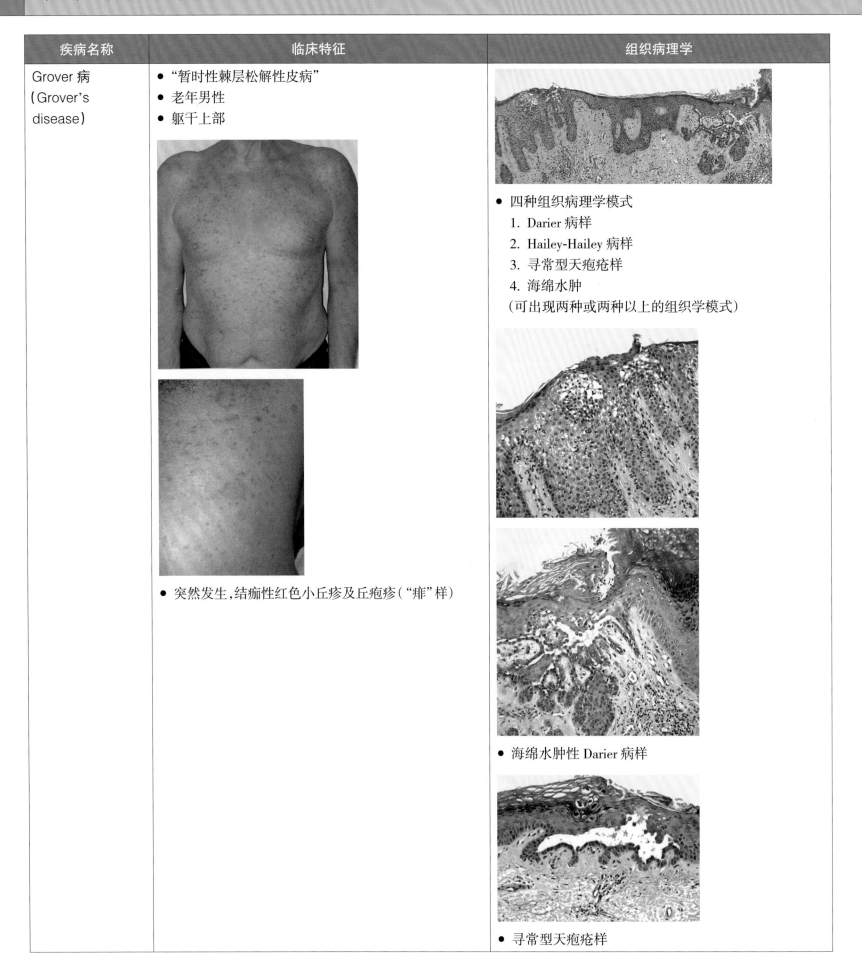<ul><li>突然发生,结痂性红色小丘疹及丘疱疹("痱"样)</li></ul>	<ul><li>四种组织病理学模式 1. Darier 病样 2. Hailey-Hailey 病样 3. 寻常型天疱疮样 4. 海绵水肿 （可出现两种或两种以上的组织学模式）</li></ul><ul><li>海绵水肿性 Darier 病样</li></ul><ul><li>寻常型天疱疮样</li></ul>

疾病名称	临床特征	组织病理学
棘层松解性日光性角化病（acantholytic solar keratosis）	• 临床表现类似浅表型基底细胞癌 • 基底层上裂隙,裂隙内及边缘可见棘层松解细胞;可见非典型(发育不良)角质形成细胞	
轻微炎症的表皮下水疱		
大疱性表皮松解症概述（epidermolysis bullosa overall）	• 结构蛋白的基因突变导致皮肤机械性脆性增加 • DIF 阴性 • 诊断需要借助电子显微镜或免疫荧光抗原定位技术(光学显微镜检测意义小)	
单纯型大疱性表皮松解症（epidermolysis bullosa simplex,EBS）	• 表皮内裂隙 • 通常为常染色体显性遗传,但是伴肌营养不良的 EBS 为常染色体隐性遗传	
泛发型或 Kobner 型 EBS（generalized type or Kobner EBS）	• 常染色体显性遗传 • 出生时或婴儿期水疱 • 水疱;掌跖角化过度;天气变热时病情加重 • K5/K14 基因缺陷	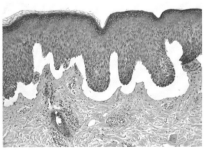
局限型或 Weber-Cockayne 型（localized type or Weber-Cockayne）	• 常染色体显性遗传 • 2 岁发病 • 多汗;运动或摩擦后手足出现厚壁水疱;遇热后病情加重 • K5/K14 基因缺陷	
Dowling-Meara 或疱疹样 EB（Dowling-Meara or EB herpetiformis）	• 常染色体显性遗传 • 出生数月后出现出血性水疱;愈合后有暂时性粟丘疹或色素沉着;疱疹样排列;弥漫性掌跖角化过度;遇热不会加重病情 • 电镜特点:张力微丝聚集(无特异性) • K5/K14 基因缺陷	• 表皮下层出现分离;水疱底部见角蛋白
伴肌营养不良型 EBS（EBS with muscular dystrophy）	• 常染色体隐性遗传(唯一呈常染色体隐性遗传的 EBS) • 龋齿、脱发、掌跖角化过度和晚发性肌营养不良 • 常发生于近亲结婚的后代 • 网格蛋白(plectin)基因缺陷(见于半桥粒和肌肉)	

疾病名称	临床特征	组织病理学
交界型大疱性表皮松解症（junctional epidermolysis bullosa，JEB）	<ul><li>愈后通常无瘢痕</li><li>全部缺乏 uncein/19-DEJ-1（与锚丝相关）</li></ul>	
Herlitz 型交界型大疱性表皮松解症（JEB，Herlitz）	<ul><li>常染色体隐性遗传</li><li>出生时即有糜烂或大疱</li><li>贫血；累及器官上皮</li><li>通常死于婴儿期</li><li>所有上皮黏膜显著受累（胃肠道和泌尿生殖道）；婴儿哭声嘶哑提示喉部受累（可能为首发症状）</li><li>缺陷：层粘连蛋白 -5（*LAMA3*、*LAMB3* 和 *LAMC2* 基因）</li></ul>	<ul><li>在透明板或基底膜带中央有分离</li></ul>
非 Herlitz 型交界型大疱性表皮松解症（JEB，non-Herlitz）	<ul><li>常染色体隐性遗传</li><li>泛发型，愈合后遗留萎缩性瘢痕（无粟丘疹或挛缩）；脱发，腋毛和阴毛缺如</li><li>多发性鳞状细胞癌风险；头皮和甲受累</li><li>基因缺陷：*BPAG2* 或 XⅦ型胶原或层粘连蛋白 -5；（*COL17A/BPAG2* 基因和层粘连蛋白 -5 基因）</li></ul>	
交界型大疱性表皮松解症伴幽门闭锁（JEB with pyloric atresia）	<ul><li>常染色体隐性遗传</li><li>水疱；幽门闭锁；可有先天性皮肤发育不全或输尿管 - 膀胱结合部梗阻</li><li>基因缺陷：α6β4 整合素（*ITGB4* 和 *ITGA6* 基因）</li></ul>	

疾病名称	临床特征	组织病理学
营养不良型(皮肤松解性)大疱性表皮松解症[dystrophic(dermolytic)epidermolysis bullosa,DEB]	● 基因缺陷位于Ⅶ型胶原的锚丝纤维(*COL7A1* 基因) ● 创伤诱发水疱,伴瘢痕和粟丘疹形成	
显性营养不良型大疱性表皮松解症(dominant dystrophic EB,DDEB)	● 常染色体显性遗传 ● 两个亚型 　1. Cockayne-Touraine 型 　　■ 出生时或儿童期发病,水疱大多发生于四肢伸侧,形成瘢痕或粟丘疹 　　■ 不致虚弱(无"拳击手套样畸形") 　2. Pasini 型或白色丘疹样型 　　■ 出生时泛发水疱 　　■ 躯干自发性出现肉色瘢痕样皮损("白色丘疹样损害") ● 基因缺陷:通常由于Ⅶ型胶原中甘氨酸取代精氨酸(影响锚丝纤维的螺旋结构)所致	
隐性营养不良型大疱性表皮松解症,Hallopeau-Siemens 型(recessive dystrophic EB,Hallopeau-Siemens)	● 常染色体隐性遗传 ● 出生时松弛性大疱,指/趾融合呈"拳击手套样畸形",常致虚弱,毛发稀疏,瘢痕上可发生鳞状细胞癌 ● 基因缺陷:通常由于Ⅶ型胶原中终止密码子提前出现(最严重的类型,缺乏原纤维)	
隐性营养不良型大疱性表皮松解症,非 Hallopeau-Siemens 型(recessive dystrophic,non-HS)	● "反向皮肤松解型 EB" ● 水疱通常发生于肢端;甲营养不良;黏膜水疱少 ● 基因缺陷:Ⅶ型胶原中错义或移码突变(原纤维缺陷)	● 乏细胞性表皮下疱
新生儿暂时性大疱性表皮松解症(transient bullous dermolysis of newborn)	● "发生于新生儿的 DDEB 罕见亚型" ● 水疱仅持续 1~2 年 ● 可能由于从基底层角质形成细胞向较低的基底膜带迁移过程中,Ⅶ型胶原发生短暂延迟所致	

疾病名称	临床特征	组织病理学
其他发生于基底膜带的遗传性大疱性疾病（other inherited BMZ bullous disorders）	• Bart 综合征 　■ 任何类型的 EB+ 先天性皮肤发育不全（或先天性局限性皮肤缺失） • Shabbir 综合征（喉 - 甲 - 皮肤综合征） 　■ 常染色体隐性遗传性疾病 　■ 突变基因：层粘连蛋白 5（α3 基因或 LAMA3 基因） 　■ 皮肤糜烂 + 甲营养不良 + 血管肉芽组织过度增生（特别是结膜和喉部）	
获得性大疱性表皮松解症（epidermolysis bullosa acquisita EBA） ［PAS 染色阳性物质主要位于疱顶］	• 自身免疫性疾病（非遗传性） • 好发于中年人 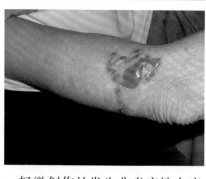 • 轻微创伤处发生非炎症性大疱，尤其是四肢伸侧，可有黏膜（30%~50%）和眼部受累 • 愈后遗留萎缩性瘢痕和粟丘疹 • 与系统性疾病（系统性红斑狼疮、克罗恩病、类风湿关节炎和淀粉样变病等）相关 • 抗体针对锚原纤维中Ⅶ型胶原（290/145kDa），与大疱性红斑狼疮类似	• 表皮下疱，内含纤维素和极少炎症细胞；疱顶皮肤完整；真皮上部中性粒细胞浸润 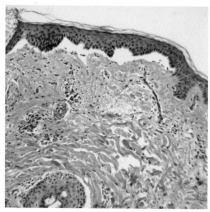 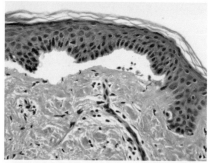 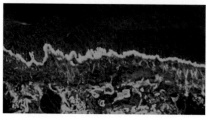 • DIF：基底膜带线状 IgG 沉积，远多于 C3 的沉积 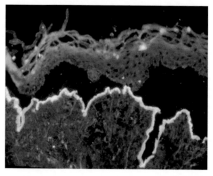 • 盐裂显示抗体位于疱底侧（而在 BP 中抗体位于疱顶）

疾病名称	临床特征	组织病理学
迟发性皮肤卟啉病（porphyria cutanea tarda, PCT）[血管壁 PAS 染色阳性]	• 血红素合成酶缺陷 • PCT：尿卟啉原脱羧酶（UROD）；突变：UROGEN 脱羧酶基因 • 光暴露部位水疱，尤其是手背；颧部多毛；糖尿病 • 尿卟啉水平升高（Wood 灯下呈粉红色荧光） • 与丙型肝炎病毒、酒精和肝脏疾病相关 • 治疗方法：放血疗法 • 注：检查可能的血色病（急性间歇性卟啉病：无皮损；腹痛；神经系统问题；斯堪的纳维亚人种；*PBGD* 基因）	 • 表皮下大疱，疱底真皮乳头完整（呈"彩球"样）；无炎症细胞浸润；"毛虫小体"（线状的基底膜带嗜酸性物质；Ⅳ型胶原） • DIF：IgG/C3 沉积于血管周围及基底膜带（可能源于抗体"捕获"）；假性 PCT 表现一致

疾病名称	临床特征	组织病理学
大疱性类天疱疮（乏细胞型）（bullous pemphigoid, cell-poor type）	• 自身免疫性表皮下水疱性皮肤病（罕见黏膜受累） • 非红斑基础上的大疱 • 参见后面关于大疱性类天疱疮的章节 • 抗体 　■ BPAg2/BP180（特别是 NC16A 部分）：跨膜蛋白 　■ BPAg1/BP230：细胞质蛋白	• 表皮下水疱形成，真皮少许炎症细胞浸润（中性粒细胞和嗜酸性粒细胞） • DIF：抗体沉积于基底膜带，盐裂：抗体沉积于疱顶

疾病名称	临床特征	组织病理学
烧伤和冷冻治疗（burns and cryotherapy）	• 热灼伤（下图） 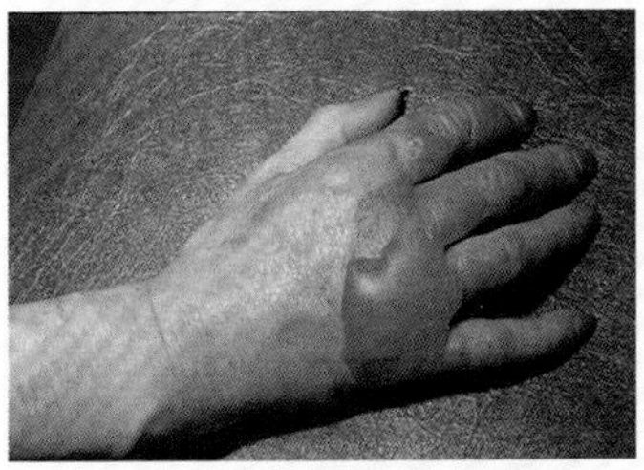 • 化学灼伤（下图） 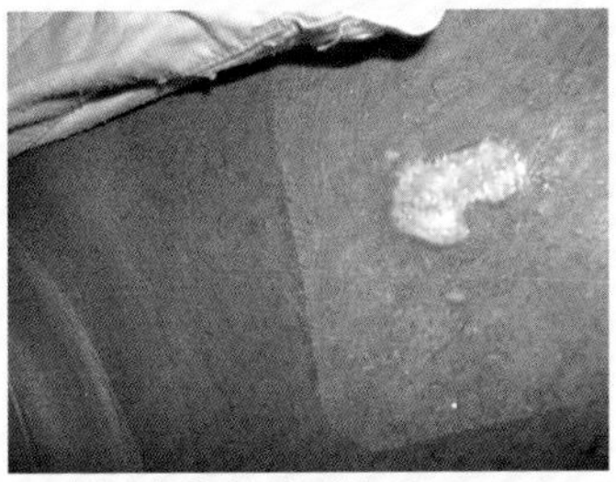 • 冷冻治疗后大疱（下图） 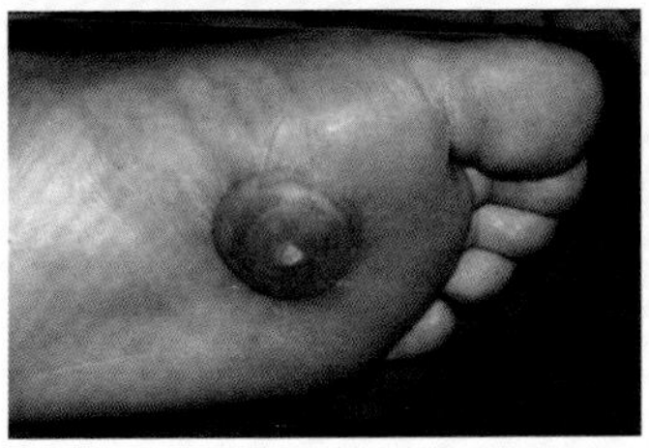 	• 电灼术导致表皮坏死；角质形成细胞被拉长；真皮上部胶原束融合；网篮状角质层 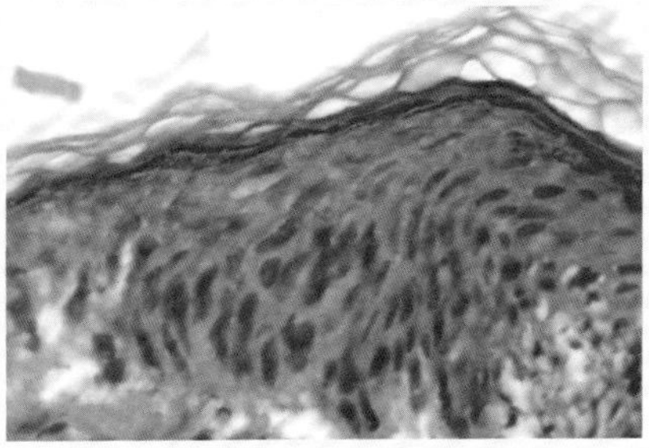

疾病名称	临床特征	组织病理学
中毒性表皮坏死松解症 (toxic epidermal necrolysis, TEN)	● 黏膜糜烂性改变；广泛性水疱形成 ● TEN 与 Stevens-Johnson 综合征（SJS）属于同一病谱 ● 表皮剥脱 　■ SJS 皮损 <10% 体表面积（BSA） 　■ SJS/TEN 皮损重叠 10%~30%BSA 　■ TEN 皮损 >30%BSA ● 相关药物（磺胺类和抗惊厥类） 	● 表皮下疱，伴上方表皮的融合性坏死
负压性水疱 (suction blisters)	● 表皮下疱 ● 真皮乳头完整（"彩球"）	
瘢痕上的水疱 (blisters overlying scars)	● 水疱基底部瘢痕组织，与手术或外伤史相关	
大疱性日光性弹力纤维变性 (bullous solar elastosis)	● 表皮内水疱，发生于日光性弹力纤维变性严重的区域；真皮乳头的薄层浸润带覆盖水疱 ● 由受损的、附着不良的真皮胶原引起	

疾病名称	临床特征	组织病理学
大疱性皮肤淀粉样变病（bullous amyloidosis）[特染：刚果红、结晶紫、硫磺素 T]	• 与系统性淀粉样变病相关 	• 大疱形成于沉积于皮肤的淀粉样物质之上 • 水疱底部透明淀粉样物质沉积
糖尿病性大疱病（bullosis diabeticorum）	• 与糖尿病相关的罕见疾病 • 下肢 • "一夜之间"形成，无症状性水疱 • 与周围神经病变有关 • 通常在 2~6 周内愈合	• 表皮内或表皮下水疱；海绵水肿；疱内含有纤维素和少许炎症细胞（无棘层松解，DIF 阴性）
大疱型药疹（bullous drug reaction）	• 多种药物相关 	• 真皮内不同程度的炎症浸润；罕见嗜酸性粒细胞

疾病名称	临床特征	组织病理学
Kindler 综合征（Kindler's syndrome）	<ul><li>皮肤异色性遗传性皮肤病</li><li>肢端大疱、皮肤异色症和萎缩</li><li>*KIND1* 基因突变，基因编码 kindlin-1 蛋白<ul><li>基底层角质形成细胞中的局部黏附蛋白</li><li>影响肌动蛋白和细胞外间质间的连接（与大疱性表皮松解症中角蛋白和细胞外间质间的连接不同）</li></ul></li></ul>	<ul><li>表皮下大疱，乏细胞性大疱</li></ul>
伴淋巴细胞浸润的表皮下水疱		
多形红斑（erythema multiforme,EM）	<ul><li>肢端（手部）；黏膜受累</li></ul> 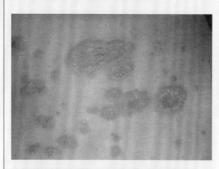 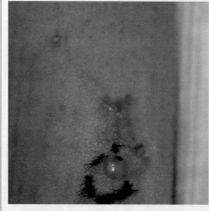 <ul><li>自限性疾病，红斑性损害可演变为"靶样皮损"；对称分布</li><li>可发展成水疱大疱性损害，由表皮基底细胞受损所致</li><li>通常与 HSV 感染有关</li></ul>	<ul><li>苔藓样模式；表皮下水疱伴轻中度炎症细胞浸润；凋亡的角质形成细胞；可有坏死</li></ul> 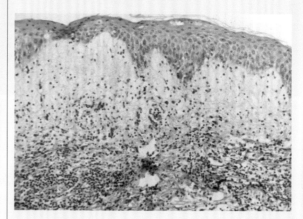 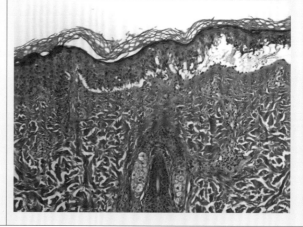

疾病名称	临床特征	组织病理学
副肿瘤性天疱疮（paraneoplastic pemphigus，PNP）	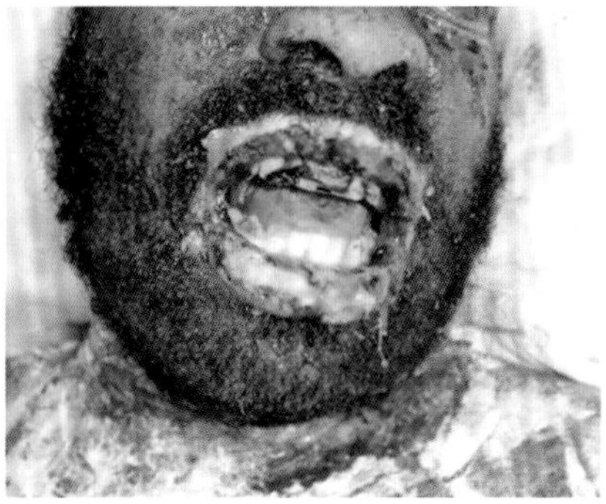 • 参见第 6 章前面的 PNP 部分	• 组织学表现多变 • DIF：基底膜带 IgG 和 C3 沉积 • IIF（见下图）使用小鼠膀胱上皮（最佳组织） 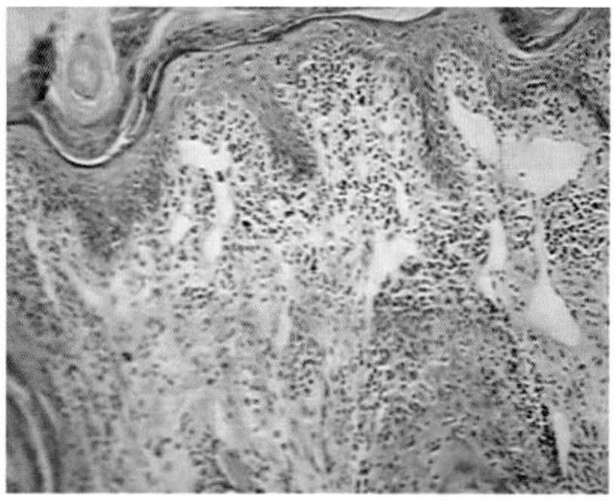 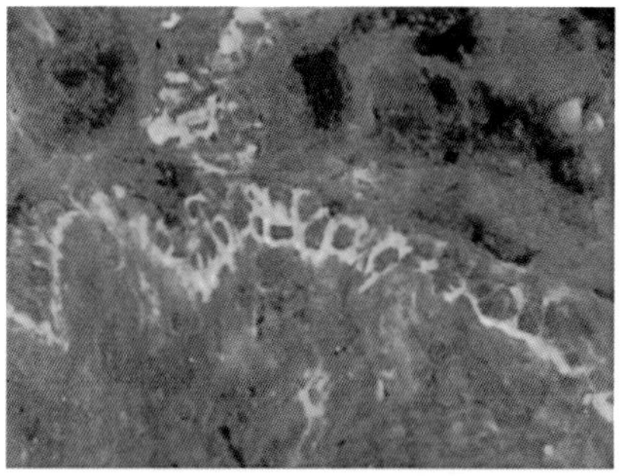 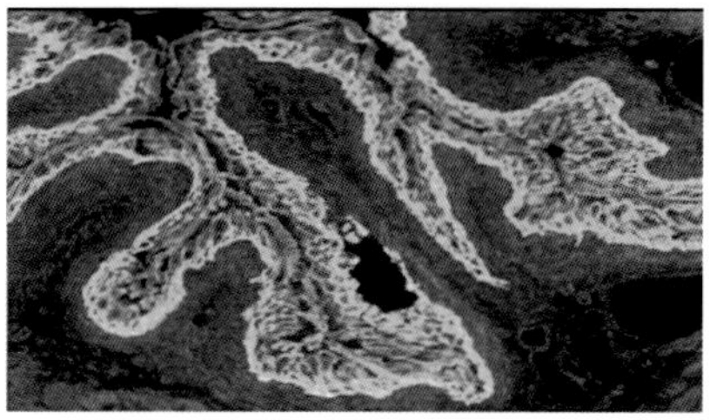

疾病名称	临床特征	组织病理学
固定型药疹 (fixed drug eruptions)	• 固定型药疹的大疱亚型（与多形红斑类似） • 药物引起（服用药物后 30min~8h 出现） • 再次服用同一药物后，皮损发生于同一"固定"区域 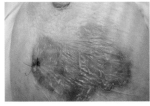 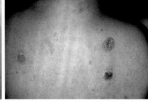 • 环形紫色水肿性斑块；消退后遗留斑状色素沉着 • 与伪麻黄碱（非色素沉着型）和非甾体抗炎药等药物有关	• 嗜酸性粒细胞；噬黑素细胞；真皮深部炎症细胞浸润；界面模糊 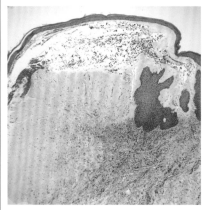
硬化萎缩性苔藓 (lichen sclerosus et atrophicus, LSetA)	• 硬化萎缩性苔藓的大疱亚型 • 发生于中老年女性 • 肛门生殖器和生殖器外区域 • 最初为半透明有光泽的丘疹 / 斑块，随后变白，可形成水疱 / 大疱	• 水疱基底可见广泛水肿或胶原硬化（真皮浅层均质化）；毛细血管扩张伴出血；水疱下方主要为血管周围炎性浸润

疾病名称	临床特征	组织病理学
类天疱疮样扁平苔藓 （lichen planus pemphigoides）	• "LP+BP"（扁平苔藓出现类似大疱性类天疱疮的表皮下水疱） • 可能是大疱性类天疱疮的一种亚型 • 发生于扁平苔藓患者 • 四肢 • 之前外观正常的皮肤上出现紧张性水疱；水疱不一定位于此前发生扁平苔藓皮损的位置（大疱性扁平苔藓发生于长期的扁平苔藓皮损部位，二者不同） • 抗体：BPAG2 或分子量为 180kDa 的 BP 抗原（XⅦ型胶原）	• 轻微的血管周围炎性浸润（水疱下方嗜酸性粒细胞和中性粒细胞）；水疱边缘的基底层偶见胶样小体；表皮下大疱（乏细胞）伴血管周围轻度淋巴细胞、中性粒细胞和嗜酸性粒细胞浸润 • DIF：基底膜带 IgG 和 C3 沉积

疾病名称	临床特征	组织病理学
大疱性扁平苔藓 （bullous lichen planus）	• LP 的大疱亚型 • 见于扁平苔藓患者 • 发生于扁平苔藓的丘疹处 	• "扁平苔藓损害＋大疱" • 真皮浅层重度炎症带状浸润；带状浸润上方及邻近基底细胞层可见大量胶样小体
大疱性扁平苔藓 （bullous lichen planus）	• LP 的大疱亚型 • 见于扁平苔藓患者 • 发生于扁平苔藓的丘疹处	• 扁平苔藓 DIF：基底层补体、IgM（真皮乳头内胶样小体）和不规则带状纤维蛋白沉积

疾病名称	临床特征	组织病理学
多形性日光疹（polymorphic light eruption, PMLE）	• 最常见的特发性日光性皮肤病 • 日晒后数小时发病（UVA 较 UVB 或可见光更易诱发） • 通常春季多发 • 光暴露部位丘疹、斑块或"红斑样"皮损	• 表皮下水肿导致水疱形成；胶原纤维因水肿分隔形成蜘蛛网样外观；真皮浅层和深层血管周围淋巴细胞浸润
大疱性真菌感染（bullous fungal infection）	• 真菌感染可引起显著水肿和水疱形成 • 可发生于身体任意部位 • 水疱 • 可见真菌引发的自身敏感性湿疹反应（或"Id 反应"）	• 角质层内可见中性粒细胞；可发现真菌；表皮下显著水肿导致水疱形成
真皮型变态反应性接触性皮炎（dermal allergic contact dermatitis）	• 可能由于接触新霉素、锌盐和镍盐所致	• 表皮下显著水肿导致水疱形成；表皮海绵水肿
大疱性麻风（bullous leprosy）	• 界线类偏瘤型麻风的罕见表现	• 巨噬细胞内见抗酸杆菌；表皮下大疱伴真皮炎症浸润（淋巴细胞和巨噬细胞）

疾病名称	临床特征	组织病理学
大疱性蕈样肉芽肿（bullous mycosis fungoides）	• 蕈样肉芽肿（皮肤 T 细胞淋巴瘤）的罕见表现 • 更多内容参见第 41 章蕈样肉芽肿部分	• 常为表皮下水疱；真皮内异型淋巴细胞；表皮内 Pautrier 微脓肿

疾病名称	临床特征	组织病理学
伴嗜酸性粒细胞的表皮下水疱		
大疱性类天疱疮（bullous pemphigoid，BP）	• 老年人 • 好发于下腹部、大腿内侧、前臂屈侧 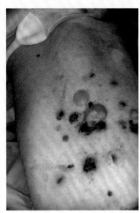 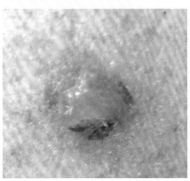 • 瘙痒性 / 荨麻疹样皮损（瘙痒性红色皮损可先发数周）上出现多发性紧张性大疱；偶见口腔损害 • 尼氏征常阴性（由于裂隙位于基底膜） • 抗体：半桥粒的 BPAG2（180kDa，特别是其 NC16A 端）和 BPAG1（230kDa） • 可能由药物诱发（特别是利尿药，如呋塞米） • 亚型 　■ 小疱性类天疱疮 　■ 增殖性类天疱疮 　■ 多形性天疱疮 　■ 人工类天疱疮（pemphigoid excoriée） 　■ 结节性类天疱疮	• 单房性表皮下水疱，疱内及真皮上部主要为嗜酸性粒细胞（与虫咬和变态反应性接触性皮炎同时累及真皮上部和下部不同） 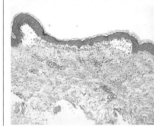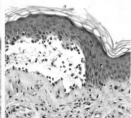 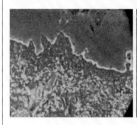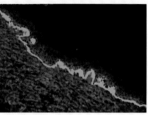 • DIF：基底膜带 C3（上方左图）沉积比 IgG（上方右图）沉积更多见（当补体 C3 存在时导致水疱形成） • 盐裂：荧光沉积于表皮侧或"疱顶"（而 EBA 沉积于"疱底"） 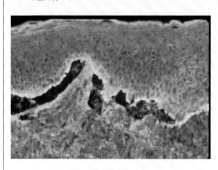

疾病名称	临床特征	组织病理学
大疱性类天疱疮的荨麻疹样期（bullous pemphigoid，urticarial stage）	• 在大疱性类天疱疮的水疱期前发生 • 瘙痒性荨麻疹样损害	• 大量嗜酸性粒细胞，常沿真表皮交界处排列；早期见不到水疱 • DIF：基底膜带 IgG（主要为 IgG4>IgE）沉积（很少有补体 C3 沉积，因此还没有水疱形成）

疾病名称	临床特征	组织病理学
妊娠类天疱疮（pemphigoid gestationis）	• 被称为"妊娠性类天疱疮"或"妊娠疱疹" • 大疱性类天疱疮的妊娠期亚型 • 妊娠期罕见的瘙痒性、水疱大疱性皮肤病 • 见于妊娠晚期 • 初发于脐周，后发展至躯干、四肢 • 可能与自身免疫病有关（特别是 Grave 病） • 抗体：BPAG2（180kDa） • 临床鉴别诊断：妊娠瘙痒性荨麻疹样丘疹和斑块病，位于膨胀纹，不累及脐周；发生于妊娠晚期	• 病理表现与大疱性类天疱疮类似，表皮下裂隙伴真皮内中性粒细胞和嗜酸性粒细胞浸润 • DIF：C3 和 IgG 沿基底膜带线状沉积，C3 更多见（与大疱性类天疱疮的 DIF 表现一致）

疾病名称	临床特征	组织病理学
大疱性节肢动物叮咬（bullous arthropod bites）	● 易感个体被节肢动物叮咬后出现大疱性皮损 	● 嗜酸性粒细胞;真皮内淋巴细胞和嗜酸性粒细胞浸润（常为"楔形"浸润）;可为表皮下水疱或混合性表皮内和表皮下水疱,由角质形成细胞细条索将大疱连接起来
大疱性药物反应（bullous drug reactions）	● 水疱大疱性皮损,与大疱性类天疱疮类似;通常日晒加重 ● 特别是与第二代喹诺酮类药物有关（尤其是环丙沙星和左氧氟沙星）	● 包括嗜酸性粒细胞在内的混合性炎性浸润
大疱性表皮松解症（epidermolysis bullosa）	● 见第6章大疱性表皮松解症部分	● 三种主要亚型的大疱内可见嗜酸性粒细胞,特别是新生儿期活检皮损

疾病名称	临床特征	组织病理学
伴中性粒细胞的表皮下水疱		

疱疹样皮炎
(dermatitis herpetiformis, DH)
	• "Duhring 病"
	• 乳糜泄的皮肤表现(20% 患者有乳糜泻,但超过 90% 的患者有不同程度的谷胶蛋白敏感性肠病)
	• 男性(北欧血统)
	• 平均年龄 40~50 岁
	• 四肢伸侧,臀部
	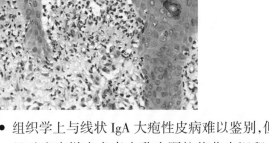
	• 可见抓痕和群集性、瘙痒性丘疱疹
	• 与谷胶过敏有关;与 HLA-DQ2(90%)和 HLA-DR3 有关
	• 抗体:表皮转谷氨酰胺酶(TG),可能是 TG3
	• 也有针对组织型转谷氨酰胺酶的肌内膜抗体,与肠病有交叉反应,且与肠病的程度相关
	• 与甲状腺疾病(特别是桥本甲状腺炎)和肠病相关性 T 细胞淋巴瘤(特别是黏膜相关淋巴组织淋巴瘤)相关
	• 治疗方法:氨苯砜(也可用磺胺吡啶)和无谷胶饮食(燕麦、玉米、大米、马铃薯和木薯淀粉;避免小麦、黑麦和大麦)
	• 碘剂会加重症状(刺激中性粒细胞)
	• 表皮下水疱 + 中性粒细胞浸润为主的鉴别诊断(Herpetic LIPS)
	• Herpetic:dermatitis herpetiformis(疱疹样皮炎)
	  ■ L:lupus, bullous(大疱性红斑狼疮)
	  ■ I:linear IgA(线状 IgA 大疱性皮病)
	  ■ P:pemphigoid(大疱性类天疱疮)
	  ■ S:Sweet's syndrome(Sweet 综合征)
		• 真皮乳头中性粒细胞浸润伴真表皮交界处水疱形成;水疱内有纤维蛋白、中性粒细胞 / 嗜酸性粒细胞;"参差不齐"的水疱
		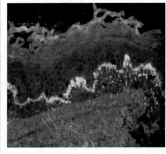
		• 组织学上与线状 IgA 大疱性皮病难以鉴别,但是 DIF 显示疱疹样皮炎真皮乳头颗粒状荧光沉积,而线状 IgA 大疱性皮病为线状沉积
		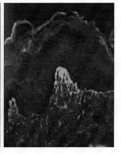
		• DIF:皮损周围正常皮肤颗粒状 IgA 沉积,特别是在真皮乳头部位

疾病名称	临床特征	组织病理学
线状 IgA 大疱性皮病 （linear IgA bullous dermatosis）	<ul><li>两个发病高峰：成人 60 岁左右；儿童 5 岁左右</li><li>红斑或正常皮肤上出现水疱大疱性损害，呈疱疹样排列（类似"皇冠上的珠宝"）</li></ul>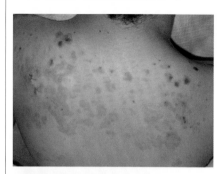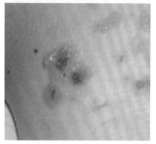<ul><li>与自身免疫、感染、药物（特别是万古霉素、呋塞米和复方新诺明）有关</li><li>抗体：分子量为 97kDa 的 BPAG2（儿童型）和 285kDa 的Ⅶ型胶原（成人型）</li><li>治疗：氨苯砜，也可用糖皮质激素</li><li>儿童型被称为"儿童期慢性大疱性疾病"</li></ul>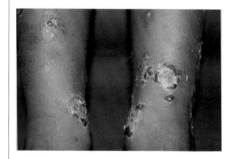	<ul><li>基底膜带和真皮乳头中性粒细胞浸润伴空泡界面改变</li></ul>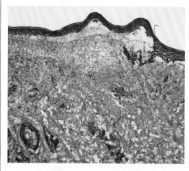<ul><li>DIF：基底膜带线状 IgA 沉积（左下图）</li></ul>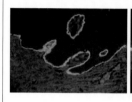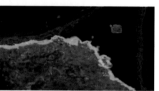<ul><li>Ⅶ型胶原亚型的盐裂实验：荧光位于裂隙的"底部"（右上图）</li><li>IIF：基底膜带 IgA 线状沉积（70% 的病例）</li><li>儿童期慢性大疱性疾病（下图）</li></ul>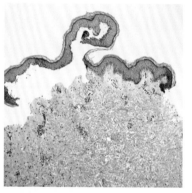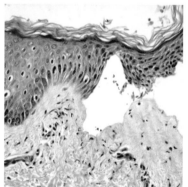<ul><li>分子量 97kDa 的 BPAG2 盐裂实验：荧光位于裂隙的"顶部"（下图）</li></ul>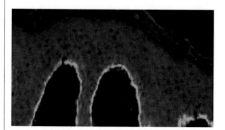

疾病名称	临床特征	组织病理学
瘢痕性类天疱疮（cicatricial pemphigoid, CP）	<ul><li>"良性黏膜类天疱疮"</li><li>老年女性</li><li>与 HLA-DQw7 相关</li><li>主要累及口腔和眼部黏膜，25%~30% 的病例累及皮肤</li></ul><ul><li>口腔糜烂、溃疡；有形成瘢痕和致盲倾向</li></ul><ul><li>抗体：层粘连蛋白 332（层粘连蛋白 5），BP180/BPAG2（特别是 NC-1 段或 BPAG2 的羧基端），层粘连蛋白 6，整合素 β4，Ⅶ型胶原</li><li>针对层粘连蛋白 332（抗表皮整联配体蛋白，层粘连蛋白 5）的抗体与癌症相关（如结肠癌）</li></ul>	<ul><li>表皮下水疱，"线状光滑"的疱壁；可见淋巴细胞、嗜酸性粒细胞和中性粒细胞浸润；水疱内见皮脂腺；瘢痕</li></ul><ul><li>DIF：IgG/C3 沿基底膜带线状沉积</li></ul>
眼部瘢痕性类天疱疮（ocular cicatricial pemphigoid）	<ul><li>CP 的眼部亚型</li><li>抗体：整合素 β4 亚单位（位于半桥粒）</li><li>识记："四眼（four-eyes）"中的"四"就是 β4，"眼"就是眼部 CP</li></ul><ul><li>累及眼部；可能导致睑球粘连（眼睛瘢痕形成）</li></ul>	<ul><li>DIF：IgG 或 IgA 沿结膜基底膜带线状沉积</li></ul>

疾病名称	临床特征	组织病理学
局限性瘢痕性类天疱疮（localized cicatricial pemphigoid，Brunsting-Perry）	• 瘢痕性类天疱疮的亚型 • 老年男性 • 位于太阳穴部位（局限于头颈区域） • 糜烂或大疱性损害；瘢痕性脱发 • 无黏膜受累	• 表皮下水疱伴淋巴细胞、嗜酸性粒细胞和中性粒细胞浸润 • DIF：IgG 和 C3 沿基底膜带线状沉积
深部透明板（抗 p105）类天疱疮［deep lamina lucida（anti-p105）pemphigoid］	• 唯一的非瘢痕性表皮下大疱性皮肤病 • 皮肤黏膜泛发性大疱和糜烂	• 表皮下水疱伴真皮乳头中性粒细胞浸润 • DIF：IgA 和 C3 沿基底膜带线状沉积 • 抗体：透明板下部分子量为 105kDa 的抗原
抗 p200 类天疱疮（Anti-P200 pemphigoid）	• 临床表现与 BP、疱疹样皮炎或线状 IgA 大疱性皮病类似 • 可能与银屑病相关 • 抗体：透明板下部分子量为 200kDa 的蛋白（与层粘连蛋白 5 和 Ⅶ型胶原不同）	• 表皮下水疱伴真皮乳头微脓肿形成；主要为中性粒细胞和一些嗜酸性粒细胞浸润
大疱性荨麻疹（bullous urticaria）	• 荨麻疹的少见类型，由真皮乳头严重水肿所致 • 真皮上部中性粒细胞和嗜酸性粒细胞浸润	
大疱性急性血管炎（bullous acute vasculitis）	• 急性血管炎导致大疱形成，有时为出血性 • 有急性血管炎表现；白细胞碎裂性	

疾病名称	临床特征	组织病理学
大疱性红斑狼疮 （bullous lupus erythematosus）	• SLE 的少见皮损 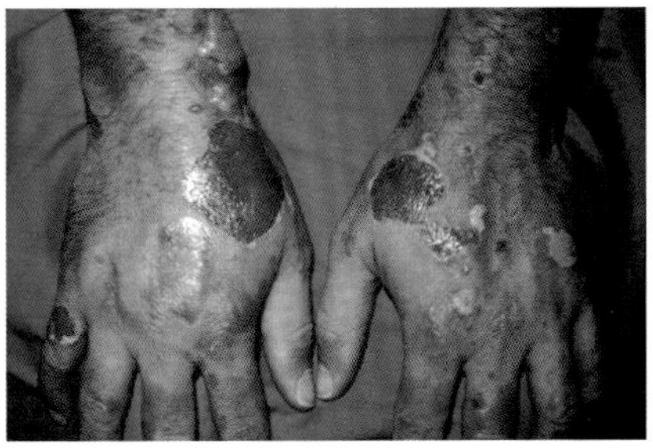 • 表现为疱疹样水疱或出血性大疱；可局限于光暴露部位 • 抗体：Ⅶ型胶原（与获得性大疱性表皮松解症类似）	• 表皮下"边缘光滑"的裂隙；真皮乳头微脓肿；核尘主要位于真皮乳头和浅层血管；中性粒细胞浸润至真皮深部 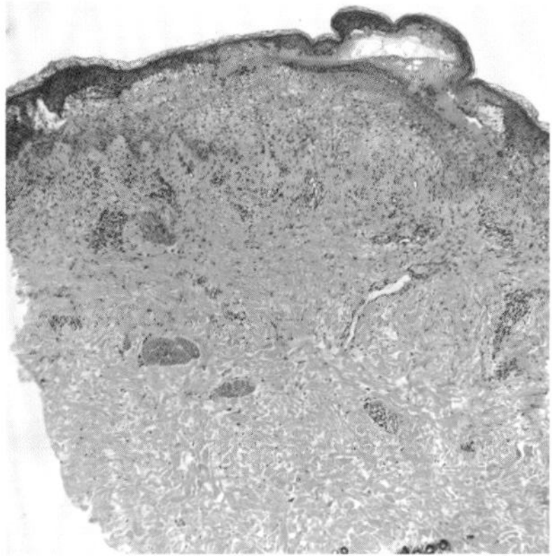 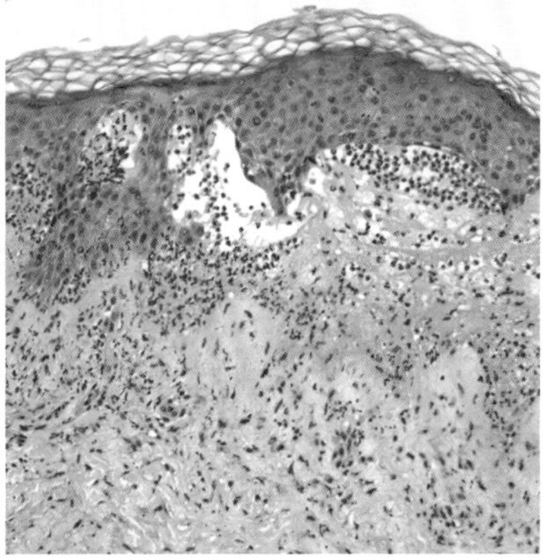 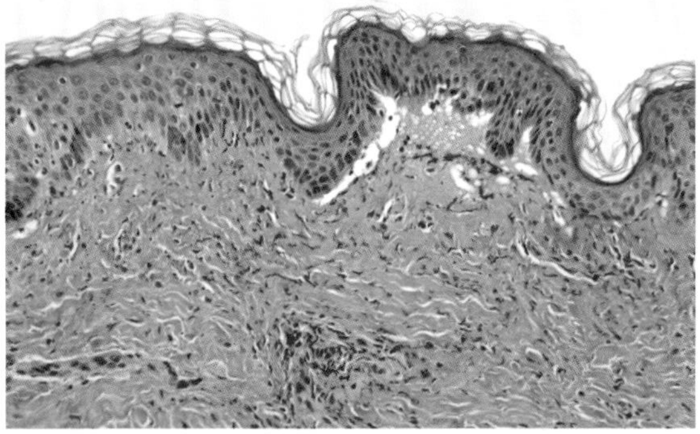 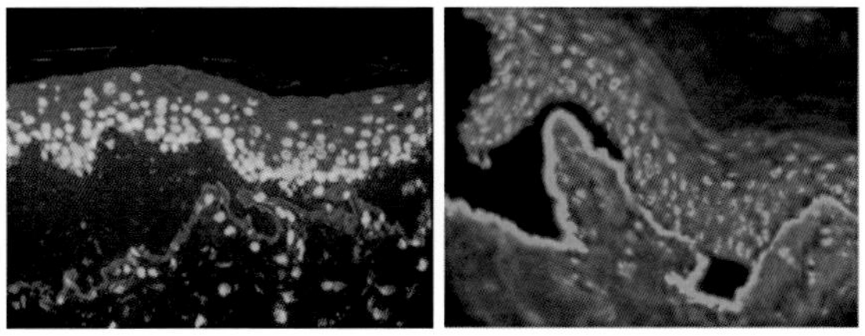 • DIF：IgG、C3 和 IgA 沉积，ANA 阳性（ANA 的 DIF 为左上图） • 盐裂："疱底"荧光沉积，与获得性大疱性表皮松解症类似（右上图）

疾病名称	临床特征	组织病理学
丹毒 （erysipelas）	• "圣安东尼之火" • 浅表性细菌性皮肤感染,特征性累及皮肤淋巴管 • 可在真皮上部形成重度水肿	• 延长的表皮突与水疱连接,并与下方真皮相联系;轻度中性粒细胞浸润;大量红细胞溢出
Sweet 综合征 （Sweet's syndrome）	• 急性发热性嗜中性综合征 • 女性多见 • 药物诱发的亚型特征性见于女性;而恶性肿瘤相关型无性别差异 • 好发面部、四肢;愈后无瘢痕 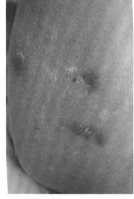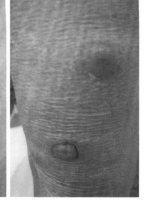 • 突发疼痛性暗红色斑块 / 结节,伴结痂;发热;倦怠 • 突然发热,白细胞增多,疼痛性境界清楚的红色丘疹和斑块 • 可复发（30%~50% 的患者） • 水疱大疱亚型常伴发髓细胞性白血病 • 与以下因素有关 　■ 感染（特别是上呼吸道感染,链球菌感染） 　■ 恶性肿瘤:白血病（急性髓细胞性白血病）和实体肿瘤 　■ 免疫性疾病:类风湿关节炎和炎症性肠病 　■ 妊娠 　■ 药物:粒细胞集落刺激因子治疗、呋塞米、米诺环素、口服避孕药和全反式维 A 酸 • Marshall 综合征:Sweet 综合征的罕见并发症;弹力组织破坏导致获得性皮肤松弛	• 真皮上半部致密中性粒细胞浸润;表皮通常不受累;真皮浅层水肿;血管壁坏死或纤维素样变性,但不是真正的血管炎;红细胞溢出 • 真皮乳头水肿 + 真皮中性粒细胞浸润 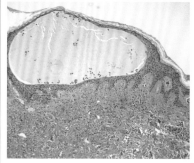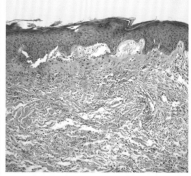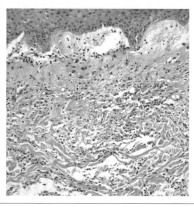

疾病名称	临床特征	组织病理学
获得性大疱性表皮松解症 （epidermolysis bullosa acquisita）	• 参见上文获得性大疱性表皮松解症部分 • 自身免疫性疾病，累及易受创伤的部位；可与系统性疾病相关 • 粟丘疹和瘢痕与皮肤脆性增加有关 • 抗体：锚原纤维的Ⅶ型胶原	
伴肥大细胞的表皮下水疱		
大疱性肥大细胞增生症 （bullous mastocytosis）	• 新生儿和婴儿肥大细胞增生症的少见表现 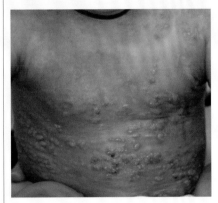 • 棕褐色皮损，可有系统受累；可导致水疱形成	• 水疱下方真皮内大量肥大细胞浸润 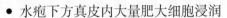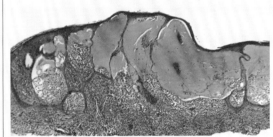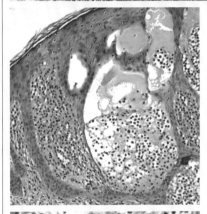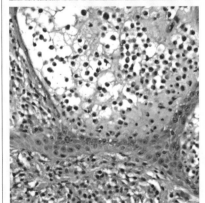 • 吉姆萨染色（下图） 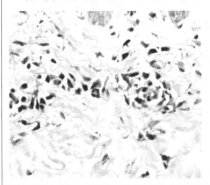

疾病名称	临床特征	组织病理学
其他水疱性疾病		
昏迷性水疱 （coma blister）	● 药物过量的昏迷患者 ● 发生于压迫部位 ● 水疱是由于压迫和药物过量导致（如巴比妥酸盐过量所致昏迷）	● 表皮内或表皮下水疱；炎症浸润稀疏；外泌汗腺坏死（看起来像"汗腺的多形红斑"表现）

免疫荧光小贴士

- 活检标本置于 Michel 溶液（含硫酸铵）中
- DIF：检测组织结合的免疫复合物，IIF：检测自身循环抗体
- 常用异硫氰酸荧光素显示荧光：490~495nm 吸收（蓝色），在 510~517nm 峰值发射荧光（绿色）

疾病名称	组织病理学	疾病名称	组织病理学
主要的大疱性疾病及其免疫荧光总结 （DIF 图片由 Carlos H. Nousari 医学博士馈赠）			
落叶型天疱疮 [抗体：桥粒芯糖蛋白 1 （160kDa）]		寻常型天疱疮 [抗体：桥粒芯糖蛋白 3 （130kDa），桥粒芯糖蛋白 1 （160kDa）]	
大疱性类天疱疮 [抗体：BPAG2（180kDa）和 BPAG1（230kDa）]		EBA [抗体：Ⅶ胶原（290/145kDa）]	
瘢痕性类天疱疮 [抗体：层粘连蛋白 5，BPAG2 等]		副肿瘤性天疱疮 [抗体：包斑蛋白和桥粒芯糖 蛋白]	
疱疹样皮炎 [抗体：TG3（转谷氨酰胺酶）]		线状 IgA 大疱性皮病 [抗体：BPAG2 和Ⅶ型胶原]	

（曾跃平 译　陈洪晓　胡红华 校　乔建军 审）

第 **7** 章 肉芽肿性反应模式

Touton 细胞(Touton cell)
泡沫样细胞质伴细胞核呈环状排列、
中央非泡沫样

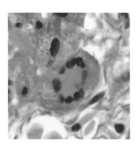

朗汉斯巨细胞(Langhans giant cell)
马蹄形细胞核

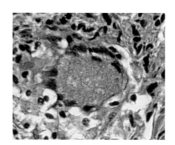

异物巨细胞(foreign body giant cell)
细胞核杂乱排列

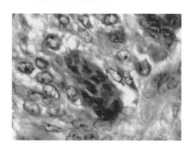

肉芽肿的分类	肉芽肿的另一种分类	肉芽肿模式
结节病性	上皮样	分散的结节模式
结核样		
渐进坏死性	栅栏状	不规则及结节性
化脓性	混合性	弥漫性模式
异物性		

疾病名称	临床特征	组织病理学
结节病性肉芽肿（sarcoidal granulomas） （上皮样肉芽肿伴周边缺乏淋巴细胞 / 浆细胞，通常无干酪样坏死）		
结节病 （sarcoidosis）	• CD4 阳性 T 辅助细胞介导的 Th1 反应，导致多系统肉芽肿性疾病 • 成人；爱尔兰人种、非裔加勒比人种 • 发病年龄呈双峰（25~35 岁及 45~65 岁） 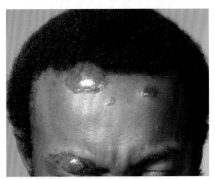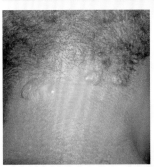 • 仅 1/3 的患者出现皮损 • 非特异性结节性红斑样损害（3%~25%），但临床表现多样；红棕色丘疹及斑块；玻片压诊可出现"苹果酱"色（受压后发白）；甲改变（杵状指，甲分离）；狮面 • 肺受累（90%）、淋巴结（纵隔及外周淋巴结）、肝、脾及眼 • 与 HLA-1、HLA-B8 及 HLA-DR3 相关 • 血管紧张素酶水平可帮助诊断 • 过去采用 Kveim-Siltzbach 皮肤试验进行诊断	• 非干酪样坏死，界限清楚的真皮肉芽肿伴稀疏淋巴样细胞浸润（"裸"肉芽肿）；表皮正常 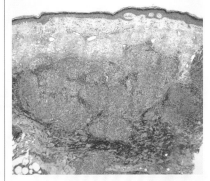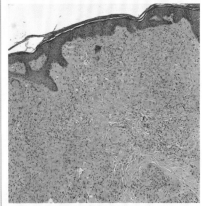 • 朗汉斯巨细胞内可含有 　■ 贝壳小体（Schaumann 小体）：蓝色圆形，可能是由于溶酶体的退化形成钙化的板层状蛋白包涵体 　■ 星状体（星状胶原包涵体），见下图 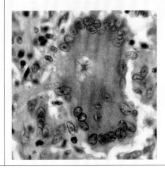

疾病名称	临床特征	组织病理学
结节病的亚型 (sarcoid variants)	• Löfgren 综合征："HEFA Löfgren"［肺门淋巴结肿大(hilar lymphadenopathy)+ 结节性红斑(erythema nodosum)+ 发热(fever)+ 关节炎(arthritis)] • Heerfordt 综合征：腮腺肿大 + 脑神经麻痹(特别是面神经)+ 葡萄膜炎 + 发热 • 冻疮样狼疮：面部丘疹，尤其是沿鼻缘"串珠样"排列(见下) • Darier-Roussy 病：皮下型结节病(见下)	
冻疮样狼疮 (lupus pernio)	• 结节病亚型 • 鼻缘 • 面部及鼻缘"串珠样"丘疹 • 常伴慢性肺结节病	• 与结节病组织学相同
结节性皮下型结节病 (nodular subcutaneous sarcoidosis)	• "Darier-Roussy 病" • 结节病的亚型，累及皮下组织及脂肪 • 成人 • 肢端(尤其是前臂) • 坚实的皮下结节及带状浸润 • 常伴系统性疾病	• 局限于皮下组织的"裸"肉芽肿，真皮不受累；小叶性浸润，少许或无间隔受累；一些肉芽肿中央可见散在的灶性坏死

疾病名称	临床特征	组织病理学
Blau 综合征 (Blau's syndrome)	<ul><li>常染色体显性遗传<ul><li>可能是早发型家族性结节病</li></ul></li><li>家族性结节病样肉芽肿病伴皮肤结节病 + 葡萄膜炎 + 关节滑膜囊肿<ul><li>可能有屈指畸形(或手指第 3~5 近侧指间关节弯曲挛缩)</li><li>无肺或内脏受累</li></ul></li><li>*CARD15* 基因缺陷</li><li>某些克罗恩病患者有相同基因突变</li></ul>	
异物反应 (reactions to foreign bodies)	<ul><li>异物如玻璃、文身色素、锌、铍等可引起肉芽肿性皮炎<ul><li>偏振光下双折光性("spiny TAZS"):海胆刺(sea urchin spines)、滑石(talc)、节肢动物口器(arthropod parts)、锌(zinc)(菱形结晶)和硅(zinc)(挡风玻璃)、缝线(suture)</li><li>非双折光性:锆(腋下除臭剂)、铍、铝、文身(最常见的红墨水,尤其含有硫化汞/朱砂,见下图)</li></ul></li></ul>	
结节病性皮损的其他原因 (other causes of sarcoidal lesions)	<ul><li>带状疱疹瘢痕、二期梅毒、Sézary 综合征、系统性淋巴瘤、常见免疫缺陷病的亚型、瘤型麻风</li></ul>	

疾病名称	临床特征	组织病理学
结核样肉芽肿（tuberculoid granulomas） （上皮样肉芽肿周边伴有淋巴细胞 / 浆细胞浸润，中央常有干酪样坏死）		
结核病 （tubeculosis，TB）	• 病因：结核分枝杆菌（抗酸染色阳性菌） • 详见第 23 章，细菌及立克次体感染	• 融合性，界限不清的肉芽肿周边伴有大量淋巴细胞和浆细胞浸润；可有干酪样坏死；多核巨细胞中偶见星状体和 Schaumann 小体
结核疹 （tuberculids）	• 一组与躯体其他部位 TB 感染有关的皮肤病（切片上看不到病原菌，但 PCR 方法检测阳性） 　■ 瘰疬性苔藓：毛囊 / 汗腺导管浅表炎症反应；罕见干酪样坏死 　■ 丘疹坏死性结核疹：血管炎及真皮凝固性坏死（类似环状肉芽肿） 　■ 硬红斑 - 结节性血管炎：小叶性脂膜炎；结节样肉芽肿可累及真皮深部	

疾病名称	临床特征	组织病理学
麻风 （leprosy，Hansen's disease）	 ● 麻风分类 　1. 结核样型（TT）：上皮样肉芽肿，周边淋巴细胞浸润；干酪样坏死；可破坏表皮基底层；围绕神经血管丛和立毛肌浸润；通常见不到病原菌（Wade-Fite 抗酸染色，添加花生油的改良 Ziehl-Neelsen 抗酸染色） 　2. 界限类偏结核样型（BT）：淋巴细胞更少，无干酪样坏死或表皮破坏；异物巨细胞多于朗汉斯巨细胞 　3. 界限类（BB）：肉芽肿形成差；上皮样细胞被水肿所分隔；神经受累少；可见病原菌	● 结核样型麻风
晚期梅毒 （late syphilis） ［Warthin-Starry 银染］	● 二期梅毒晚期及三期梅毒结节性损害	● 真皮浅深层结核样肉芽肿浸润、浆细胞、罕见病原菌

疾病名称	临床特征	组织病理学
利什曼病 （leishmaniasis） ［Wright-Giemsa 瑞氏吉姆萨染色］	• 红色斑块、结节或溃疡 • 媒介：白蛉属或沙蝇属沙蝇（雌性） • 无鞭毛体微生物（具有动基体：线粒体中环状 DNA 团块，核周呈杆状） • 治疗：两性霉素或锑剂	• 真皮弥漫性混合性肉芽肿浸润；偶见干酪样坏死；细胞质内包涵体（呈外围排列） • 微生物内见动基体（紫色点，细胞核旁细胞质内包涵体，线粒体样作用）
肉芽肿型玫瑰痤疮 （granulomatous variant of rosacea）	• 颊部，下颏，鼻，前额 • 持久性红斑及毛细血管扩张	• 结核样肉芽肿伴毛囊炎；毛囊及毛囊周围脓疱；显著的血管扩张（毛细血管扩张） • 与寻常狼疮鉴别困难，但玫瑰痤疮存在显著的血管扩张
口周皮炎 （perioral dermatitis）	• 年轻女性 • 下颏、鼻唇沟，唇周见不受累区域 • 对称分布的红色丘疹，丘疱疹及红斑	• 组织学与玫瑰痤疮类似，毛囊口棘层肥厚、角化过度、海绵水肿及结核样肉芽肿

疾病名称	临床特征	组织病理学
类脂质渐进性坏死（necrobiosis lipoidica） ［Sudan 染色可示渐进性坏死区域的脂质］	• 曾被认为和糖尿病强相关,因此最初称为"糖尿病性类脂质渐进性坏死（NLD）" • 30 多岁女性 • 可能与糖耐量下降或糖尿病有关 • 腿部（尤其是胫前）；75% 双侧发生 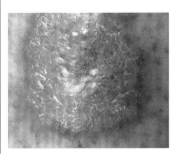 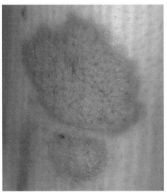 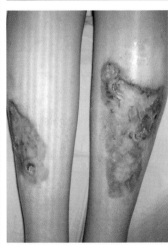 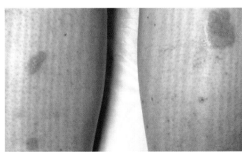 • 中央黄棕色光亮萎缩斑伴红色丘疹,边缘呈红紫色隆起,境界清楚 • 长期损害可继发 SCC • 斑块处可感觉下降,少汗 • 胶原硬化区 GLUT-1 蛋白（葡萄糖转运蛋白）阳性	• 渐进坏死性肉芽肿平行于表皮；伴有浆细胞的血管周围炎性细胞浸润；坏死性血管炎；累及真皮全层,弥漫性,范围较宽；纤维化；渐进坏死区域见脂质（苏丹染色）；无黏蛋白 • DIF：血管壁 IgM 和 C3 沉积 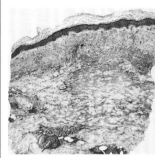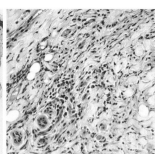 可见大量浆细胞（见上图） 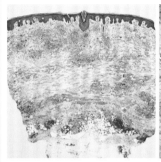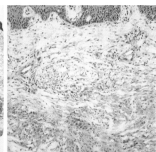 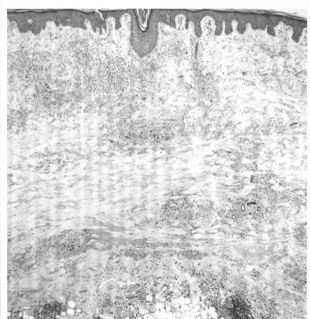

疾病名称	临床特征	组织病理学
渐进坏死性黄色肉芽肿（necrobiotic xanthogranuloma，NXG）	<ul><li>眶周，躯干，四肢</li><li>老年人（常见于六十多岁）</li></ul><ul><li>紫色至红色，部分为黄色肉芽肿性斑块和结节</li><li>常伴有副球蛋白血症</li><li>详见第 40 章</li></ul>	<ul><li>栅栏状肉芽肿伴灶性透明均质化的渐进性坏死；大量巨细胞、泡沫细胞和形态古怪的组织细胞；胆固醇裂隙</li><li>可与类脂质渐进性坏死类似，但临床表现明显不同</li></ul><ul><li>胆固醇裂隙和巨细胞</li></ul>

疾病名称	临床特征	组织病理学
类风湿结节 （rheumatoid nodules） ［PTAH 横纹肌染色 可示纤维素呈蓝色］	• 20% 的 RA 患者；5% 的 SLE 患者（可能由血管病变引起） • 手、足 • 多发结节；持续数月至数年 • 注：速发性类风湿结节病：甲氨蝶呤治疗的患者出现手足部多发性结节 	• 真皮深部/皮下栅栏状肉芽肿伴有不规则的渐进性坏死区，周边细长组织细胞呈栅栏状排列；均质嗜酸性渐进性坏死区见明显的纤维素；嗜酸性粒细胞及淋巴细胞；无黏蛋白（与 GA 不同） • 注：上皮样肉瘤在组织学上可有类似表现

疾病名称	临床特征	组织病理学
风湿热结节 （rheumatic fever nodules）	● 伴有风湿热的儿童 ● 伴有急性风湿性心肌炎 ● 骨突处（尤其是肘部）无症状的对称分布的结节 ● 短期可消退（与类风湿结节不同）	● 皮下或更深处栅栏状肉芽肿；胶原束分离肿胀，嗜酸性粒细胞增多；散在的炎症细胞
异物及疫苗反应 （reactions to foreign materials and vaccines）	● 可形成渐进坏死性肉芽肿及化脓性肉芽肿 ● 见于牛胶原蛋白注射、碎片、红色毛癣菌感染等	

化脓性肉芽肿（suppurative granulomas）
（上皮样组织细胞及多核巨细胞伴中央中性粒细胞聚集）

疾病名称	临床特征	组织病理学
着色真菌病 （chromomycosis）	● "着色芽生菌病" ● 致病菌：裴氏着色真菌（最常见）、瓶霉属、分枝孢子菌属 ● 常有浅表创伤史 ● 肢端 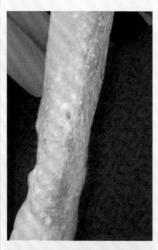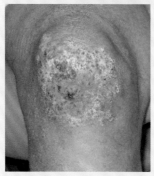 ● 鳞屑性丘疹，缓慢扩大形成环状、疣状斑块 ● 系统性感染罕见	● 假上皮瘤样增生；真皮混合炎症细胞浸润；无干酪样坏死；群集的棕色孢子（"铜钱"或枸杞/硬壳小体） 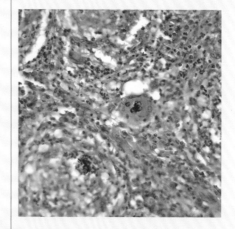

疾病名称	临床特征	组织病理学
暗色丝孢霉病 (pheohyphomycosis)	<ul><li>"暗色丝状真菌"</li><li>肢体远端</li><li>常有浅表创伤史(尤其是木片或植物物质)</li><li>孤立的皮下囊肿或结节性,囊性或疣状皮损</li></ul>	<ul><li>棕色菌丝(非铜钱);包绕的囊腔;化脓性肉芽肿性反应;可见异物(如木片)</li></ul>

疾病名称	临床特征	组织病理学
孢子丝菌病（sporotrichosis）	● "玫瑰花匠病" ● 申克氏孢子丝菌（酵母相致病） ● 手部、前臂外伤接种（玫瑰刺，泥炭藓块）后，出现结节和脓疱 ● 注：上皮样肉瘤可有类似的临床表现	● 假上皮瘤样增生；真皮弥漫性混合炎症细胞浸润；肉芽肿（结核样，组织细胞性和化脓性）；细胞外"孢子丝菌星状体"（透明物质为真菌表面的免疫复合物）；圆形 / 椭圆形 / 雪茄形孢子（即使在 PAS 和 GMS 染色也很难见到）

疾病名称	临床特征	组织病理学
非结核(非典型)分枝杆菌感染 [non-tuberculous (atypical) mycobacterial infections]	• 海鱼分枝杆菌,龟分枝杆菌 • 结痂性损害,常位于肢端;可有"孢子丝菌病样"表现 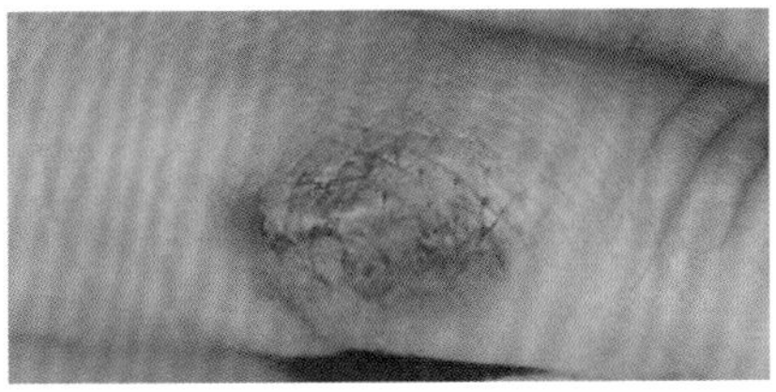 • 海鱼分枝杆菌(见上图)	• 表皮增生;真皮弥漫性混合炎症细胞浸润;结核样肉芽肿不伴干酪样坏死;显著的纤维化 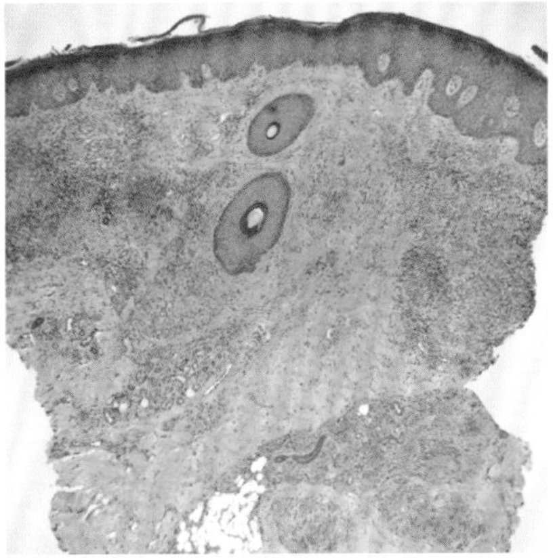 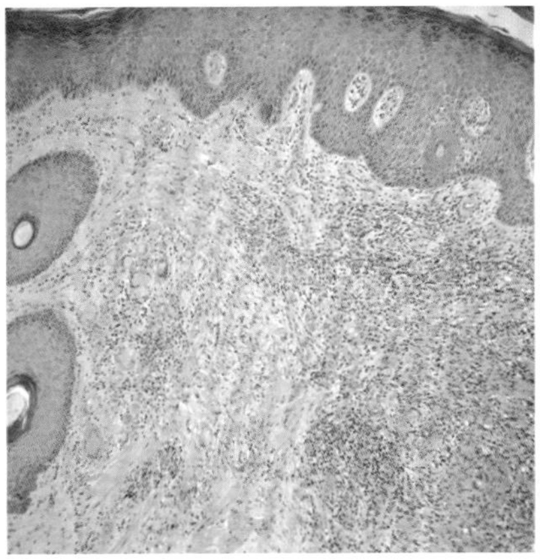 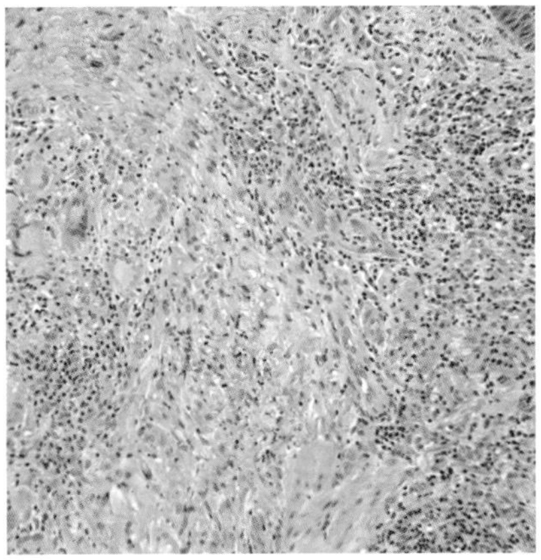

疾病名称	临床特征	组织病理学
芽生菌病 (blastomycosis) ［PAS 染色及六亚甲基四胺银染色］	• "Gilchrist 病" • 皮炎芽生菌（双相真菌） • 成人，面部 • 美国东南部 • 疣状结痂性斑块，环状脓疱性边缘，中央可愈 • 引起肺部感染（最常见的症状） • 详见第 25 章	• 假上皮瘤样增生；微脓肿；弥漫性混合炎症细胞浸润 • 孢子出芽，芽颈较宽（可见于巨细胞或组织中）

副球孢子菌病
(paracoccidioido-mycosis)
［GMS 染色］
	• "南美芽生菌病"
	• 巴西副球孢子菌（土壤双相真菌）
	• 拉丁美洲
	• 皮肤黏膜
	• 引起肺部感染，局部淋巴结肿大，皮肤黏膜溃疡，疣状斑块
	• 临床亚型
	  1. 原发肺部疾病伴继发性皮肤黏膜溃疡（如果发生播散）
	  2. 原发皮肤黏膜（尤其是咀嚼牙签 / 树叶）
	  3. 原发皮肤（疣状斑块）
	• 详见第 25 章
		• 假上皮瘤样增生；真皮炎症细胞浸润；肉芽肿
		• 多芽孢子（"驾驶盘样"）
		
		• GMS 染色（见上图）
		• 非特染时很难见到真菌或"驾驶盘样"孢子

球孢子菌病 (coccidioidomycosis) ［PAS 染色及六亚甲基四胺银染色阳性，黏蛋白卡红染色阴性］	• "裂谷热" • 粗球孢子菌（尘埃传播，"桶状"关节孢子） • 毒性最大的真菌之一（极度具有传染性的关节分生孢子） • 美国西南部 • 面部 • 典型者为自限性，流感样肺部感染 • 红色疣状结节（尤其见于面部），20% 肺部感染者可出现结节性红斑 • 详见第 25 章	• 假上皮瘤样增生；弥漫性化脓性肉芽肿反应（非干酪样肉芽肿）；大的、厚壁球形体（平均 50μm）伴颗粒状细胞质或内生孢子

疾病名称	临床特征	组织病理学
芽生菌病样脓皮病（blastomycosis-like Pyoderma）	• 大的疣状斑块，其上有大量脓疱和排脓性窦道 • 组织中常可分离出金黄色葡萄球菌和假单胞菌	• 重度炎症细胞浸润伴小脓肿；肉芽肿少见；假上皮瘤样增生；表皮内微脓肿；常有严重的日光性弹力纤维变性
放线菌病、足菌肿及诺卡菌病（细菌）[actinomycosis mycetomas and nocardiosis（bacteria）]	• 放线菌病：排脓性窦道，结节；造成大的肿块和骨变形；足部常见 • 放线菌病（"团块状下颌"） • 足菌肿	• 中性粒细胞脓肿，混合炎症细胞浸润，颗粒（菌核），细菌颗粒（硫黄颗粒是聚集的嗜碱性病原菌） 　PAS 染色　　　　　Gram 染色 • Splendore-Hoeppli 现象：免疫球蛋白（Ab）沉积引起的嗜酸性边缘；也见于金黄色葡萄球菌，变形杆菌，假单胞菌和大肠杆菌

疾病名称	临床特征	组织病理学
猫抓病 (cat-scratch disease)	● 汉氏巴尔通体(细菌) ● 猫抓或咬数周后出现疼痛性淋巴结肿大	● 化脓性肉芽肿,坏死区及周边上皮样细胞呈栅栏状排列;星状肉芽肿
性病性淋巴肉芽肿 (lympho-granuloma venereum,LGV)	● 沙眼衣原体(细菌) ● 常为男性 ● 腹股沟区;STD 感染淋巴管 ● 阴茎或女性外阴 2~3mm 的丘疹或糜烂;继而发生横痃(肿大的淋巴结) ● "沟槽征"(因腹股沟韧带两侧的淋巴结均肿大)	● 伴有浆细胞的弥漫性混合炎症细胞浸润;局部淋巴结化脓,中央坏死性肉芽肿
浅表型坏疽性脓皮病 (superficial pyoderma gangrenosum,PG 亚型)	● 病因不明 ● 躯干 ● 外科手术部位,创伤 ● 浅表性溃疡,常为孤立性;排脓性窦道	● 化脓性肉芽肿和巨细胞伴有表皮不规则增生,窦道形成,纤维化和重度混合炎症细胞浸润

疾病名称	临床特征	组织病理学
破裂的囊肿和毛囊（ruptured cysts and follicles）	● 破裂的囊肿和发生炎症的破裂毛囊附近可形成化脓性肉芽肿 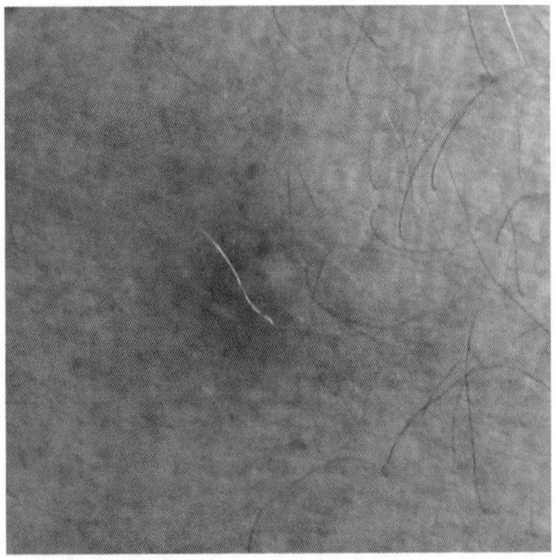 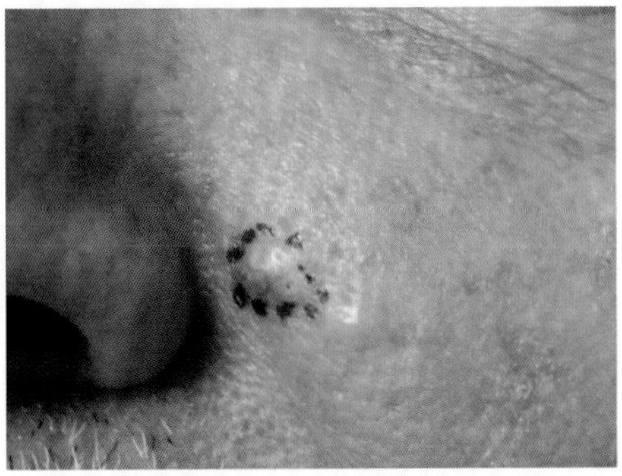 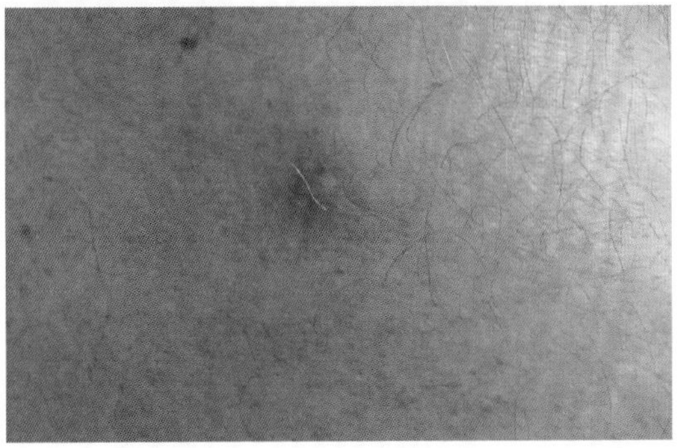 	● 囊肿或毛囊周围化脓性肉芽肿；异物巨细胞；可有水平方向排列的瘢痕组织 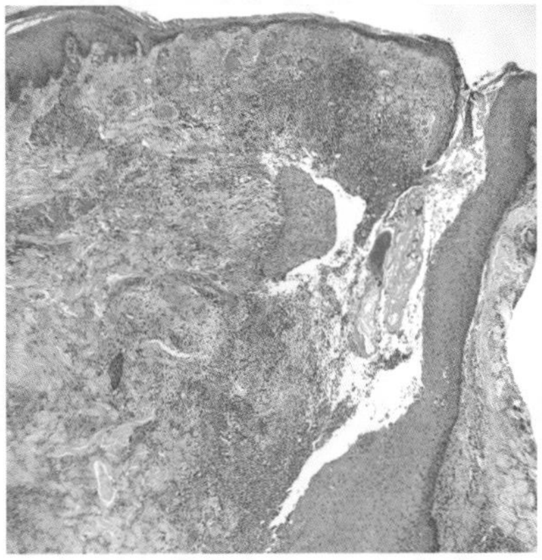 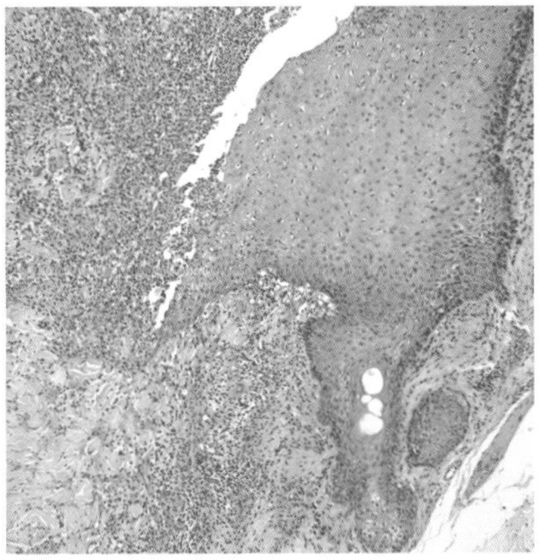 ● 破裂的毛囊（见上图） ● 破裂的囊肿（见下图） 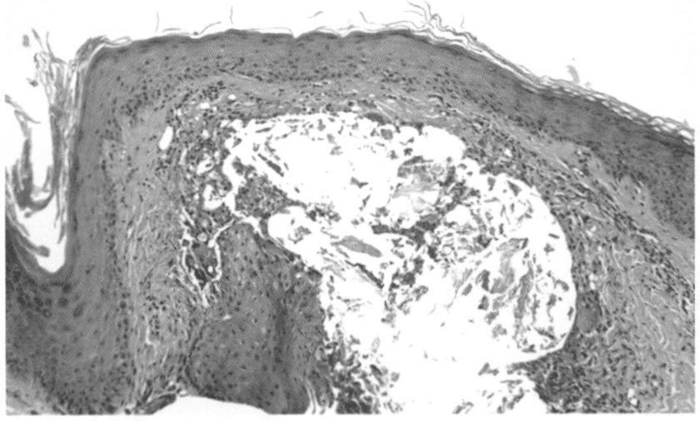 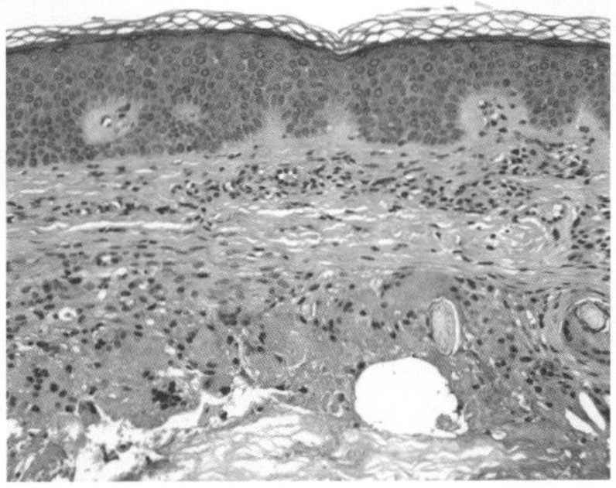

疾病名称	临床特征	组织病理学
异物肉芽肿		
外源性物质 （exogenous material）	• 淀粉、滑石粉、文身材料、缝线、木片、铅笔芯、玻璃的周围可形成异物肉芽肿 • 双折光：硅、锌、滑石、淀粉颗粒（"马耳他十字"）、缝线 • 非双折光：铍、锆	• [PAS 阳性]：可能为植物 木片　　　　　文身肉芽肿 缝线肉芽肿 明胶海绵　　　　　硅

疾病名称	临床特征	组织病理学
硅胶肉芽肿（silicone granuloma）	• 常由于美容目的进行硅酮注射 • 乳房、小腿肚 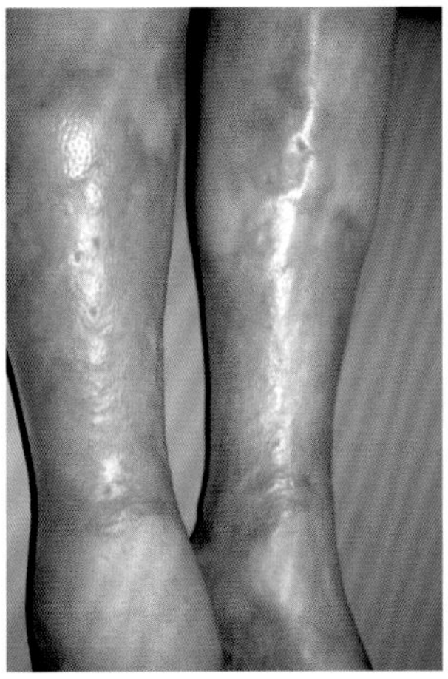 	• 可形成肉芽肿反应（详见第 14 章，皮肤沉积物） 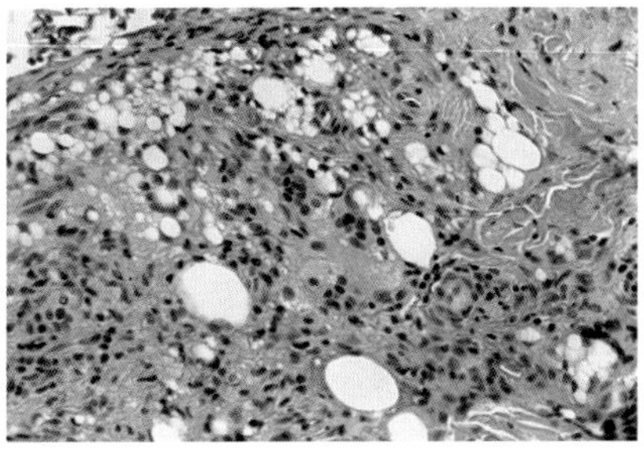 • 大小不等的空泡周围见异物细胞和巨噬细胞
内源性物质（endogenous material）	• 由于对钙沉积、尿酸盐、草酸盐、角质物和毛发的反应而形成 • 最常见：角质物（如内生甲或假性毛囊炎中的毛发）	毛发肉芽肿 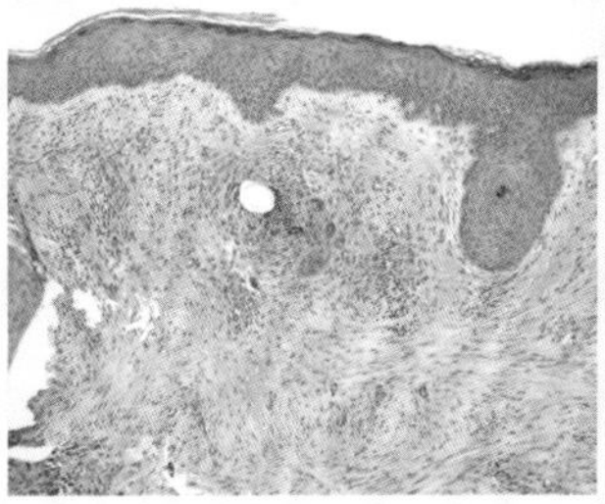　　　痛风（痛风石），尿酸盐结晶 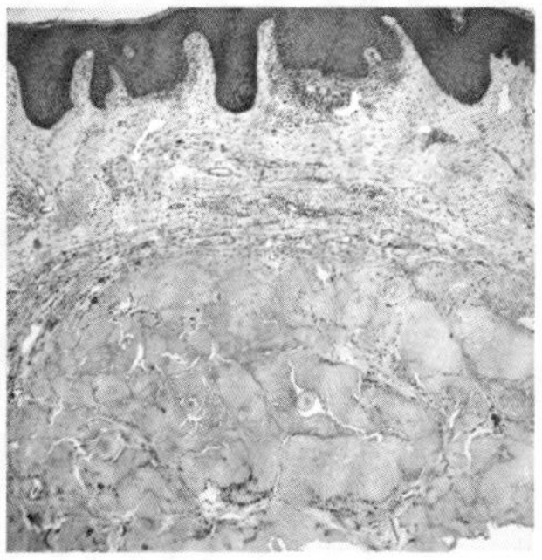 淀粉样物质（尤其是结节性淀粉样变，见下图） 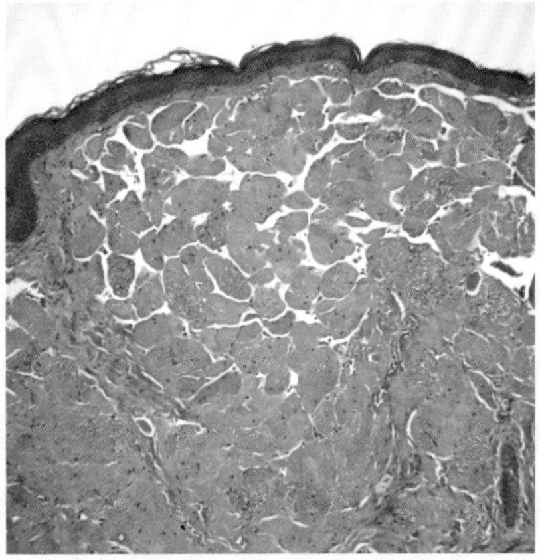

疾病名称	临床特征	组织病理学
其他类型的肉芽肿		
肉芽肿性唇炎 （cheilitis granulomatosa）	 • 周期性唇部肿胀 • 可能与 Melkersson-Rosenthal 综合征有关（见下）	• 广泛扩张的淋巴管伴有炎症细胞；显著的真皮水肿伴血管周围炎症细胞浸润；不同程度的肉芽肿（"裸"结节，排列疏松的结核样肉芽肿，或孤立的巨细胞）
Melkersson-Rosenthal 综合征 （Melkersson-Rosenthal syndrome）	• 病因不明 • 常发生于二十多岁 • 与结节病,感染/异物反应有关 • 三联征（"TSP"） 　■ 舌（tongue）:裂纹舌（皱襞舌） 　■ 肿胀（swelling）:慢性口面部肿胀,尤其是唇部 　■ 麻痹（paralysis）:复发性面神经麻痹 　■ 鉴别诊断:皮肤腔口部位结核、口腔克罗恩病	
弹力纤维溶解性肉芽肿 （elastolytic granulomas）	• 肉芽肿性损害表现为光暴露部位环状损害,肉芽肿性边缘,中央弹力纤维缺失 • ［Verhoeff-van Gieson（VVG）染色:弹力纤维为黑色,胶原为红色,肌肉/神经为黄色］ • "环状弹力纤维溶解性巨细胞肉芽肿"谱性疾病的主要亚型 　■ 光化性肉芽肿 　■ 非典型类脂质渐进性坏死 　■ 多形性肉芽肿	

疾病名称	临床特征	组织病理学
O'Brien 光化性肉芽肿 （actinic granuloma of O'Brien）	• 可能是环状弹力纤维溶解性巨细胞肉芽肿谱性疾病的亚型 • 可能是光暴露部位环状肉芽肿的亚型 • 中年女性 • 常发生于日光损伤的面部 • 光暴露部位环状斑块,红色隆起性边缘,中央色素减退的萎缩斑	• 弥漫性肉芽肿性浸润;无黏蛋白或渐进性坏死(与环状肉芽肿和类脂质渐进性坏死不同) • 水平方向见三区 1. 日光性弹力纤维变性 2. 肉芽肿位于边缘,大的巨细胞(最多可达 12 个细胞核)吞噬弹力纤维(弹力纤维吞噬现象) 3. 中央区域弹力纤维消失
		• Verhoeff-van Gieson(VVG)染色(见上图) ▪ VVG 染色示弹力纤维为黑色,胶原为红色

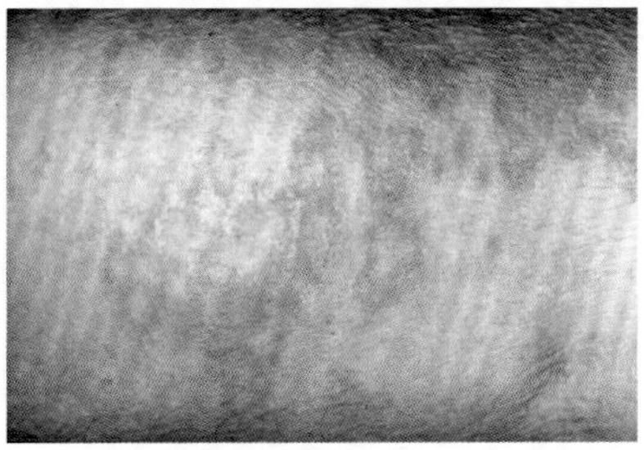

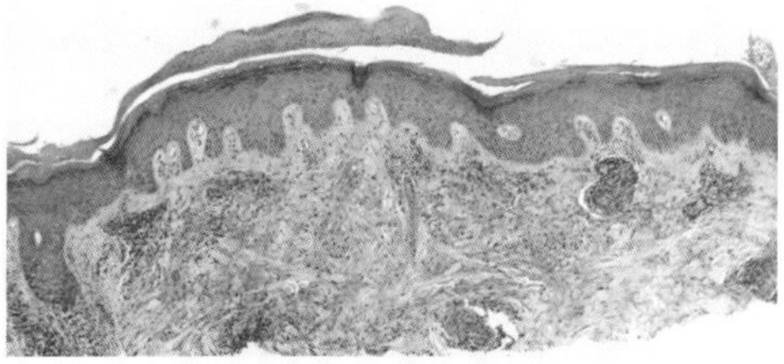

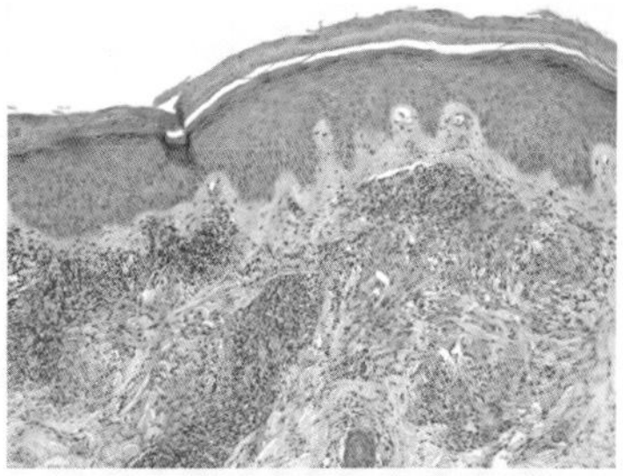

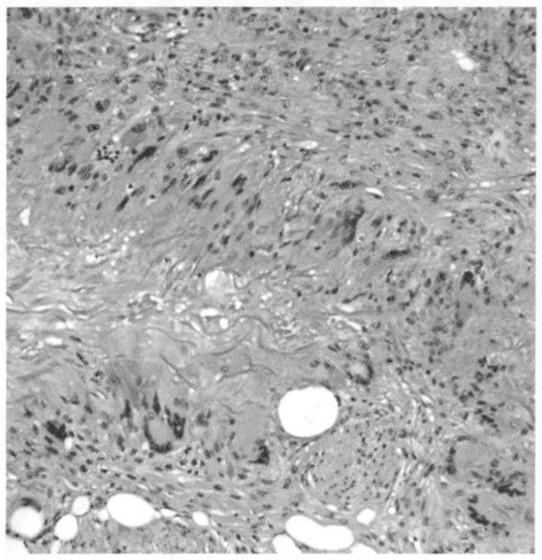

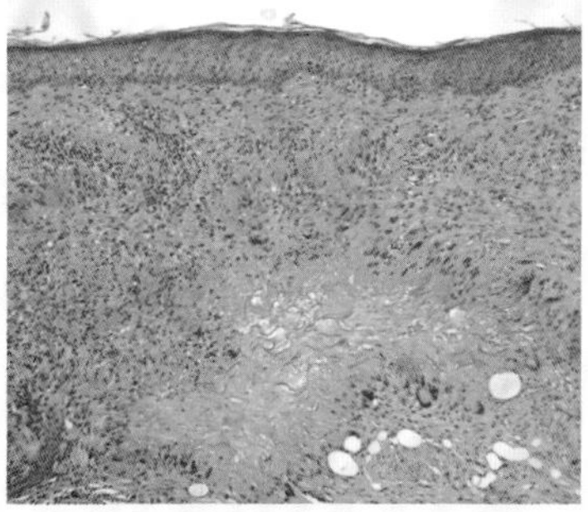

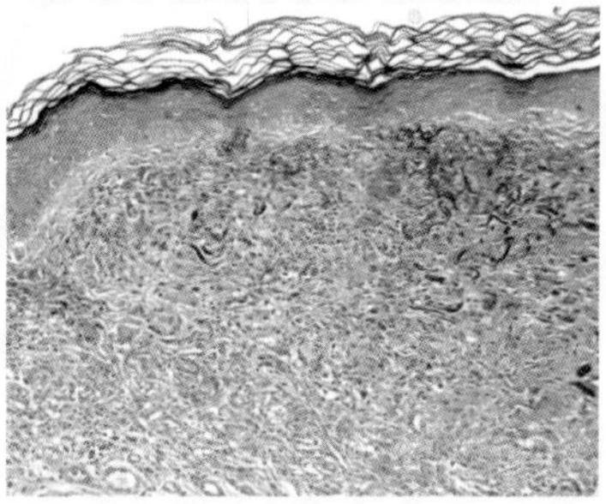

疾病名称	临床特征	组织病理学

非典型类脂质渐进性坏死
(atypical necrobiosis lipoidica)
	• 三十多岁女性
	• 上面部及头皮
	• 环状损害
	• 消退后不留瘢痕或秃发
		• 分区
		  1. 中央消退区,弹力纤维消失
		  2. 周边隆起性边缘,胶原间炎症细胞浸润

非典型类脂质渐进性坏死	• 三十多岁女性 • 上面部及头皮	• VVG 染色示弹力纤维消失(见上图)

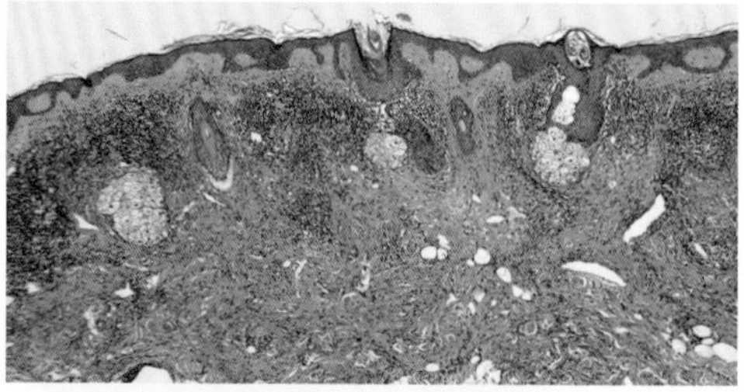

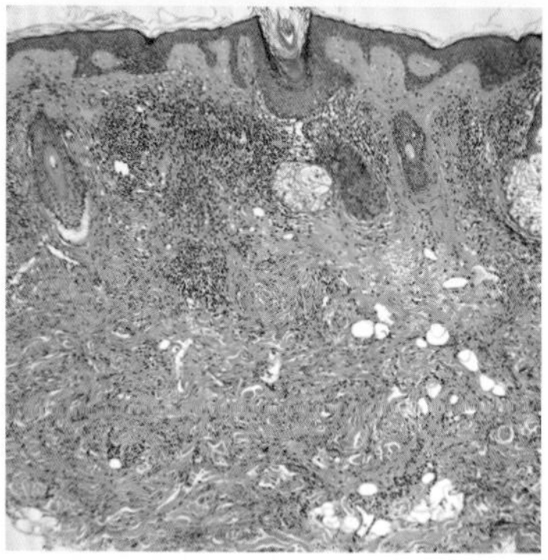

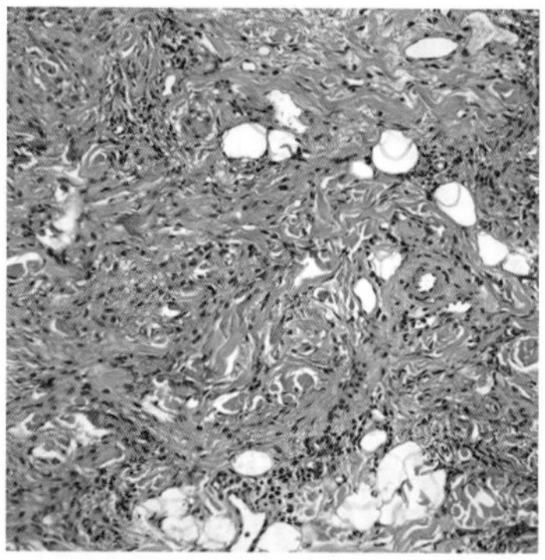

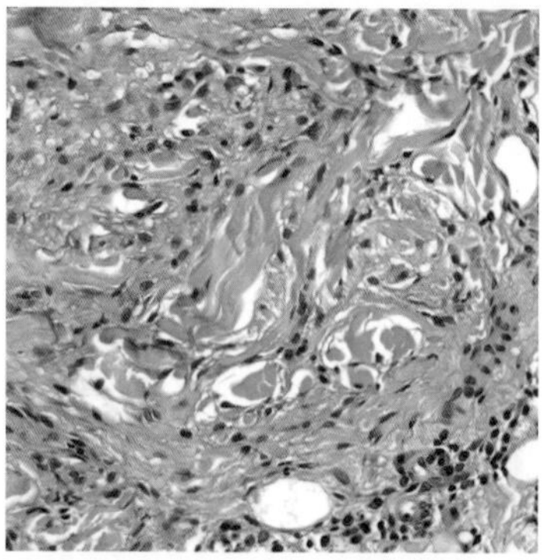

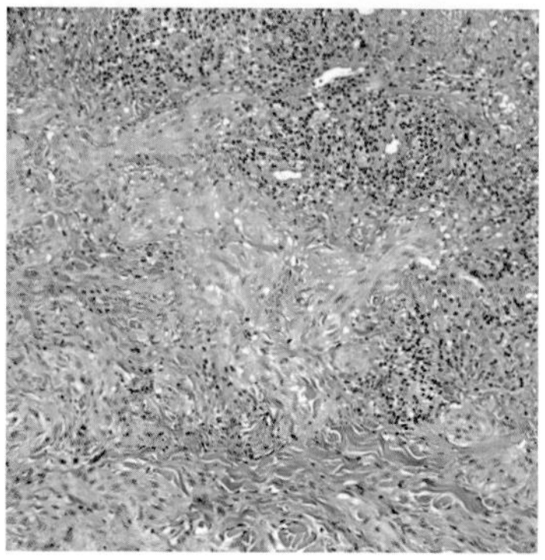

疾病名称	临床特征	组织病理学
多形性肉芽肿（granuloma multiforme）	<ul><li>非洲；印度尼西亚</li><li>成人</li><li>日光暴露的躯干/手臂部位环状损害（临床可类似结核样型麻风）</li></ul>	<ul><li>与光化性肉芽肿类似</li></ul>
氢醌诱导的褐黄病中环状肉芽肿性损害（annular granulomatous lesions in hydroquinone induced ochronosis）	<ul><li>褐黄病极少形成肉芽肿</li><li>使用氢醌霜者</li><li>南非</li><li>面部</li><li>氢醌霜导致的面部褐黄病皮损处出现环状发疹</li><li>类似光化性肉芽肿分区性外观，外周为褐黄病的色素沉着区，边缘隆起，中央为色素减退区</li><li>可能与系统性结节病相关</li></ul>	<ul><li>肉芽肿性损害：褐黄病色素沉着区伴有隆起的边缘及中央色素减退区；类似光化性肉芽肿；中央区表皮萎缩，下方弹力纤维和褐黄病性纤维缺失，轻度纤维化</li></ul>

疾病名称	临床特征	组织病理学

间质性肉芽肿性皮炎
(interstitial granulomatous dermatitis)
	• "栅栏状及中性粒细胞性肉芽肿性皮炎"
	
	• 皮色或红色丘疹伴有脐凹,结痂或穿通;可有"绳索征"(皮色或红色线状条索,躯干侧面丘疹)
	• 可有关节痛
	• 与自身免疫性疾病(类风湿关节炎、SLE)或恶性淋巴增生性疾病(淋巴瘤)相关
		• 存在不同的模式
		  ■ 类似环状肉芽肿(缺乏黏蛋白)
		  ■ 伴有较多中性粒细胞的混合炎症细胞浸润
		  ■ 小的栅栏状肉芽肿;真皮下层明显
		  ■ 单一胶原束周围组织细胞栅栏状排列
		  ■ 可能存在血管炎,DIF 示血管壁 C3,IgM 沉积

疾病名称	临床特征	组织病理学
间质性肉芽肿性药物反应（interstitial granulomatous drug reaction）	• 手臂内侧,大腿中部,间擦部位,躯干 • 红色至紫色非瘙痒性斑块,环状排列 • 与钙离子通道阻断剂、β受体阻断剂、血管紧张素转化酶抑制剂、抗组胺药等有关	• "GA 样"（不全型）伴有"拥挤"的真皮;嗜酸性粒细胞增多;亲表皮性(50%);通常有轻度的苔藓样界面皮炎及空泡变性
肉芽肿性蕈样肉芽肿（granulomatous mycosis fungoides）	• "肉芽肿性松弛皮肤"是蕈样肉芽肿的亚型,临床表现为"松弛的皮肤"	• 真皮肉芽肿性浸润(疾病破坏弹力纤维)

疾病名称	临床特征	组织病理学
创伤性溃疡性肉芽肿（traumatic ulcerative granuloma）	• "Riga-Fede 病" • 老年人 • 舌侧缘，颊黏膜 • 无痛性溃疡 • 可能与创伤有关	• 溃疡性表皮伴有肉芽组织和深部肌肉周围炎症细胞浸润（淋巴细胞、嗜酸性粒细胞、浆细胞）；变性肌肉周围炎症浸润

（伍洲炜 译　薛汝增 校　万川 审）

血管病性反应模式

面部肉芽肿（granuloma faciale）

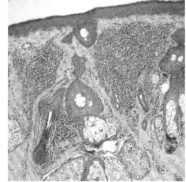
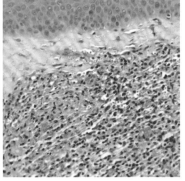

疾病名称	临床特征	组织病理学
非炎症性紫癜 （包括老年性紫癜、特发性血小板减少性紫癜、自体红细胞敏感综合征、创伤性和药物性紫癜）		
老年性紫癜 （senile purpura）	• "Bateman 紫癜" • 紫外线导致真皮胶原纤维和细胞外间质减少和断裂 • 老年人 • 手和前臂 • 边界清楚的暗紫红色斑片,通常不表现出挫伤样颜色改变	• 红细胞外渗主要在真皮上部及血管周围,显著日光弹力纤维变性,真皮变薄伴胶原萎缩

疾病名称	临床特征	组织病理学
血管闭塞性疾病		
华法林坏死 (warfarin necrosis)	• 患者患有获得性蛋白 C 缺乏(一种维生素 K 依赖的具有抗凝作用的血浆蛋白,可灭活 V a 和Ⅷa 因子);华法林(维生素 K 抑制剂) • 肥胖,中年女性,负荷剂量疗法 • 富含脂肪区域(大腿,臀部,乳房) • 境界清楚的瘀斑,迅速发展成水疱和坏死 • 注:维生素 K 依赖蛋白包括Ⅶ,Ⅸ,Ⅹ,凝血酶原,蛋白 C 和 S	• 真皮深部和皮下脂肪组织见纤维蛋白血小板性血栓;可能出现表皮下水疱;不同程度出血;表皮坏死;稀疏炎症细胞浸润

疾病名称	临床特征	组织病理学
白色萎缩（青斑样血管病） atrophie blanche （livedoid vasculopathy）	• 白色萎缩 • 血管病表现为真皮小血管纤维性血栓栓塞（可能因缺陷组织内纤溶酶源激活物的纤溶活性降低所致） • 中年女性 • 小腿下段（足踝 / 足背） 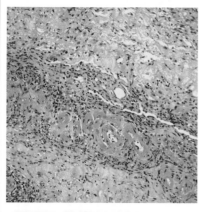 • 毛细血管扩张性紫癜性丘疹，逐渐形成溃疡，数月后结痂愈合，形成萎缩性星状瘢痕 • 可能与狼疮抗凝物、蛋白 C 缺乏、凝血因子 V 莱顿突变等相关	• 真皮上部血管腔内透明血栓；血管壁纤维蛋白沉积；溃疡形成；稀疏炎症细胞浸润（无血管炎）；晚期皮损可呈围绕血管的带状浸润 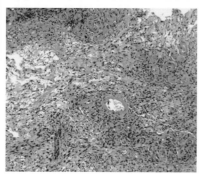 • 直接免疫荧光显示血管周围 IgM 沉积

疾病名称	临床特征	组织病理学
弥散性血管内凝血（disseminated intravascular coagulation, DIC）	• 凝血系统活化引起血栓形成，随后消耗血小板和纤维蛋白导致出血（可见于感染、肿瘤、大量组织损伤、肝脏疾病和蛇咬伤）	• 毛细血管和小静脉纤维性血栓；出血；但无血管炎
暴发性紫癜（purpura fulminans）	• DIC 的罕见皮肤表现，伴极少内脏器官受累 • 泛发性紫癜发生在病情严重的患者，尤其是新生儿和儿童早期，通常与感染性疾病有关（链球菌、脑膜炎球菌、病毒等） • 四肢末端、臀部 • 红斑迅速扩大，中央紫癜形成，逐渐出现坏死和溃疡；低血压；发热 • 罕见出现内脏症状（不常见）	• 大部分皮肤小静脉和毛细血管内充满纤维性血栓、无血管炎（血管周围轻度炎症细胞浸润）；广泛出血；可形成表皮下水疱；表皮坏死
暴发性紫癜的亚型（variants of purpura fulminans）	• 新生儿暴发性紫癜（先天性蛋白 C 或 S 缺乏） • 脓毒血症性暴发性紫癜（可能因获得性蛋白 C 功能障碍 / 缺乏） • 儿童感染恢复后暴发性紫癜（获得性蛋白 S 功能障碍）	
血栓性血小板减少性紫癜（thrombotic thrombocytopenic purpura）	• 亚型 　■ 特发性血栓性血小板减少性紫癜（自身免疫） 　　▲ 抗体针对 ADAMTS13 酶，此酶是一种金属蛋白酶，可分解 von Willebrand 因子（vWF），此因子与血小板结合 　■ 继发性血栓性血小板减少性紫癜 　　▲ 可能因前列环素抑制和纤维蛋白溶解受损所致 　　▲ 通常无明确病因或潜在疾病，但可能与药物（抗血小板药物，特别是噻氯匹定和氯吡格雷 / 波立维）、感染、肿瘤和妊娠等有关 　■ 治疗可给予血浆置换	• 动脉毛细血管连接处血管内见富血小板性血栓，混杂纤维素；红细胞外渗；无血管炎 • 临床表现："FATRN" F：发热（fever） A：贫血（anemia） T：血小板减少（瘀点、瘀斑）[thrombocytopenia（petechiae/ecchymoses）] R：肾脏疾病（renal disease） N：神经系统症状（neurological symptoms）

疾病名称	临床特征	组织病理学
血小板增多症（thrombocythemia）	• 骨髓增生性疾病引起血小板数量增加 • 20% 的患者表现为网状青斑、红斑肢痛症和缺血性改变	• 红斑肢痛症区域：纤维肌性内膜增生影响微动脉和小动脉 • 缺血区域：血管栓塞、真皮、表皮梗死
冷球蛋白血症（cryoglobulinemia）	• 冷球蛋白：血清 / 血浆冷却后，可逆性沉淀的免疫球蛋白 • 分类 　■ Ⅰ型（单克隆型，25%）：出现单克隆性 IgG 或 IgM（沉淀阻塞血管）；与骨髓瘤、慢性淋巴细胞白血病、Waldenström 巨球蛋白血症相关；下肢 　■ 临床表现为紫癜 • Ⅱ型和Ⅲ型（混合型，75%）：冷球蛋白附着于多克隆性 IgG 　■ Ⅱ型：针对多克隆 IgG 的单克隆 IgM 　■ Ⅲ型：针对 IgG 的多克隆 IgM • 通常存在潜在病因：类风湿关节炎、系统性红斑狼疮、丙型肝炎（75%~90%）、乙型肝炎和 HIV 等 　■ 临床表现：溃疡、荨麻疹、指趾坏死；肾脏疾病、神经系统症状 　■ C4 水平下降（消耗性）；RF 阳性但不伴类风湿关节炎 　■ IgM/C3 介导	• Ⅰ型（下图）：无血管炎，血管闭塞；真皮上部血管均质嗜酸性物质（血栓），通常在表皮溃疡下方；红细胞外溢 • Ⅱ型和Ⅲ型（下图）：血管炎；稀疏炎症细胞浸润；红细胞外溢，可见含铁血黄素（陈旧性皮损）；直接免疫荧光显示血管壁免疫球蛋白和补体沉积

疾病名称	临床特征	组织病理学
皮肤胆固醇栓塞 (cutaneous cholesterol embolism)	<ul><li>35% 胆固醇结晶栓塞患者可累及皮肤,由于主动脉粥样斑块形成所致(尤其是腹主动脉)</li><li>死亡率高</li><li>三种临床情形易出现胆固醇栓塞 　1. 烧伤 　2. 长期抗凝 　3. 急性溶栓治疗</li><li>四肢远端</li></ul><ul><li>网状青斑、坏疽、溃疡、发绀、紫癜</li></ul>	<ul><li>针状裂隙(胆固醇结晶位于小动脉);纤维性血栓包绕胆固醇;异物巨细胞和稀疏炎症细胞浸润</li></ul> 鉴别诊断:心房黏液瘤可引起栓塞伴黏液样间质,但无胆固醇裂隙
抗磷脂综合征 (antiphospholipid syndrome)	<ul><li>反复血栓形成、流产和血小板减少</li><li>狼疮抗凝物或抗心磷脂抗体阳性</li><li>与系统性红斑狼疮(20%~50% 自身抗体阳性,但仅 1/2 具有综合征表现)、类风湿关节炎和感染相关,或若无相关疾病,称为"原发性抗磷脂综合征"</li><li>网状青斑、雷诺现象、血栓性静脉炎、指趾坏疽、甲下裂片形出血</li></ul>	<ul><li>真皮显著水肿和出血伴动脉/静脉内血栓,轻微炎症细胞浸润;无血管炎</li><li>晚期皮损见含铁血黄素</li></ul>
V 因子莱顿突变 (factor V Leiden mutation)	<ul><li>高凝状态是由于 V 因子发生 G-A 突变,导致其抵抗活性蛋白 C(APC)的降解</li><li>2%~5% 的美国人群存在此突变</li><li>静脉血栓形成风险增加(增加 10 倍);下肢静脉性溃疡</li></ul>	
Sneddon 综合征 (Sneddon's syndrome)	<ul><li>神经皮肤疾病,表现为特发性网状青斑、脑血管意外(如中风卒中)</li><li>青年至中年女性</li><li>泛发性网状青斑,脑血管缺血性表现</li></ul>	<ul><li>真皮和皮下组织交界处小至中等大小动脉</li><li>分期<ul><li>血管内皮炎(内皮分离)</li><li>纤维性栓子混杂炎症细胞阻塞管腔</li><li>栓子被增生的内皮细胞取代(显示平滑肌标志物)</li><li>血管萎缩</li></ul></li></ul>

疾病名称	临床特征	组织病理学
常染色体显性遗传性动脉病伴皮质下梗死和脑白质病（CADASIL）	• NOTCH3 基因突变,一种跨膜受体血管疾病,表现为偏头痛、反复脑缺血性发作、精神分裂症(无皮肤表现) • 前臂为最佳活检部位	• 小的脑膜和脑内动脉管腔闭塞;无皮肤血管栓塞 • 电镜诊断 - 颗粒状、高电子密度的嗜锇物质在血管平滑肌细胞基底膜带沉积(血管壁呈"黑点状")
引起血管闭塞的其他疾病（miscellaneous conditions causing vascular occlusion）	• 嗜酸性粒细胞增多综合征、肾功能衰竭伴甲状旁腺功能亢进、蛋白质 C 或 S 缺乏、药物(多巴胺、加压素、甲羟孕酮、肝素、可卡因)、溃疡性结肠炎、细菌性心内膜炎	
荨麻疹		
丘疹性荨麻疹（papular urticaria）	• 荨麻疹临床亚型(译者注:不同于荨麻疹,不应归为荨麻疹的亚型) • 可能是对节肢动物叮咬的超敏反应(尤其是跳蚤) • 常在皮肤暴露部位成批出现(比荨麻疹性风团更持久)	• 浅层和深层血管周围大量淋巴细胞和嗜酸性粒细胞为主的浸润;通常呈楔形

疾病名称	临床特征	组织病理学

慢性荨麻疹（chronic urticaria）	• 荨麻疹持续 6 周以上
	• 1/3 患者有 Fc ε RIα 抗体（高亲和力 IgE 受体），可引起肥大细胞释放组胺（更严重疾病） 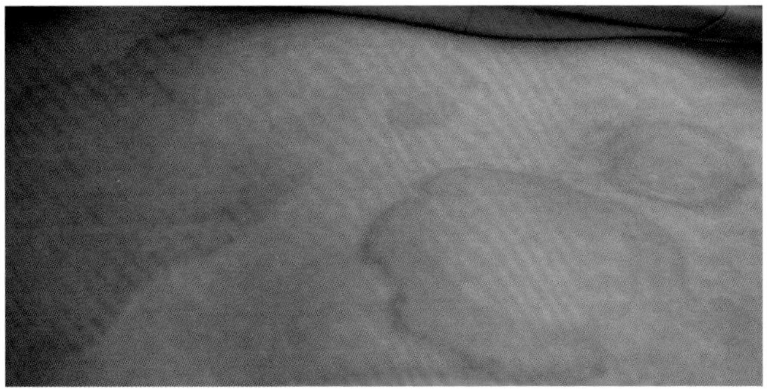
	
	• 亚型
	  ■ 物理性荨麻疹（15%）：热、冷、光、水、振动或与接触化学物质（如：刺荨麻 / 异株荨麻）；风团持续时间短；暴露部位
	  ■ 胆碱能性：运动、高温、情绪；年轻成人；2~3mm 风团，周围绕以大片红晕；面部潮红
	
	• 寒冷性荨麻疹（上图）
	• 促进组胺释放的物质引起的荨麻疹：阿片类药物、草莓、卵白、龙虾引起肥大细胞释放组胺
	• IgE 介导：因来源于食物、药物、花粉、寄生虫感染、叮咬等的抗原特异性 IgE，引起肥大细胞脱颗粒
	• 免疫复合物介导：通常由肝炎、单核细胞增多症、系统性红斑狼疮、血清病样疾病引起
	• 75% 的慢性荨麻疹为特发性
	• Schnitzler 综合征：慢性、非瘙痒性荨麻疹、反复发热、骨痛、关节痛 / 关节炎、单克隆 IgM 丙种球蛋白病
		• 真皮水肿（特别是真皮上部）；表皮正常；血管周围稀疏炎症细胞浸润（真皮上层血管腔内见中性粒细胞 / 嗜酸性粒细胞）；血管和淋巴管扩张 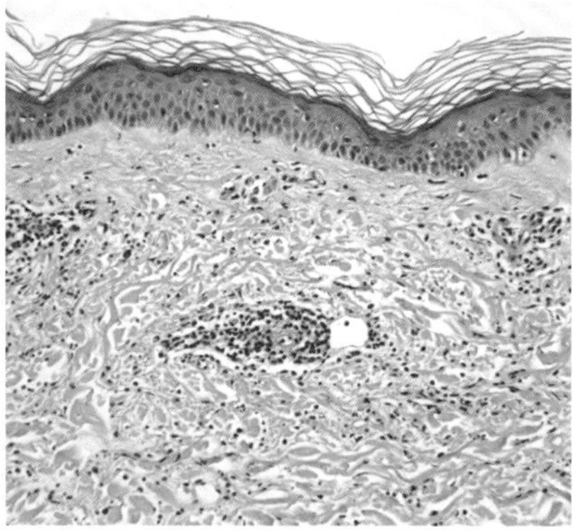 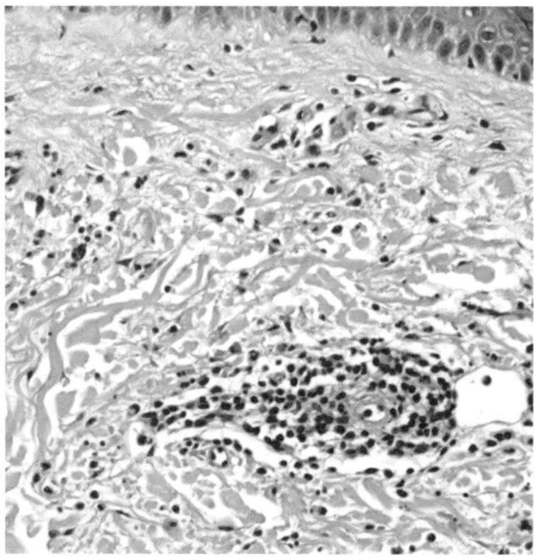

疾病名称	临床特征	组织病理学

血管性水肿
(angioedema)
	• 引起非凹陷性水肿,并非一种慢性荨麻疹
	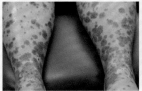
	• 面部,生殖器部位
	• 皮肤、黏膜突然肿胀
		• 水肿及血管扩张累及真皮深部和 / 或皮下组织
		• 遗传性血管性水肿通常无炎症细胞浸润
		• 亚型
		  ■ 血管性水肿:高缓激肽水平引起(影响皮肤、胃肠道、呼吸道)
		    ▲ 严重腹部绞痛;无痛性、非凹陷性水肿和不伴风团的喉头水肿(发作时 C4 降低)
		  ■ 遗传性血管性水肿(HAE):常染色体显性遗传
		    ▲ Ⅰ 型:C1 酯酶抑制剂产生减少(80%~85% HAE)
		    ▲ Ⅱ 型(功能降低):C1 酯酶抑制剂正常或增高
		    ▲ 实验室检查:C1q 正常或轻度降低,C4 水平低下
		    ▲ 可能有效的治疗:达那唑
		  ■ 获得性血管性水肿(AAE)
		    ▲ 因 C1 酯酶抑制剂降低引起(淋巴瘤、慢性淋巴细胞白血病或抗体)
		    ▲ 实验室检查:低 C1q 水平(C4、C2、C1-INH 降低)
		  ■ 药物引起的血管性水肿:血管紧张素转换酶抑制剂

急性血管炎(血管壁纤维蛋白沉积)

疾病名称	临床特征	组织病理学

白细胞碎裂性(超敏反应性)血管炎
[leukocytoclastic (hypersensitivity) vasculitis (LCCV)]
	• 皮肤毛细血管后静脉血管壁免疫复合物沉积伴补体系统激活
	• 好发于小腿
	• 可能原因(40% 无明显原因)
	  ■ 感染(链球菌、上呼吸道感染、流感)
	  ■ 药物(青霉素、呋塞米)
	  ■ 化学品(尼古丁贴)
	  ■ 肿瘤(淋巴瘤,蕈样肉芽肿)
	  ■ 系统性疾病(系统性红斑狼疮、谷胶性肠病、炎症性肠病)
	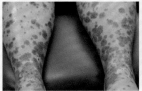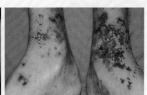
	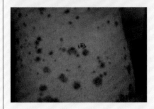
	  ■ 红斑或可触及性紫癜、水疱,结痂性溃疡
	  ■ 20% 有皮肤外症状(关节痛,低热,乏力)
	  ■ 通常在 2~3 周时无新发皮损
	  ■ 最佳活检时间:18~24h 的皮损
		• 血管壁中性粒细胞浸润,伴白细胞碎裂和核尘;内皮细胞肿胀;水肿及红细胞外溢;血栓形成;直接免疫荧光显示 IgM 沉积,也可伴有 C3 沉积
		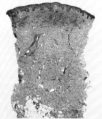
		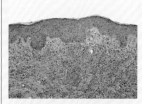
		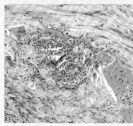

疾病名称	临床特征	组织病理学

过敏性紫癜
（Henoch-Schönlein purpura，HSP）
	- IgA 血管炎
	- 以 IgA 沉积为主的白细胞碎裂性血管炎亚型
	- 自限性病程
	- 儿童
	- 小腿；臀部
	- 发病前上呼吸道感染产生 IgA
	  - 儿童，通常为感染
	  - 成人，通常为药物过敏
	
	- 紫癜性皮疹；通常有一个或多个表现，包括关节炎、腹痛、心脏或神经系统表现；若蔓延至躯干和累及肾脏，会更严重
	- 可能出现同形反应，表现为抓痕区域的线状紫癜（因 IgA 损伤真皮乳头顶端小血管）
		- 组织病理组织学上很难与 LCCV 区分
		
		- 直接免疫荧光检查：IgA 血管壁沉积

儿童急性出血性水肿 （acute hemorrhagic edema of childhood，AHEC）	- 可能为婴儿期过敏性紫癜，不伴系统症状 - 小于 2 岁儿童，通常近期有上呼吸道感染或使用抗生素 - 头部和四肢末端环形、靶样紫癜性斑块（无皮肤外 / 系统受累）；颜面水肿；1~3 周消退	- 与过敏性紫癜组织病理一致 - 直接免疫荧光检查：血管壁 IgA 沉积
嗜酸性血管炎 （eosinophilic vasculitis）	- 以嗜酸性粒细胞为主的真皮小血管坏死性血管炎 - 瘙痒性、红斑性、紫癜性丘疹 - 通常与结缔组织病或嗜酸性粒细胞增多综合征相关	- 真皮血管坏死性、富嗜酸性粒细胞浸润性血管炎；血管壁嗜酸性颗粒、主要碱性蛋白沉积

疾病名称	临床特征	组织病理学
类风湿性血管炎（rheumatoid vasculitis）	<ul><li>长期血清学阳性、侵蚀性类风湿关节炎患者</li><li>急性血管炎累及大小血管</li><li>易反复</li><li>30% 死亡率</li><li>可触性紫癜；指趾坏疽；溃疡；指趾甲褶皱梗死</li></ul>	<ul><li>大小血管急性血管炎</li><li>慢性 IgM 介导（由类风湿因子激活引起，并非短期作用）</li></ul>
荨麻疹性血管炎（urticarial vasculitis）	<ul><li>白细胞碎裂性血管炎的临床亚型</li><li>与肝炎、SLE、妊娠、药物（地尔硫䓬、可卡因）相关；氨甲蝶呤可能加剧病情</li></ul>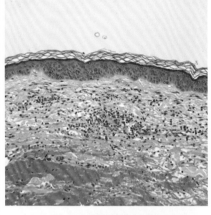<ul><li>荨麻疹性风团和 / 或血管性水肿持续超过 24h，消退后遗留瘀斑</li><li>两种类型<ol><li>补体正常型<ul><li>直接免疫荧光：IgM 阳性</li><li>下肢</li><li>超敏反应性血管炎的荨麻疹亚型</li></ul></li><li>低补体型<ul><li>女性</li><li>直接免疫荧光：IgG/C3 颗粒状沉积</li><li>躯干，四肢近端</li><li>可有系统症状（肾脏、胃肠道、呼吸道）</li><li>可能是系统性红斑狼疮疾病谱的一种（抗 C1q 抗体）</li></ul></li></ol></li></ul>	<ul><li>真皮上部显著水肿；轻度炎症细胞浸润，与白细胞碎裂性血管炎相似</li></ul>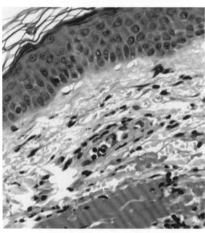<ul><li>低补体性血管炎，直接免疫荧光示 IgG 颗粒状沉积（下图）</li></ul>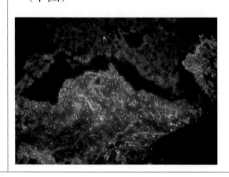

疾病名称	临床特征	组织病理学
混合性冷球蛋白血症 (mixed cryoglobulinemia)	● 详见第 184 页 ● 与丙型病毒性肝炎、结缔组织病相关(系统性红斑狼疮、类风湿关节炎、干燥综合征)	● 类似白细胞碎裂性血管炎的急性血管炎

疾病名称	临床特征	组织病理学
Waldenström 巨球蛋白血症（Waldenström's macroglobulinemia）	<ul><li>又称"高丙种球蛋白血症性紫癜"</li><li>复发性紫癜、贫血、血沉升高、多克隆性丙种球蛋白血症</li><li>与自身免疫性疾病，诸如 SLE、干燥综合征（+ 抗胞衬蛋白抗体）等相关</li></ul>	<ul><li>组织病理与白细胞碎裂性血管炎相似，通常抗 Ro/SSA 抗体阳性</li></ul>
高 γ- 球蛋白血症 D 综合征（hypergamma-globulinemia D syndrome）	<ul><li>常染色体隐性遗传</li><li>甲羟戊酸激酶（MVK）突变（固醇生物合成）</li><li>儿童早期</li><li>红斑，或荨麻疹性 / 红色结节；反复发热伴腹部不适、头痛、关节痛</li></ul>	<ul><li>轻微急性血管炎</li></ul>
败血症性血管炎（septic vasculitis）	<ul><li>败血症引起（脑膜炎球菌、假单胞菌、葡萄球菌性心内膜炎）</li><li>如可疑，应完善血培养</li></ul>	

疾病名称	临床特征	组织病理学
持久性隆起性红斑（erythema elevatum diutinum，EED）	• 小血管的血管炎亚型，组织学表现为纤维性 LCV • 中年 • 四肢伸侧（特别是肘部、膝部）；对称性 • 持久性坚实红色至棕黄色斑块；关节伸侧慢性皮损 • 与淋巴瘤、多发性骨髓瘤、炎症性肠病和 IgA 单克隆丙种球蛋白病相关 • 可能为细菌／病毒抗原引起的 Arthus 型反应 • 可能的治疗：氨苯砜	• 表皮正常；中性粒细胞浸润为主（嗜酸性粒细胞数量少于面部肉芽肿）；白细胞碎裂性血管炎 • 陈旧性皮损示纤维化或脂质沉积（细胞外胆固醇沉积）；可见"席纹状"梭形细胞增生伴中性粒细胞浸润
持久性隆起性红斑	• 小血管的血管炎亚型,组织学表现为纤维性 LCV	• 表皮正常;中性粒细胞浸润

疾病名称	临床特征	组织病理学
面部肉芽肿（granuloma faciale，GF）	• 错误命名，实际上并无肉芽肿形成 • 白人，中年男性 • 鼻部、面部 • 面部境界清楚、无症状性棕红色斑块；皮损表面毛孔扩张	• 无浸润带位于弥漫混合性炎症细胞浸润（大量嗜酸性粒细胞）上方及毛囊皮脂腺单位周围；白细胞碎裂性血管炎；含铁血黄素沉积 • 直接免疫荧光示基底膜带和血管周围 IgG/ 补体沉积 • 鉴别诊断：面部肉芽肿毛囊皮脂腺单位嗜酸性粒细胞浸润多于中性粒细胞；而持久性隆起性红斑的中性粒细胞多于嗜酸性粒细胞，没有无浸润带
显微镜下多血管炎（多动脉炎）[microscopic polyangiitis （polyarteritis）]	• 小血管炎伴肾小球肾炎和循环 p-ANCA 抗体（抗髓过氧化物酶） • 中年男性 • 小腿，可累及肺部和肾脏 • 小腿可触及性紫癜；触痛性红色结节 • 鉴别诊断：Wegener 肉芽肿累及上呼吸道，但 c-ANCA（蛋白酶 -3）多于 p-ANCA（髓过氧化物酶）	• 急性中性粒细胞性血管炎，累及微动脉和毛细血管；红细胞外渗；p-ANCA 阳性

疾病名称	临床特征	组织病理学
结节性多动脉炎（polyarteritis nodosa, PAN）	• 主要累及中动脉的炎症性疾病 • 可累及多个器官（肾、肝、胃肠道）及皮肤（10%~15%） • 小腿 • 与乙型肝炎（50%）、丙型肝炎、冷球蛋白血症相关 • 可仅表现为皮肤型 PAN（无系统受累） • 荨麻疹样皮疹、可触及性紫癜、疼痛、红色结节/溃疡、网状青斑、指趾梗死、发热、关节痛、肌痛	• 血管壁增厚；真皮深层及皮下脂肪层的中小动脉白细胞碎裂性血管炎；血栓形成；陈旧性皮损可有纤维化
川崎病（Kawasaki syndrome）	• "黏膜皮肤淋巴结综合征" • 婴幼儿和儿童 • 诊断标准：发热大于 5 天（体温高于 40℃），并满足以下 5 条中 4 条及以上 　■ 双侧结膜病变 　■ 口腔黏膜病变 　■ 手足水肿后脱屑（从指趾尖开始） 　■ 多形性红色皮疹 　■ 颈淋巴结肿大 • 发生冠状动脉瘤风险 • 治疗可选择 IVIG 和大剂量阿司匹林（禁止使用糖皮质激素，因可促进冠状动脉瘤形成）	• 组织病理为非特异性改变（水肿、血管周围炎症细胞浸润）

疾病名称	临床特征	组织病理学
浅表性血栓性静脉炎 (superficial thrombophlebitis)	● 胸部、小腿 ● 胸侧皮下组织触痛性、红色水肿性绳索样增厚 ● 与白塞病、Buerger 病(血栓闭塞性脉管炎),恶性肿瘤(胰腺、胃)相关 ● Mondor 病:为乳房或前外侧胸部浅表性血栓性静脉炎(胸部外伤或手术史)	● 皮下组织上部静脉受累、肌壁间胀肿;混合性炎症细胞浸润 ● 组织学评价平滑肌的模式是鉴别动静脉的最可靠方法,动脉平滑肌呈向心性连续花环状排列,静脉则为束状平滑肌束混杂胶原纤维

疾病名称	临床特征	组织病理学

嗜中性皮病
（中性粒细胞浸润为主，但无明显血管壁纤维素样坏死）

疾病名称	临床特征	组织病理学
Sweet 综合征（急性发热性嗜中性皮病）（Sweet's syndrome, acute febrile neutrophilic dermatosis）	<ul><li>女性（药物诱发型常见于女性，而肿瘤相关型常无性别倾向）</li><li>面部、四肢；愈后不留瘢痕</li></ul> 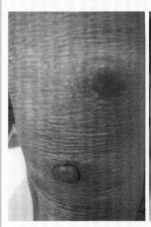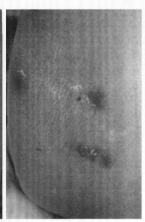 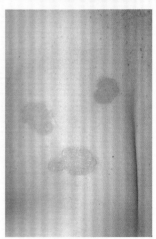 <ul><li>突然发生的暗红色疼痛性结痂性斑块 / 结节；发热、乏力。突然发热、白细胞增高以及触痛性境界清楚的红色丘疹和斑块</li><li>可复发（30%~50%）</li><li>水疱型常与髓性白血病相关</li><li>相关因素<ul><li>感染后（尤其是链球菌性上呼吸道感染）</li><li>恶性肿瘤：急性髓性白血病，实体瘤</li><li>免疫性疾病：炎症性肠病，类风湿关节炎</li><li>妊娠</li><li>药物：粒细胞集落刺激因子、呋塞米、米诺环素，口服避孕药、全反式维 A 酸</li><li>Marshall 综合征为 Sweet 综合征的并发症；弹性组织被破坏引起获得性皮肤松弛</li></ul></li></ul>	<ul><li>真皮上半部密集中性粒细胞浸润；表皮通常不受累；真皮浅层水肿；非真正血管炎伴血管壁坏死 / 纤维素样变性；红细胞外溢；白细胞碎裂</li><li>"真皮乳头水肿 + 真皮中性粒细胞浸润"</li></ul> 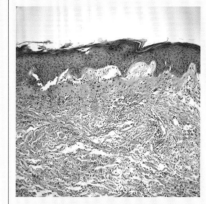 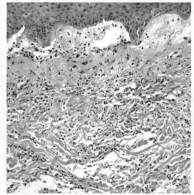 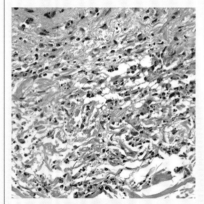 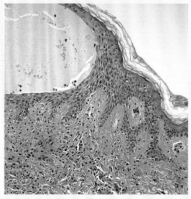

疾病名称	临床特征	组织病理学
手部脓疱性血管炎（pustular vasculitis of the hand）	• Sweet 综合征的亚型 • 局限于手背桡侧和前三个手指的出血性、水肿性丘疹及大斑块	
肠病相关性皮病 - 关节炎综合征（bowel-associated dermatosis-arthritis syndrome）	• 10%~20% 肠旁路手术者（可能因盲端细菌过度增殖以及免疫复合物的沉积） • 上肢和躯干 • 上肢和躯干部小脓疱，伴乏力、发热和多关节炎等流感样症状 • 治疗：抗生素、手术和激素	• 类似 Sweet 综合征的表皮下水肿和密集中性粒细胞浸润
类风湿性嗜中性皮病（rheumatoid neutrophilic dermatosis）	• 类风湿关节炎的皮肤表现 • 四肢关节 • 四肢关节处的斑块和结节（尤其是手部），临床类似持久性隆起性红斑	• 致密的中性粒细胞浸润（上半部分）；浆细胞和巨噬细胞，伴中性粒细胞碎片；无血管炎；真皮乳头处微脓肿或表皮内水疱（类似疱疹样皮炎）
白塞病（Behçet's disease）	• 通常为青年男性 • 日本和中东地区 • 多系统受累，表现为复发性疼痛性阿弗他溃疡（7~14 天愈合） • 诊断标准：1 年内复发 3 次并满足以下中 2 项 　■ 皮肤表现（腿部结节性红斑样皮损、皮肤脓疱） 　■ 眼部表现（葡萄膜炎和视网膜血管炎） 　■ 复发性生殖器溃疡 　■ 针刺反应阳性（创伤部位自愈性脓疱） • 与 HLA-Bw51 及 B12 有关 • IL-8 为疾病活动的标志物 • MAGIC 综合征（口腔和生殖器溃疡伴软骨炎）包括白塞病和复发性多软骨炎（抗 II 型胶原抗体）	• 注：白塞病多通过临床诊断 • 表皮溃疡或脓疱；程度不一的混合性炎症细胞浸润（尤其是中性白细胞）；血管炎

疾病名称	临床特征	组织病理学
慢性淋巴细胞性血管炎		
中毒性红斑 （toxic erythema）	• 也称为"麻疹样发疹" • 躯干和四肢近端 • 与病毒感染和药物相关（抗生素，避孕药和阿司匹林） • 斑疹／红色斑点	• 浅层血管周围炎（淋巴细胞）；少量核尘，通常无纤维蛋白外渗
胶原血管性疾病 （collagen vascular disease）	• 累及皮肤、软组织、肌肉、关节和器官的一组疾病	• 浅层和深层淋巴细胞性血管炎；轻度纤维蛋白沉积
妊娠瘙痒性荨麻疹样丘疹和斑块病 （PUPPP）	• 妊娠晚期（通常不复发） • 腹部妊娠纹及周围；脐周不受累（与妊娠类天疱疮不同，通常脐周受累） • 产后缓解或自行缓解（对胎儿无影响） • 瘙痒剧烈的丘疹及荨麻疹样斑块	• 淋巴细胞性血管炎，伴有嗜酸性粒细胞和真皮水肿 • 直接免疫荧光阴性（区别于妊娠类天疱疮），无纤维蛋白沉积
妊娠痒疹 （prurigo of regnancy）	• 仍有争议 • 妊娠早期发病，早于 PUPPP • 累及肢端 • 肢端散在瘙痒性丘疹，产后可持续存在	• 病理变化不一；可表现为淋巴细胞性血管炎，角化不全，棘层肥厚 • 可表现为血管周围稀疏炎症细胞浸润但无血管炎

疾病名称	临床特征	组织病理学
离心性环状红斑（erythema annulare centrifugum）	• 成人 • 躯干 / 四肢近端 • 皮损为环状红斑,成熟皮损边缘可见细小鳞屑,可伴瘙痒 • 初起为坚实性粉色丘疹,离心性扩大,随后中央消退 • 通常为特发性,可能与感染(足癣、立克次体、病毒)、药物(青霉素、西咪替丁、抗疟药)有关 • 分型 　1. 浅表型:白色拖尾状鳞屑 　　■ 好发于大腿和臀部 　2. 深在型:浸润性边缘(条索状、无鳞屑)	• 浅层和深层密集炎症细胞浸润,境界清楚,"袖套状"分布;无纤维素样外渗 • 记忆方法:"EA 套在 EAC 里面" • 活动性边缘见海绵水肿,丘状角化不全 • 伴角化不全的鉴别诊断记为"PEGS" 　P:玫瑰糠疹(pityriasis rosea) 　E:离心性环状红斑(EAC) 　G:点滴型银屑病(guttate psoriasis) 　S:小斑块型副银屑病(small plaque parapsoriasis)
匐行性回状红斑（erythema gyratum repens,Gammel's disease）	• 图案状红斑,呈匐行性,由年轮状外观的同心环组成,以每天 1cm 的速度扩大 • 与副肿瘤现象相关,肺癌最常见,也见于乳腺癌及食管癌	• 浅层和深层淋巴组织细胞围管性浸润,见嗜酸性粒细胞,水肿 • 直接免疫荧光示 IgG/C3 基底膜带沉积(板层下)

疾病名称	临床特征	组织病理学
边缘性红斑 （erythema marginatum）	• 急性风湿热的皮肤表现（10%） • 咽喉部 A 族乙型溶血性链球菌感染 • 儿童 • 无症状性、短暂性、游走性环状或多环状红皮疹；粉色 / 红色边缘，中央苍白	• 真皮上部淋巴细胞和大量中性粒细胞围管性浸润
慢性游走性红斑（莱姆病） [erythema chronicum migrans（Lyme disease）] [Warthin-Starry]	• 发生在被伯氏疏螺旋体感染的硬蜱所叮咬部位的环状红斑 • 通常为蜱叮咬后 15 天左右发生（好发于躯干部） • 以蜱叮咬部位为中心的离心性扩大红斑，可多发	• 浅层和深层血管周围炎症细胞浸润，包括浆细胞，以及叮咬部位附近的嗜酸细胞浸润 • Warthin-Starry 银染色和免疫组织化学染色可见螺旋体

疾病名称	临床特征	组织病理学
急性痘疮样苔藓样糠疹（pityriasis lichenoides et varioliformis acuta，PLEVA）	• 也称为 "Mucha-Habermann"，是苔藓样糠疹的急性期 • 男性 • 10~20 岁 • 躯干部前面和屈侧面 • 丘疹性皮损逐渐变为出血性痂，溃疡，水疱、脓疱，最后形成种痘样瘢痕（CD8 更多）	• 顶部炎症重，淋巴细胞浸润伴红细胞外渗，鳞屑性痂，表皮灶状改变，与慢性苔藓样糠疹相比，PLEVA 浸润更明显，坏死更多 • "PLEVA" 的组织病理 　P：角化不全（parakeratosis） 　L：苔藓样改变（lichenoid） 　E：红细胞外渗（extravasation of erythrocytes） 　V：血管炎（vasculitis）（淋巴细胞性） 　A：坏死角质形成细胞和 "8"（apoptotic keratinocytes and "eight"）（大部分为 CD8⁺T 细胞）

疾病名称	临床特征	组织病理学
慢性苔藓样糠疹（pityriasis lichenoides chronica, PLC）	• 苔藓样糠疹的轻型、慢性型 • 20~30 岁的男性 • 躯干部前面和屈侧面 • 鳞屑性、棕红色斑丘疹，中央黏着性云母状鳞屑，深肤色人种中愈后遗留色素减退（CD4 更多见）	• 与 PLEVA 相似，但浸润并不致密且更加表浅
色素性紫癜性皮病（pigmented purpuric dermatoses）［普鲁士蓝染色可见含铁血黄素］	• 红细胞外渗导致含铁血黄素沉积，临床表现为色素程度不一的紫癜性皮损 • 青年人 • 下肢 • 多种临床亚型	• 真皮上层 CD4 淋巴细胞为主的血管周围程度不一的炎细胞浸润；淋巴细胞性血管炎；真皮乳头含铁血黄素沉积；无纤维化（淤积性皮炎中可见）；海绵水肿（除金黄色苔藓） • 鉴别诊断：淤积性皮炎累及更深、轻度海绵水肿、纤维化、毛囊减少、血管增多

疾病名称	临床特征	组织病理学
进行性色素性紫癜性皮病（progressive pigmentary dermatosis）	• 色素性紫癜性皮病（PPD）的亚型 • 又称为"Schamberg 病" • 胫前 • 对称性、点状紫癜、"胡椒粉末"状斑片	• 真皮浅层淋巴组织细胞浸润，红细胞外溢，表皮通常不受累
Majocchi 型毛细血管扩张性环状紫癜（purpura annularis telangiectodes of Majocchi）	• PPD 亚型 • 躯干部 • 毛囊周围环状斑片、红色点状皮损及毛细血管扩张	• 组织病理上与 Schamberg 病相似，伴海绵水肿
Gourgerot 和 Blum 型色素性紫癜性苔藓样皮病（pigmented purpuric lichenoid dermatosis of Gourgerot and Blum）	• PPD 亚型 • 小腿 • 对称性、苔藓样丘疹 / 斑块 • 与丙型病毒性肝炎感染有关	• 组织病理上与 Schamberg 病相似，但是苔藓样变和海绵水肿更明显

疾病名称	临床特征	组织病理学
金黄色苔藓 （lichen aureus）	• PPD 亚型 • 小腿、躯干 • 单侧、群集性覆有鳞屑的斑片 / 丘疹，铁锈色、金黄色或紫色	• 最具苔藓样表现，浅层重度炎症细胞浸润，无淋巴细胞外渗或海绵水肿（其他亚型有）
Doucas 和 Kapetanakis 型湿疹样紫癜 （eczematid-like purpura of Doucas and Kapetanakis）	• PPD 亚型 • 下肢，逐渐向近端发展 • 瘙痒性、湿疹样和橘黄色 • 有病例报道与英夫利昔单抗有关	• 类似其他亚型，有海绵水肿、含铁血黄素沉积等
其他色素性紫癜性皮病 （miscellaneous pigmented purpura dermatosis）	• 紫癜性接触性皮炎：与接触纺织染料 / 树脂所致变态反应有关 • PPD/ 蕈样肉芽肿重叠	

疾病名称	临床特征	组织病理学
恶性萎缩性丘疹病（Degos 病）［malignant atrophic papulosis（Degos' disease）］［胶体铁染色 / 阿新兰染色：黏蛋白阳性］	• 罕见，中小动脉进行性闭塞而导致组织梗死（尤其是胃肠道），常首先累及皮肤 • 分型 　1. 良性皮肤型 　2. 恶性系统型（累及皮肤、胃肠道、中枢神经），常因胃肠道穿孔而死于暴发性腹膜炎 • 躯干和上肢（面部不受累） • 成批出现的红色丘疹，缓慢进展为脐凹状丘疹，皮损中央为白色，周围毛细血管扩张性边缘，逐渐变为凹陷性、萎缩性"瓷白色"瘢痕	• 表皮萎缩、角化过度（陈旧性皮损）；下方楔形皮肤缺血性坏死（真皮梗死）；真皮血管内嗜酸性纤维蛋白性血栓；大量黏蛋白和纤维蛋白 • "血管内膜炎"（原发性内皮细胞缺陷伴继发性血栓导致梗死）
冻疮（perniosis）	• "Chilblain"（冻疮） • 暴露在冷环境中，导致的局灶性炎症性皮损 • 亚型： 　■ 典型冻疮：指趾 　■ 马术冻疮：发生在冬季骑马的女性臀部和大腿的冻疮 　■ 当暴露于低温时，出现疼痛性红色至紫色肿胀性皮损，可进展为溃疡 / 坏死 　■ 诊断主要依据临床表现 　■ 鉴别诊断：红斑狼疮可模拟冻疮（即冻疮样红斑狼疮）	• 淋巴细胞性血管炎；真皮水肿；血管壁增厚，看上去像"蓬松状水肿"（淋巴细胞在血管肌层及汗管周围浸润）
立克次体和病毒感染（rickettsial and viral infections）	• 立克次体感染和病毒感染（如单纯疱疹病毒）可发生淋巴细胞性血管炎	

疾病名称	临床特征	组织病理学
坏疽性脓皮病（pyoderma gangrenosum）	• 溃疡性皮肤病（病因不明），可累及其他器官的无菌性嗜中性脓肿 • 中年人 • 下肢 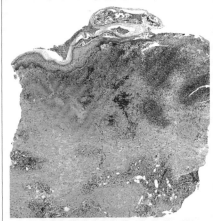 • 红色结节 / 脓疱，迅速发展为坏死性溃疡，伴参差不齐的潜行性紫红色边缘 • 与克罗恩病、类风湿关节炎、IgA 单克隆丙种球蛋白病相关 • 坏疽性脓皮病的主要类型 　■ 溃疡型（经典型） 　　▲ 小腿 　■ 非典型及水疱型 　　▲ 手部，更表浅 　　▲ 与急性髓性白血病、IgA 单克隆丙种球蛋白病相关 　■ 脓疱型 　　▲ 大量小脓疱 　　▲ 与炎症性肠病及白塞病相关 　■ 增殖型或浅表肉芽肿型 　　▲ 发生在外伤或手术后 • PAPA 综合征 • 坏死性无菌性关节炎、坏疽性脓皮病、痤疮 • *PSTPIP1* 突变（脯氨酸 - 丝氨酸 - 苏氨酸磷酸酶相互作用蛋白 -1），也称 CD2BP1（CD2 抗原结合蛋白 -1）	• 亚型不同，组织病理不同（溃疡型、脓疱型、水疱型和增殖型） • 早期皮损：毛囊炎 • 晚期皮损：真皮浅层坏死、溃疡基底部为混合性炎症细胞浸润，伴脓肿形成 • 活动性边缘：淋巴细胞、浆细胞围血管周围浸润，伴有血管内皮细胞肿胀和纤维素样渗出 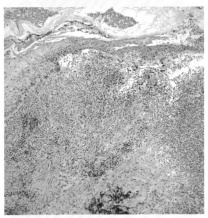 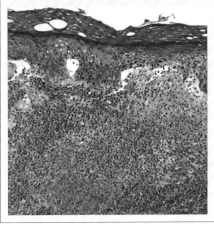

疾病名称	临床特征	组织病理学
多形性日光疹（polymorphic light eruption，PMLE）	• 特发性光线性皮肤病的最常见表现 • 光暴露后数小时后发病（UVA>UVB 或可见光） • 常发生于春季 • 光暴露部位的丘疹、斑块或红斑样皮损	• 表皮下水肿导致水疱；水肿致胶原纤维分离，呈蛛网状外观；浅层和深层血管周围淋巴细胞浸润
肿瘤坏死因子受体相关的周期性综合征（TRAPS）	• *TNFRSF1A* 基因，编码肿瘤坏死因子受体 • 幼年时期，周期性发热综合征伴有游走性斑疹和斑片 • 鉴别诊断：其他家族性发热综合征，如高丙种球蛋白血症 D 综合征和家族性地中海热	• 浅层和深层血管周围炎
阴茎硬化性淋巴管炎（sclerosing lymphangitis of the penis）	• 冠状沟或阴茎背侧，突发的坚实条索状结节性皮损	• 血管扩张，管腔内嗜酸性物质或纤维蛋白性血栓，炎症细胞浸润 • 可累及淋巴管或静脉
白血病性血管炎（leukemic vasculitis）	• 白细胞碎裂性血管炎可发生于白血病患者，继发于败血症及药物	

疾病名称	临床特征	组织病理学
血管炎伴肉芽肿病		
Wegener 肉芽肿（Wegener's granulomatosis）	• 上、下呼吸道坏死性血管炎和肉芽肿,常有局灶性坏死性肾小球炎 • 30%~50% 出现皮损 • 成人(30~40 岁) • 肘部、膝部和臀部 • 对称性、坏死性丘疹样皮损,鼻窦炎等;"类风湿结节样",但类风湿因子为阴性 • 经典三联征:系统性血管炎、呼吸道坏死性肉芽肿、肾小球肾炎	• 表皮坏死 / 溃疡;小至中等血管炎;栅栏状坏死性肉芽肿,中性粒细胞为主的浸润;血栓;红细胞外溢;巨细胞 • 80% 抗中性粒细胞胞质抗体(ANCA)阳性,主要为 c-ANCA,针对蛋白酶 3 的 IgG 抗体: 　■ ANCA 滴度可反映疾病活动度 　■ 局限于肾脏的亚型有髓过氧化物酶的 p-ANCA 亚型
淋巴瘤样肉芽肿病（lymphomatoid granulomatosis）	• 血管中心性淋巴瘤 • 中年人(中位生存时间为 14 个月) • 躯干和下肢的红色或紫色结节、斑块;发热、咳嗽和体重下降	• 异型淋巴细胞的多形性、血管中心性浸润;汗腺受累;纤维蛋白样坏死

疾病名称	临床特征	组织病理学
Churg-Strauss 综合征（Churg-Strauss syndrome,CSS）	<ul><li>变应性肉芽肿病</li><li>系统性血管炎伴有嗜酸性粒细胞增多、哮喘、坏死性血管炎伴肉芽肿</li><li>已患哮喘或过敏性鼻炎的青年人</li><li>头皮或者四肢对称性发生</li><li>瘀点、紫癜或红色结节；荨麻疹样和触痛；体重下降；胃肠道症状；关节痛；外周血嗜酸性粒细胞增高</li><li>与 Wegener 肉芽肿的鉴别<ul><li>CSS 累及胃肠道、心脏，但不累及肾脏</li><li>CSS 有哮喘病史和肺外受累</li></ul></li></ul>	<ul><li>三大主要特点（不一定同时存在）<ol><li>栅栏状肉芽肿（血管外）</li><li>大量嗜酸性粒细胞（可能出现"火焰征"）</li><li>坏死性血管炎</li></ol></li><li>p-ANCA > c-ANCA</li></ul>
疾病名称	临床特征	组织病理学
Churg-Strauss 综合征	<ul><li>变应性肉芽肿病</li><li>系统性血管炎伴有嗜酸性粒细胞增多、哮喘、坏死性血管炎伴肉芽肿</li></ul>	

疾病名称	临床特征	组织病理学
巨细胞(颞)动脉炎 [giant cell (temporal) arteritis]	• 主要累及大中弹性动脉的肉芽肿性血管炎 • 老年人(50 岁以上) • 浅表颞动脉和眼动脉 • 与风湿性多肌痛相关(颈部、四肢近端肌肉疼痛 >4 周的综合征) • 诊断需要颞动脉活检(3cm) • 典型症状:颞动脉触痛、肿胀、无脉 • 头皮坏死性溃疡;头痛;咀嚼时下颌疼痛;视觉和神经障碍;脱发;舌尖坏死;色素沉着;颈部、盆骨、肩部晨僵;失明风险(很少恢复);血沉增高	• 肉芽肿性动脉炎累及动脉内膜,伴明显巨细胞(朗汉斯巨细胞和异物巨细胞) • 弹力纤维染色[VVG 染色]示内弹力膜弹力纤维局灶性破坏
Takayasu 动脉炎 (takayasu's arteritis)	• "主动脉弓综合征"或"无脉病" • 大血管的肉芽肿性血管炎(主动脉弓) • 年轻女性 • 结节性红斑、脓皮病性溃疡、皮疹、荨麻疹、坏死性血管炎、杂音、不对称性脉搏 • 血管造影可诊断	• 大血管的肉芽肿反应
其他血管疾病(miscellaneous vascular disorders)		

红斑肢痛症(或红痛病) [erythromelalgia (or erythermalgia)]	• 可能因血小板功能异常或血流动力学异常
	• 女性
	• 四肢复发性潮红、温热伴有烧灼痛;运动、激动、发热、站立可加重,降温症状可缓解
	• 亚型
	  ■ Ⅰ型:与原发性血小板增多症有关,成人发病,常为单侧,阿司匹林治疗效果好
	  ■ Ⅱ型:特发原发型;常为双侧,儿童发病
	  ■ Ⅲ型:与潜在疾病有关(血管炎、系统性红斑狼疮等,而非血小板增多症);成人发病
		• 毛细血管基底膜增厚;内皮细胞中度肿胀;血管周围水肿;稀疏细胞浸润

(薛汝增 译　伍洲炜 校　乔建军 审)

寻常型鱼鳞病（ichthyosis vulgaris）

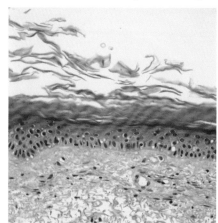

主要的角蛋白和特定部位（Major keratins and specific locations）

- K1-8（Ⅱ型）:碱性角蛋白,高分子量（染色体 12）
- K9-20（Ⅰ型）:酸性角蛋白,低分子量（染色体 17）
- 棘细胞层上部和颗粒层:K2e 和 K10
- 棘层:K1 和 K10
- 基底层:K5 和 K14
- 角膜:K3 和 K12
- 黏膜:K4 和 K13
- 掌跖:K6 和 K16（也见于银屑病、疣、日光性角化病、鳞癌）

疾病名称	临床特征	组织病理学
鱼鳞病（ichthyoses）		
寻常型鱼鳞病 （ichthyosis vulgaris）	<ul><li>最常见的鱼鳞病</li><li>常染色体显性遗传</li><li>儿童早期发病</li><li>不累及肘窝和腘窝（不同于板层状鱼鳞病），不累及耳前区域（不同于 X 连锁鱼鳞病）</li><li>突变:丝聚蛋白（*FLG* 基因），导致中间丝聚合蛋白减少</li><li>角化过度滞留,但表皮正常增殖</li></ul> 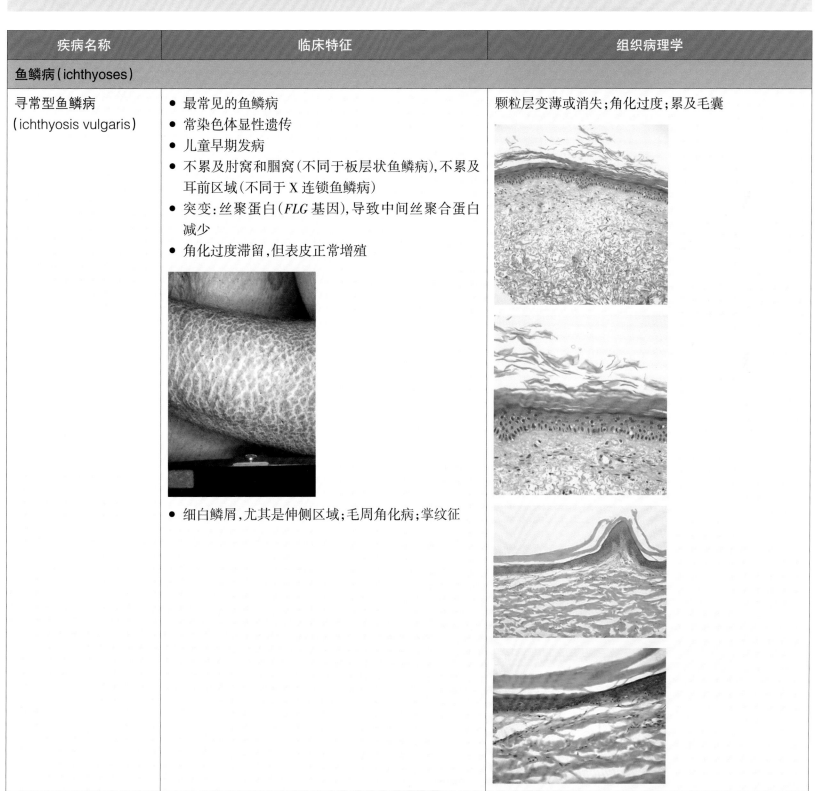 <ul><li>细白鳞屑,尤其是伸侧区域;毛周角化病;掌纹征</li></ul>	颗粒层变薄或消失;角化过度;累及毛囊

疾病名称	临床特征	组织病理学
X 连锁鱼鳞病 （X-linked ichthyosis）	• X 连锁隐性遗传 • 出生时至出生后几个月发病 • 角化过度滞留 突变：类固醇硫酸酯酶（累及白细胞和成纤维细胞，积聚的硫酸胆固醇会破坏屏障功能和蛋白酶活性） • 大而深棕色的鳞屑，常累及耳前区（不同于寻常型鱼鳞病）；隐睾病；角膜逗点状浑浊 • 不累及屈侧皱褶和掌跖（不同于板层状鱼鳞病） • 产科并发症：胎盘硫酸酯酶缺乏可能导致产妇分娩启动及产程进展障碍（可能需要剖宫产分娩） • 邻近基因缺失可能引起 Kallmann 综合征（嗅觉减退 + 青春期延迟）和 X 连锁隐性遗传点状软骨发育不良 • 与 Goldenhar 综合征相关（眼 - 耳 - 脊椎综合征，导致第一腮弓发育异常） • 注："3-Cs" 　■ c-section often for delivery 剖宫产（产程困难） 　■ comma-shaped，corneal opacities 角膜逗点状浑浊 　■ cryptorchidism risk 隐睾病风险	棘层显著增厚；毛囊角化过度
胶样婴儿的鉴别诊断 （collodion baby differential）	• 板层状鱼鳞病（缩写为 LI）（第一位病因） • 先天性鱼鳞病样红皮病（缩写为 CIE） • Sjögren-Larsson 综合征 • Conradi-Hünermann 综合征 • 毛发低硫营养不良 • 外胚层发育不良 • 婴幼儿 Gaucher 病 • Hay-Wells 综合征 • 中性脂质贮积病	

疾病名称	临床特征	组织病理学
先天性鱼鳞病（ichthyosis congenita） ● 分型： 　■ Ⅰ型：先天性鱼鳞病样红皮病（CIE），见下文 　■ Ⅱ型：板层状鱼鳞病（LI），见下文 　■ Ⅲ型：板层状鳞屑；胶样婴儿 　■ Ⅳ型：表现多种多样		
先天性鱼鳞病样红皮病（congenital Ichthyosiform erythroderma，CIE）	● 以前又称为"先天性非大疱性鱼鳞病样红皮病" ● 常染色体隐性遗传 ● 突变：*TGM1*（转谷氨酰胺酶 1），*ALOXE3*，*ALOX12B* 和 *ABCA12* 基因 ● 表皮更新速率加快 ● 新生儿：胶样婴儿 ● 婴儿：红皮病和细小苍白鳞屑（正烷烃含量高）；胶样婴儿；瘢痕性脱发；睑外翻	角化过度；灶性角化不全；角栓（与 LI 相同）

疾病名称	临床特征	组织病理学
板层状鱼鳞病 （lamellar ichthyosis，LI）	• 突变：*TGM1*（转谷氨酰胺酶 1），*ABCA12* 和 *ALOC3/12* 基因 • 常染色隐性遗传 • 导致表皮更新过快伴角化过度 • 突变影响兜甲蛋白和外披蛋白交联 • 过度增生的角化过度 • 新生儿特征：胶样婴儿；高渗性脱水风险 • 儿童 / 成人：大的板层状鳞屑，累及掌跖；瘢痕性脱发；掌跖角皮病；红皮病；皮肤癌风险	角化过度（LI>CIE）；角栓

疾病名称	临床特征	组织病理学
大疱性鱼鳞病 （bullous ichthyosis）	• 表皮松解性角化过度症（EHK） • 常染色体显性遗传 • 出生时即有（6 个亚型） • 广泛红斑和一些水疱；粗糙的疣状鳞屑（尤其是屈侧），"起皱的硬纸板样" • 细菌感染风险；恶臭 • 基因突变：角蛋白 1 和角蛋白 10 • 角蛋白 1 和角蛋白 10 突变导致角质形成细胞脆性增加，因此摩擦易引起水疱和反复的剪切力作用会导致鳞屑加重 　■ 角蛋白 1：严重的掌跖角皮病 　■ 角蛋白 10：无掌跖角皮病	• 表皮松解性角化过度，表皮上部显著角化过度和空泡样变；血管周围轻度细胞浸润 • 电镜：张力丝聚集在细胞周围，而核周缺如（团块状角蛋白丝）
Siemens 大疱性鱼鳞病 （ichthyosis bullosa of Siemens）	• 常染色体显性遗传 • 突变：角蛋白 2e • 随年龄增长而减轻，发展为角化过度 • 表皮松解性角化过度症的轻型（常局限于屈侧部位） • Mauserung 现象：角化过度的皮肤上出现境界清楚的角质层脱落（蜕皮）	

疾病名称	临床特征	组织病理学

Netherton 综合征（Netherton's syndrome）	• 常染色体隐性遗传
	• 出生时至出生后几个月出现
	
	• 迁回线状鱼鳞病,游走性环状或多环状红斑伴双边鳞屑;毛干异常(尤其是眉毛,其次是头发);免疫系统异常
	• 突变:*SPINK5*(编码 *LEKT1*,丝氨酸蛋白酶抑制剂)
	• Netherton 综合征的特征
	  1. 迁回线状鱼鳞病
	  2. 套叠性脆发症(竹节状或杵臼状)
	  3. 特应性体质
	• 注:避免外用他克莫司/吡美莫司,因为可能导致吸收增加,引起血清水平升高
		• 角化过度,成熟的颗粒层,角化不全
		
		• 皮损边缘:角化不全伴银屑病样增生,缺乏颗粒层
		• 电镜:角质层内线粒体和类脂质体增多;板层小体内容物过早分泌

疾病名称	临床特征	组织病理学
可变性红斑角化病（erythrokeratoderma variabilis，EKV）	<ul><li>常染色体显性遗传</li><li>婴儿期发病</li><li>突变：*GJB3*，*GJB4* 基因（编码连接蛋白 31 和 30.3）</li><li>暂时性界限清楚的地图状红色斑片（每天变化）；固定的局灶性角化性斑块</li></ul>	<ul><li>角化过度，棘层不规则肥厚，轻度乳头瘤样增生，真皮浅层血管周围炎症浸润</li></ul>
进行性对称性红斑角化病（progressive symmetric erythrokeratoderma）	<ul><li>可能为鱼鳞病型 Vohwinkel 综合征的一个亚型</li><li>对称性红色斑块，PPK（缺乏 EKV 的游走性红色皮损）</li><li>突变：兜甲蛋白基因</li><li>对口服维 A 酸治疗效果最好的遗传性皮肤病之一</li></ul>	<ul><li>非特异性的表现：角化过度，棘层不规则肥厚，轻度乳头瘤样增生，可能出现角化不良，谷粒细胞</li></ul>
丑角样鱼鳞病（harlequin fetus）	<ul><li>常染色体隐性遗传</li><li>通常严重影响生活，但可能存活</li><li>突变：多个基因包括 *ABCA12* 基因（ATP 结合盒式基因，与转运脂类至角质层和板层颗粒形成有关）</li><li>厚的碟型鳞屑伴深裂隙；严重的睑外翻，唇外翻，耳缺失</li></ul>	<ul><li>显著角化过度</li><li>电镜：缺乏板层小体 / 颗粒</li></ul>
毛囊性鱼鳞病（follicular ichthyosis）	<ul><li>出生至幼童时期发病</li><li>毛囊异常的表皮分化；角化过度（尤其是头 / 颈）；畏光；脱发</li></ul>	<ul><li>毛囊致密角化过度；显著的颗粒层</li></ul>

疾病名称	临床特征	组织病理学
获得性鱼鳞病 （acquired ichthyosis）	• 成人发病 • 类似于寻常型鱼鳞病 • 见于恶性肿瘤（尤其是淋巴瘤），营养不良，甲状腺功能减退，药物（氯法齐明和萘氧啶）	• 致密的正角化过度和 / 或角化不全，无海绵水肿
连圈状糠秕疹 （pityriasis rotunda）	• 可能是获得性鱼鳞病的亚型 • 成年黑人（尤其是南非） • 躯干、臀部和四肢 • 边界清楚，近正圆形，无症状的鳞屑性斑片 • 可能与系统性疾病有关（尤其是肝细胞癌）	• 与鱼鳞病相似，轻度角化过度，颗粒层变薄或消失
Refsum 综合征 （Refsum's syndrome）	• 常染色隐性遗传 • 突变：植烷酸贮积病，由于缺乏过氧化物酶植烷酸 - 辅酶 A- 羟化酶（*PAHX* 基因）或 peroxin-7（*PEX7* 基因） • 特征包括鱼鳞病，小脑性共济失调，周围神经病，色素性视网膜炎（"盐 - 胡椒"样色素沉着）；耳聋；心律失常 • 所需的饮食：不含叶绿素饮食（不吃绿色蔬菜或乳制品从而避免摄入植烷酸）	• 角化过度；棘层肥厚，基底细胞出现含脂质的空泡化变性 • 电镜：基底细胞和基底层上的角质形成细胞出现无膜的空泡
其他鱼鳞病相关综合征		
Sjögren-Larsson 综合征 （Sjögren-Larsson syndrome）	• 常染色体隐性遗传 • 婴儿期（鱼鳞病）和 2~3 岁（中枢神经系统症状） • 瑞典人种常见 • 突变：*FALDH*（脂肪型乙醛脱氢酶基因） • 深色鳞屑（与板层状鱼鳞病类似）；视网膜变性（黄斑周围反光的白点）；剧烈瘙痒（白三烯导致） • 临床三联征："SIR Sjögren" 　S（spastic paralysis）：痉挛性麻痹（剪刀式步态） 　I（ichthyosis）：鱼鳞病（先天性） 　R：(retardation) 迟缓（智力）	• 棘层肥厚，轻度乳头瘤样增生，轻度颗粒层增厚，网篮状角化过度

疾病名称	临床特征	组织病理学
KID 综合征 （"KID" syndrome）	• 常染色体显性遗传和常染色体隐性遗传 • 出生时即有 • 突变：*GJB2*（编码皮肤和耳蜗的连接蛋白 26），与 Vohwinkel 综合征的突变基因相同 • K（keratitis）：角膜炎；I（ichthyosis）：鱼鳞病；D（deafness）：耳聋 • 反复感染；皮肤和舌部的鳞癌；脱发；可能失明；点状 PPK • 注：口服维 A 酸可能加重角膜新生血管形成	• 广泛的角化过度，毛囊角栓
Conradi-Hünermann-Happle 综合征 （Conradi-Hünermann-Happle syndrome）	• 形成点状软骨发育不良 • X 连锁显性遗传 • 突变：胆固醇的生物合成（依莫帕米结合蛋白，*EBP* 基因，与 Smith-Lemli-Opitz 综合征同样的受累通路） • 骨发育异常伴鱼鳞病和掌跖角化过度；点状骨骺（点状钙化）；不对称肢体短缩；毛囊性萎缩性色素沉着；前额突出；皮肤出现"乳酪样鳞屑"	• 角化过度；颗粒层显著（可有角化不全伴颗粒层减少）；扩张的毛囊皮脂腺开口；毛囊角栓处出现角质层内的钙化（该表现具有诊断价值）

疾病名称	临床特征	组织病理学
CHILD 综合征 ("CHILD" syndrome)	• X 连锁隐性遗传(男性胎儿不存活) • 先天性偏侧发育不良,鱼鳞病样红皮病,肢体缺陷 (congenital hemidysplasia, ichthyosiform erythroderma limb defects, CHILD) • 突变:胆固醇生物合成(*NSDHL* 基因) • 单侧鱼鳞病样红皮病不超过中线;脱发;点状骨骺;鱼鳞病同侧多器官发育不全	• 银屑病样表皮增生;可能出现疣状黄瘤改变
Tay 综合征 (Tay's syndrome)	• 光过敏 + 毛发低硫营养不良(IBIDS) • 眼距近,钩形鼻和面颊凹陷	
IBIDS	• IBIDS(ichthyosis with brittle hair, impaired intelligence, decreased fertility, and short stature):鱼鳞病、脆发、智力受损、生育能力降低和身材矮小 • PIBIDS 若出现光过敏 • 最常见突变:*ERCC2* 基因(DNA 切除修复基因)	
多发性硫酸脂酶缺乏 (multiple sulfatasedeficiency)	• 多种硫酸酯酶活性减低导致严重的神经变性疾病,鱼鳞病和黏多糖贮积症的体征	
MAUIE 综合征 ("MAUIE" syndrome)	• MAUIE(micro-pinnae, alopecia universalis, congenital ichthyosis. and ectropion):小耳郭、普秃、先天性鱼鳞病和睑外翻	
中性脂质贮积病 (neutral lipid storage disease, Dorfman-Chanarin syndrome)	• 常染色体隐性遗传 • 突变:酰基甘油再循环(成纤维细胞的三酰甘油合成磷脂),导致脂质贮积 • 合并脂肪肝伴肌营养不良和鱼鳞病	• 角化过度;轻度棘层肥厚;基底细胞散在含脂质的空泡样变性;循环的粒细胞和单核细胞中出现脂滴(不出现在淋巴细胞和红细胞内)
Shwachman 综合征 (Shwachman syndrome)	• "Swachman-Diamond 综合征" • 胰腺功能不全和骨髓功能障碍伴干皮症和 / 或鱼鳞病	
掌跖角皮病及相关疾病		
掌跖角皮病(概述) (palmoplantar keratoderma)	• 一组可遗传的掌跖角化过度性增厚的疾病 • 常染色体隐性遗传型通常最严重(即 Meleda 角化病,Papillon-Lefèvre 综合征) • 皮损越线:角化过度越过掌跖边缘(Greither 综合征,Olmsted 综合征,Vohwinkel 综合征和 Meleda 角化病)	• 弥漫型:显著正角化过度,颗粒层增厚,棘层肥厚 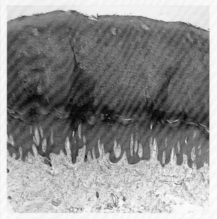 • 点状型:致密均一的角栓,通常其下方的表皮轻度凹陷

疾病名称	临床特征	组织病理学
Unna-Thost 综合征 （Unna-Thostsyndrome）	• 非表皮松解型掌跖角皮病 • 常染色体显性遗传 • 出生几个月内发病 • 突变：角蛋白 1 • 弥漫性掌跖角皮病型；双侧掌跖对称性角化过度；多汗症、腋臭、耳聋	• 正角化（Vorner 掌跖角化病亚型可有表皮松解性角化过度）
Greither 综合征 （Greither's syndrome）	• 常染色体显性遗传 • 突变：角蛋白 1 • 多汗症 + 弥漫性非表皮松解性角化病 ■ 典型特征：越线的皮损可累及腕部腹侧和跟腱	
Olmsted 综合征 （Olmsted's syndrome）	• 弥漫性残毁性角化病，伴口周斑块、口腔黏膜白斑；越线性皮损 • 突变：角蛋白 5 和角蛋白 14	

Vohwinkel 综合征
（Vohwinkel's syndrome）
	• 常染色体显性遗传性疾病
	• 指（趾）断症，指（趾）背面海星状角化；膝、肘部线状角化；蜂巢状 PPK；瘢痕性脱发；越线性 PPK
	• 突变类型
	  ■ 兜甲蛋白基因：无耳聋
	  ■ GJB2 基因（细胞间隙连接的连接蛋白 26）：典型 Vohwinkel+ 耳聋，与 KID 综合征的突变基因相同	

Vorner 综合征 （Vorner's syndrome）	• 表皮松解性 PPK • 常染色体显性遗传 • 出生时至生后 1 年内发病 • 突变：角蛋白 9（最常见）和角蛋白 1 • 双侧掌 / 跖对称性增厚的淡黄色角化过度，多汗症，腋臭（与 Unna-Thost 临床表现相同）	• 表皮松解性角化过度，乳头瘤样增生，细胞质内空泡形成以及明显的胞内包涵体 • Unna-Thost PPK 亚型只有正角化，没有表皮松解

疾病名称	临床特征	组织病理学
Howel-Evans 综合征（Howel-Evans syndrome）	• 常染色体显性遗传性疾病 • 十几岁至成年期发病 • "压力点"角化病，有食管癌风险（鳞状细胞癌） • 分型 　■ A 型：PPK 迟发，食管癌风险高（40~50 岁出现） 　■ B 型：发病早，良性病程 • 突变：*TOC* 基因（胼胝症食管癌基因）	
Papillon-Lefèvre 综合征（Papillon-Lefèvre syndrome）	• 常染色体隐性遗传 • "掌跖角化病 + 牙周炎" 　■ 境界清楚的 PPK（手套和袜套样）；毁损性牙周炎和牙齿过早缺失；脓皮病；多汗症伴恶臭；中枢神经系统的硬脑膜钙化；化脓性感染 • 突变：组织蛋白酶 C（*CTSC*）基因 　■ 组织蛋白酶 C 是一种溶酶体内组织蛋白酶，对固有免疫和中性粒细胞功能起重要的作用 　■ 与 Haim-Munk 综合征有相同的基因缺陷（常染色体隐性遗传）：PPK+ 牙周炎 + 蜘蛛样指（长细而弯曲的手指）+ 肢端溶骨症（指骨缺失）+ 扁平足 + 甲增厚	
Meleda 角化病（Mal de Meleda）	• "Siemens 越线性掌跖角皮症" • 常染色体隐性遗传 • 出生时至生后数月内发病 • 突变：*ARS B* 基因，编码 *SLURP-1*（分泌的 Ly-6/uPAR 相关蛋白 -1）；一种细胞信号传导和黏附蛋白 • 弥漫性越线性角皮病（手套和袜套样分布；腕部 / 踝部皮损境界清楚）；多汗症；恶臭；反甲	
掌跖角皮病伴羊毛状发（PPK+woolly hairconditions）	• 羊毛状发：高加索人种，杂乱、卷曲的头发 　■ 头发开始长的儿童时期发病 • 亚型 　1. Naxos 病 　　■ 突变：斑珠蛋白（*JUP* 基因） 　　■ 常染色体隐性遗传性疾病 　　■ 弥漫性 PPK，右心室心肌病，羊毛状发 　2. Carvajal 综合征 　　■ 突变：桥粒斑蛋白（*DSP* 基因） 　　■ 常染色体隐性遗传疾病 　　■ 表皮松解性 PPK，扩张性心肌病，羊毛状发	

疾病名称	临床特征	组织病理学
点状掌跖角皮病 （punctate palmoplantar keratoderma）	<li>"棘状角皮症"</li><li>常染色体显性遗传</li><li>童年至成年早期发病</li> <li>散在的小灶状分布的质硬角化性丘疹</li><li>不同的亚型和类型</li>	<li>角栓伴表皮轻度凹陷</li>
条纹状掌跖角皮病 （striate Palmoplantar keratoderma）	<li>PPK 的少见类型，主要表现为沿手指掌面的线状角化过度皮损和足底的灶状角皮症</li><li>分型</li><ul><li>Ⅰ型（桥粒芯蛋白 1 基因突变）</li><li>Ⅱ型（桥粒斑蛋白基因突变）</li><li>Ⅲ型（角蛋白 1 基因突变）</li></ul>	
局限性角皮病 （circumscribed keratoderma）	<li>一组具有不同表现的掌 / 跖部位灶状增厚的疾病</li><li>包括遗传性痛性胼胝、条纹状掌跖角皮症等</li><li>可伴发角膜营养不良</li>	
获得性角皮病 （acquired keratoderma）	<li>掌跖部位</li><li>散在分布的无症状的角化性丘疹</li><li>可见于黏液性水肿、蕈样肉芽肿、淋巴瘤、癌以及砷暴露</li>	<li>角化过度性丘疹</li>

疾病名称	临床特征	组织病理学
砷角化病 （arsenic keratosis）	• 一种获得性角化病 • 掌跖部位 • 散在分布的无症状的角化性丘疹；甲板有 Mee 线（多个甲板有白色横线） • 砷的来源可能是中毒或受污染的饮用水 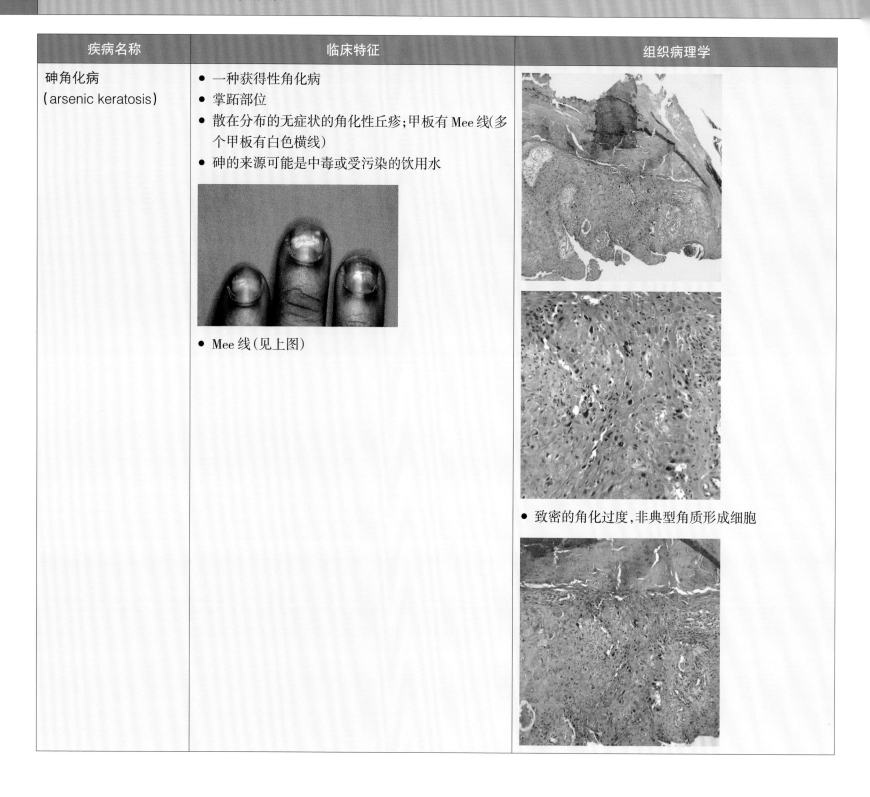 • Mee 线（见上图）	• 致密的角化过度，非典型角质形成细胞

疾病名称	临床特征	组织病理学
水源性肢端角皮病（aquagenic acrokeratoderma）	• "暂时性反应性半透明丘疹肢端角皮病"或"水源性汗管肢端角皮病" • 掌跖部位 • 出汗或接触水后,迅速出现一过性白色、对称的色素减退性平顶丘疹  • 皮肤镜图片(上图)可见沿手掌皮嵴分布的扩张的外泌汗腺开口	• 海绵状外观的角质层;表皮内的外泌汗腺导管扩张,扩张的外泌汗腺导管周围角化过度;细圆齿状(波状或锯齿状)的外泌汗腺分泌部 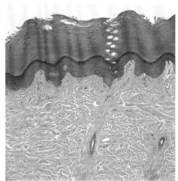 • 扩张的外泌汗腺导管 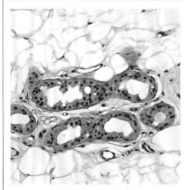 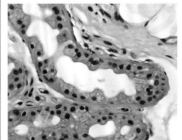 • 特征性的外泌汗腺分泌部细圆齿状表现

疾病名称	临床特征	组织病理学
眼皮肤酪氨酸代谢症（oculocutaneous tyrosinosis）	• "Richner-Hanhart 综合征" • 常染色体隐性遗传 • 生后数月起病 • 承重部位疼痛性 PPK+ 假性疱疹性角膜炎 + 失明;可伴智力发育迟缓 • 突变:酪氨酸氨基转移酶基因（造成肝酶缺乏和酪氨酸堆积） • 治疗包括避免摄入酪氨酸和苯丙氨酸	
肢端角化性类弹力纤维病（acrokeratoelastoidosis）	• PPK 的亚型,散发,常染色体显性遗传 • 儿童早期至成人早期发病 • 女性好发 • 掌跖侧面、手足背部,特别是拇指与邻近示指的内侧面,可融合成大斑块 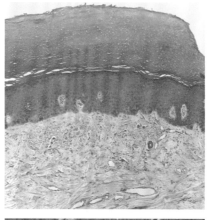 • 多发,2~5mm,坚实,半透明丘疹,常分布于掌跖部交界处的背侧面 • 遗传性皮肤病,真皮内弹力纤维通常断裂和数量减少 • 临床上,发生于拇指与相邻示指内侧面的皮损可能类似于手部胶原弹力纤维性斑块（见第 289 页）	• 显著角化过度伴表皮轻度凹陷,颗粒层增厚,棘层肥厚;血管周围稀疏炎症浸润（淋巴细胞）;弹力纤维减少、断裂 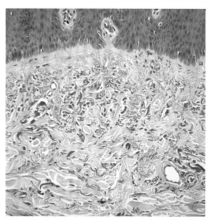 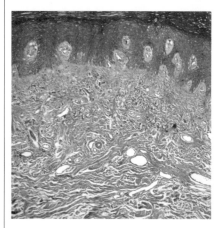 三色法染色（见上图）

疾病名称	临床特征	组织病理学
先天性厚甲症 （pachyonychia congenita）	• PPK 的罕见类型 • 通常为常染色体显性遗传 • 对称的、硬的、增厚的指甲伴 　■ Ⅰ型（Jadassohn-Lewandowsk） 　　▲ 口腔黏膜白斑，PPK，毛周角化，水疱 　　▲ 突变：角蛋白 6a 和角蛋白 16 　■ Ⅱ型（Jackson-Lawler） 　　▲ 与Ⅰ型相似，但出生前有诞生牙、多发性囊肿 　　　（但无口腔黏膜白斑） 　　▲ 与多发性皮脂腺囊瘤相关 　　▲ 突变：角蛋白 6b 和角蛋白 17	• 甲下极其显著的角化过度，细胞间水肿，表皮增厚

疾病名称	临床特征	组织病理学

圆锥样板层（cornoid lamellation）

- 圆锥样板层（cornoid lamella）：角化不全柱，其下颗粒层消失或减少，棘层细胞呈空泡化或角化不良
- 由于局灶性的异常角化，临床表现为皮损周围细线状隆起

疾病名称	临床特征	组织病理学
Mibelli 汗孔角化症（porokeratosis of Mibelli）	• 四肢 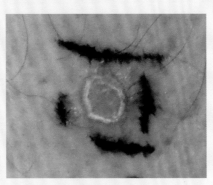 • 孤立的（圆形，椭圆形或回状的）斑块，伴中央萎缩，边缘细线状角化性隆起 • 有恶变风险，容易继发鳞状细胞癌	• 圆锥样板层，其下的表皮内陷，伴相邻表皮轻度乳头瘤样增生；圆锥样板层下方颗粒层消失 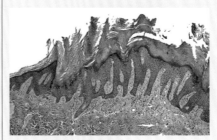 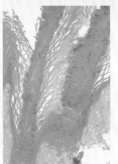 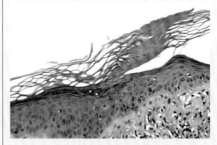 • PAS 染色（上图）显示圆锥样板层中的紫色颗粒，细胞内糖原及糖蛋白所致

疾病名称	临床特征	组织病理学
播散性浅表性光化性汗孔角化症（disseminated superficial actinic porokeratosis，DSAP）	<ul><li>30~40 岁</li><li>光暴露部位</li></ul><ul><li>多发，环状，角化性皮损，伴角化过度性线状边缘（多发于四肢）</li><li>紫外线照射可加重</li></ul>	<ul><li>圆锥样板层；板层间表皮常萎缩伴角化过度，可出现浅层带状苔藓样浸润；日光性弹力纤维变性</li></ul>

疾病名称	临床特征	组织病理学
线状汗孔角化症 （linear porokeratosis）	● 罕见亚型，线状分布 ● 有恶变为鳞状细胞癌的风险 	● 与 DSAP 相同
点状汗孔角化症 （punctate porokeratotic keratoderma）	● 掌跖 ● 棘状丘疹	● 肢端皮肤出现恶变伴角化不全栓

疾病名称	临床特征	组织病理学
表皮松解性角化过度症（epidermolytic hyperkeratosis）		
表皮松解性角化过度症（epidermolytic hyperkeratosis，EHK）	• 表皮成熟异常 • 可见于不同的临床疾病 　▪ 泛发（大疱性鱼鳞病） 　▪ 系统性或局限性（表皮痣亚型） 　▪ 掌跖（PPK 亚型） 　▪ 孤立（表皮松解性棘皮瘤） 　▪ 散在多发（播散性表皮松解性棘皮瘤） 　▪ 偶发（局灶 EHK，脂溢性角化病） 　▪ 与日光性角化病相关（日光性角化病的亚型） 　▪ 毛囊性（痣样毛囊性 EHK） 　▪ 黏膜（表皮松解性黏膜白斑病）	• 细胞似乎"脱落" • 致密角化过度，棘层和颗粒层细胞出现颗粒状和空泡样变性
表皮松解性棘皮瘤（epidermolytic acanthoma）	• 见于所有年龄 • 孤立的疣状丘疹（"疣样"）	• 表皮松解性角化过度（即：角化过度，空泡样变性）；淡蓝色，"虫蚀样"的角质形成细胞伴边界不清，空泡形成，细胞质内嗜酸性包涵体 • 电镜：团块状张力丝

疾病名称	临床特征	组织病理学
棘层松解性角化不良（acantholytic dyskeratosis） （组织学反应模式表现为基底层上方裂隙，表皮各层出现棘层松解和角化不良细胞）		
局灶性棘层松解性角化不良 （focal acantholytic dyskeratosis）	• 通常临床表现不明显，在一个孤立的丘疹内偶然出现的病灶	灶状棘层松解性角化不良
棘层松解性棘皮瘤 （acantholytic acanthoma）	• 老年男性 • 躯干区域 • 孤立，无症状角化性丘疹 / 结节	角化过度，乳头瘤样增生和棘层松解

疾病名称	临床特征	组织病理学
Darier 病 (Darier's disease)	• "毛囊角化病" • 常染色显性遗传 • 青春期发病 • 油腻性结痂的丘疹和丘疱疹;口腔鹅卵石样丘疹;智力迟钝;异味;手足背肤色或淡褐色丘疹;指甲红色和白色条带伴远端出现 V 形缺损 • 突变:*ATP2A2* 基因,角质形成细胞的内质网钙泵,编码 *SERCA2* • 内质网的钙储存耗尽导致棘层松解,因为失去了细胞粘附性,细胞凋亡导致角化不良 • 注:锂摄入、出汗、高温和 UVB 会加重病情	• 棘层松解性皮病;基底层上裂隙伴棘层松解,角化不良细胞形成圆体和谷粒;角栓伴正角化过度和角化不全 • 谷粒:在角质层内,细长的小细胞,"雪茄状"核 • 圆体:在表皮上部,固缩的核,清楚的核周空晕,嗜酸性细胞质 • 与 Grover 病不同,Grover 病有一些病理特征(即:海绵水肿,天疱疮样改变等),无嗜酸性粒细胞
Galli-Galli 病 (Galli-Galli disease)	• Dowling-Degos 病的棘层松解型 • 常染色体显性遗传 • 进行性色素病变,累及身体大的皱褶和屈侧部位 • 突变:*KRT5*(角蛋白 5)	• 多灶性棘层肥厚,上覆角化不全;角质形成细胞呈细长的指样条索延伸至真皮乳头,与 Dowling-Degos 病相似,见第 257 页

疾病名称	临床特征	组织病理学

Grover 病
（Grover's disease）
	• "暂时性棘层松解性皮病"
	• 老年男性
	• 躯干上部
	
	• 发病机制不明
	• 突然出现小的、结痂的红色丘疹和丘疱疹（"痱"样）；剧烈瘙痒
	• 通常病程短暂
		• 病理模式
		  1. Darier 病样
		  2. Hailey-Hailey 病样
		  3. 寻常型天疱疮样
		  4. 海绵水肿型
		• 病理上可同时出现一种以上的模式
		
		• 经常有嗜酸性粒细胞（在 Darier 病中不常见）

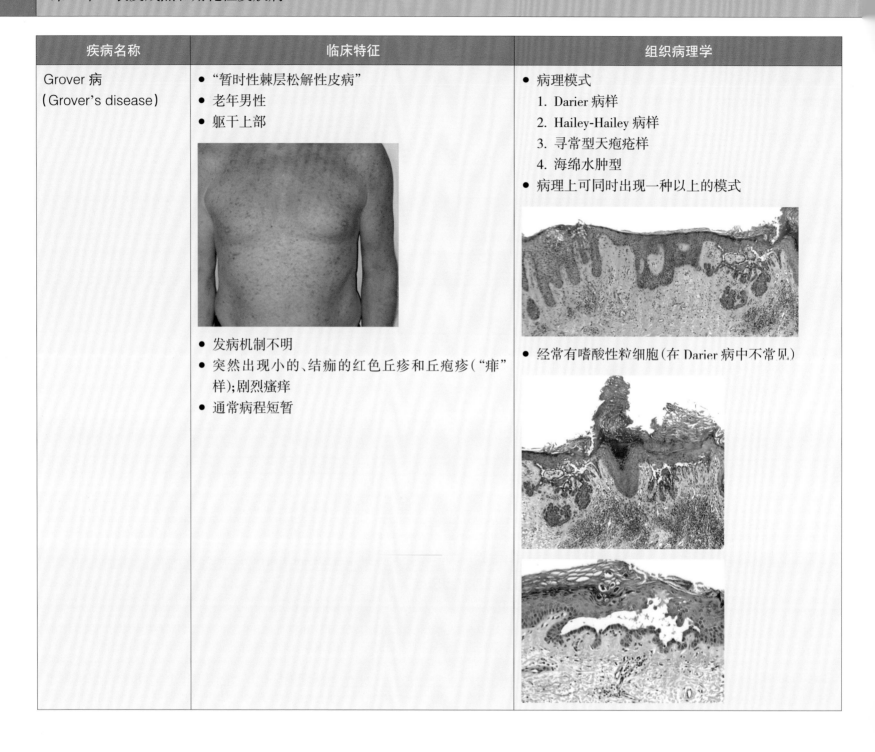

疾病名称	临床特征	组织病理学
持久性棘层松解性皮病（persistent acantholytic dermatosis）	• Grover 病的亚型，病程持久 • 躯干上部 • 瘙痒性结痂的丘疹	病理改变同 Grover 病

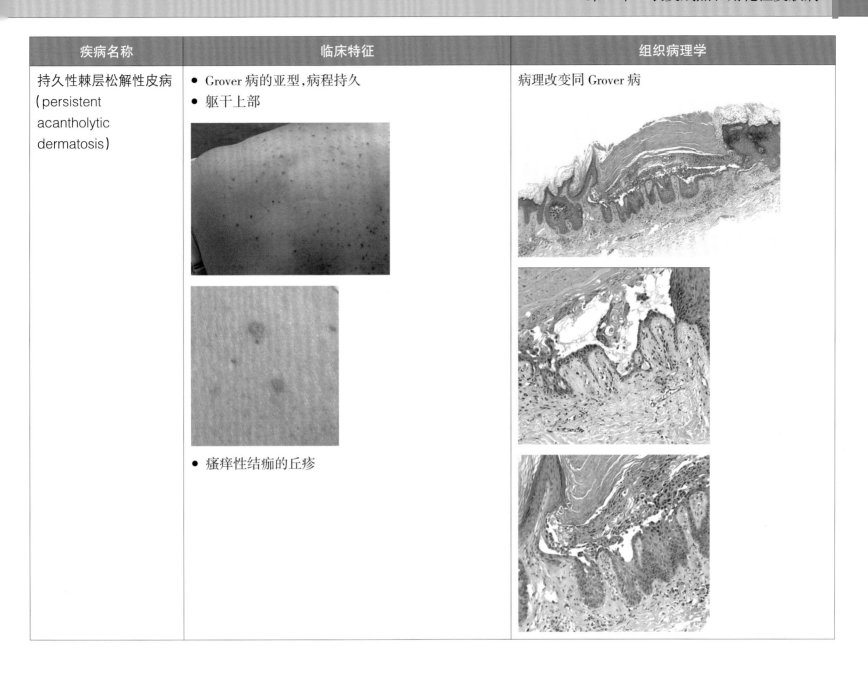

疾病名称	临床特征	组织病理学
Hailey-Hailey 病 （Hailey-Hailey disease）	• "家族性良性慢性天疱疮" • 常染色显性遗传 • 20~30 岁发病 • 颈部、腋下、腹股沟和间擦部位 • 复发性红斑或水疱性斑块，进展至小的松弛性大疱，伴破溃或结痂；恶臭，灼热感 • 突变：*ATP2C1* 基因，高尔基体钙泵；高尔基体中钙耗竭导致更广泛的棘层松解（由于细胞间黏附缺失）	• 宽的，基底层上的裂隙，裂隙边缘排列棘层松解细胞；表皮增生；"倒塌的砖墙"外观（表皮各层的部分棘层松解）；角化不良不明显 • DIF：阴性

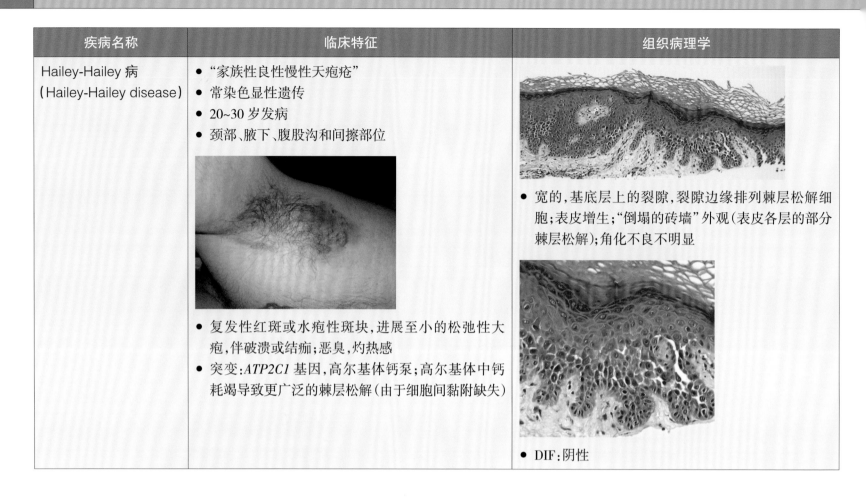

疾病名称	临床特征	组织病理学
疣状角化不良瘤 （warty dyskeratoma）	• 中老年 • 头颈部 • 孤立的丘疹,中央脐形 / 孔样,发生在光暴露部位上	• 表皮呈杯状或粉刺状凹陷,向下生长;角化过度,角化不全,角化不良细胞(包括圆体和谷粒)

疾病名称	临床特征	组织病理学
散在的角化性病变		
Flegel 病 (Flegel's disease)	- "持久性豆状角化过度病" - 散发;常染色体显性遗传病 - 40~50 岁发病 - 缺陷:Odland 小体或板层小体(角质层中的被膜颗粒) - 足背、小腿伸侧、大腿、耳郭 - 持续性、多发的、红棕色、散在的 1~5mm 角质物(鳞屑性丘疹) - 去除表面鳞屑后可见针尖样出血(与灰泥角化病不同) - 有报道与糖尿病或甲状腺功能亢进有关	- 局部致密红染的正角化过度,仅见灶状角化不全;致密的带状炎症浸润(淋巴细胞);皮损边缘棘层肥厚;颗粒层消失
Kyrle 病 (Kyrle's disease)	- 女性,40 岁 - 下肢 - 角化过度性丘疹,中央有锥形角栓 - 与慢性肾衰竭、肝功能不全、糖尿病相关	- 下陷萎缩的表皮内可见角栓;灶状角化不全;可见嗜碱性粒细胞碎片;炎症细胞浸润
多发性微指状角化过度症 (multiple minute digitate keratoses)	- 成人 - 躯干上部;四肢近端 - 数百个微小钉状角化过度皮损	- 钉状、致密、薄层堆叠的正角化物质(与毛囊无关);表皮轻度增生(真皮正常)
蜡样角化病 (waxy keratoses)	- 儿童 - 躯干部位 - 有光泽、淡黄色、"蜡状"、角化过度的丘疹	显著的正角化过度,表皮隆起或乳头瘤样增生,部分棘层肥厚

疾病名称	临床特征	组织病理学
其他表皮遗传性疾病		
Hopf 疣状肢端角化症（acrokeratosis verruciformis of Hopf）	• 常染色体显性遗传 • 青春期发病 • 男性 • 常见于 Darier 病患者 • 手和手指的背面 • 多发的、肤色疣状丘疹（类似扁平疣）	 • 角化过度，棘层规则增厚，规则的波形外观（"教堂塔尖"） • 无角化不全和真皮炎症浸润
着色性干皮病（xeroderma pigmentosum，XP）	• 指"干燥且色素沉着"皮肤 • 常染色体隐性遗传 • 畏光，光敏感，色素改变（早期出现雀斑样痣），干皮病，可能有神经系统异常 • 有早年患皮肤癌的风险；内脏恶性肿瘤风险 • XP 突变：DNA 核苷酸切除修复 • 不同的突变位点，从 XPA 到 XPG • XP 亚型突变：DNA 聚合酶 • 通常无神经系统异常 注： • Cockayne 综合征可能包含的突变：XPB、XPD 及 XPG • 毛发低硫营养不良可能包含的突变：XPB 和 XPD 基因

疾病名称	临床特征	组织病理学
外胚层发育不良（ectodermal dysplasias）	• 一大组遗传性疾病，有两个或多个起源于外胚层的组织缺陷（即皮肤、毛发、指甲、外泌汗腺和牙齿） 　1. 无汗性外胚层发育不良（Christ-Siemens-Touraine 综合征） 　　■ X 染色体连锁遗传 　　■ *EDA* 基因突变 　　■ 无汗症 + 无牙症 + 少毛症，特征性面容，甲营养不良 　2. 有汗性外胚层发育不良（Clouston 综合征） 　　■ 常染色体显性遗传 　　■ *GJB6* 基因突变（缝隙连接蛋白 30） 　　■ 出汗正常 + 显著的 PPK+ 秃头（可累及眉毛及 / 睫毛）+ 甲营养不良 　3. 口面指综合征 　　■ X 染色体连锁显性遗传病（男性胎儿不存活） 　　■ 皮脂腺明显减少，牙齿发育异常，粟丘疹，唇裂，指趾畸形 　4. 伴唇腭裂的外胚层发育不良 　　■ 几种综合征 　　■ 外胚层发育不良伴唇 / 腭裂；*p63* 基因突变致病	
乳头痣样角化过度症（nevoid hyperkeratosis of the nipple）	• 见于乳头和乳晕（可双侧受累） 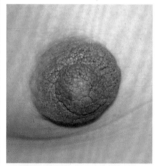 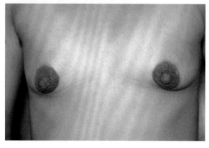 • 乳晕色素沉着伴疣状增生；双侧或单侧受累 • 与黑棘皮病有关	• 角化过度，乳头瘤样增生，棘层肥厚，皮突明显下延（常呈丝状互连模式）；角质充满空隙和导管开口 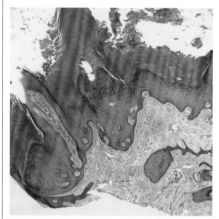 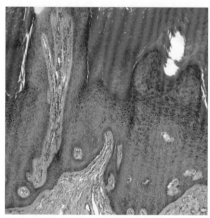

疾病名称	临床特征	组织病理学
皮肤剥脱综合征 （peeling skin syndrome）	• 常染色体隐性遗传 • 有仅局限于手掌、面部或肢端的各种亚型 • 角质层自发、持续性剥脱 • 肢端型的突变基因：谷氨酰胺转氨酶 -5	• 角化过度，角化不全，颗粒层减少，棘层肥厚；角质层与其下方颗粒层分离
其他疾病		
颗粒状角化不全 （granular parakeratosis）	• 获得性角化异常性皮肤病 • 中年女性 • 腋窝、间擦部位、腹部 • 瘙痒性、红色、角化过度性、色素沉着性斑片或斑块（可自发缓解并复发） • 丝聚合蛋白原合成中间丝聚合蛋白的过程明显缺陷（受累的角质形成细胞缺乏中间丝聚合蛋白）；导致无法降解透明角质颗粒	• 角质层内增厚的角化不全伴透明角质颗粒
白色海绵状痣 （white sponge nevus）	• 常染色体显性遗传 • 儿童早期 • 颊黏膜 • 黏膜呈乳白色海绵状增厚 • 突变：*KRT4* 和 *KRT13*	• 上皮增厚，角化不全，基底层上方角质形成细胞广泛的空泡形成

（杨莹 译　周莹 校　曾跃平 审）

Dowling-Degos 病（Dowling-Degos disease）

"屈侧网状色素沉着异常"

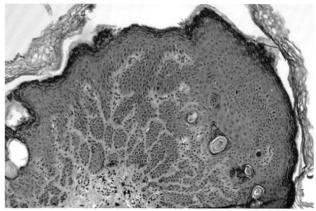
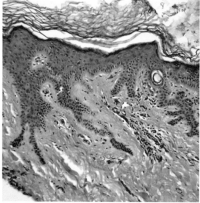

疾病名称	临床特征	组织病理学
色素减退性皮肤病		
苯丙酮尿症 （phenylketonuria）	<ul><li>常染色体隐性遗传病（新生儿疾病筛查）</li><li>神经系统异常 + 眼皮肤色素减退</li><li>突变：L- 苯丙氨酸羟化酶缺乏</li><li>苯丙氨酸增加导致<ul><li>中枢神经系统毒性</li><li>皮肤泛发性色素减退（酪氨酸和黑素合成受抑制）；同时累及眼睛（呈蓝色）和毛发（呈金黄色）</li></ul></li></ul>	
斑驳病 （piebaldism）	<ul><li>"部分性白化病"</li><li>常染色体显性遗传</li><li>出生时即存在</li><li>胎儿发育期黑素细胞增殖和迁移缺陷</li></ul><ul><li>非进行性的色素减退，位于头皮，躯干中部前面，上臂和腿，尤其好发于额部中央和双眉中央（手足色素正常）；白色额发（80%~90%）</li><li>可伴发 1 型神经纤维瘤病</li><li>突变：*c-kit*；原癌基因（导致酪氨酸激酶受体异常，胚胎发育期黑素细胞发生异常，黑素母细胞增殖缺陷；*c-kit* 基因突变还见于肥大细胞增多症）</li><li>Woolf 综合征：斑驳病 + 耳聋</li></ul>	<ul><li>白斑区域无黑素细胞和黑素</li></ul>
Waardenburg 综合征 （Waardenburg syndrome，WS）	WS Ⅰ：*Pax3* 基因突变（常染色体显性遗传）<ul><li>*Pax3* 是控制神经嵴分化的转录因子，同时调节其他基因，如控制黑素母细胞活化或迁移的基因</li><li>白色额发 + 色素减退斑 + 腭裂 + 虹膜异色症 + 耳聋 + 眼内眦外移（内眦距离增大而瞳孔到外眦距离正常）</li></ul>	
	WS Ⅱ：*MITF* 基因突变（常染色体显性遗传）<ul><li>*MITF* 是一种黑素细胞转录因子</li><li>WS Ⅰ + 听力丧失但无眼内眦外移</li></ul>	
	WS Ⅲ（Klein-Waardenburg 综合征）：*Pax3* 基因突变（常染色体显性遗传）<ul><li>WS Ⅰ + 胸部和肢体异常</li></ul>	
	WS Ⅳ（Shah-Waardenburg 综合征）：*SOX10*、内皮素 -3 信号基因和内皮素受体基因突变（常染色体隐性遗传）<ul><li>WS Ⅰ + 先天性巨结肠症 + 耳聋 + 可能眼内眦外移（不常见）</li></ul>	

疾病名称	临床特征	组织病理学
白癜风 （vitiligo）	<ul><li>获得性（遗传易感性）和特发性</li><li>10~30 岁发病；与 HLA-DR4 相关</li><li>三种亚型：局限型，泛发型和弥漫型</li><li>缺陷：黑素细胞缺失</li></ul> <ul><li>色素脱失性斑疹扩大融合成白斑；好发于面、手背、腋窝、腹股沟、外生殖区和肘 / 膝</li><li>20%~30% 合并自身免疫性 / 内分泌性疾病（桥本病、甲状腺功能亢进、胰岛素依赖型糖尿病等）</li><li>治疗：活化或迁移毛发黑素细胞至色素再生区（窄波 UVB 优于 PUVA、准分子激光）</li><li>Vogt-Koyanagi-Harada 综合征：白癜风、肉芽肿性葡萄膜炎、白发症（毛发过早灰白）、听力减退、脱发、脑膜刺激征</li><li>Alezzandrini 综合征：白色头皮、眉毛、睫毛和面部色素脱失，均发生在同一侧，伴同侧视力改变</li></ul>	<ul><li>黑素细胞缺失；可有淋巴细胞浸润（进展期）；表皮黑素完全缺失</li></ul> • Fontana-Masson 染色（上图）
眼皮肤白化病 （oculocutaneous albinism，OCA）	<ul><li>多个亚型</li><li>由于眼、毛发和皮肤黑素广泛减少或缺失；黑素细胞数量正常</li></ul>	
OCA1A	<ul><li>常染色体隐性遗传（40% 的患者）</li><li>出生时即有</li><li>突变：*TYR* 基因（酪氨酸酶的活性或转运缺乏，两者的基因发生突变）</li><li>头发雪白；蓝色至灰蓝色虹膜；严重眼球震颤；眼底显著红光反射；粉白色皮肤；发生皮肤肿瘤的风险增加：鳞状细胞癌 > 基底细胞癌 > 黑素瘤</li></ul>	
OCA1B	<ul><li>出生时即有</li><li>突变：部分活化的 *TYR* 基因</li><li>出生时出现色素减退（出现黄色或金色毛发）</li><li>极少的色素（多为褐黑素），临床类型包括温度敏感性白化病（躯体温暖区域无黑素合成）</li></ul>	

疾病名称	临床特征	组织病理学
OCA2	<ul><li>酪氨酸酶阳性型白化病</li><li>最常见类型（50%）</li><li>常染色隐性遗传</li><li>出生时即有</li><li>突变：P 基因，膜转运蛋白（真黑素减少，可能是调节了黑素小体的 pH）</li><li>奶油色至黄棕色毛发；蓝色至棕黄色虹膜；眼球震颤；发生皮肤癌的风险增加</li><li>注：P 基因缺失也见于 Prader-Willi 综合征（肥胖，性腺功能减退，智力发育迟缓）和 Angelman 综合征（智力发育迟缓，小头畸形，共济失调，不适当的笑）</li></ul>	
OCA3	<ul><li>"红褐色 OCA"</li><li>酪氨酸酶相关蛋白 -1（TYRP1）基因突变</li><li>红铜色皮肤，姜红色毛发和蓝色或棕色虹膜</li></ul>	
OCA4	<ul><li>MATP 基因突变（膜相关转运蛋白）</li></ul>	
Hermansky-Pudlak 综合征（Hermansky-Pudlak syndrome）	<ul><li>OCA 的一种临床亚型伴血小板功能缺陷</li><li>常见死因：呼吸衰竭</li><li>基因突变影响高尔基体运输（影响血小板和黑素细胞）</li><li>奶油色至红棕色毛发；鼻衄；出血倾向（血小板储存缺陷）；蜡样物质沉积于巨噬细胞（溶酶体膜缺陷）；肺纤维化；肉芽肿性结肠炎</li><li>多种亚型，包括：<ul><li>Ⅰ 型：HPS1 基因（有 16 个碱基对重复的基因 / 胞内运输）<ul><li>见于波多黎各和瑞士阿尔卑斯山脉</li></ul></li><li>Ⅱ 型：HSP2 基因（AP3B1 突变，该基因控制蛋白包装和囊泡形成）</li><li>Ⅲ 型：HSP3 基因</li></ul></li></ul>	<ul><li>皮肤或毛球完全或部分黑素缺失；黑素细胞正常</li><li>电镜：血小板和未成熟的黑素体内颗粒缺失</li><li>临床"6P"征<ul><li>色素减退（Pigment dilution）</li><li>瘀点（Petechiae）</li><li>色素痣（Pigmented nevi）</li><li>畏光（Photophobia）</li><li>肺纤维化（Pulmonary fibrosis）</li><li>PT/PTT 延长（PT/PTT increased）</li></ul></li><li>或"HP"：西班牙裔（Hispanic race，常见）和肺 / 血小板异常（Pulmonary/platelet issues）</li></ul>
Chediak-Higashi 综合征（Chediak-Higashi syndrome）	<ul><li>常染色体隐性遗传病</li><li>出生时至最初数月发生</li><li>部分性 OCA+ 免疫缺陷性疾病（化脓性感染）+ 出血倾向</li><li>突变：LYST 基因（调节微管的跟踪蛋白），导致黑素细胞、白细胞和血小板的溶酶体运输障碍</li><li>银白色光泽毛发；部分或不完全白化病；反复细菌感染（细胞代谢 / 趋化异常），出血</li></ul>	<ul><li>电镜：巨大溶酶体颗粒存在于中性粒细胞 / 黑素细胞内及巨大黑素小体</li><li>联想：一艘名为"The Chediak-Higashi"的船因为巨大黑素小体倾斜（LYST）一侧，船员生病，出血伴皮肤发白</li></ul>

疾病名称	临床特征	组织病理学
Griscelli 综合征（Griscelli syndrome, GS）	<ul><li>1 岁发病（常染色体隐性遗传）</li><li>色素聚集在黑素细胞内导致色素减退和银灰色毛发；中性粒细胞减少症；发热；肌张力减退</li><li>亚型：细胞器转运受影响，不能连接肌动蛋白，导致细胞内运输障碍</li><ul><li>GS1：肌球蛋白 Va</li><ul><li>神经功能缺损</li><li>无免疫缺陷</li></ul><li>GS2：RAB27A</li><ul><li>免疫异常（噬血综合征可能）</li><li>继发神经系统疾病</li><li>可能的治疗：造血干细胞移植</li></ul><li>GS3：MLPH（黑素亲和素连接肌球蛋白 Va 和 RAB27A）</li></ul></ul>	<ul><li>黑素积聚在毛发的髓质</li><li>电镜：中性粒细胞无包涵体和巨大黑素小体（不同于 Chediak-Higashi 综合征，后者具有异常大的颗粒）</li></ul>
Elejalde 综合征（Elejalde syndrome）	<ul><li>"神经外胚层黑素 - 溶酶体病"</li><li>出生第一个月至儿童期发病</li><li>三联征：银发，皮肤色素减退，中枢神经系统异常</li><li>银发，光暴露后显著晒黑和中枢神经系统异常（癫痫，智力发育迟缓）；无免疫缺陷</li></ul>	<ul><li>电镜：毛干不规则，大颗粒状黑素（鉴别：Chediak-Higashi 综合征出现色素减退 / 感染，Griscelli 综合征有免疫缺陷）</li></ul>
进行性斑状色素减退症（progressive macular hypomelanosis）	<ul><li>获得性色素减退性皮肤病</li><li>多见于年轻成年女性（加勒比海区域）</li><li>好发于躯干背部</li></ul><ul><li>色素减退性斑疹，直径 1~3cm，可融合成大的斑片</li><li>易误诊为花斑癣（花斑糠疹）</li><li>窄波 UVB，多西环素或外用克林霉素 / 过氧化苯甲酰可能改善本病</li></ul>	<ul><li>表皮黑素减少；黑素细胞正常；真皮浅层可见少量淋巴细胞</li></ul>

疾病名称	临床特征	组织病理学
结节性硬化症（"柳叶斑"） [tuberous sclerosis ("ash left spot")]	<ul><li>"Bourneville 综合征"</li><li>常染色体显性遗传</li></ul> 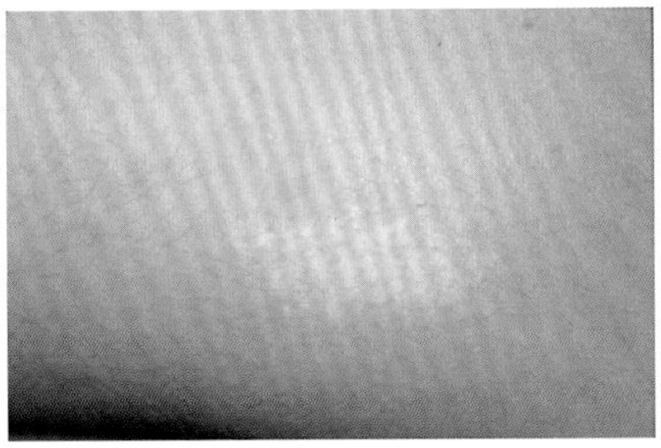 <ul><li>"柳叶斑"（上图）是形如柳叶的卵圆形色素减退性斑疹，一端圆头，另一端尖头</li></ul> 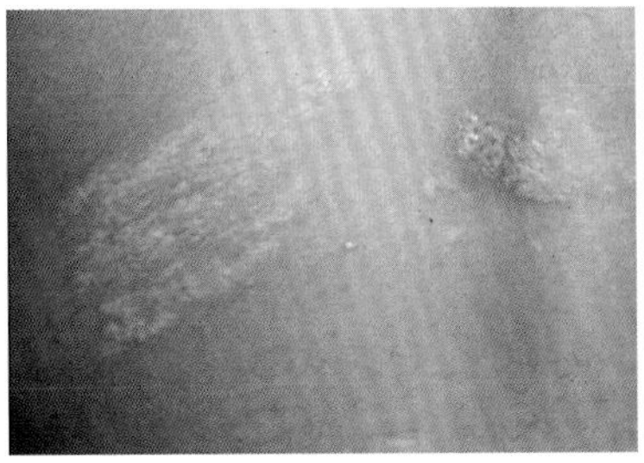 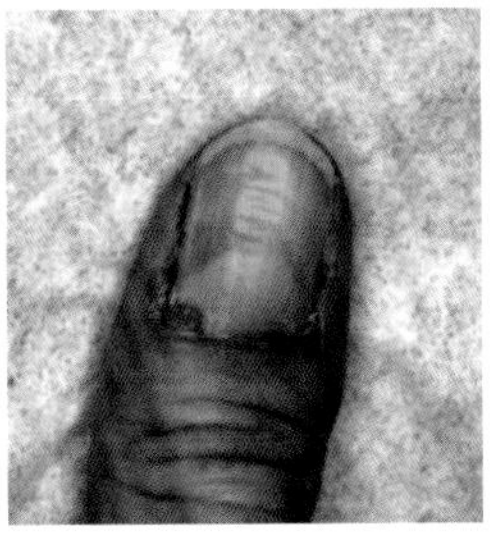 　　"鲨革皮样斑"　　　　Koenen 甲周肿瘤 <ul><li>结节性硬化症可能有多器官的错构瘤；婴儿痉挛症；面部血管纤维瘤（"皮脂腺瘤"）；色素增加性斑疹；"鲨革皮样斑"（胶原瘤）；Koenen 瘤（甲周纤维瘤）</li><li>三联征：癫痫，智力发育迟缓，血管纤维瘤（"皮脂腺瘤"）</li><li>"SHAMED"联想 　S（shagreen patch）：鲨革皮样斑 　H（hyperpigmentation）：色素增加 　A（angiofibromas）：血管纤维瘤 　M（mental retardation）：智力发育迟缓 　E（epilepsy）：癫痫 　D（dental pits）：牙齿凹痕（"TS is the pits" "结节性硬化症导致凹痕"）</li><li>*TSC* 突变：*TSC1*（编码错构瘤蛋白）或 *TSC2* 基因（编码马铃薯球蛋白）</li></ul>	<ul><li>黑素减少，但不缺失；黑素小体变小</li></ul>

疾病名称	临床特征	组织病理学
特发性点状色素减少症 （idiopathic guttate hypomelanosis）	• 易发于中年至老年的浅肤色女性 • 四肢 • 获得性良性白斑,常见于下肢伸侧,由散在的白色斑疹构成	• 表皮突萎缩变平;黑素减少及多巴胺阳性的黑素细胞数量减少
伊藤色素减少症 （hypomelanosis of Ito）	• "无色素性色素失禁症"（看起来像色素失禁症皮损的互补图像） • 镶嵌现象或散发性基因突变而非遗传性 • 出生至 1 岁时发病 • 女性 • 沿 Blaschko 线分布的漩涡状大理石花纹样色素减退,单侧分布;脱发;癫痫;无牙症;脊柱侧凸	• 基底层黑素细胞和黑素减少
无色素痣 （nevus depigmentosus）	• "无色素痣"（achromic nevus） • 先天性色素减退斑疹 / 斑片（大小稳定） • 出生时至童年早期出现 • 好发于躯干和四肢近端 • 孤立的色素减退性斑疹	• 黑素细胞正常,但多巴胺活性降低（例如黑素）

疾病名称	临床特征	组织病理学
白色糠疹 （pityriasis alba）	• 深肤色特应性患者；多见于儿童/年轻成人 • 好发于面部（尤其是颧部）、颈和肩部 • 病因：可能是湿疹造成的色素减退 • 边界不清，覆少量鳞屑的淡红色斑片消退后变成色素减退区	• 灶状角化不全，局灶性轻度海绵水肿致使基底层色素减少；黑素细胞数量正常；淋巴细胞外移，浅层血管周围轻度浸润；可有灶状海绵水肿和毛囊角栓
炎症后白斑 （postinflammatory leukoderma）	• 色素减退继发于炎症性皮肤病（银屑病，盘状红斑狼疮，玫瑰糠疹，病毒疹，硬化性萎缩性苔藓，梅毒） 	• 基底层黑素减少；黑素细胞数量正常；常可见程度不等的色素失禁
贫血痣 （nevus anemicus）	• 躯干上部 • 先天性局限性，孤立的色素减退性斑片伴血管收缩异常 • 临床检查，用于确诊 　■ 用冰接触皮损（仅引起皮损周围发红） 　■ 按压（皮损消失，因为周围皮肤变白）	• 光镜和电镜下无异常 • 病因：局部血管对儿茶酚胺的反应性增强

色素增加性皮肤病

泛发性色素沉着性疾病	• 色素沉着可能继发于代谢性、内分泌性、肝源性和营养障碍性疾病，也见于外用和口服药物和重金属

疾病名称	临床特征	组织病理学
弥漫性获得性黑变病（universal acquired melanosis）	• "炭样婴儿综合征" • 儿童期进行性皮肤色素增加	• 表皮色素增加伴黑素小体增多
肢端黑变病（acromelanosis）	• 新生儿至 1 岁时发病 • 多见于深肤色人群 • 好发于指 / 趾骨背侧 • 皮肤色素增加,通常位于指趾骨背侧	• 基底层色素增加
家族性进行性色素沉着症（familial progressive hyperpigmentation）	• 出生时即有 • 色素沉着性斑片,进行性面积扩大 / 数量增多	• 表皮黑素增加,尤其是基底层
特发性发疹性斑状色素沉着症（idiopathic eruptive macular pigmentation）	• 童年至青春期发病 • 多见于颈、躯干和四肢近端 • 无症状的色素增加性斑疹,见于颈部 / 躯干	• 基底层色素增加;色素失禁,稀疏炎症浸润
遗传性对称性色素异常症（dyschromatosis symmetrica hereditaria）	• "土肥（Dohi）网状肢端色素沉着" • 常染色体显性遗传性皮肤病 • 6 岁前发病,日本人种好发 • 见于手背、四肢远端（掌跖及黏膜除外）、面部 • 对称性色素减退及色素增加性斑疹（雀斑样） • 夏季皮损颜色加深,可自行消退 • 突变:DSRAD（编码腺苷脱氨酶）	• 色素增加区域基底层色素增加;色素减退区域色素减少
遗传性泛发性色素异常症（dyschromatosis universalis hereditaria）	• 常染色体显性遗传性皮肤病 • 出生至 6 岁时发病,日本人种好发 • 泛发全身,包括掌跖（黏膜除外） • 泛发的无症状性色素减退及色素增加性斑疹（无萎缩和毛细血管扩张） • 皮损夏季不加重且不会自行消退	• 不同程度的表皮色素增加和色素失禁

疾病名称	临床特征	组织病理学
图案样色素沉着症 （patterned hypermelanosis）	● 罕见皮肤病，特征是线状、旋涡状或网状色素沉着区，可重叠（通常沿 Blaschko 线分布）	● 旋涡状色素沉着
嵌合现象 （chimerism）	● 一个卵子两次受精，产生的个体具有不同的染色体组	● 色素增加皮损的表皮基底层色素增加
黄褐斑 （melasma）	● "褐黄斑" ● 女性（尤其是孕妇，口服避孕药，西班牙裔，激素替代治疗者） ● 面部 ● 不规则的面部黄褐色或暗色斑片 ● "仅表皮受累型"的治疗效果较好（伍德灯可增加颜色对比度）	● 表皮黑素增加伴轻度的色素失禁
获得性臂部色素异常症 （acquired brachial dyschromatosis）	● 中年发病，尤其多见于服用血管紧张素转换酶抑制剂的女性患者 ● 前臂外侧（通常累及双侧手臂） ● 无症状的灰棕色斑片，夹杂色素减退性斑疹	● 表皮萎缩，基底层色素增加，浅层毛细血管扩张伴日光性弹力纤维变性（无色素失禁或淀粉样物质沉积）
雀斑 （ephelis/freckle）	● 3 岁以内出现 ● 皮肤白皙（尤其是红发人群） ● 面部和肩部 ● 日晒相关（高强度日晒可导致暴发） ● 多发、小的（1~3mm）、边界清、红棕色斑疹 ● 日晒后皮损颜色易加深	● 基底层黑素增加 ● 无表皮突延长和痣细胞巢

疾病名称	临床特征	组织病理学
牛奶咖啡斑 （café-au-lait spots）	• 病名意为"咖啡加牛奶" • 婴儿早期出现的色素增加性斑疹 • 可为神经纤维瘤病的早期表现（见于 95% 的 1 型神经纤维瘤病患者，腋窝常有雀斑） • 还可见于 McCune-Albright 综合征、结节性硬化症、Fanconi 贫血、Bloom 综合征和 Russell-Silver 综合征等 • 病因：黑素增加和巨大黑素小体	• 基底层色素增加；黑素细胞数量不增加；可见到巨大黑素小体

疾病名称	临床特征	组织病理学
McCune-Albright 综合征的斑疹（macules of McCune-Albright's syndrome）	<ul><li>散发病例</li><li>见于女性</li></ul><ul><li>突变：*GNAS1* 基因激活（编码调控腺苷酸环化酶 /cAMP 信号通路的部分 G 蛋白），见于内分泌和非内分泌组织中</li><li>三联征 1. 多发性骨纤维性发育不良 2. 内分泌功能异常：如性早熟、甲状腺功能亢进 3. 色素增加性斑疹</li><li>大量牛奶咖啡斑（不规则边界如"缅因州海岸线"，不超过躯体中线）；复发性骨折</li></ul>	<ul><li>组织病理学类似雀斑</li></ul>
Laugier-Hunziker 综合征（Laugier-Hunziker syndrome）	<ul><li>获得性良性疾病</li><li>20~50 岁出现</li><li>唇部、颊黏膜色素增加性斑疹，纵行黑甲（可有假性 Hutchinson 征：近端甲皱襞色素沉着）；但无肠息肉</li><li>记住 "LH"：唇（lips）和手（hands）</li></ul>	<ul><li>棘层增厚，基底层色素增加，可有色素失禁</li></ul>
Peutz-Jeghers 综合征（Peutz-Jeghers syndrome）	<ul><li>"遗传性肠息肉综合征"</li><li>常染色体显性遗传</li><li>平均诊断年龄：20 岁</li><li>常见突变：*STK11/LKB1*（丝氨酸 / 苏氨酸蛋白激酶 11）</li><li>肠息肉 + 皮肤色素沉着斑疹 + 黏膜色素沉着斑疹</li><li>肠套叠（可为初发症状）；错构瘤性肠息肉；皮肤黏膜黑素细胞性斑疹</li><li>有转化为结肠恶性肿瘤的轻度风险</li><li>癌症发生率增加，尤其是胃肠道、胰腺和肝脏的癌症</li><li>鉴别诊断<ul><li>Cronkhite-Canada 综合征：肠息肉 + 面部和掌跖雀斑样斑疹（无黏膜色素沉着斑疹，黑素细胞不增多）</li><li>Laugier-Hunziker 综合征：皮肤和黏膜色素沉着性斑疹（无肠息肉）</li></ul></li></ul>	<ul><li>基底层色素增加；可有黑素细胞增加</li></ul>

疾病名称	临床特征	组织病理学
Ruvalcaba-Myhre-Smith 综合征（Ruvalcaba-Myhre-Smith syndrome）	• 幼年性结肠息肉病 + 巨头畸形（巨脑畸形）+ 龟头 / 阴茎处色素沉着性斑疹（牛奶咖啡斑）	
Becker 痣（Becker's nevus）	• 年轻男性 • 肩胛带区 • 单侧分布的色素沉着区域伴毛发增多 • 可继发晒伤 • 可伴发结缔组织痣、副阴囊和乳晕发育不全	• 表皮突底部扁平，轻度乳头瘤样增生，棘层增厚 • 注：皮损区雄激素受体增多

疾病名称	临床特征	组织病理学
Dowling-Degos 病（Dowling-Degos disease）	• "屈侧网状色素沉着异常" • 常染色体显性遗传 • 儿童至成年期发病 • 见于背部、颈部和腋窝 • 屈侧网状色素沉着性斑疹/丘疹;瘙痒;口周或面部凹陷性瘢痕 • 突变:角蛋白5 • Galli-Galli 病:棘层松解型 Dowling-Degos 病 • 鉴别诊断:北村网状肢端色素沉着症（见第 258 页）	• 表皮突色素增加并延长（丝状、"鹿角"状向下延伸）;乳头层上方表皮变薄;真皮血管周围细胞浸润;真皮黑素沉着

疾病名称	临床特征	组织病理学
炎症后黑变病 （postinflammatory melanosis）	• "炎症后色素沉着"（PIH） • 获得性色素增加，由基础皮肤病（苔藓样反应，如扁平苔藓、苔藓样药疹和固定型药疹；或创伤和感染等）所致 • 伍德灯有助于鉴别表皮型 PIH（可凸显其边界）和真皮型 PIH	• 显著色素失禁；血管周围淋巴细胞浸润；基底层黑素细胞数量正常或增加
色素性痒疹 （prurigopigmentosa）	• 见于背、颈和胸部 • 瘙痒性复发性红色皮损，数天后消退，遗留网状色素沉着	• 丘疹期：棘层增厚，轻度海绵水肿，淋巴细胞外移，苔藓样反应模式，少量嗜酸性粒细胞 • 晚期：显著色素失禁
北村病 （Kitamura）	• "北村网状肢端色素沉着症" • 常染色体显性遗传 • 日本人种 • 手足背 • 网状轻度凹陷性色素性斑疹；掌部凹坑 • 日晒可加重 • 可能为 Dowling-Degos 病的一种类型（见第 257 页）	• "日光性雀斑样痣"样表现，伴表皮突杵状延长，但皮突间表皮萎缩；黑素细胞数量增加
恶性黑素瘤所致泛发性黑变病 （generalized melanosis in malignant melanoma）	• 黑素瘤患者 • 播散性恶性黑素瘤患者出现蓝灰色或蓝黑色色素沉着，尤其是光暴露部位	• 黑素遍及真皮内血管周围、间质中的噬黑素细胞和表现为游离的颗粒；通常无黑素瘤细胞

疾病名称	临床特征	组织病理学

网状色素性皮病（dermatopathia pigmentosa reticularis, DPR）	• 外胚层发育不良, 常染色体显性遗传性疾病
	• 2 岁前出现
	• 三联征
	  1. 泛发网状色素沉着（躯干）; 不随时间消退
	  2. 脱发（非瘢痕性）
	  3. 甲营养不良: 缺乏皮纹（无指纹）
	• 可有肢端非瘢痕性水疱
	• 突变: 角蛋白 14（非螺旋端区域）
		• 色素沉着区显著色素失禁; 表皮正常

Naegeli-Franceschetti-Jadassohn 综合征（Naegeli-Franceschetti-Jadassohn syndrome, NFJ）	• 常染色体显性遗传性疾病, 外胚层发育不良, 累及皮肤、汗腺、甲和牙齿
	• 2 岁前出现
	• 躯干 / 四肢深棕色网状色素沉着 + 掌跖角化病, 也伴少汗症、牙釉质发育不良和甲营养不良; 不耐热、皮肤水疱
	• 缺乏皮纹（即: 无指纹）
	• 注: 青春期后色素沉着可消退（区别于 DPR 的色素沉着）
	• 突变: 角蛋白 14（KRT14 非螺旋端区域的缺陷导致早期翻译终止）
	• 临床鉴别诊断
	  ■ 先天性角化不良: NFJ 无黏膜白斑、骨髓受累和恶性肿瘤风险（见第 3 章, 苔藓样反应模式）
	  ■ 网状色素性皮病: NFJ 的色素沉着青春期后可消退且无脱发
		• 色素沉着区广泛色素失禁; 表皮正常

疾病名称	临床特征	组织病理学
色素失禁症 （incontinentia pigmenti）	<ul><li>"Bloch-Sulzberger 综合征"</li><li>X 连锁显性遗传</li><li>见于年轻女性（男性胎儿不存活）</li><li>皮损分期 　Ⅰ：水疱期（出生至 2 周）：下肢 　Ⅱ：疣状损害期（2~6 周） 　Ⅲ：螺旋状和旋涡状色素沉着期（3~6 个月） 　Ⅳ：螺旋状和旋涡状色素减退期（20~30 岁）</li></ul><ul><li>螺旋状色素沉着和色素减退；瘢痕性脱发；无牙和钉状 / 圆锥形牙齿；癫痫</li><li>可能的皮肤外累及<ul><li>牙齿（"钉状"）</li><li>眼</li><li>神经系统</li><li>肌肉骨骼</li></ul></li><li>突变：*NEMO*（NF-κB 激活缺陷，一个免疫、炎症和凋亡通路的转录因子）</li></ul> 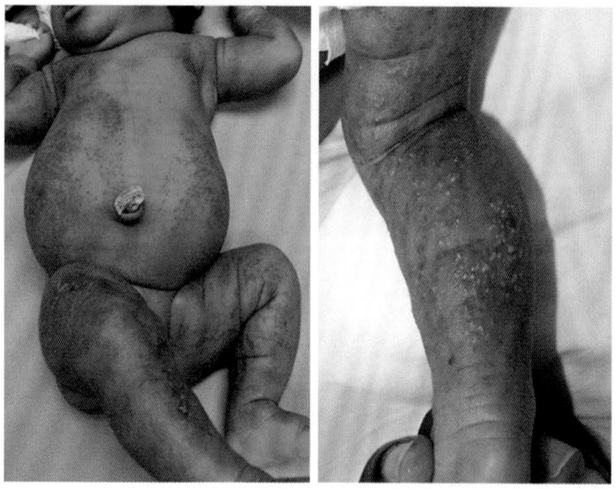	<ul><li>第一阶段（水疱期）：海绵水肿，嗜酸性粒细胞浸润</li><li>第二阶段（疣状期）：乳头瘤样增生，角化不良细胞和角化过度</li><li>第三阶段（色素沉着期）：色素失禁</li><li>第四期（色素减退期）：表皮萎缩，色素减少，细条纹</li></ul><ul><li>水疱期（上图）</li></ul> 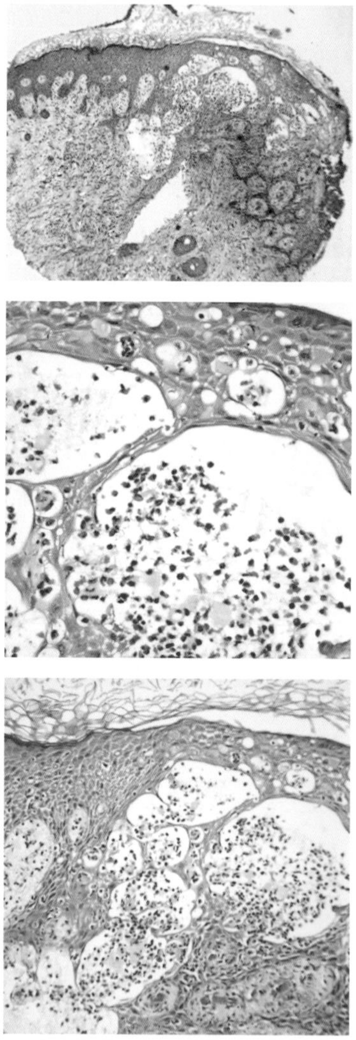
摩擦性黑变病 （frictional melanosis）	<ul><li>慢性摩擦部位出现的色素沉着</li></ul>	<ul><li>真皮上部可见黑素，大部分位于巨噬细胞内</li></ul>
感觉异常性背痛 （notalgia paresthetica）	<ul><li>病因：感觉性神经病变（胸 2 至胸 6 神经）</li><li>上背部瘙痒和灼热感（靠近肩胛骨内侧）</li></ul>	<ul><li>黑素位于真皮上部巨噬细胞内</li></ul>

疾病名称	临床特征	组织病理学
颈部"波纹状"色素沉着 ("ripple" pigmentation of the neck)	• 斑状淀粉样变病或长期特应性皮炎患者的特征	• 真皮上部可见黑素(游离或位于巨噬细胞内)
"土地样"皮病 ("Terra firma-forme" dermatosis)	• 皮肤变色似"泥土",不能被肥皂洗去,却能用乙醇祛除 • 儿童颈部 • 可能病因:角化异常	• 轻度棘层肥厚,正角化伴角质层内大量角蛋白小体

（周莹 译　杨莹 校　曾跃平 审）

第 11 章　胶 原 疾 病

硬斑病（morphea）

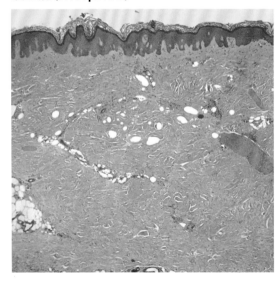

胶原基础知识

- 结缔组织的主要组成成分(占干重的 70%)
- 甘氨酸 -X-Y 的重复三联结构(X 通常为脯氨酸)

转录步骤:生成胶原 mRNA,胶原合成的调节因子

- TGF-β、维 A 酸类、IL-4 可刺激生成
- TNF-α 及 IFN-γ 可减少产生

翻译步骤:在粗面内质网内进行

- 赖氨酸和脯氨酸的羟基化(稳定螺旋)
  - 需要维生素 C 和铁剂
  - 维生素 C 缺乏病:抗坏血酸缺乏降低了脯氨酸的羟基化
  - 导致螺旋不稳定,在排泌前分解
- 糖基化:增加了葡萄糖和半乳糖残基(在内质网中蛋白质的折叠和组装中具有重要作用)
- 链二硫键的合成(排列成链,因此可以形成三重螺旋)
- 三重螺旋状的前胶原分子(形成了从 C- 末端到 N- 末端的“拉链”形式)
- 分泌前胶原

细胞外步骤:

- C 和 N- 末端扩展的剪切
- 三螺旋(赖氨酰氧化酶和其他)间共价键的交联
  - 赖氨酰氧化酶需要铜和氧
- 组装成螺旋,形成纤丝、纤维,然后形成纤维束

胶原的主要类型:定位(相关疾病)

- Ⅰ型(80%):皮肤、骨骼、肌腱;有两个相同的链(成骨不全症)
- Ⅱ型:软骨(复发性多软骨炎)
- Ⅲ型(10%):胃肠道和血管,首先沉积在伤口处,包含 3 个相同的链(Ehlers-Danlos 综合征,血管型)
- Ⅳ型:基底膜
- Ⅴ型:皮肤(经典型 Ehlers-Danlos 综合征,以前的 1 型和 2 型)
- Ⅵ型:串珠状胶原蛋白;在瘢痕疙瘩和硬斑病中增多
- Ⅶ型:基底膜上的锚丝(EBA、大疱性 SLE 和线状 IgA)
- Ⅷ型:内皮组织

疾病名称	临床特征	组织病理学
硬皮病（scleroderma）		
局灶性硬皮病概述 （localized scleroderma overall）	• 硬皮病的亚型，包括硬斑病和线状硬斑病 • 除线状硬斑病外，ANA 通常阴性 • 无脏器受累和雷诺现象 • 受累皮肤的 IL-4 和 TGF-β 增多	

疾病名称	临床特征	组织病理学
硬斑病 （morphea）	• 硬皮病最常见的亚型 • 躯干和四肢 • 硬化性斑块，中心呈象牙白色，边缘为紫罗兰色（"丁香花环"） • 可以和硬化萎缩性苔藓同时发生 • 亚型 　■ 点状硬斑病 　■ 泛发性硬斑病（常常 ssDNA 阳性） 　■ 致残性全硬化性硬斑病 　■ 皮下型硬斑病（见第 393 页）	3 个典型特征 　1. 胶原堆积（三色染色显示为蓝色） 　　• 粗大硬化的胶原束；真皮增厚 　　• 成纤维细胞增生；弹力纤维正常 　2. 血管变化 　　• 血管壁增厚，管腔变窄 　3. 炎性浸润（血管周围 / 深部） 　　• 主要为淋巴细胞，可有浆细胞 / 巨噬细胞
线状硬斑病 （linear morphea）	• 硬化区域呈线状分布的亚型 • ANA 常阳性 • 好发于头部、躯干和四肢（可以导致关节挛缩） • 如果面部受累，可能和 Romberg 病（面部偏侧萎缩）相关 • 刀砍样型	• 正方形外观的活检标本（识记 "Square-O-derma"）（译者注：与 scleroderma 谐音）

疾病名称	临床特征	组织病理学
弥漫性系统性硬皮病（diffuse systemic scleroderma）	• 占系统性硬皮病的 20%~40% • 躯干和肢端皮肤受累 • 躯干/肢端突然发生对称性增厚或硬化；雷诺现象；滑膜炎；食管受累；肾功能衰竭；甲腹侧翼状胬肉（由于黏附于甲床） • 可能出现多种抗体 　■ Scl-70（60%）：DNA 拓扑异构酶 I 和解旋 DNA 　■ 着丝点（30%）	• 被挤压的汗腺 • 类似局限性硬皮病，但系统性硬皮病包括 　■ 炎症性变化更少 　■ 早期胶原增生轻微 　■ 血管改变更明显
局限性系统性硬皮病（limited systemic scleroderma）	• 老年女性 • 通常仅指/趾受累 • 雷诺现象通常发生于皮肤增厚之前（通常局限于指/趾部）；脱发；少汗；毛细血管扩张；肺动脉高压；甲腹侧翼状胬肉 • 抗体：抗着丝点抗体（80%）；抗 Fc 受体（50%）；抗 Scl-70 或抗拓扑异构酶（30%）抗体 • CREST 综合征：钙质沉着；雷诺现象；食管功能障碍；肢端硬化；毛细血管扩张	

疾病名称	临床特征	组织病理学
混合性结缔组织病（mixed connective tissue disease）	• 具有 SLE、硬皮病及多发性肌炎的临床特征 • 抗核糖核蛋白抗体,特别是 U1RNP（100%）,但抗 Sm 和 DNA 抗体阴性 • 三联征（"SRA"） 　■ 手指肿胀 / 硬化,swollen/sclerotic fingers 　■ 雷诺现象和抗核糖核蛋白抗体,Raynaud's phenomenon and ribonucleoprotein Ab 　■ 关节炎,arthritis 　■ 也可以出现肌痛、近端肌群无力和食管受累	• 早期皮损:真皮明显水肿,胶原分割 • 硬皮病样皮损:真皮硬化,血管壁增厚 • DIF:IgG 呈斑点核型
嗜酸性筋膜炎（eosinophilic fasciitis）	• Shulman 综合征 • 硬皮病的亚型 • 中年人 • 四肢（手指不受累,和硬皮病不同） • 突然发生的四肢对称性皮肤和皮下组织硬化;通常见于高强度锻炼之后;外周血嗜酸性粒细胞增高;高丙种球蛋白血症	• 看上去像"深在性硬斑病 + 嗜酸性粒细胞" • 主要累及深部筋膜 • 早期 　■ 小叶间隔纤维组织及深筋膜水肿,伴嗜酸性细胞的混合性炎症细胞浸润 • 晚期 　■ 深筋膜和小叶间隔增厚;纤维化和胶原透明样变

疾病名称	临床特征	组织病理学
萎缩性皮病 （atrophoderma）	• Pasini-Pierini 萎缩性皮病 • 青少年发病，缓慢发生 • 躯干，尤其是背部最常见 • 皮肤萎缩，可能是硬斑病的一种不全亚型 • 一个或多个界限清楚的凹陷性色素沉着斑片，圆形或椭圆形 • 颜色可以为蓝色、青灰色或者棕色	• 真皮萎缩，但需要有邻近正常皮肤做比较 • 血管周围淋巴细胞、少量巨噬细胞浸润，极少数情况下，可有明显的浆细胞 • 真皮中部及深部胶原束水肿，或者轻度均质化 • 除了基底层色素沉着外，表皮通常正常；附属器结构不被破坏

硬皮病样疾病

疾病名称	临床特征	组织病理学
硬皮病样移植物抗宿主病 （sclerodermoid GVHD）	• 慢性移植物抗宿主病少见的并发症 • 躯干和四肢近端 • 出现硬皮病样的损害，常常散在分布 • 自身抗体阴性（如 ANA、抗着丝点抗体和抗 Scl-70 抗体）	• 硬皮病样损害，但纤维化可延伸至皮下脂肪；可能出现移植物抗宿主病的苔藓样改变 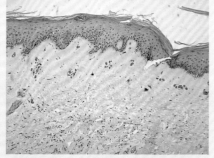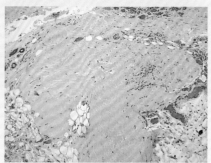
皮肤僵硬综合征 （stiff-skin syndrome）	• "先天性筋膜营养不良" • 臀部和大腿（腹股沟皱褶部位不受累） • 石块样硬度的皮肤，关节活动受限（可能有真皮 /筋膜胶原异常）	• 真皮 / 皮下轻度纤维化，无炎症细胞浸润

疾病名称	临床特征	组织病理学

Winchester 综合征
（Winchester syndrome）
	• 遗传型骨质溶解综合征
	• 基质金属蛋白酶 2（MMP2）突变
	• 综合征
	  ■ 侏儒症
	  ■ 腕跗骨骨质溶解
	  ■ 皮肤增厚呈皮革样，面部皮肤粗糙
	  ■ 多毛症和色素沉着
	  ■ 角膜混浊
		• 基底层色素增加，真皮增厚，成纤维细胞显著增加；血管周围淋巴细胞浸润；真皮黏蛋白不增加
		• 记忆方法：想象一个身材矮小的人在使用 Winchester 连发步枪射击，但是由于眼睛（角膜混浊）和手（骨质溶解）的问题而显得很困难

GEMSS 综合征 （"GEMSS" syndrome）	• 常染色体显性遗传 • GEMSS（glaucoma, lens ectopia, microspherophakia, stiffness of joints, shortness）：青光眼、晶状体异位、球形晶状体、关节僵硬和身材矮小 • 突变：*TGFβ-1* 表达增强	• 组织病理和系统性硬皮病相似

骨膜增生厚皮症
（pachydermo-periostosis）
	• 常染色体显性遗传
	• 男性
	• 临床特征
	  ■ 指 / 趾杵状膨大
	  ■ 由于长骨远端骨膜处新骨形成导致大腿及前臂增厚
	  ■ 面部皮肤粗糙，面颊、前额及头皮（脑回状颅皮）皮沟加深，皮肤增厚
		• 真皮弥漫性增厚，胶原致密，某些胶原透明样变；成纤维细胞增多

厚皮指症 （pachydermodactyly）	• 近端指间关节侧缘纤维性增厚 • 和指节垫不同，后者为指间关节背侧受累	
肢端骨质溶解症 （acro-osteolysis）	• 远端指趾骨溶解 • 硬皮病样斑块 + 雷诺现象 • 多种亚型（家族性、特发性或者氯乙烯职业暴露）	• 真皮增厚，胶原束肿胀，细胞成分减少和弹力纤维断裂

化学物质或药物相关的疾病
（chemical- and drug-relateddisorders）
	• 职业暴露于聚氯乙烯、氯乙烯、除草剂及二氧化硅等之后出现的硬皮病样皮损
	  ■ Texier 病：注射维生素 K_1 后出现的假性硬皮病样损害
	  ■ 在臀部和大腿出现具有明显髂骨边缘的硬化性损害（"牛仔枪套模式"）
		• 和系统性硬皮病相似

副肿瘤性假性硬皮病 （paraneoplastic pseudo-scleroderma）	• 硬化性皮肤损害，是一种罕见的副肿瘤性并发症（伴发肺癌、浆细胞瘤和类癌）	• 和系统性硬皮病相似

疾病名称	临床特征	组织病理学
肾源性纤维性皮病（nephrogenic fibrosing dermopathy）[CD34+]	• 肾源性系统性纤维化 • 肾透析患者 • 躯干和四肢皮肤增厚发硬；皮肤褶皱伴色素沉着 • 和 钆增强 CT 相关	• "硬皮病样改变,细胞成分更多" • 真皮增厚,胶原排列杂乱,成纤维细胞增加

疾病名称	临床特征	组织病理学
硬化萎缩性苔藓（lichen sclerosus et atrophicus，LSetA）	<ul><li>中老年女性</li><li>常见于肛周及外生殖期区域</li></ul><ul><li>扁平、象牙白色丘疹融合成斑块；出现毛囊角栓和萎缩；然后形成羊皮纸样凹陷性瘢痕（"香烟纸样萎缩"）；瘙痒</li><li>罕见情况下可发生鳞癌（肛门生殖器区域）</li><li>干燥性闭塞性龟头炎：硬化萎缩性苔藓累及龟头、包皮和阴茎</li></ul>	<ul><li>表皮下方水肿，胶原均质化；萎缩；毛囊角栓；弹力纤维减少（和硬斑病不同）</li><li>早期损害：具有苔藓样浸润的空泡状界面改变</li></ul><ul><li>晚期损害硬化更明显，嗜酸性粒细胞较多</li></ul>
静脉剥离后皮肤硬化（post-stripping cutaneous sclerosis）	<ul><li>隐静脉剥离的患者</li><li>沿着被剥离的隐静脉呈线性排列的多发性色素减退和硬化性斑块</li></ul>	

疾病名称	临床特征	组织病理学
其他增生性胶原病		
结缔组织痣 (connective tissue nevi)	• 皮肤错构瘤,由丰富的细胞外结缔组织构成(胶原纤维、弹力纤维和黏多糖);其亚型根据其主要成分决定 • 胶原型 　■ 胶原瘤:躯干/上肢无症状、坚实的肤色斑块 　　▲ 与心肌病和唐氏综合征相关 　■ 鲨革皮样斑 　　▲ 结节性硬化症患者(躯干下部);躯干下部轻度隆起的肤色斑块,周围可见"鸡皮疙瘩"样的丘疹呈卫星灶样分布 　　▲ 组织病理:致密硬化的胶原束,伴肥大的成纤维细胞 • 弹性蛋白型:弹力纤维瘤 • 蛋白聚糖型:Hunter 综合征中的结节(黏多糖增加,X 连锁隐性遗传)	• 胶原瘤型结缔组织痣(下图) 　■ 真皮增厚,胶原粗大,排列杂乱 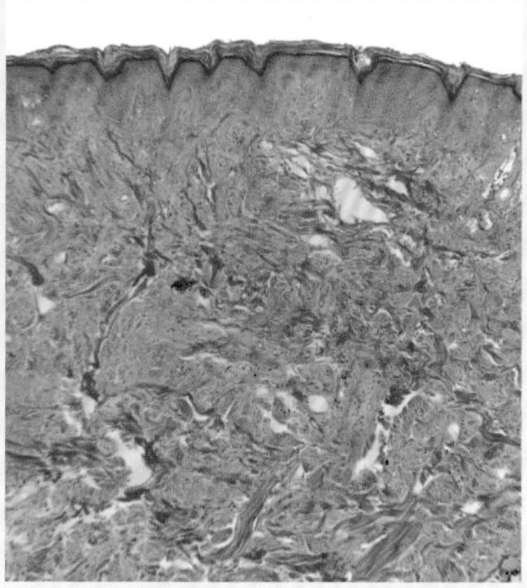 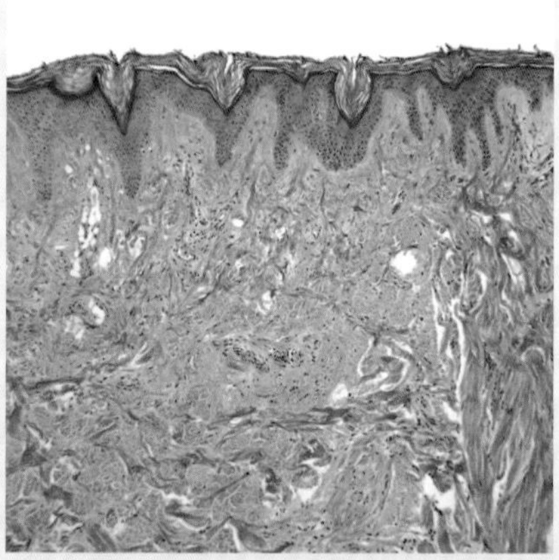 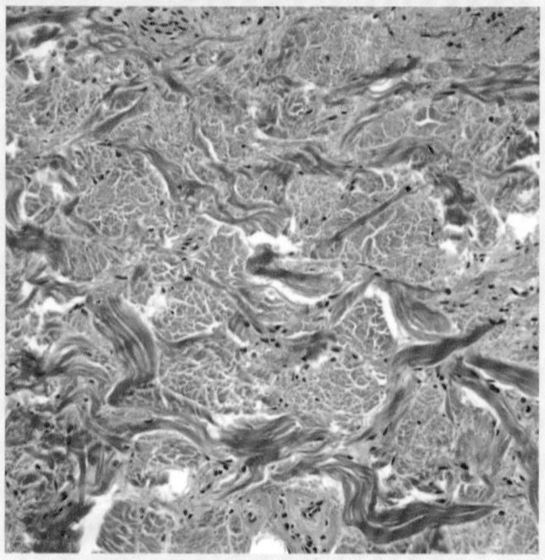
颈部白色纤维性丘疹 (white fibrous papulosis of the neck)	• 老年人 • 颈部两侧或颈后 • 多发的白色孤立性,非毛囊性丘疹	• 局限区域增粗的胶原束类似结缔组织痣;弹力纤维通常减少

疾病名称	临床特征	组织病理学

增生性瘢痕和瘢痕疙瘩
（hypertrophic scars and keloids）
	• 增厚的丘疹或斑块
	• 增生性瘢痕：
	  ■ 不超出原有伤口
	• 瘢痕疙瘩
	  ■ 胸骨区（最常见）；耳部
	  ■ 超出原有伤口范围
	  ■ 黑种人且小于 30 岁人群更常见
	  ■ TGF-β 增加
	  ■ Ⅲ型和Ⅵ型胶原增加 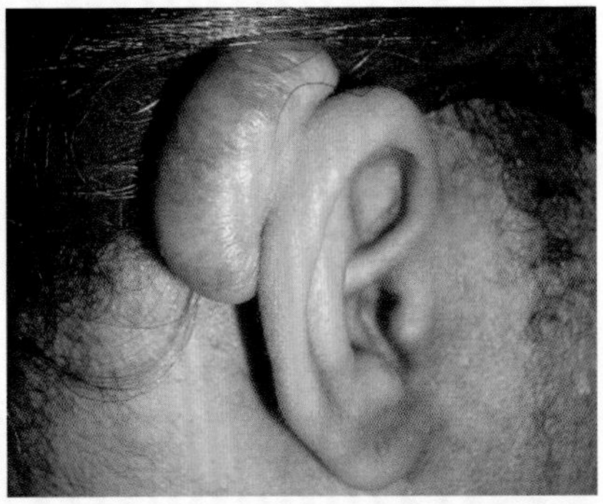 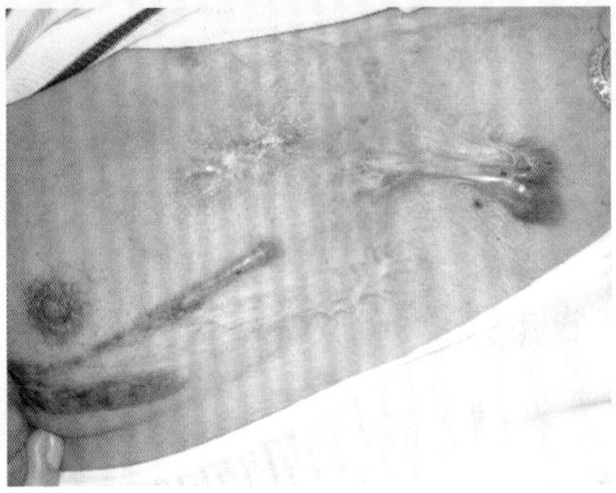
	
		• 增生性瘢痕：平行排列的胶原和成纤维细胞；毛细血管走行平行于皮肤表面；血管受压；常可消退
		• 瘢痕疙瘩：胶原宽大、均质化、强嗜酸性、玻璃样变、排列杂乱；成纤维细胞杂乱增生；高出皮面；血管减少；不能消退 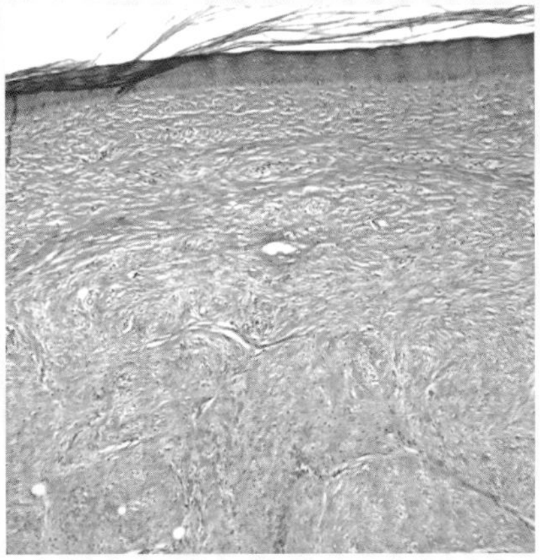
		
		• 增生性瘢痕（上图） 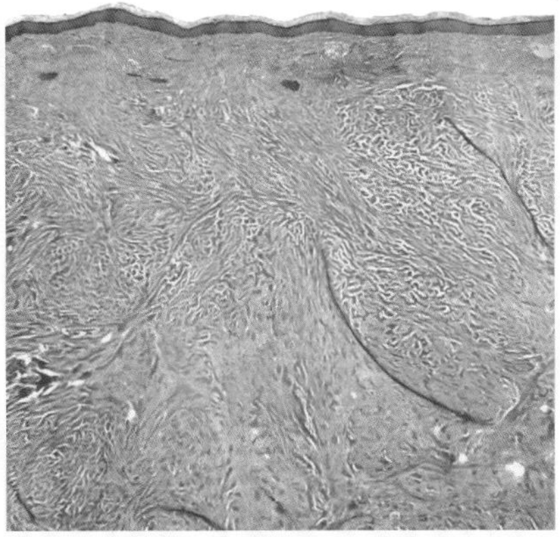
		
		• 瘢痕疙瘩（上图）

萎缩纹 （striae distensae）	• 女性 • 腹部、颈部、大腿和乳房 • 扁平、粉红色的线状损害，可增宽及延长，呈紫罗兰色；逐渐消退浅成白色凹陷性瘢痕 • 和妊娠、提重物、库欣病（糖皮质激素过多）以及蛋白酶抑制剂有关	• 表皮变平，表皮突消失，呈"瘢痕样"；胶原平行排列；弹力纤维减少；深部真皮弹性蛋白和原纤维蛋白平行于皮肤表面重新排列

疾病名称	临床特征	组织病理学
成纤维细胞性风湿病（fibroblastic rheumatism）	<ul><li>手部</li><li>突然发生的对称性多关节炎，雷诺现象，直径 0.2~ 2cm 的皮肤结节</li></ul>	<ul><li>肥大的梭形肌成纤维细胞增生；成纤维细胞增生；粗大的胶原束呈旋涡状排列</li></ul>
项部胶原病（collagenosis nuchae）	<ul><li>"项部纤维瘤"</li><li>男性</li><li>和硬肿症、糖尿病和 Gardner 综合征相关</li><li>颈后皮肤弥漫性硬化和肿胀</li></ul>	<ul><li>部分皮下脂肪被粗大、排列紊乱的胶原束代替；无炎症细胞浸润；成纤维细胞较少</li></ul>

疾病名称	临床特征	组织病理学
皮肤脂肪硬化症 （lipodermato- sclerosis）	• "硬化性脂膜炎" • 静脉功能不全患者腿部硬皮病样硬化 • 下肢 • 皮肤硬化、色素沉着和凹陷（"木质淤积"）	• 脂肪间隔和小叶性脂膜炎，间隔纤维化、硬化；真皮增厚；坏死；脂肪微囊肿形成，有灶性囊膜样改变
耳风化结节 （weathering nodules of the ear）	• 耳部 • 无症状的白色或皮肤色结节（2~3mm），表面呈沙砾样；通常双侧发生，在耳部形成串珠样	• 纤维组织增生伴化生性软骨灶

疾病名称	临床特征	组织病理学
萎缩性胶原病(atrophic collagenoses)		

先天性皮肤发育不全
(aplasia cutis
congenita,ACC)
	• 一组出生时伴有皮肤缺损的疾病
	• 常染色体显性遗传、常染色体隐性遗传或散发
	• 常发生于头顶部,也可发生于躯干和四肢
	• 表皮、真皮、皮下组织缺失,也可以累及下方骨骼
	
	• 头顶部单发的(70%)、浅表糜烂,伴脱发;愈后遗留瘢痕;"毛项圈征(hair collar sign)"
	• 脑膜炎和矢状窦出血的风险增加
	• 可能的药物因素:甲硫硫咪唑
	• 相关的综合征
	  ■ Adams-Oliver 综合征:ACC+ 横向肢体缺如
	  ■ MIDAS:microphthalmia,dermal aplasia sclerocornea
	  (小眼征、真皮发育不全、硬化性角膜):表现为面 / 颈部线状皮肤缺陷的先天性皮肤发育不全
	  ■ Bart 综合征:大疱性表皮松解症 + 下肢先天性皮肤缺损;常染色体显性遗传
	  ■ Opitz 综合征:*MID1* 基因;ACC+ 中线部位缺陷(上腭、心脏)
		• 表皮缺失 / 变薄;下方真皮变薄,胶原纤维排列疏松

疾病名称	临床特征	组织病理学
局灶性真皮发育不全 (focal dermal hypoplasia)	• Goltz 综合征 • X 连锁显性遗传 • 90% 为女性（男性为致死性的） • 线状毛细血管扩张（Blaschko 线）；萎缩纹、外阴和肛周区域出现脂肪疝和色素沉着；龙虾爪样畸形；条纹样骨病；脆性脱发；眼睛缺损 • 突变：*PORCN*（内质网上的膜结合酰基转移酶，促进 *WNT* 基因产物分泌） • FOCAL 　F（female only）：仅见于女性 　O（osteopathia striata）：条纹样骨病 　C（coloboma）：眼睛缺损（眼中空洞） 　A（absent dermis，alopecia）：真皮缺失，脱发 　L（lobster claw deformity）：龙虾爪样畸形	• 真皮发育不全，脂肪疝
局灶性面部真皮发育不良 (focal facial dermal dysplasia)	• 颞部 • 先天性 • 对称性瘢痕样损害	• 表皮变薄（通常凹陷），真皮变薄；弹力纤维减少；附属器缺失
假性阿洪缩窄带 (pseudoainhum constricting bands)	• 先天性缩窄带导致肢体或趾 / 指严重畸形或截肢	• 真皮变薄，真皮纤维组织指样延伸至皮下组织
萎缩性毛发角化症 (keratosis pilaris atrophicans)	• 毛囊周围轻度炎症相关的毛发角化症，继而萎缩 • 先天性毛囊营养不良，毛囊上部异常角化 • 三种亚型（根据部位及萎缩程度） 　1. 面部萎缩性毛发角化症 　2. 脱发性棘状毛发角化症 　3. 虫蚀状皮肤萎缩	• 毛囊过度角化（下图），下方的毛囊及皮脂腺萎缩
糖皮质激素性皮肤萎缩 (corticosteroid atrophy)	• 由于长期局部使用糖皮质激素，特别是封包或使用含氟激素 	• 表皮变薄，表皮突消失，毛细血管扩张，网状真皮变薄，弹力纤维局灶性聚集

疾病名称	临床特征	组织病理学
Pasini-Pierini 萎缩性皮病 （atrophoderma of Pasini and Pierini）	● 躯干,尤其是背部 ● 界限清楚的凹陷性色素沉着斑片;颜色可以从蓝色到青灰色或棕色	● "硬斑病 + 萎缩" ● 真皮萎缩;胶原束水肿或轻度均质化;血管周围淋巴细胞浸润
Moulin 线状萎缩性皮病 （linear atrophoderma of Moulin）	● 沿 Blaschko 线分布的色素沉着性皮肤萎缩	● 与萎缩性皮病相似

疾病名称	临床特征	组织病理学
慢性萎缩性肢端皮炎（acrodermatitis chronica atrophicans）	• 欧洲莱姆病的第三期 • 螺旋体诱发的疾病（主要是博氏疏螺旋体） • 手部 • 可以和关节旁结节共存	• 真皮萎缩至正常厚度的 1/2 左右；毛囊皮脂腺及皮下组织萎缩
限制性皮病（restrictive dermopathy）	• 致死性的 • 常染色体隐性遗传性疾病 • 皮肤紧绷发亮、面部畸形、多发性关节挛缩症和骨发育不全	• 表皮增生伴角化过度；真皮变薄，胶原纤维平行排列；毛囊发育不全

疾病名称	临床特征	组织病理学
穿通性胶原病（perforating collagenoses）		
反应性穿通性胶原病（reactive perforating collagenosis）	<ul><li>常见于外伤后</li><li>临床类型<ol><li>普通型<ul><li>儿童起病</li><li>通常见于手 / 足背</li><li>反复发生、有脐凹的丘疹，6~8 周消退，遗留色素减退斑</li></ul></li><li>成人获得型<ul><li>常见于糖尿病伴肾衰竭的患者</li><li>Kyrle 病（通常和透析相关）</li></ul></li></ol></li></ul> 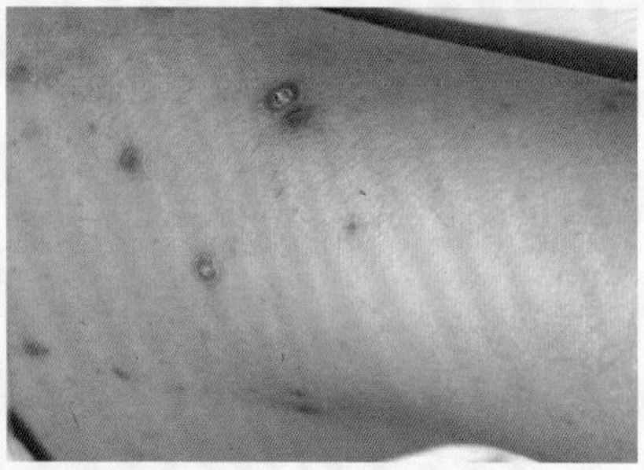	<ul><li>表皮杯状下陷，角栓内包含角化不全的角质、胶原和炎性碎片；嗜碱性"穿通"的胶原纤维垂直穿过表皮进入角栓</li></ul> 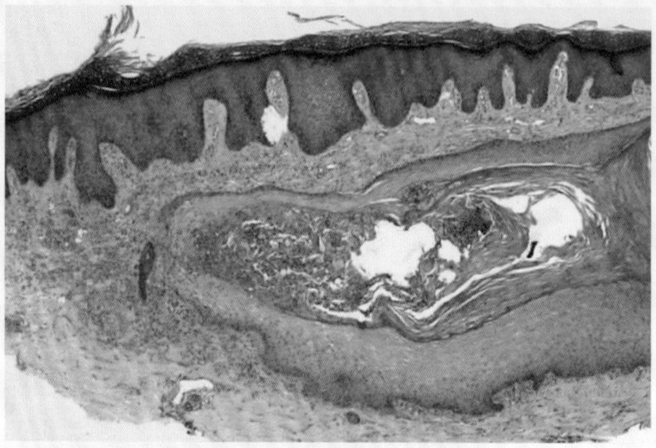 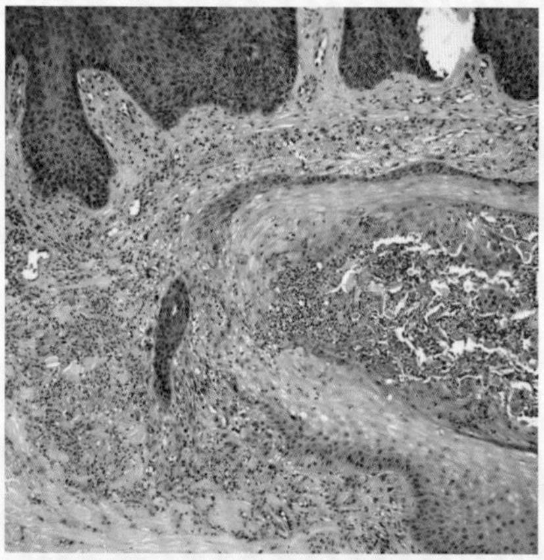 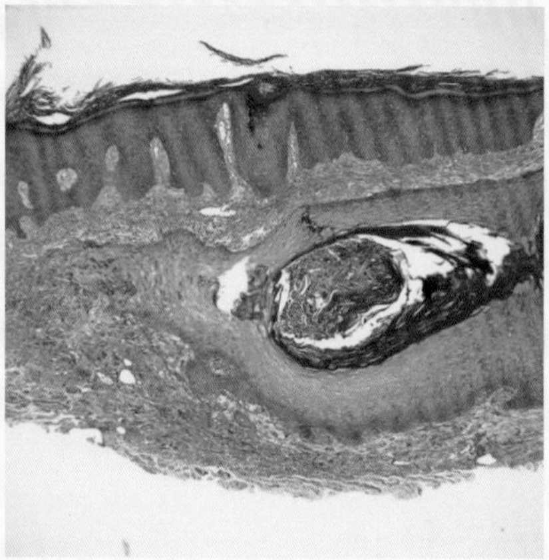 <ul><li>三色法染色（上图）</li></ul>
穿通性疣状胶原瘤（perforating verruciform "collagenoma"）	<ul><li>创伤致变性的胶原被排出，皮损单发，有自限性，临床似疣状</li></ul>	<ul><li>棘层向下显著增生，包含渐进坏死的胶原和碎片；在中央角栓内保留部分弹力纤维</li></ul>

疾病名称	临床特征	组织病理学
结节性耳轮软骨皮炎（chondrodermatitis nodularis helicis）	<ul><li>50 岁以上男性</li><li>耳轮的上半部分（尤其男性右耳）；或者对耳轮（更常见于女性）</li></ul> 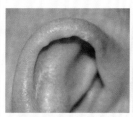 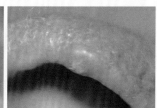 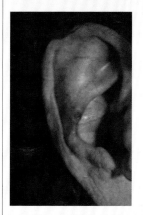 <ul><li>慢性、间断性结痂的痛性结节</li></ul>	<ul><li>中央区域溃疡伴表皮增生；溃疡和软骨之间为肉芽组织、纤维化、混合性炎症浸润；软骨变性</li></ul> 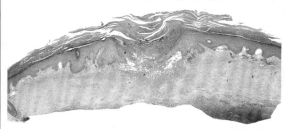 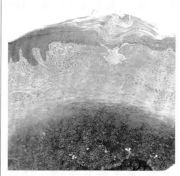 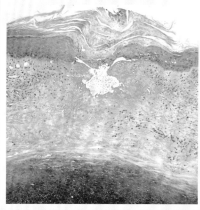

可变的胶原疾病

Ehlers-Danlos 综合征（Ehlers-Danlos syndrome）	<ul><li>分型（缺陷 / 遗传）<ul><li>经典型（*COL5A1*，*COL5A2*/ 常染色体显性遗传和细胞黏合素 X/ 常染色体隐性遗传）<ul><li>▲ 关节活动过度，萎缩性瘢痕，皮肤易瘀紫；"鱼嘴样"瘢痕</li></ul></li><li>关节活动过度型（突变基因不明 / 常染色体显性遗传）<ul><li>▲ 关节活动过度，关节错位</li></ul></li><li>血管型（*COL3A1*/ 常染色体显性遗传）<ul><li>▲ 动脉破裂，胃肠道和子宫破裂，皮肤瘀紫，皮肤变薄</li></ul></li><li>脊柱侧后凸型（赖氨酸羟化酶缺陷 / 常染色体隐性遗传）<ul><li>▲ 肌张力减退，先天性脊柱侧凸，眼部脆弱，关节松弛</li></ul></li><li>关节松弛型（*COL1A1*，*COL1A2*/ 常染色体显性遗传）<ul><li>▲ 关节严重活动过度，髋关节脱臼，脊柱侧凸，皮肤瘀紫</li></ul></li><li>皮肤脆裂型（前胶原 N- 肽酶 / 常染色体隐性遗传）<ul><li>▲ 严重的皮肤脆性增加，皮肤松弛症样改变，皮肤瘀紫</li></ul></li></ul></li></ul>	

疾病名称	临床特征	组织病理学
成骨不全症（osteogenesis imperfecta, OI）	<ul><li>Ⅰ型胶原生成缺陷（*COL1A1* 或 *COL1A2* 的三螺旋结构形成），因此胶原生成减少</li><li>骨骼脆性增加；皮肤弹性降低；身材矮小；关节松弛；蓝色巩膜；耳硬化症</li><li>OI 的类型 ■ Ⅰ型：最常见，常染色体显性遗传，蓝色巩膜，弓形腿；听力丧失 ■ Ⅱ型：常染色体显性／隐性遗传，蓝色巩膜，易发生子宫内骨折，年轻时即死亡（呼吸衰竭） ■ Ⅲ型：常染色体显性／隐性遗传，婴儿期巩膜呈蓝色，出生时或宫内易发生骨折 ■ Ⅳ型：常染色体显性遗传，巩膜正常，随年龄增长骨折发生减少</li></ul>	
马方综合征（Marfan's syndrome）	<ul><li>Ⅰ型原纤维蛋白基因突变：弹力纤维功能障碍，无胶原纤维</li><li>皮肤过度伸展，萎缩纹，身材高瘦，肢端细长（四肢长于躯干）；晶状体异位（向上移位）</li></ul>	
早老综合征（syndromes of premature aging）		
Werner 综合征（成人早老症）（Werner's syndrome, adult progeria）	<ul><li>早老的成人型（常染色体隐性遗传）</li><li>出现于 15~30 岁</li><li>突变：*RECQL2/WRN* 基因（DNA 解旋酶）</li><li>鸟样面容；身材矮小；腿部溃疡；糖尿病；声音高尖；肿瘤（10%，特别是纤维肉瘤，骨肉瘤）</li><li>实验室检查：尿透明质酸增高</li></ul>	<ul><li>表皮萎缩；胶原变化多样，从透明样变到体积缩小；毛囊皮脂腺及汗腺萎缩</li></ul>
儿童早老症（Hutchinson-Gilford 综合征）（progeria, Hutchinson-Gilford progeria syndrome）	<ul><li>常染色体显性遗传；出生后第 1~2 年发生</li><li>突变：核纤层蛋白 A（核包蛋白）</li><li>皮肤萎缩变薄；毛发稀少或缺失；身材矮小；头：面比率增大；充血性心力衰竭；声音高尖；"拔除羽毛的鸟"样外观</li><li>实验室检查：尿透明质酸增高</li></ul>	<ul><li>表皮萎缩；真皮纤维化；附属器及脂肪减少；毛囊萎缩、消失</li></ul>
肢端早老症（Gottron 综合征）（acrogeria, Gottron's syndrome）	<ul><li>早老症的轻症型</li><li>常染色体隐性遗传；儿童早期</li><li>皮肤萎缩、干燥、皱缩（尤其是面部和四肢）</li><li>和匐行性穿通性弹力纤维病及穿通性弹力纤维瘤相关</li></ul>	<ul><li>真皮萎缩；皮下脂肪被结缔组织代替；断裂和不规则的弹力纤维</li></ul>
先天性皮肤异色症（poikiloderma congenitale）	<ul><li>"Rothmund-Thomson"综合征</li><li>常染色体隐性遗传</li><li>突变：*RecQL4* 解旋酶基因</li><li>多系统受累，主要为皮肤、眼睛和骨骼系统</li><li>出生后第一年出现网状红斑，随后色素沉着，皮肤异色症，身材矮小；白内障；性腺发育不全；智力低下；脱发；拇指缺如；骨肉瘤和纤维肉瘤风险增高</li></ul>	
Cockayne 综合征（Cockayne syndrome）	<ul><li>常染色体隐性遗传</li><li>突变：DNA 解旋酶（*ERCC8* 和 *ERCC6* 突变）</li><li>对紫外线过敏，进行性神经变性</li><li>丑陋的侏儒外观；大耳（"米老鼠"样外貌）；"盐和胡椒粉"样视网膜色素斑；光敏性皮损呈蝶形分布</li></ul>	

（翟志芳　译　郭春芳　校　曾跃平　审）

弹性组织疾病

匍行性穿通性弹力纤维病（elastosis perforans serpiginosa）

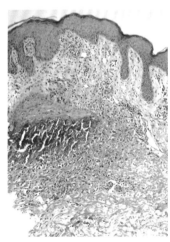
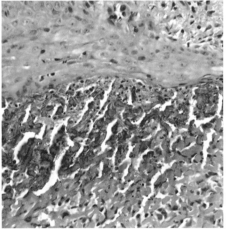

弹性组织基础知识

- 负责皮肤的弹性和韧性
- Verhoeff van Gieson 染色（黑色）或苦味酸地衣红染色（深棕色）可识别弹力纤维
- 主要氨基酸：锁链素和异锁链素通过共价键交联（需要铜），从而连接两个弹性蛋白原多肽形成弹性蛋白
- 弹力纤维有 90% 弹性蛋白（由成纤维细胞／平滑肌产生）和 10% 原纤维蛋白组成：
  - 弹力纤维分为三类：氧弹纤维（不成熟、不交联，垂直于基底膜）；伸展纤维（更成熟，交联，像 E 字形平行于基底膜）；成熟的弹力纤维（多数交联）
- 维 A 酸、TNF-α 和维生素 D 可导致弹性蛋白减少

疾病名称	临床特征	组织病理学
弹性组织增加性疾病		
弹力纤维瘤(弹力纤维痣)(elastoma, elastic nevus)	• 结缔组织痣的亚型(弹性组织增加) • 幼年发病 • 躯干下部和肢端 • 肤色或黄色的丘疹/斑块 • 与 Buschke-Ollendorf 综合征相关 　■ 常染色体显性遗传性结缔组织病(*LEMD3* 或 *MAN1* 基因突变),伴多发性对称性分布于躯干部的弹力纤维痣(播散性豆状皮肤纤维瘤病)和脆弱性骨硬化症(灶状硬化或骨增厚)	• 表皮呈波浪状;真皮内粗大的分支状弹力纤维增加
线状局灶性弹性组织变性(linear focal elastosis)	• 获得性损害 • 男性 • 腰骶部 • 可触及条纹状黄色线条("弹力纤维的瘢痕疙瘩")	• 许多细长波浪状弹力纤维,末端呈"画笔样"
局灶性真皮弹性组织变性(focal dermal elastosis)	• 晚发 • 弹力纤维假黄瘤样发疹(见第 286 页)	• 正常外观的弹力纤维增加(无弹力纤维假黄瘤样的改变,见第 286 页)
弹性真皮(elastoderma)	• 获得性局灶性皮肤松弛、起皱(与皮肤松弛症类似)	• 真皮上部多形性弹性组织增多
弹力纤维瘤(elastofibroma)	• 日本人种 • 成人,尤其是女性 • 肩胛下肌筋膜 • 灰白或深褐色结节 • 胶原和异常弹力纤维缓慢进行性增生	• 胶原和弹力纤维深在性团块状增生,无包膜;弹力纤维"串珠"状("哑铃"样)

疾病名称	临床特征	组织病理学
匐行性穿通性弹力纤维病 （elastosis erforans serpiginosa，EPS）	• 颈部和肢端 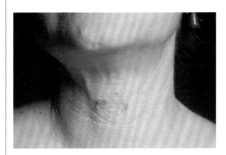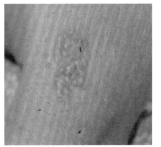 • 群集的、角化过度性深红色丘疹，环状或匐行状排列 • 和以下疾病相关"DERM A POPS"（首字母缩写） D：Down syndrome（唐氏综合征，最常见） E：Ehlers-Danlos 综合征 R：Rothmund-Thompson 综合征 M：马方综合征（Marfan syndrome） A：acrogeria（肢端早老症） P：pseudoxanthoma elasticum（弹力纤维假黄瘤） O：osteogenesis imperfecta（成骨不全症） P：penicillamine therapy for Wilson's disease（青霉胺治疗 Wilson 病，弹性蛋白连锁和交联断裂） S：scleroderma（硬皮病）	• 弹性组织在真皮乳头堆积并经表皮穿出（形成管道）。角栓覆盖管道 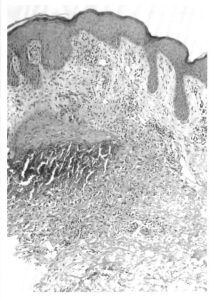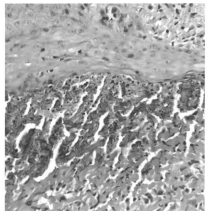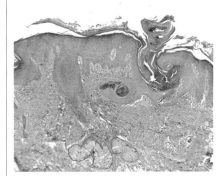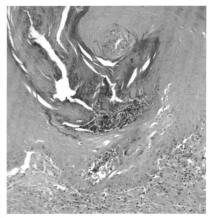

疾病名称	临床特征	组织病理学
弹力纤维假黄瘤（pseudoxanthoma elasticum，PXE） ［von Kossa 法可将钙化的弹力纤维染成黑色；PTAH 法染成蓝色，VVG 染色可显示弹力纤维］	● 弹性组织钙化和断裂的遗传性结缔组织病（可累及皮肤、眼睛和心血管） ● 皮肤症状多在 20~30 岁出现 ● 颈侧（常为首发部位）、腋下和身体屈侧 ● *ABCC6* 基因突变（多重耐药蛋白） ● 由于 PXE 容易出血，应避免应用阿司匹林 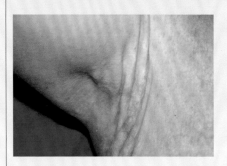 ● 皮肤改变 　■ 扁平的黄色丘疹或斑块："拔毛鸡"样外观 ● 眼改变 　■ 血管样纹是由于视网膜 Bruch 膜的钙化和破坏导致 　■ 血管样纹鉴别诊断：弹力纤维假黄瘤、镰状细胞贫血、地中海贫血、Paget 病和高磷酸盐血症 　■ 视网膜上皮的"橘皮"样变或斑纹 　■ 脉络膜退行性变 ● 心血管改变 　■ 高血压、脑血管意外和胃肠道出血	● "紫色杂乱曲线"或"黑莓灌木丛"样改变 ● 真皮中部短的、碎裂的、嗜碱性、钙化弹力纤维（HE 染色唯一可见的弹力纤维疾病） ● 可能出现钙化（不应和皮肤钙质沉着症混淆） 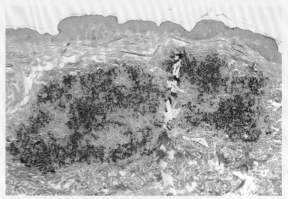 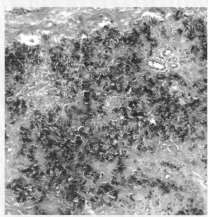

疾病名称	临床特征	组织病理学
获得性弹力纤维假黄瘤（acquired pseudoxanthoma elasticum）[von Kossa 法]	• 晚发 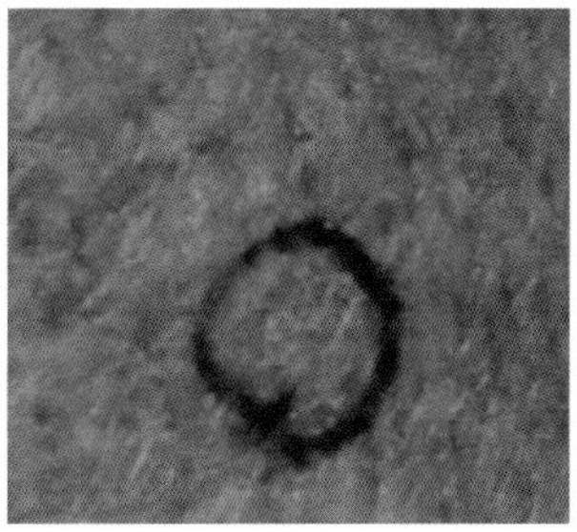 • 无家族史,缺乏血管和视网膜改变 • 可见于钙盐的暴露(使用挪威硝酸钙肥料的农民)和肾衰竭透析患者 • 可能穿通("钙化性穿通性弹性组织变性");常见于肥胖,多次分娩的黑人女性	• 组织学同 PXE 相同 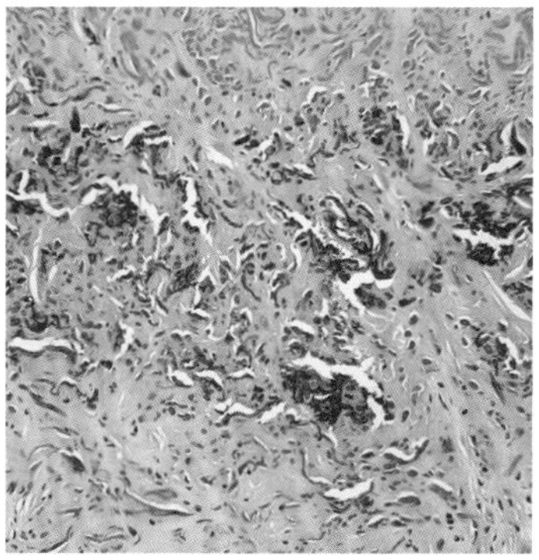 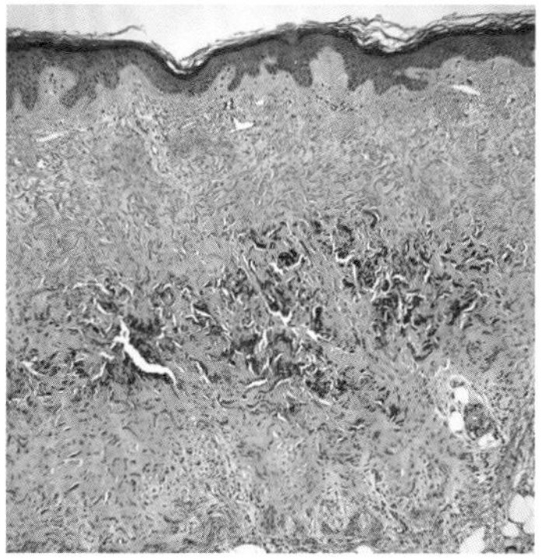 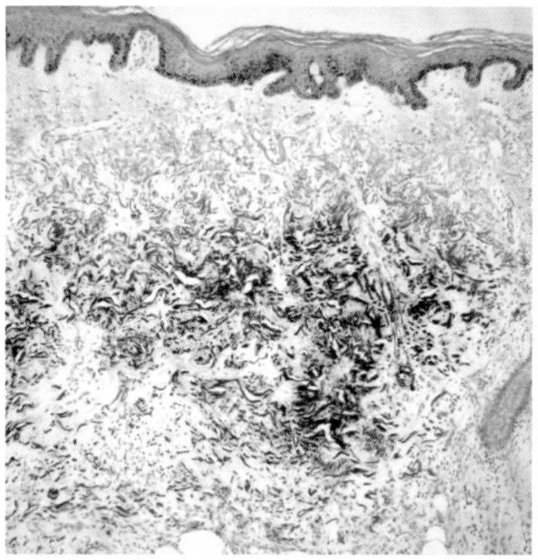 • von Kossa 法染色(上图) • 穿通性 PXE,一处局灶性中央糜烂或通道,周围显著棘层肥厚;嗜碱性的弹力纤维从缺口中穿出(下图) 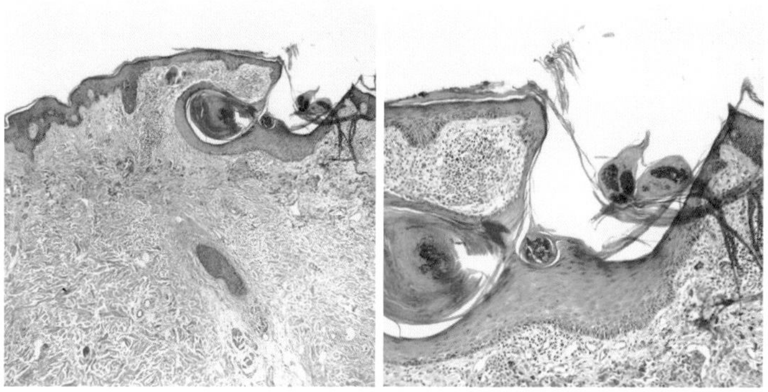

疾病名称	临床特征	组织病理学
假性弹力纤维假黄瘤（pseudo-pseudoxanthoma elasticum）	• 长期应用青霉胺治疗 Wilson 病（铜代谢障碍）的患者 • 青霉胺干扰弹性蛋白锁链氨基酸的交联	• 同 PXE 组织学表现相同,唯一不同的是 von Kossa 染色阴性（表明没有钙化的弹力纤维）
弹性纤维小球（elastic globes）	• 无症状的结节	• 真皮浅层出现嗜碱性粒细胞样的弹性小体

日光性弹力纤维综合征（solar elastotic syndromes）
（长期日光暴露导致的异常弹性组织积聚）

日光性弹力纤维病（光线性弹力纤维病）（solar elastosis, actinic elastosis）[Verhoef 染色将弹力纤维染成黑色]	• 日光暴露导致的皮肤粗厚、干燥、起皱,失去光泽 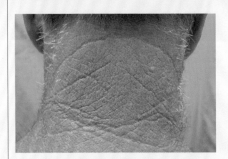 • 发生于颈部的临床亚型:菱形皮肤（上图）	• 卷曲的嗜碱性弹力纤维和弹力纤维团块在真皮浅层积聚;可见胶原正常的境界带 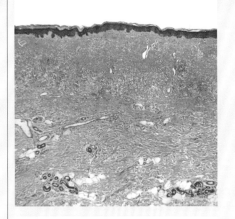 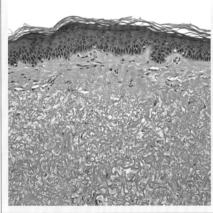

疾病名称	临床特征	组织病理学
结节性弹力纤维病伴囊肿和粉刺（nodular elastosis with cysts and comedones）	<ul><li>"Favre-Racouchot" 综合征</li><li>男性</li><li>眶周区域；头颈部</li></ul><ul><li>增厚的黄色斑块伴囊肿和开放性粉刺</li></ul>	<ul><li>日光性弹性组织变性；扩张的毛囊和含有角质碎片的粉刺；皮脂腺萎缩</li></ul>
耳部弹力纤维性结节（elastotic nodules of the ears）	<ul><li>位于对耳轮前脚（通常双侧）</li><li>耳部无症状的透明小丘疹</li></ul>	<ul><li>大量弹性物质积聚［Verhoeff 弹性蛋白染色］；真皮弹力纤维变性；角化过度</li></ul>
手部胶原和弹力纤维斑块（collagenous and elastotic plaques of the hands）	<ul><li>又称"边缘角化性弹性组织变性"或"指部丘疹性钙化性弹性组织变性"</li><li>慢性进行性退行性病变</li><li>通常见于 50 岁以上的老年男性</li><li>背侧与掌侧的交界线上（尤其是大拇指和示指的夹角内侧）</li></ul><ul><li>表面光滑的线状斑块</li><li>可能与反复创伤和日光损伤相关</li><li>位于拇指和相邻示指的皮损与遗传性肢端角化性类弹力纤维病临床表现相似（见第 228 和 293 页）</li></ul>	<ul><li>胶原增厚，排列杂乱但通常有一定比例的胶原束垂直于表皮；混杂颗粒状弹性物质；真皮上部嗜碱性弹性组织团块；真皮可出现局灶性钙化沉积</li></ul>

疾病名称	临床特征	组织病理学
火激红斑 (erythema ab igne)	• 小腿和下背部 • 网状色素沉着性斑片 • 由反复的热暴露导致 • 有发生角化病或鳞癌的风险	• 表皮变薄,表皮突消失;基底细胞空泡状液化变性;少量的含铁血黄素沉积;通常真皮中部可见显著的弹性物质;有时部分区域可见到表皮细胞的非典型性,类似日光性角化病
弹性组织减少性疾病		
弹力纤维减少痣 (nevus anelasticus)	• 早发 • 躯干下部 • 丘疹性损害(弹力纤维减少或缺失)	• 局灶性弹力纤维减少;胶原正常;无炎症
毛囊周围弹力纤维溶解症 (perifollicular elastolysis)	• 面部和背部 • 与寻常痤疮相关 • 灰白色／白色,最后以毛囊为中心起皱的皮损	• 毛囊周围弹性组织完全缺失;无炎症
斑状萎缩 (anetoderma)	• 局灶的"皮肤松弛",可形成疝 • 见于青少年后期至成人 • 躯干和上臂 • 典型皮损表面起皱,可有轻度的凹陷或向外膨出,通常指尖轻压皮损即可内陷(像长在皮肤上的纽扣眼) • 原发性斑状萎缩 　■ Jadassohn-Pellizzari 型: 　　有炎性皮损 　■ Schweninger-Buzzi 型: 　　缺乏前驱炎性皮损 • 继发性斑状萎缩 　■ 由原先存在的皮疹发展而来:如梅毒、麻风、结节病、环状肉芽肿、结核、艾滋病、红斑狼疮和淋巴瘤	• 弹力纤维缺失,特别是真皮内 • 上图显示斑状萎缩,皮损下方边缘伴小的棕褐色皮肤纤维瘤

疾病名称	临床特征	组织病理学

皮肤松弛症
(cutis laxa)
	• 先天性亚型:弹性组织合成或组装存在缺陷
	• 获得性(Marshall 综合征):与青霉素、青霉胺、异烟肼、系统性红斑狼疮和乳糜泻相关
	• 典型面容为钩状鼻和长上唇("警犬"样面容)
	• 皮肤下垂,可见广泛的大的皱褶
	• 常常累及内脏器官
	• 突变
	  ■ 常染色体隐性遗传型:fibulin-5,为钙依赖弹性蛋白结合蛋白
	  ■ 常染色体显性遗传型:弹性蛋白基因(*ELN*)突变
	  ■ X 连锁隐性遗传(*ATP7A*)
	  ■ 突变同 Menkes 综合征(见下文)
	  ■ 肺气肿和枕骨角外生骨疣
		• 弹力纤维碎裂或缺失,混合性浸润
		• 鉴别诊断包括 Costello 综合征:
		  ■ 遗传缺陷包括手脚颈部皮肤松弛 + 发育迟缓 + 身材矮小 + 心脏问题 + 鼻 / 嘴周围异常增生
		  ■ 弹力纤维变短断裂

威廉姆斯综合征 (Williams' syndrome)	• 先天性多系统性疾病 • "妖精"样面容;鼻梁低平;面颊饱满;情绪欢快(从不发怒);发育迟缓;热爱音乐 • 突变:7 号染色体(弹性蛋白基因和其他基因)	• 皮肤组织病理外观正常
真皮乳头弹性组织溶解症 (papillary-dermal elastolysis)	• 颈部和躯干上部 • 类似弹力纤维假黄瘤的丘疹和鹅卵石样斑块	• 真皮乳头弹性组织完全全缺失;残留纤维无钙化;与弹力纤维假黄瘤的组织学表现不同
真皮中部弹性组织溶解症 (mid-dermal elastolysis)	• 女性 • 上肢 • 由于真皮中部弹性组织缺失导致的广泛的、表面起皱的斑片 • 50% 患者起病前有红斑、风团或灼热感	• 真皮中部弹性组织缺失,不累及乳头层和更下方的网状层
门克斯综合征(卷发病) [Menkes' syndrome, (kinky hair disease)]	• X 连锁隐性遗传(铜贮积病):稀疏、脆弱、"钢丝球"样粗糙的头发;扭结发(念珠状发和脆发症);生长迟缓;癫痫;肌无力;皮肤色素减退 • *ATP7A* 或 *MNK* 基因突变(不能吸收铜) • 注:铜突变也可见于枕骨角综合征和皮肤松弛症Ⅸ型 • 记忆方法:"Pillsbury 面团宝宝"(一名男性皮肤苍白柔软,由于头发粗糙,所以戴着帽子)	
脆性 X 综合征 (fragile X syndrome)	• X 连锁(为遗传性智力障碍的首位病因) • 大睾丸(巨睾丸);肌无力;孤独症;长脸大耳;高腭穹;心脏缺陷 • 突变:位于 X 染色体长臂末端的 *FMR1* 基因(在大脑的正常发育中起着重要的作用)	
皱皮综合征 (wrinkly skin syndrome)	• 常染色体隐性遗传病 • 手背、足部和腹部皮肤皱缩;手掌足底纹增多;关节过张;生长缓慢;发育迟缓;胸部静脉显露(弹力纤维的数量和长度减少导致弹性圈减少)	

疾病名称	临床特征	组织病理学
肉芽肿性疾病 (granulomatous diseases)	● 结节病、麻风、结核等疾病的并发症,出现皮肤松垂	
"肉芽肿性皮肤松弛症" ("granulomatous slack skin")	● 皮肤 T 细胞淋巴瘤患者 ● 皱褶部位皮肤松垂	● 淋巴样细胞,伴多核巨细胞的肉芽肿,缺乏弹力纤维
黏液水肿 (myxedema)	● 与长期甲状腺功能减退有关 ● 皮肤增厚粗糙、面容改变、眼周水肿和懒言少语(见第 13 章,皮肤黏蛋白病)	

疾病名称	临床特征	组织病理学
肢端角化性类弹性组织变性 （acrokerato-elastoidosis）	• PPK 的亚型,散发或常染色体显性遗传 • 幼儿至成人早期发病 • 女性多见 • 手 / 足侧面及手 / 足背 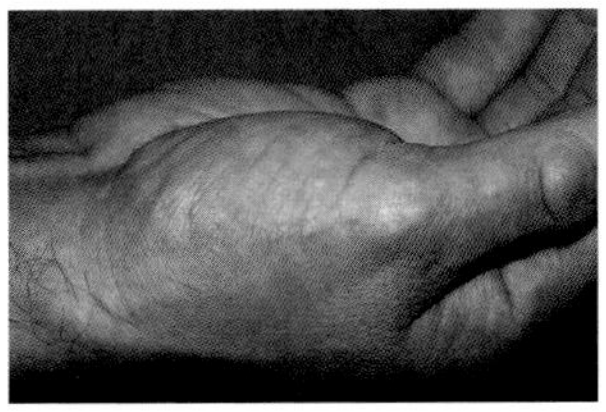 • 多发 2~5mm 坚实透明的丘疹,多见于手足掌面和背面交界处 • 遗传性皮肤病,弹力纤维常常断裂,数量减少 • 位于拇指和相邻示指之间的皮损可能与手部胶原和弹力纤维斑块临床表现类似(见第 289 页)	• 显著的角化过度,表皮轻度凹陷,颗粒层增厚,棘层肥厚,血管周围稀疏的炎细胞浸润(淋巴细胞),弹力纤维减少或断裂 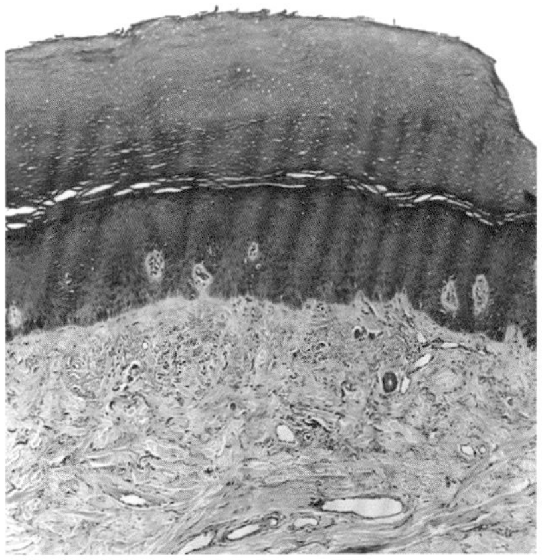 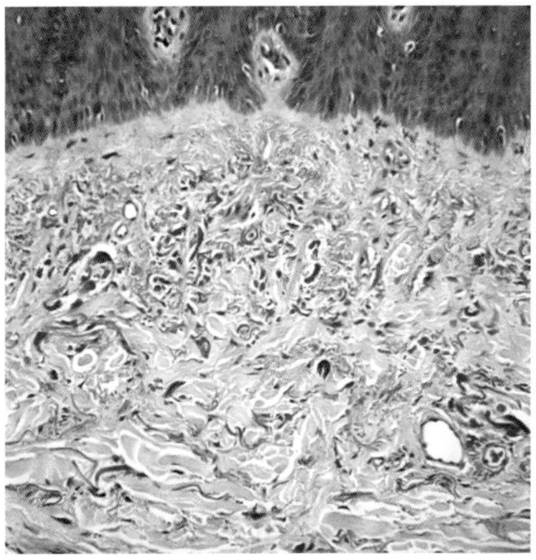 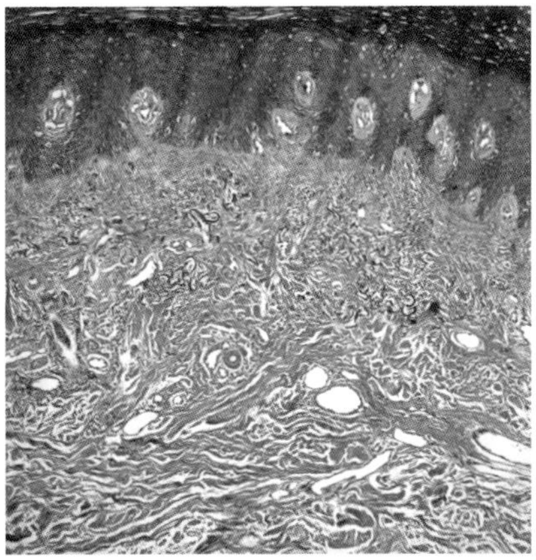 • 三色法染色(上图)

疾病名称	临床特征	组织病理学
可变或轻微改变的弹性组织疾病		
呆小症 （leprechaunism）	• "Donohue 综合征" • 罕见的常染色体隐性遗传性疾病 • 胰岛素抵抗 • 典型面容（厚 / 宽的嘴唇，低位耳，鼻孔扩张），皮肤异常，阴茎 / 阴囊增大，内分泌异常	
皱纹 （wrinkles）	• 日光损伤或环境（如吸烟）因素	
瘢痕组织 （scar tissue）	• 瘢痕组织修复顺序 　1. 纤连蛋白 　2. Ⅲ 型胶原 　3. Ⅰ 型胶原 • 正常的伤口愈合需要巨噬细胞	
马方综合征 （Marfan's syndrome）	• 常染色体显性遗传性结缔组织疾病 • 突变：原纤维蛋白 -1（*FBN 1*） • 眼睛、骨骼和心血管病；萎缩纹；匐行性穿通性弹力纤维病	

（郭春芳 译　翟志芳 校　曾跃平 审）

皮肤黏蛋白病

染色剂	被染色物质及显色
阿辛蓝 pH 2.5	• 酸性黏多糖(通常为透明质酸) • 淡蓝色
阿辛蓝 pH 0.5	• 仅显色硫酸化酸性黏多糖,包括硫酸软骨素(Hurler 综合征)以及硫酸肝素 • 淡蓝色
胶体铁	• 酸性黏多糖 • 蓝绿色 • 如果添加透明质酸酶,则可去除透明质酸
甲苯胺蓝	• 酸性黏多糖 • 紫色
黏蛋白卡红	• 上皮内黏蛋白(非真皮黏蛋白),用于 Paget 病及腺癌诊断 • 红色

疾病名称	临床特征	组织病理学
真皮黏蛋白病（dermal mucinoses）		
泛发性黏液性水肿（generalized myxedema）〔胶体铁染色〕	• 甲状腺功能减退患者（由于低甲状腺素水平造成葡萄糖胺聚糖降解受损，导致黏液增加） • 眼睑，鼻和双颊 • 可沉积于其他器官 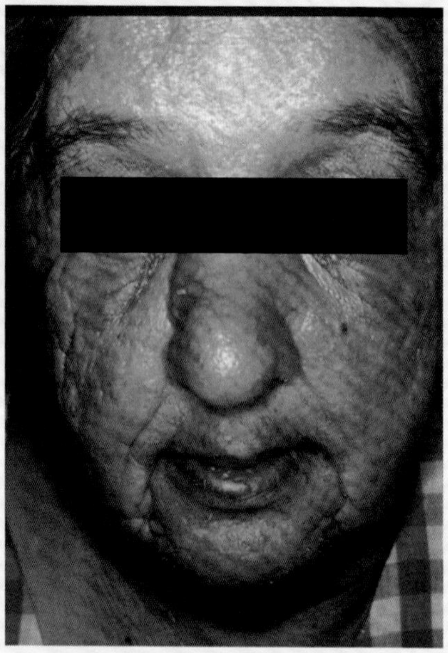 • 增厚的蜡样皮肤，非凹陷性水肿；巨舌，低体温；掌跖角皮症	• 轻微改变；黏蛋白沉积（透明质酸为主），经常见于血管或毛囊周围；无成纤维细胞改变 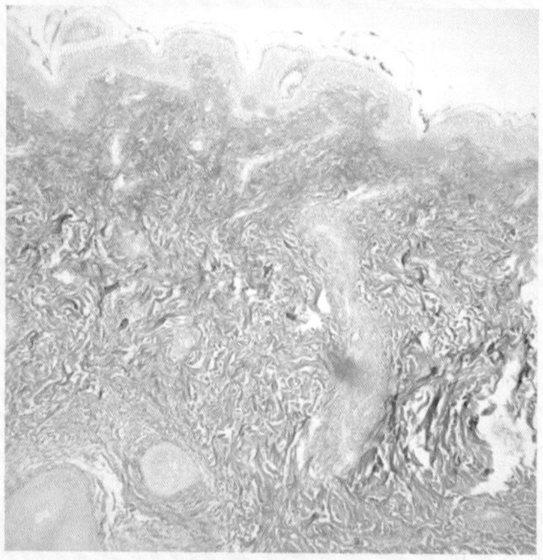 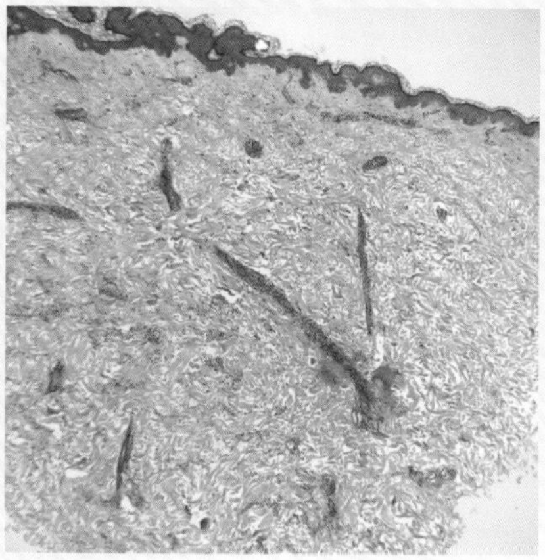 • 胶体铁染色（上图）

疾病名称	临床特征	组织病理学
胫前黏液性水肿 （pretibial myxedema）	• 见于 Graves 病（1%~4%），甲状腺功能亢进或甲状腺功能亢进治疗后 • 与自身免疫性甲状腺炎相关（可能与升高的循环因子刺激，导致成纤维细胞合成黏蛋白增加有关） • 小腿前侧面和足背 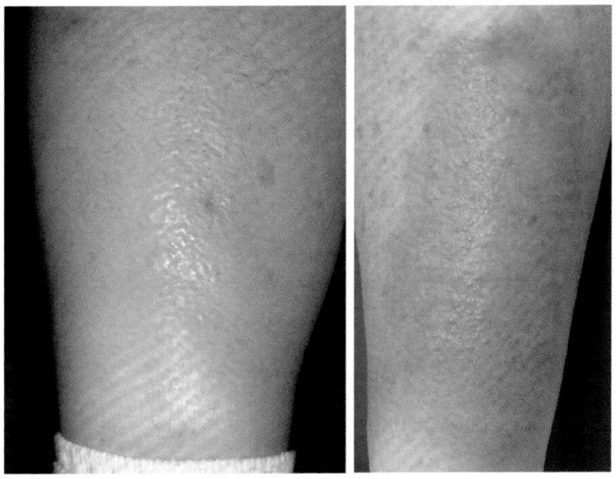 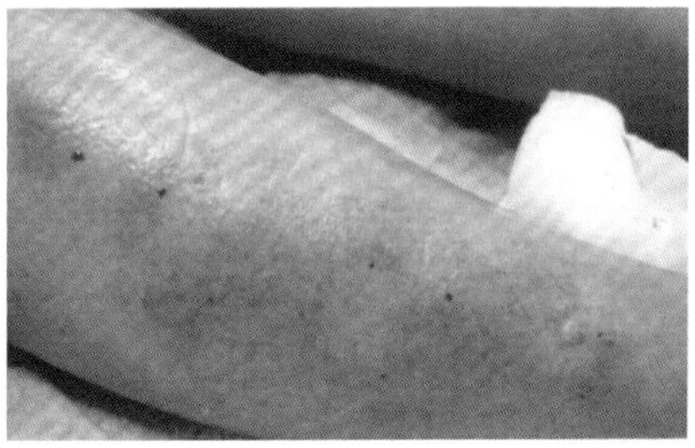 • "象皮肿样" 皮肤增厚；边缘锐利的结节或弥漫性非可凹性水肿	• 真皮中部黏蛋白增多（主要为透明质酸）；轻度炎症浸润；角化过度；成纤维细胞数目不增加（星状外观） 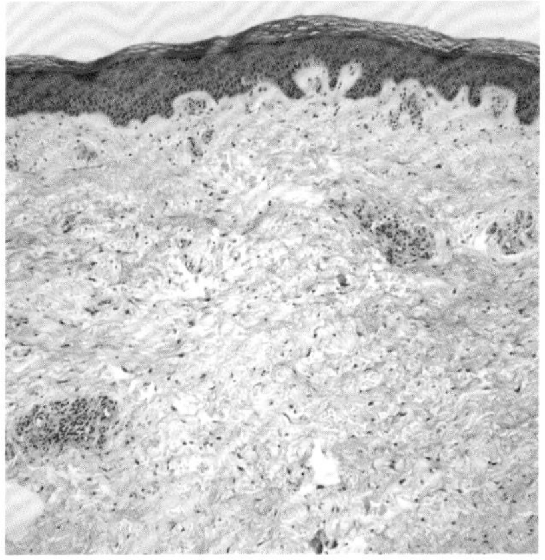 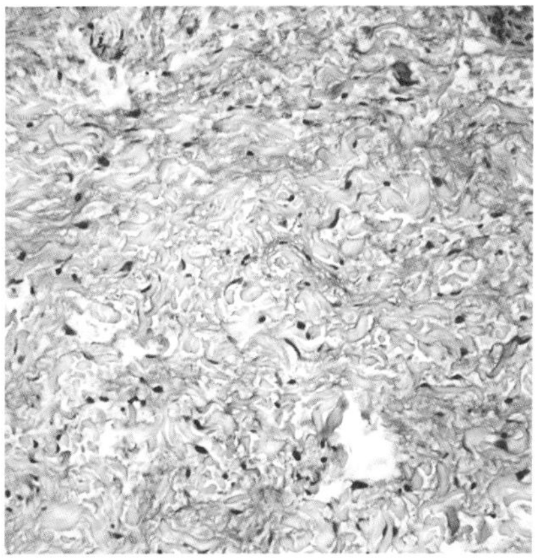 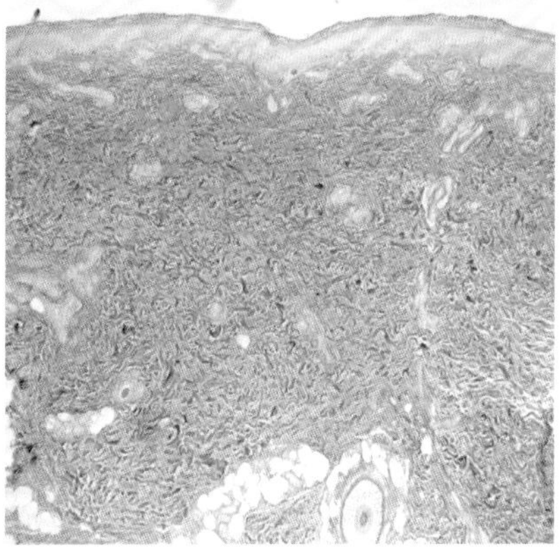 • 胶体铁染色（上图）
黏液水肿性苔藓或丘疹性黏蛋白病 （lichen myxedematosus or papular mucinosis）	• 双手，前臂和面部 • 罕见与丙型肝炎及 HIV 相关 • 多发，无症状，苍白/蜡样，2~3mm 大小的丘疹 • 与副球蛋白血症（特别是 IgGλ 型）相关 • 与甲状腺疾病无关	• 丘疹性黏蛋白病与皮肤局灶性黏蛋白病组织病理相似

疾病名称	临床特征	组织病理学
硬化性黏液性水肿 （scleromyxedema）	• 黏液水肿性苔藓的泛发型 • 累及整个躯体 • 与副球蛋白血症（特别是 IgGλ 型）、多发性骨髓瘤和 Waldenström 巨球蛋白血症相关 • "丘疹 + 皮肤增厚" • 苔藓化丘疹 / 斑块伴随皮肤增厚 • 与甲状腺疾病无关	• 黏蛋白 + 成纤维细胞增多 + 旋涡状胶原排列；毛囊萎缩；表皮变平

疾病名称	临床特征	组织病理学
肢端持续性丘疹性黏蛋白病 （acral persistent papular mucinosis）	• 黏液水肿性苔藓的亚型 • 女性 • 手背、前臂和小腿屈侧 • 散在的肤色丘疹，常无合并疾病	• 与丘疹性黏蛋白病相似（黏蛋白沉积和成纤维细胞增生相对不显著，多见于真皮上部）
婴儿皮肤黏蛋白病 （cutaneous mucinosis of infancy）	• 黏液水肿性苔藓的亚型 • 可能属于蛋白多糖型结缔组织痣（即黏蛋白痣） • 婴儿 • 上肢和躯干 • 多发的小丘疹	• 丰富的黏蛋白；无明显的成纤维细胞增生
自愈性少年皮肤黏蛋白病 （self-healing juvenile cutaneous mucinosis）	• 黏液水肿性苔藓的亚型 • 儿童期 • 头部和躯干 • 可自愈的浸润性斑块，起病急，但数月后可缓解	• 表皮正常，真皮水肿（黏蛋白分隔胶原）
肾源性纤维性皮病 （nephrogenic fibrosing dermopathy） ［CD34⁺］	• "肾源性系统性纤维化" • 肾脏透析患者 • 躯干四肢皮肤增厚变硬，波纹状色素沉着 • 与 CT 对比剂钆的使用相关	• "硬皮病样改变，但见到更多的细胞成分"；增厚的真皮中见胶原杂乱排列，纤维细胞增多

疾病名称	临床特征	组织病理学
网状红斑性黏蛋白病（reticular erythematous mucinosis，REM） ［胶体铁染色优于阿辛蓝染色］	• 青年至中年女性 • 胸背部中轴区域 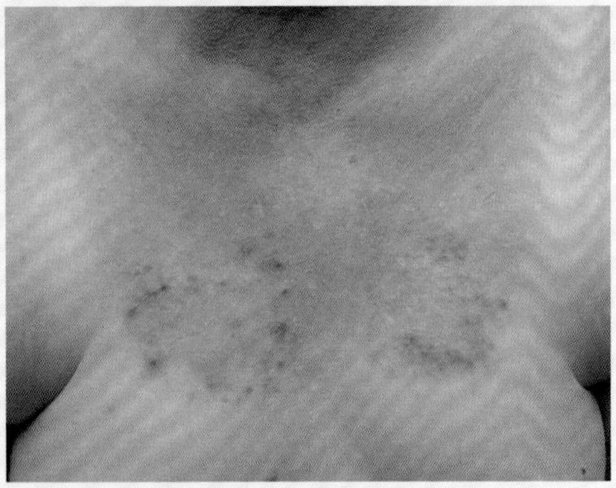 • 网状分布的红斑、丘疹或浸润性斑块 • 日晒或激素影响可加重 • 可发展为肿胀型狼疮（真皮型狼疮）	• "肿胀型狼疮"样改变；浅层和深层血管周围淋巴细胞浸润；显著的黏蛋白；表皮正常 • DIF：基底膜带 IgM 沉积（颗粒状） 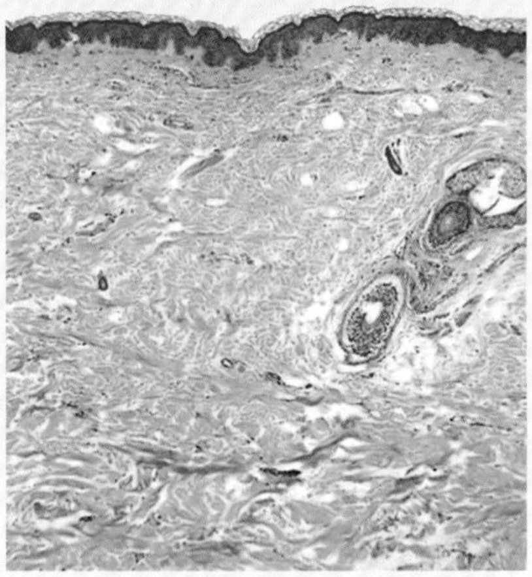 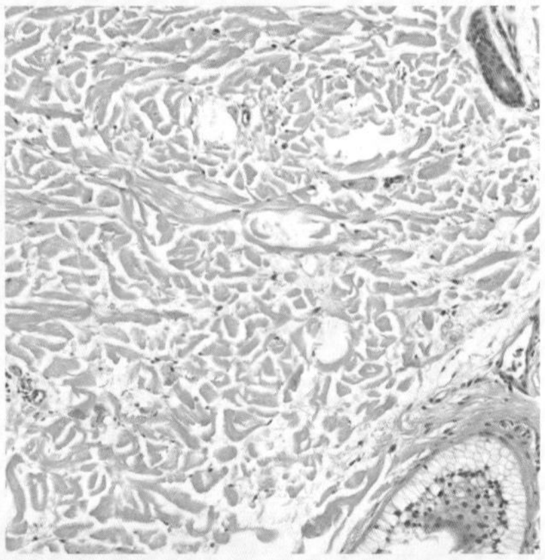 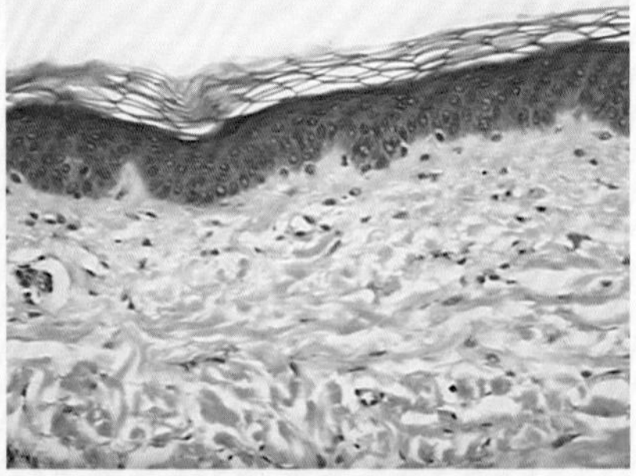 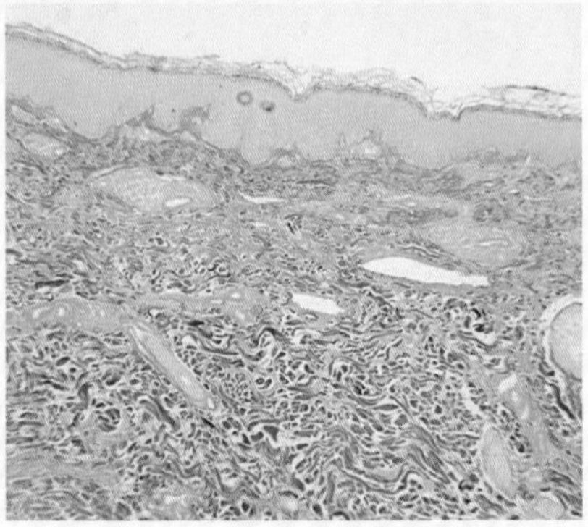 • 胶体铁染色显示黏蛋白（上图）

疾病名称	临床特征	组织病理学
硬肿病 （scleredema） ［阿辛蓝，甲苯胺蓝 （pH 5.0 或 pH 7.0） 或胶体铁］	• 所有年龄段，女性 • 对称性累及颈后、肩部和躯干上部 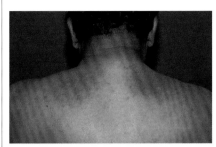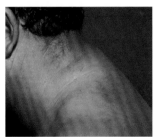 • 非可凹性皮肤硬化，系统表现（心电图，眼，舌肌） • 可能与恶性肿瘤相关，经常与单克隆免疫球蛋白血症相关（主要为 IgG 型） • 临床亚型 　■ 急性发热性疾病后（链球菌感染）；儿童 　■ 与胰岛素依赖型糖尿病相关；肥胖男性 　■ 恶性肿瘤，经常与单克隆丙种球蛋白病相关 　■ 隐匿发病，病程迁延	• "真皮硬化 + 黏蛋白" • 增厚的真皮网状层出现胶原肿胀、分离；黏蛋白多少不等；表皮正常，但表皮突变平，基底层色素增加；肿胀的胶原分离（不同于硬斑病） • 成纤维细胞不增多（不同于硬化性黏液水肿） • 真皮深部无炎症浸润（不同于硬斑病） 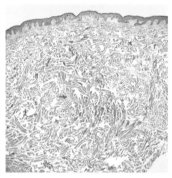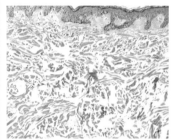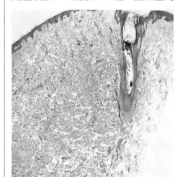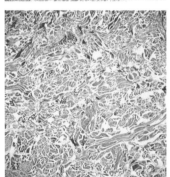 • 胶体铁染色显示胶原间黏蛋白（下图） 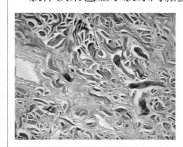

疾病名称	临床特征	组织病理学
皮肤局灶性黏蛋白病（focal mucinosis）［阿辛蓝染色（pH 2.5），甲苯胺蓝染色（pH 3.0），胶体铁染色］	• 成人 • 面部、躯干和四肢近心端 • 单发圆顶肤色结节（1cm）	• 表现为结节，其真皮上层有明显的黏蛋白；胶原多少不等；梭形成纤维细胞

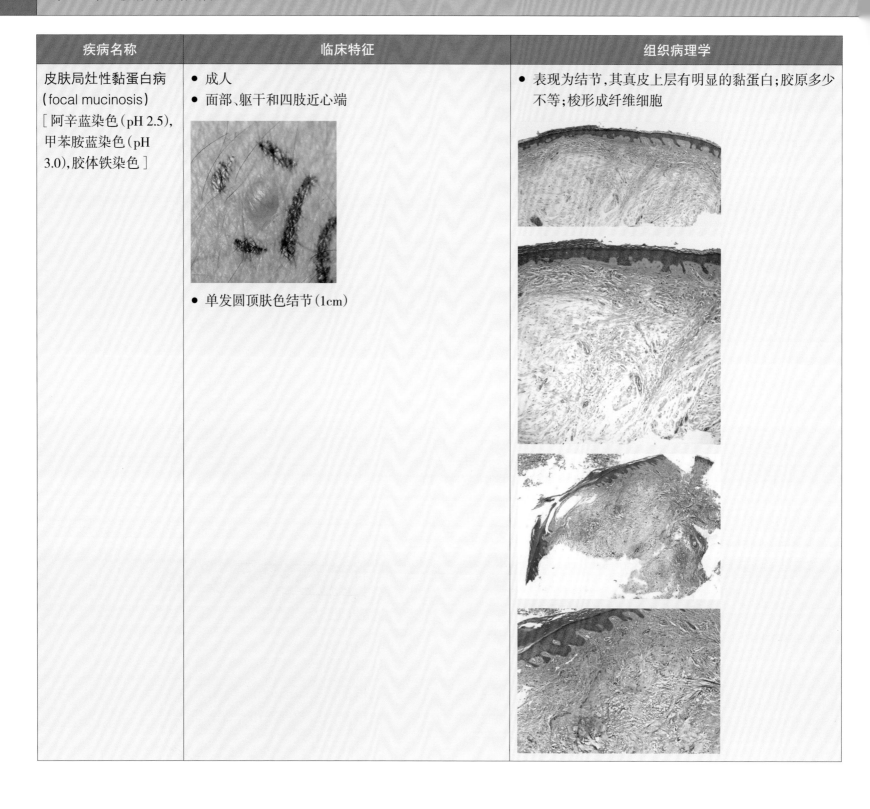

疾病名称	临床特征	组织病理学
指端黏液（黏液样）囊肿（digital mucous（myxoid）cyst）［阿辛蓝染色（pH 2.5），胶体铁染色］	• 发生于手部的局灶性黏蛋白病 • 中老年女性 • 指端 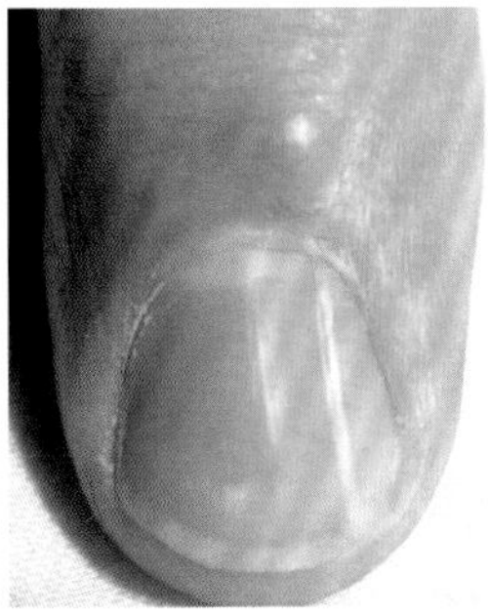 • 孤立，圆顶，有光泽，紧张的囊性结节 • 亚型 　■ 甲根部 　■ 如果位于远端指间关节，则可能是腱鞘囊肿亚型	• "肢端皮肤 + 深部局灶性黏蛋白病" 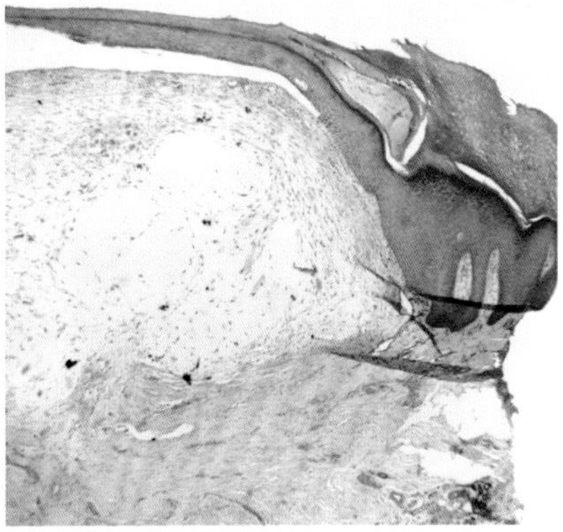 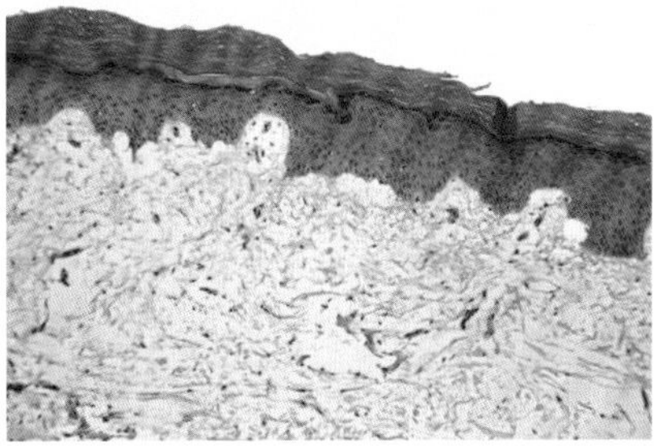 • 腱鞘囊肿亚型可见囊腔及周围纤维性囊壁，以及可能的滑膜内衬；与关节相连（下图） 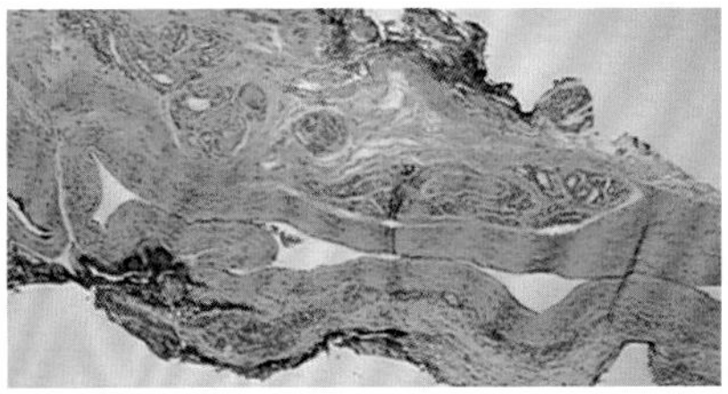 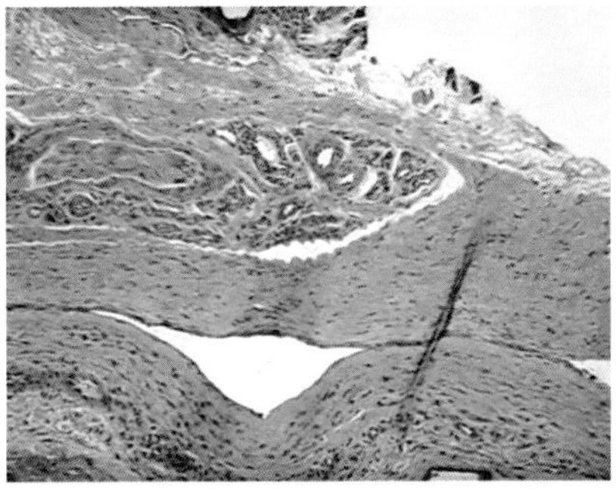

疾病名称	临床特征	组织病理学

唇黏液囊肿 (mucocele of the lip) [阿辛蓝染色 (pH 2.5), 胶体铁染色]	• 可能由于小的唾液管破裂导致
	• 下唇
	
	• 半透明的白色或蓝色结节,质地坚实囊性;可能发生破裂
		• "黏膜 + 囊腔"
		• 可能与皮脂腺毗邻
		• 囊腔中可见大量中性粒细胞和嗜酸性粒细胞(因囊壁内衬缺乏上皮,故非真性囊肿)
		
		• 两种病理的组织结构
		  ■ 由巨噬细胞及含血管疏松纤维组织围绕的假性囊腔
		  ■ 肉芽组织伴黏蛋白,含黏蛋白的组织细胞和炎症细胞

疾病名称	临床特征	组织病理学
皮肤黏液瘤 （cutaneous myxoma）	<ul><li>良性皮肤肿物</li><li>如果与 Carney 综合征相关,皮损常发生于眼睑、乳头和臀部</li><li>常发生于手指的单发肿物,并不伴随任何系统异常</li></ul><ul><li>可能与 Carney 综合征相关<ul><li>50% 的 Carney 综合征患者发生皮肤黏液瘤(可能为最早出现的体征)</li><li>Carney 综合征是一种常染色体显性遗传的疾病,表现为心脏黏液瘤、点状色素沉着和内分泌功能亢进</li><li>Carney 综合征的突变基因:*PRKARIA*;肿瘤抑制基因</li></ul></li></ul> 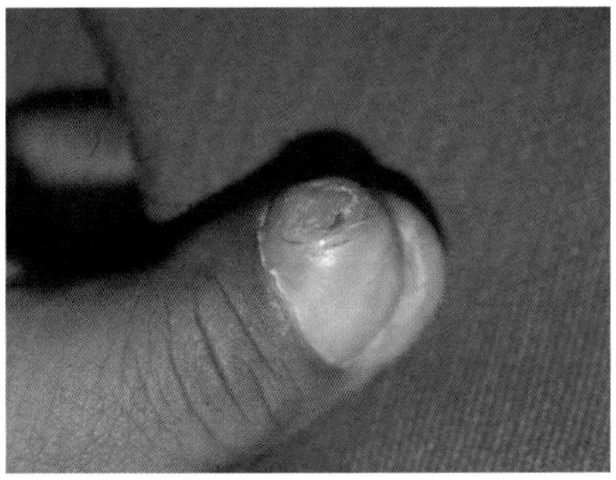	<ul><li>与局灶性黏蛋白病相似,但毛细血管显著增生,且位于真皮深部</li><li>界清且无包膜的损害;显著的黏蛋白;成纤维细胞多少不等</li></ul><ul><li>胶体铁染色(上图)</li></ul> 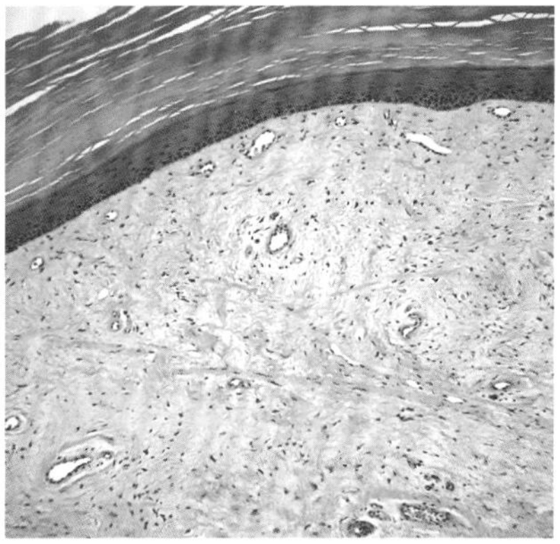 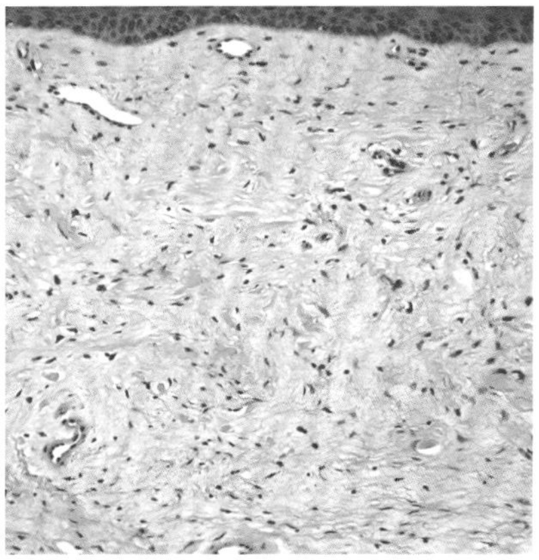 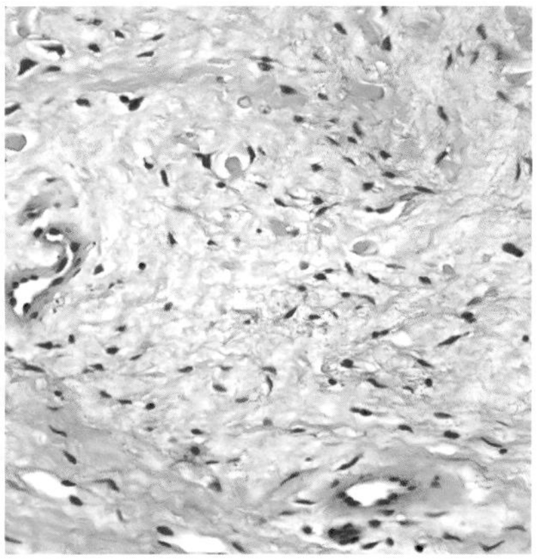 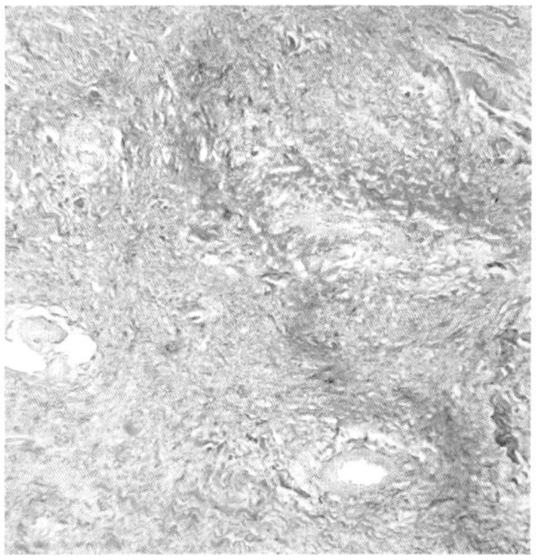

疾病名称	临床特征	组织病理学
黏蛋白痣 (nevus mucinosus)	• 结缔组织痣伴酸性黏多糖(蛋白多糖)沉积的亚型 • 出生至成年早期 • 四肢和躯干 • 簇集分布、带状疱疹样或线状分布的丘疹	• 黏蛋白沉积于增宽的真皮乳头;成纤维细胞增多,棘层肥厚
进行性黏液性组织细胞增生症 (progressive mucinous histiocytosis)	• 罕见的儿童常染色体显性遗传性组织细胞增生症 • 多发的小丘疹,由上皮样和梭形组织细胞及丰富的黏蛋白间质构成	
继发性真皮黏蛋白病 (secondary dermal mucinoses)	• 由基础性疾病所引发黏蛋白沉积等改变 　■ 系统性红斑狼疮、皮肌炎、Degos 病、环状肉芽肿、Jessner 淋巴细胞浸润症、神经纤维瘤、基底细胞癌和软骨样汗管瘤	

疾病名称	临床特征	组织病理学
毛囊黏蛋白病（follicular mucinoses）		

毛囊黏蛋白病（follicular mucinosis）[胶体铁染色]	• "黏蛋白性脱发"
	• 成人（30~40 岁）
	
	• 毛囊性丘疹或斑块，伴脱发和毛囊变性
	• 三种亚型
	  1. 良性暂时型
	    ■ 头面部（脱发）
	    ■ 2 年之内痊愈
	  2. 广泛分布型
	    ■ 病程大于 2 年
	  3. 泛发型
	    ■ 与淋巴瘤、蕈样肉芽肿、霍奇金淋巴瘤和皮肤白血病相关（15%~30%）
		• 黏蛋白位于毛囊；与附着的皮脂腺间出现细胞连接松解；毛囊和血管周围炎症细胞浸润

继发性毛囊黏蛋白病（secondary follicular mucinoses）	• 炎症过程可能刺激成纤维细胞产生过多的黏蛋白 • 毛囊黏蛋白病可能与慢性单纯性苔藓、节肢动物叮咬、肥厚性扁平苔藓、盘状红斑狼疮和寻常痤疮相关	

黏多糖病（mucopolysaccharidoses）

- 沉积物为硫酸皮肤素、硫酸软骨素或硫酸乙酰肝素
- 使用阿辛蓝 pH>0.5 染色；非透明质酸样的黏蛋白病

- 因缺乏特殊溶酶体酶导致的一组溶酶体贮积疾病。
- 主要类型
  - Hurler 综合征（MPS Ⅰ），常染色体隐性遗传
    - ▲ 巨人症、角膜混浊
    - ▲ 突变：α-L- 艾杜糖醛缩酶（导致皮肤素和硫酸乙酰肝素沉积）
  - Hunter 综合征（MPS Ⅱ），X 连锁隐性遗传
    - ▲ 肩胛骨间白斑，无角膜混浊
    - ▲ 突变：艾杜糖 -2- 硫酸酯酶（皮肤素和硫酸乙酰肝素沉积）

- 成纤维细胞可见异染颗粒，有时也见于外泌汗腺与角质形成细胞中
- Hunter 综合征：斑丘疹性皮损中可见细胞外黏蛋白

（孔祥君 译　阎衡 校　曾跃平 审）

皮肤沉积性疾病

皮肤钙沉着症（calcinosis cutis）

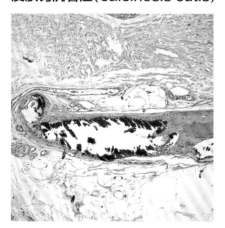

疾病名称	临床特征	组织病理学
皮肤钙沉着症（calcium calcinosis cutis） ● von Kossa 银染：钙显示黑色；茜素红染色：钙显示橘红色		
表皮下钙化结节 （特发性） ［subepidermal calcified nodule（idiopathic）］	● 婴儿 / 儿童 ● 常位于耳部 ● 头部和四肢的单发结节	● 多发的、小球状的皮下钙沉着（嗜碱性深染的破碎状沉积物）
特发性阴囊钙沉着症 （idiopathic scrotal calcinosis）	● 儿童及年轻人 ● 阴囊单发或多发结节，可排出白垩样物质	● 阴囊无定形团块，伴嗜碱性深染的破碎状沉积物
肿瘤性钙沉着症 （特发性） ［tumoral calcinosis（idiopathic）］	● 健康黑人 ● 位于大的关节处 ● 皮下包块	● 大而致密的皮下沉积物

疾病名称	临床特征	组织病理学
耳郭钙沉着症（"石化耳"）（auricular calcinosis, "petrified ear"）	• 单侧或双侧耳受累 • 与炎症、冻伤、创伤、Addison 病和褐黄病相关	
婴儿足跟部钙沉着症（营养不良性）（infantile calcinosis of the heel, dystrophic）	• 婴儿，足跟刺痛 • 10~12 个月大时出现，1 岁时消失	• 表皮假性上皮瘤样增生，伴颗粒状物质经表皮排出
粟丘疹样钙沉着症（milia-like calcinosis）	• 针尖大小结节，位于生殖器部位、大腿和膝关节 • 与唐氏综合征相关	
营养不良性钙化（dystrophic calcification）	• 钙沉积在损伤或退化变性的组织中 • 不累及内脏器官，与系统性代谢异常无关 • 与创伤、皮肌炎、红斑狼疮、瘢痕、瘢痕疙瘩和小提琴压力点相关	• 大的皮下沉积物，呈嗜碱性深染，破碎状

疾病名称	临床特征	组织病理学
转移性钙化 （metastatic calcification）	• 钙调节系统功能紊乱所致皮肤钙化症的亚型 • 腋下、腹部、大腿内侧 / 屈侧 • 首要病因：肾脏疾病 • 高钙血症与原发性或继发性甲状旁腺功能亢进、骨破坏及维生素 D 增多症相关 • 钙化防御 　■ 少见疾病，表现为广泛钙化及血栓形成，导致进行性的坏死及溃疡 　■ 可见于肾衰竭、继发性甲状旁腺功能亢进；转移性乳腺癌	• 大而致密的皮下沉积物，呈嗜碱性深染，破碎状；累及血管 • 钙化防御组织学表现：表皮溃疡，灶性真皮坏死及血管钙化；急性 / 慢性钙化性脂膜炎

疾病名称	临床特征	组织病理学
骨骼 (bone)		
皮肤骨化 (cutaneous ossification)	• 皮肤骨瘤:"皮肤里长骨头" • 类型 　■ 原发性(皮肤骨瘤):之前没有基础病变 　■ 继发性(转移性骨化):与炎症、创伤或肿瘤进展相关 • 亚型 　■ 多发性骨瘤:新生儿、儿童;多灶性皮肤骨化 　■ 面部多发性粟粒样骨瘤:之前有痤疮或皮肤磨削术的病史;多发性粟粒样骨瘤表现为坚实的肤色丘疹 　■ 肢端骨瘤:罕见的肢端骨肿瘤,无软骨及骨性结构连接 　■ 继发性骨化:最常见的类型;骨组织可见于色素痣、基底细胞癌、毛母质瘤(占 20%)、创伤或感染部位以及腹部伤口 • 遗传性疾病亚型 　■ 进行性骨化性纤维发育不良(FOP) 　　▲ 软骨内骨化,与其他遗传性疾病亚型的膜内骨化不同 　　▲ 仅从深部组织进展累及皮肤 　　▲ 患者经常年轻时即死于胸廓运动受限 　　▲ 突变基因:*ACVR1* 基因(编码人活化蛋白 / 促激蛋白 A 受体,属于一种骨形成蛋白受体) 　■ 板状皮肤骨瘤(POC):出生时发病 　　▲ 累及大腿和头皮;真皮内缓慢形成大块骨组织;常仅累及少数部位(可能属于局限型 POH) 　　▲ 突变基因:*GNAS1* 的失活 　■ 进行性骨发育异常(POH):儿童期发病 　　▲ 表现为皮肤钙化和骨化的特发性疾病;常为无症状的丘疹;进展迅速 　　▲ 突变基因:*GNAS1* 失活 　■ Albright 遗传性骨营养不良症(AHO):早年发病 　　▲ 见于假性甲状旁腺功能减退症或假 - 假性甲状旁腺功能减退症、肥胖症、短指症和身材矮小症;表现为真皮骨化、圆脸和指(趾)短粗畸形 　　▲ 突变基因:*GNAS1* 失活(McCune-Albright 综合征中该基因活化) 　　▲ 发生的突变也见于 POC 和 POH	 • 真皮深部或皮下组织内可见小的针状或大的团块状骨组织;可见 Haversian 系统和骨黏合线;破骨细胞不常见

疾病名称	临床特征	组织病理学
软骨 (cartilage)		
皮肤软骨化病变 (cartilaginous lesions of the skin)	软骨的成熟程度不同 ● 软骨瘤 　■ 罕见的真皮肿瘤,无骨性连接 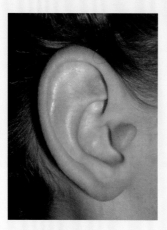 ● 包含软骨的错构瘤 　■ 副耳(见上图)、Meckel 软骨("垂肉")、支气管源性 　　囊肿和皮样囊肿 ● 软组织肿瘤伴软骨分化 　■ 骨外肿瘤,常位于手指软组织 ● 骨肿瘤伴软骨分化 　■ 骨软骨瘤、滑膜软骨瘤病和甲下外生性骨疣 ● 其他病变 　■ 外泌汗腺肿瘤、软骨样汗管瘤和颈部纤维软骨假瘤	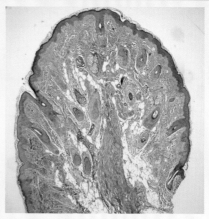 副耳(见上图) 滑膜软骨瘤病(见下图) 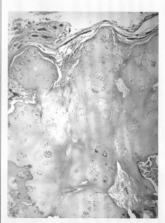 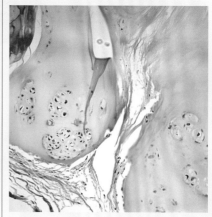

疾病名称	临床特征	组织病理学
透明样（红染无定形"团块样"）沉积性疾病[hyaline（pink amorphous "blob"）deposits]		
痛风 （gout）	<ul><li>男性,40~50 岁</li><li>痛风石:痛风的皮肤表现,单钠尿酸盐晶体沉积于关节周围</li></ul>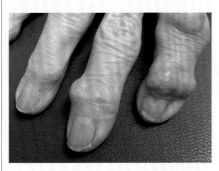<ul><li>指 / 趾和关节处红白色结节;关节炎</li><li>与尿酸沉积和代谢障碍有关</li><li>痛风治疗:可用别嘌呤醇(黄嘌呤氧化酶抑制剂,阻断尿酸生成);非甾体消炎药物;秋水仙碱</li></ul>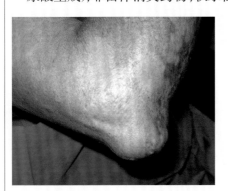	<ul><li>含有巨噬细胞和异物巨细胞的肉芽肿性反应;真皮内无细胞成分的浅蓝染物质;偏振光下无双折光(不同于假痛风)</li><li>福尔马林固定:真皮及皮下嗜伊红无定形物质(结晶体已被溶解)</li><li>乙醇固定:棕褐色的针状结晶(具有双折光性)</li></ul>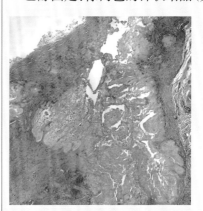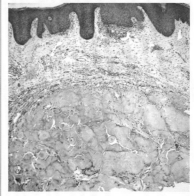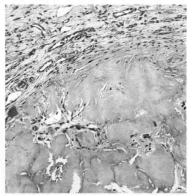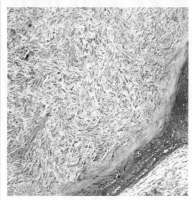<ul><li>用乙醇固定的痛风(上图)</li></ul>

疾病名称	临床特征	组织病理学
假性痛风("钙质性痛风")(pseudogout, "calcium gout")	<ul><li>焦磷酸钙结晶沉积</li><li>通常累及老年人的大关节(膝、肩和腕关节)</li><li>可能与甲状旁腺功能亢进和血色病相关</li></ul>	<ul><li>不同于痛风,具有双折光性(痛风不具有),晶体较短,更偏菱形</li></ul>
淀粉样变病概述(amyloidosis overall)	皮肤淀粉样变病纤维蛋白来源及相关疾病<ul><li>AL(淀粉样 -Aλ 和 Aκ 轻链型免疫球蛋白)<ul><li>见于原发性系统性淀粉样变病和骨髓增生性疾病</li></ul></li><li>AA(淀粉样相关蛋白)<ul><li>慢性炎症性疾病,如类风湿关节炎(继发性系统性淀粉样变病)或家族遗传性淀粉样变病(如家族性地中海热和 Muckle-Well 综合征)</li></ul></li><li>ATTR(淀粉样相关转甲状腺素蛋白)<ul><li>家族性淀粉样变病</li></ul></li><li>Aβ$_2$M(淀粉样相关 β$_2$ 微球蛋白,不能被透析滤过)<ul><li>易沉积于关节滑膜</li><li>与长期血液透析相关</li></ul></li><li>AK(淀粉样角蛋白)<ul><li>皮肤淀粉样变病</li></ul></li></ul>淀粉样物质的染色<ul><li>刚果红:苹果绿色双折射光</li><li>结晶紫:HE 染色中呈异染性颜色</li><li>硫黄素 T:亮黄绿色荧光</li><li>棉染料塔红 9 号:特异性高(类脂蛋白沉积症、胶样粟丘疹或日光弹力纤维变性均不着色)</li></ul>	
原发性系统性淀粉样变病(primary systemic amyloidosis)〔刚果红、结晶紫和硫黄素 T 染色〕	<ul><li>老年人</li><li>眼睑(眶周)、舌、心脏、胃肠道和皮肤</li><li>见于 6%~15% 多发性骨髓瘤患者</li><li>主要的淀粉样蛋白:AL(轻链型免疫球蛋白)</li></ul>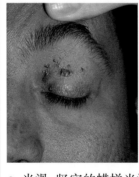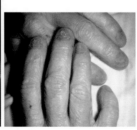<ul><li>光滑、坚实的蜡样光泽丘疹;巨舌;咳嗽或打喷嚏后出现眶周紫癜;紫癜和瘀斑("掐捏紫癜",首要皮肤表现);淀粉样物质累及血管导致紫癜</li><li>腕管综合征 + 巨舌提示淀粉样变病可能</li><li>治疗:常用美法仑(风险是骨髓抑制和恶性肿瘤)</li></ul>	<ul><li>嗜伊红无定形沉积物,可形成裂隙;血管壁可见沉积物</li></ul>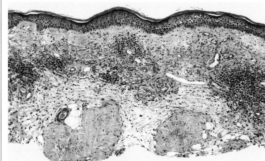<ul><li>活检部位:直肠黏膜、腹部皮下脂肪穿刺、齿龈和舌部</li></ul>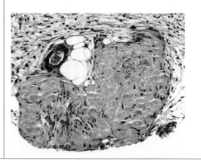

疾病名称	临床特征	组织病理学
继发性系统性淀粉样变病（secondary systemic amyloidosis）	<ul><li>少见皮肤受累</li><ul><li>AA 型淀粉样蛋白（淀粉样相关蛋白），由肝脏产生</li></ul><li>由基础的慢性炎症性疾病导致</li><ul><li>非感染性：5%~11% 为类风湿关节炎患者、营养不良型大疱性表皮松解症以及炎症性肠病</li><li>感染性：瘤型麻风和化脓性汗腺炎</li><li>常累及肾上腺、肝脏、脾脏和肾脏，罕见累及皮肤</li></ul><li>高锰酸钾处理后可致淀粉样物质丢失双折光性，而其他类型淀粉样变病不会</li></ul>	
家族遗传性淀粉样变病（heredofamilial amyloidosis）	<ul><li>伴发淀粉样变病的家族性综合征；淀粉样蛋白为 AA 型</li></ul>1. Muckle-Wells 综合征（常染色体显性遗传）<ul><li>出生时即发病的慢性复发性荨麻疹、发热、继发性淀粉样变病、关节炎和耳聋</li><li>*CIAS1* 基因突变（cryopyrin 蛋白）</li><li>家族性寒冷性荨麻疹的基因相同</li></ul>2. 家族性地中海热（常染色体隐性遗传）<ul><li>类似 Muckle-Wells 综合征（荨麻疹性皮损、反复发热和淀粉样变病），同时具有复发性胸膜炎、腹膜炎或滑膜炎</li><li>*MEFV* 基因突变（pyrin 蛋白）</li></ul>3. 多发性内分泌腺瘤ⅡA（Sipple 综合征）<ul><li>甲状腺髓样癌；嗜铬细胞瘤；甲状旁腺增生引起的甲状旁腺功能亢进</li><li>*RET* 基因突变（推测的酪氨酸激酶受体）</li></ul>	
淀粉样蛋白弹力纤维病（amyloid elastosis）	<ul><li>皮损，进行性系统性疾病</li></ul>	<ul><li>皮肤和浆膜内的弹力纤维表面附着淀粉样物质；淀粉样物质沉积于弹力纤维的微纤维</li></ul>

疾病名称	临床特征	组织病理学
苔藓样淀粉样变病（lichen amyloidosus）［EAB-903 角蛋白染色＋］	• 皮肤淀粉样变病的亚型，不伴系统性疾病，常与搔抓和摩擦相关 • 蛋白成分是淀粉样角蛋白 • 胫前（常为双侧） • 瘙痒性苔藓样棕褐色小丘疹 • 与 EBV 感染和多发内分泌腺瘤ⅡA（Sipple 综合征）（甲状腺髓样癌、嗜铬细胞瘤和甲状旁腺功能亢进）相关	• 淀粉样物质局限在真皮乳头；色素失禁；表皮角化过度和棘层肥厚（类似慢性单纯性苔藓）

疾病名称	临床特征	组织病理学
斑状淀粉样变病 （macular amyloidosis） ［EAB-903 角蛋白染色 +］	• 慢性皮肤淀粉样变病的亚型，不伴系统性疾病，常与搔抓和摩擦相关 • 蛋白成分是淀粉样变病角蛋白 • 背部肩胛间区 • 瘙痒性棕褐色波纹样斑疹（"盐和胡椒粉"样外观） • 临床表现类似感觉异常性背痛 • 与多发性内分泌腺瘤ⅡA 相关	• 真皮乳头内细小的淀粉样物质团块；色素失禁 • 诊断线索：淀粉样物质导致乳头增宽
双相型淀粉样变病 （biphasic amyloidosis）	• 表现为斑状和苔藓样淀粉样变病皮损共存	
耳郭淀粉样变病 （auricular amyloidosis）	• "耳部胶原丘疹" • 可能为苔藓样型淀粉样变病的亚型 • 位于耳甲腔 • 丘疹或斑块	• 淀粉样物质沉积于增宽的真皮乳头

疾病名称	临床特征	组织病理学
结节型淀粉样变病 （nodular amyloidosis）	• 皮肤淀粉样变病的最罕见亚型 • 淀粉样变病蛋白成分为 AL（可能由浆细胞产生） • 下肢和面部 • 多发蜡样光泽的大结节 • 后期有发生多发性骨髓瘤的风险 • 与干燥综合征相关	• 大量浆细胞；真皮及皮下组织大的团块状淀粉样物质；明显沉积于深部血管及附属器周围；浆细胞；Russell 小体位于淀粉样岛的边缘或其中（见下图） • 抗角蛋白抗体染色阴性，不同于其他类型的皮肤淀粉样变病 • 与胶样粟丘疹的鉴别点在于，VVG 染色将胶样粟丘疹染为黑色
皮肤异色病样淀粉样变病 （poikilodermatous amyloidosis）	• 皮肤异色病样皮肤淀粉样变病综合征 　■ 皮肤异色病样皮肤淀粉样变病、身材矮小、早年发病、光敏感，掌跖角化病	• 类似原发性系统性淀粉样变病
肛周骶尾淀粉样变病 （anosacral amyloidosis）	• 原发性皮肤淀粉样变病的罕见亚型，见于中国人种 • 浅棕色苔藓样斑块，位于肛周区域，扩展至骶尾部	• 真皮乳头淀粉样物质沉积，角化过度，棘层肥厚，色素失禁
家族性原发性皮肤淀粉样变病 （familial primary cutaneous amyloidosis）	• 罕见，常染色体显性遗传病 • 角化性丘疹，旋涡样色素沉着及色素减退，位于四肢和躯干	• 特征为真皮乳头沉积物经表皮排出

疾病名称	临床特征	组织病理学
继发性局限性皮肤淀粉样变病（secondary localized cutaneous amyloidosis）	• 皮肤肿瘤间质内可见淀粉样物质（见于基底细胞癌、鳞状细胞癌、圆柱瘤和毛母质瘤等）	
卟啉病（porphyria）	• 伴有皮肤表现的代谢性疾病（见第 123 页和第 422~424 页） 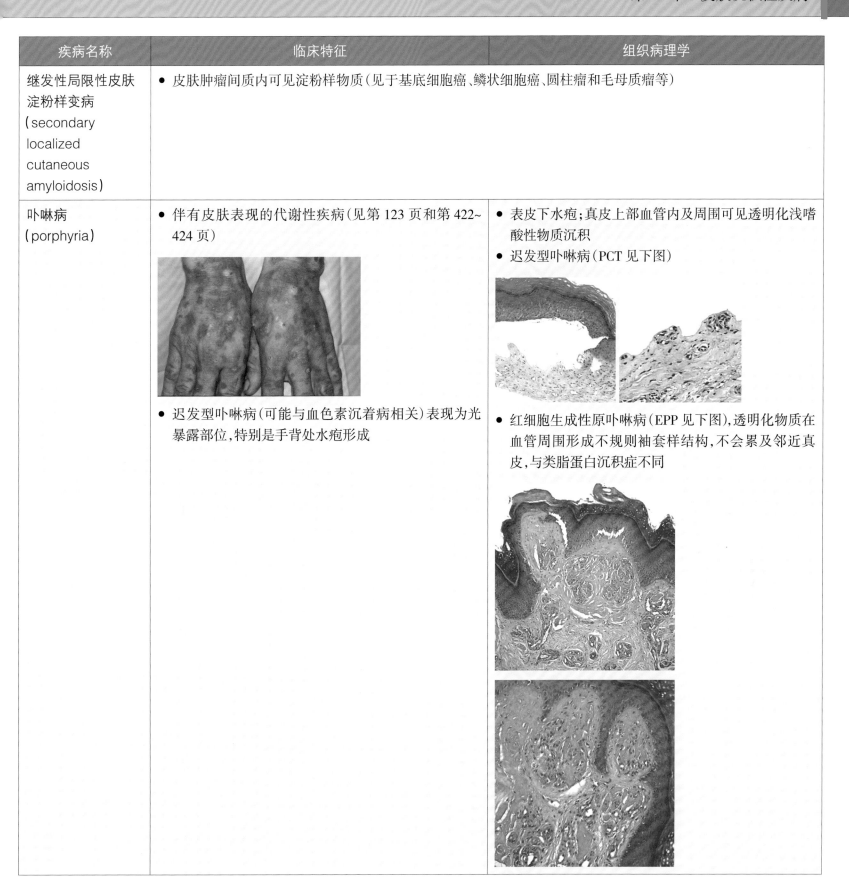 • 迟发型卟啉病（可能与血色素沉着病相关）表现为光暴露部位，特别是手背处水疱形成	• 表皮下水疱；真皮上部血管内及周围可见透明化浅嗜酸性物质沉积 • 迟发型卟啉病（PCT 见下图） • 红细胞生成性原卟啉病（EPP 见下图），透明化物质在血管周围形成不规则袖套样结构，不会累及邻近真皮，与类脂蛋白沉积症不同

疾病名称	临床特征	组织病理学
类脂蛋白沉积症 (Urbach-Wiethe 病) [lipoid proteinosis (Urbach-Wiethe disease)] [阿辛蓝染色、胶体 铁染色、苏丹黑、消 化或不消化的 PAS]	• 常染色体隐性遗传性皮肤病,无定形透明样物质沉积 　在皮肤、黏膜和内脏 　■ 2 岁前:水疱、结痂,伴"冰锥"样瘢痕 　■ 第二阶段:丘疹、疣状损害 • 累及唇内侧、舌、面部、外阴、四肢伸侧和眼睑边缘 • 基因突变:细胞外间质蛋白 1(ECM1)功能缺失 • 出生时声音嘶哑 • 手背和肘部角化性疣状损害;眼睑边缘黄色透明的 　"串珠"样丘疹;反复皮肤感染 • X 线片显示双侧颞骨"镰刀"状钙化(特异性表现);可 　能伴发癫痫	• 角化过度;乳头瘤样增生;真皮内弥散分布的无定形 　嗜酸性物质,具有与表皮垂直分布的趋势,并分布于 　血管 / 附属器周围(与红细胞生成性原卟啉病只在血 　管周围不同) • 血管周围可形成"洋葱皮"样外观
Waldenström 巨球蛋白血症 (Waldenström's macroglobulin- emia)	• 单克隆 IgM 沉积形成半透明丘疹	• 真皮乳头和网状层上部透明化物质沉积(PAS 阳性); 　沉积物包裹血管和毛囊

疾病名称	临床特征	组织病理学
胶样粟丘疹和胶样变性（colloid milium and Colloid degeneration） [Verhoeff-van Gieson 染弹力纤维呈黑色，不同于淀粉样变病的黄色；其他染色方法包括结晶紫和硫黄素 T；胶样物质 PAS 染色阳性]	• 胶样物质沉积的原因可能是由于日光损伤或暴露于焦油类物质等导致的弹力纤维变性 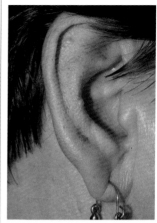 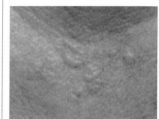 • 亚型 　1. 经典成人型胶样粟丘疹：群集分布的黄褐色、半透明、圆顶状丘疹 　　■ 面颊、耳和手背 　　■ 有暴露于焦油类物质或过度日光损伤（与日光弹力纤维变性有关）的病史 　　■ 刚果红染色阳性 　2. 幼年型胶样粟丘疹：罕见，青春期前发病，面颈部丘疹或斑块 　　■ 刚果红染色阴性 　3. 色素型胶样粟丘疹（氢醌相关）：由过度应用氢醌脱色面霜引起 　4. 胶样变性（副胶质）：面部结节、斑块样皮损	• 表皮萎缩；真皮内结节状，有裂隙的均质红染团块；裂隙将其分割成小岛状；日光性弹力纤维变性（特别见于成人型） 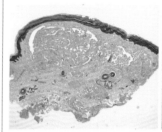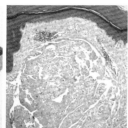 • "裂开的"胶样物质 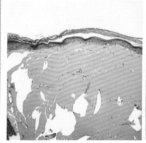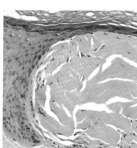 • 形态类似结节型淀粉样变病，但胶样粟丘疹 VVG 染色为黑色 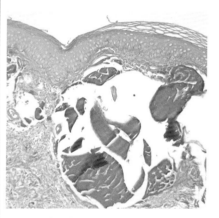 • 胶样物质 PAS 染色（上图）

疾病名称	临床特征	组织病理学
巨大皮肤透明变性（massive cutaneous hyalinosis）	• 面部和躯干上部的真皮深层和皮下组织内,巨大的透明样无定形物质沉积	
糖皮质激素注射部位（corticosteroid injection sites）	• 由瘢痕疙瘩局部注射糖皮质激素引起,之后行活检 	• 真皮或更深部组织中界清,不规则波纹状淡染物质;程度不一的组织细胞反应;可见细小的颗粒状或无定形物质,由程度不一的组织细胞反应包绕,其间可见结晶体样空隙
透明血管病（hyaline angiopathy）	• 脉冲肉芽肿（pulse granuloma） • 与慢性炎症相关 • 口腔和胃肠道开口附近皮肤 • 可能是针对植入物的异常异物反应	• 血管内及周围的无定形嗜酸性物质;急性或慢性炎症

疾病名称	临床特征	组织病理学
婴儿系统性透明变性和幼年性透明蛋白纤维瘤病（infantile systemic hyalinosis and juvenile hyaline fibromatosis）	• 婴儿期至儿童期发病 • 常染色体隐性遗传 • 头皮、耳部和面部 • 白色、坚实的皮肤结节 • 特征性巨大肿物（特别是位于头皮）；白色皮肤结节；齿龈肥厚；关节挛缩；溶骨性骨侵蚀 • 反复感染可导致死亡 • 突变基因：*CMG2*（毛细血管形态发生蛋白 2）	• 增厚的真皮形成"软骨样"改变 • 在无定形透明样、嗜酸性间质中，分布具有丰富颗粒状细胞质的成纤维细胞样细胞 • PAS 染色阳性
婴儿系统性透明变性和幼年性透明蛋	• 婴儿期至儿童期发病 • 常染色体隐性遗传	• 增厚的真皮形成"软骨样"改变 • 在无定形透明样、嗜酸性间质中，分布具有丰富颗粒

疾病名称	临床特征	组织病理学
细胞样小体 （cytoid bodies）	• 来源于变性的角质形成细胞,常伴有苔藓样反应模式 • 卵圆形、圆形散在的沉积物（包含淀粉样物质、胶样小体、Russell 小体和弹力纤维小球）	

色素及相关沉积物（pigment and related deposits）

疾病名称	临床特征	组织病理学
褐黄病 （ochronosis） 〔亚甲蓝、焦油紫染色显示黑色〕	• 前额、颞部、鼻部和下颌 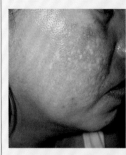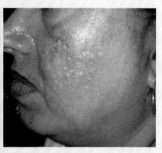 • 胶原组织内黄褐色或赭色色素沉积,由于以下原因 　■ 内源性:尿黑酸尿（常染色体隐性遗传,尿黑酸氧化酶缺乏导致酪氨酸和苯丙氨酸增多,从而体内黑素前体增多） 　■ 外源性:氢醌衍生物（抑制尿黑酸） • 可能的临床表现差异 　■ 尿黑酸尿导致 　　▲ 面、颈和手背蓝色和蓝黑色色素沉积 　　▲ 巩膜和耳软骨呈蓝色 　　▲ 尿液呈黑色 　■ 氢醌导致 　　▲ 面部颧骨部位、颈部和耳出现色素沉着 　　▲ 由于氢醌霜、石炭酸或抗疟药的应用	• "棕色香蕉形"纤维;内皮细胞内的黄棕色色素颗粒;罕见异物巨细胞 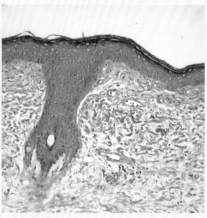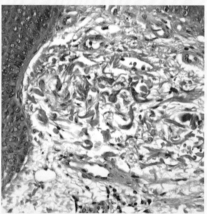 • "真皮内香蕉"（见上图） 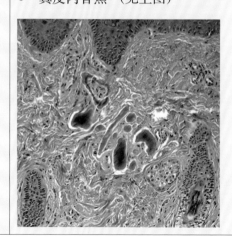

疾病名称	临床特征	组织病理学
文身 （tattoos）	• 在真皮内机械性植入不可溶的色素颗粒 • 注 　■ 二氧化钛油墨对激光治疗反应差 　■ 硫化镉（黄色色素）可引起光变态反应或光毒性反应	 • 真皮中上部血管周围可见巨噬细胞和成纤维细胞内色素颗粒沉积
血色病 （hemochromatosis） ［普鲁士蓝染色］	• 最常见为常染色体隐性遗传 • "青铜色糖尿病" • 成人发病 • 皮肤（特别于面部）广泛呈青铜色或色素减退；糖尿病；肝硬化；疲劳；性无能 • 肝细胞癌风险 • 可能与迟发性皮肤卟啉病相关 • 基因突变：*HFE* 基因（干扰了转铁蛋白受体功能） • 过多铁沉积在实质性脏器（肝脏、心脏、胰腺和皮肤）引起损害	• 表皮变薄；基底层黑素增加；真皮内黄棕色的含铁血黄素沉积，常位于血管和汗腺基底膜周围
其他途径来源含铁血黄素	• 皮肤中含铁血黄素沉积可见于下列情况 　■ 应用 Monsel 液后、下肢静脉淤滞、色素性紫癜性皮病、Zoon 龟头炎和面部肉芽肿	

疾病名称	临床特征	组织病理学
婴儿青铜综合征（"bronze baby" syndrome）	• 皮肤呈暗灰棕色,为新生儿高胆红素血症光疗的不常见并发症	
银沉积病（argyria）	• "银沉积" • 摄入含银化合物或将其用于黏膜部位 • 光暴露部位持久性蓝灰色色素沉着;蓝色甲半月 	• 多发棕黑色小颗粒带状沉积于汗腺(特别是外泌汗腺)基底膜;颗粒不被真皮内巨噬细胞吞噬 • 暗视野检查:"满天星"模式
金沉积（gold deposition, chrysiasis）	• 使用金制剂注射治疗类风湿关节炎和天疱疮后,金盐沉积在真皮内 • 皮肤光暴露部位持久的蓝灰色色素沉着	• 真皮巨噬细胞内圆形或卵圆形黑色小颗粒;限局分布于真皮中上部血管周围 • 暗视野检查可显示金质 • 偏振光检查:桔 - 红色双折光
汞（mercury）	• 局部使用汞盐后导致青灰色的色素沉着 • 可能导致"粉红色病（pink disease）"或肢痛症(肢端疼痛) 　■ 现今罕见,但是以前可能由于使用含汞刷牙粉末导致慢性汞摄入,见于儿童早期 　■ 肢端皮肤暗粉红色伴发严重疼痛	
砷（arsenic）	• 砷摄入后导致泛发性斑片状青铜色色素沉着 • 皮损在躯干明显,正常肤色或脱色素的皮肤形成"雨点样"外观	
铅（lead）	• 牙龈缘见蓝色铅线,缘于硫化铅颗粒沉积于皮下	

疾病名称	临床特征	组织病理学
铝 (aluminum)	• 以下情况的罕见并发症 　■ 吸附含铝的疫苗(结节性损害),或 　■ 铝盐文身或活检部位烧灼时局部使用氯化铝	• 结节性亚型:重度淋巴细胞浸润;X 线检查可证实铝 • 铝文身或烧灼术:巨噬细胞具有点彩状细胞质
铋 (bismuth)	• 泛发性色素沉着类似于银中毒,发生于系统性应用铋剂后	
钛 (titanium)	• 暴露于二氧化钛	
药物沉积及色素沉着(drug deposits and pigmentation)		
抗疟药 (antimalarial drugs)	• 可见不同的色素沉着 　■ 褐黄病样色素沉着(见第 326 页) 　■ 胫前的青灰至蓝黑色色素沉着	
吩噻嗪类化合物 (phenothiazines)	• 光暴露部位进行性灰蓝色色素沉着 • 使用 Fontana Masson 染色(黑素),而不是普鲁士蓝染色(含铁血黄素)	
四环素 (tetracycline)	• 应用四环素后,皮肤骨瘤处出现蓝色色素沉着,创伤处为蓝绿色色素沉着	
美他环素(甲烯土霉素) (methacycline)	• 可致光暴露部位和结膜灰黑色色素沉着的抗生素	
米诺环素 (minocycline)	• 三种不同的类型 1. 瘢痕处蓝黑色色素,与含铁血黄素或米诺环素的一种铁螯合物相关 2. 下肢和上臂的蓝灰色色素(含铁血黄素和黑素) 3. 泛发性"土褐色"色素沉着,由于基底层黑素增加 	• 局限型:色素颗粒见于巨噬细胞、真皮树突状细胞及外分泌腺的肌上皮细胞 • 肢端色素沉着可被普鲁士蓝染色染出含铁血黄素,Fontana Masson 染色染出黑素,PAS 染色阴性 • 瘢痕处色素沉着只被普鲁士蓝染色,而 Fontana Masson 染色阴性
胺碘酮 (amiodarone) [Fontana Masson 染色、苏丹黑染色、PAS 染色及抗酸染色]	• 长期应用引起光暴露部位真皮内脂褐素沉积,引起蓝灰色色素沉着 	• 巨噬细胞内可见黄棕色的脂褐素颗粒(真皮乳头和网状层交界处血管周围)

疾病名称	临床特征	组织病理学
氯法齐明 （clofazimine）	• 用于治疗麻风和盘状红斑狼疮 • 皮肤和结膜处红蓝色色素沉着	
化疗药物 （chemotherapeutic agents）	• 博来霉素、氟尿嘧啶、白消安和阿霉素等可引起皮肤色素沉着 　▪ 博来霉素（用于治疗霍奇金病和睾丸癌的细胞毒性抗生素），表现为"鞭挞样色素沉着"（常位于胸背部的线状色素条纹） 　▪ 类似色素沉着也可见于"鞭挞样香菇皮炎"，后者是由于进食生香菇引起	
皮肤植入物（cutaneous implants）		
硅胶植入物 （silicone implants）	• 常由于美容原因 • 乳房、阴茎和小腿 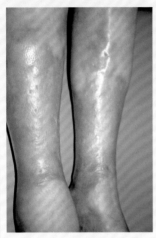 • 疼痛性硬化病变	• 由于硅胶形式不同（液体、凝胶或固体）而反应不一 • 液体硅胶：大小不等的空泡周围见巨噬细胞及异物巨细胞（逐渐清除硅胶） 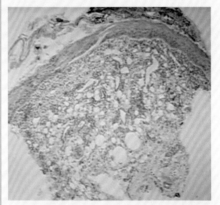 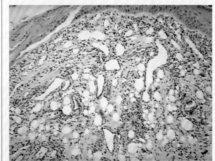 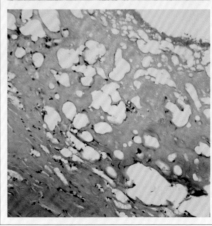

疾病名称	临床特征	组织病理学
胶原植入物 (collagen implants)	• 牛胶原蛋白(zyderm)用于治疗痤疮瘢痕和衰老	• 血管周围少量淋巴细胞和组织细胞浸润,偏振光下无双折光性,不同于天然胶原
其他沉积物(miscellaneous deposits)		
草酸盐结晶 (oxalate crystals)	• 多见于原发性草酸过多症(遗传性肝病产生过多草酸盐),其次为继发性草酸过多症(见于慢性肾衰竭透析患者) • 也见于肾脏不能排出草酸钙(见于肾结石)	• 浅黄至棕色菱形结晶,具有双折光性
玻璃纤维 (fiberglass)	• 现今少见;接触玻璃纤维后,角质层及真皮内可见玻璃纤维	
肌小体病 (myospherulosis)	• 偶然发现 • 鼻部 • 由于红细胞与凡士林、羊毛脂或创伤后脂肪组织发生的医源性反应	• "囊样结构伴内体" • 脂质肉芽肿形成的类型 • 外源性脂质和人体脂肪作用下红细胞产生小球结构
其他皮肤植入物 (miscellaneous cutaneous implants)	• 缝线 • 偏振光下的缝线 	• 明胶海绵 • 木屑

(阎衡 译　孔祥君 校　曾跃平 审)

毛内癣菌感染(endothrix infection)

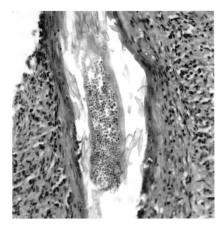

毛发基础知识

毛囊形成过程

- 妊娠第 9 周,毛囊开始出现
- 妊娠第 18 周,全身开始出现毛发(手掌、足底和外阴除外)
- 生长速度:每 3 天 1mm(或每天 0.35~0.37mm),或每月 1cm
- 每天平均脱落 50~100 根毛发

黑素主要在皮质层

- 真黑素:棕 / 黑色发
- 褐黑素:红色 / 金色发:红发者往往存在 *MC1R* 基因(黑素皮质素受体)的突变

毛发周期的三个阶段(在第 352 页的"脱发"中进一步讨论)

1. 生长期(生长阶段;持续数年;85% 的毛囊处于生长期)
2. 退行期(从生长期到休止期的过渡阶段;持续数周)
3. 休止期(毛发停止生长;持续数月)
   - 一种叫 Sonic Hedgehog(Shh)的信号分子介导了从生长期到休止期的转化

毛囊分为三个部分(由浅到深)

1. 漏斗部:毛囊口至皮脂腺导管开口
2. 峡部:皮脂腺导管开口处到立毛肌附着点
3. 下部:立毛肌附着以下部分
   —包括毛球(或基质)和毛干
   —Adamson 边缘:毛发开始角化的位置;下方区域,毛球细胞有丝分裂活跃

毛发分层(由内而外的顺序)

- 髓质(毛发纤维的中央部分):富含瓜氨酸
  —毳毛无髓质
- 毛小皮:毛干的最外层
- 内毛根鞘(IRS):功能是塑造毛发,在皮脂腺导管水平附近通过硬化纤维和分解产物实现;内含透明角质颗粒
  —IRS 可分为三层:鞘小皮(最内层)、Huxley 层和 Henle 层(最外层,最先角化)
- 外毛根鞘(ORS):其特征是外毛根鞘角化;构成了毛囊最外层的圆柱体(在两端分别与表皮和毛球融合)
  —隆起部:外毛根鞘靠近立毛肌附着点的部分;毛囊的上皮干细胞的主要分布区域;隆起部以下的细胞在退行期和休止期出现退化

疾病名称	临床特征	组织病理学
毛囊皮脂腺炎症性疾病（INFLAMMATORY DISEASES OF THE PILOSEBACEOUS APPARATUS） **痤疮样皮疹（acneiform lesions）**		

寻常痤疮
 （acne vulgaris）
	• 毛囊皮脂腺炎性疾病,表现为粉刺(毛孔扩张、堵塞)
	 • 青少年
	 • 面部和躯干上部
	
	 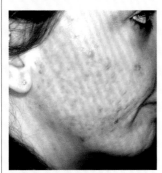
	 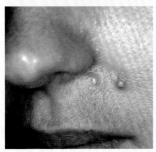
	
	 • 闭合性粉刺（"白头"）、开放性粉刺（"黑头"）、红色丘疹、脓疱、囊肿和瘢痕
	 • 发病原因包括多因素,但是与下面四个致病因素有关
	   1. 毛囊角化异常伴角蛋白堵塞毛孔
	   2. 皮脂分泌增加
	   3. 革兰氏阳性厌氧性白喉杆菌样的痤疮丙酸杆菌(细菌并非粉刺形成所必需)
	   4. 炎症:由于 Toll 样受体 2（TLR2）的活化
	 • 注:可能会发展为 Morbihan 病
	   ■ 坚实、持久的非凹陷性面部水肿,无炎症或脓疱
	   ■ 又称为"玫瑰痤疮淋巴水肿"
		• 粉刺（如下图所示）
		
		 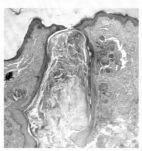 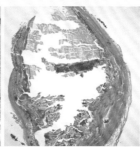
		
		 • 毛囊角栓;常常表现为毛囊皮脂腺破裂伴毛囊周围混合性炎症细胞浸润;也可能表现为毛囊上方表皮内脓疱或者脓肿 / 窦道形成
		
		 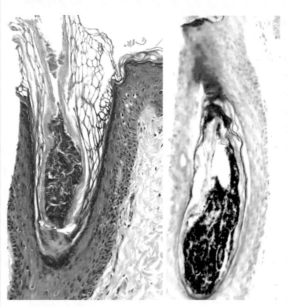
		
		 • 革兰氏染色（右上图示）
		
		 • 以痤疮皮损为特征的自身炎症综合征
		   ■ SAPHO 综合征（滑膜炎、痤疮、脓疱病、骨肥厚和骨髓炎）
		   ■ PAPA 综合征（化脓性关节炎、坏疽性脓皮病和痤疮）
		   ■ PASH 综合征（坏疽性脓皮病、痤疮和化脓性汗腺炎）
		   ■ PAPASH 综合征（化脓性关节炎、坏疽性脓皮病、痤疮和化脓性汗腺炎）

疾病名称	临床特征	组织病理学
新生儿头部脓疱病（neonatal cephalic pustulosis）	• "新生儿痤疮" • 出生后 2~3 周开始发病（3% 的新生儿） • 面颊部 • 丘脓疱疹（无粉刺） • 可持续数周到数月 • 很可能与合轴马拉色菌有关	• 组织病理表现为浅表性脓疱 • 脓疱行吉姆萨染色可能会发现酵母菌，因为该病常与马拉色菌有关
暴发性痤疮（acne fulminans）	• 痤疮急性发作的罕见类型 • 年轻成年男性 • 发病突然，疼痛、溃疡和结痂性皮损，伴有发热、肌肉疼痛、白细胞增多和溶骨性病变（尤其是胸锁骨和胸壁区域） • 与克罗恩病、结节性红斑、应用睾酮以及 SAPHO 综合征（滑膜炎、痤疮、脓疱病、骨肥大和骨炎）有关	• 真皮内弥漫的炎性病变伴毛囊和其上表皮的坏死；扩张的毛囊内含中性粒细胞（粉刺不常见）；常继发严重的真皮瘢痕形成
氯痤疮（chlorance）	• 由于暴露于卤代芳香族化合物（氯化物或溴化物）发生，如二噁英和橙剂 • 颧部、耳后、阴囊和阴茎部位 • 以粉刺为主，伴小的混杂性囊肿	• 毛囊角化过度伴漏斗部扩张形成瓶状或圆柱状的漏斗，内含角质碎屑；粉刺和角囊肿；少量炎症细胞浸润

疾病名称	临床特征	组织病理学
浅表性毛囊炎（superficial folliculitides）		
急性浅表性毛囊炎（acute superficial folliculitis）	• "Bockhart 脓疱疮" • 毛囊口周围小脓疱，常有头发贯穿 • 可能的病因：金黄色葡萄球菌	• 毛囊漏斗部上方的角层下脓疱；混合性炎症细胞浸润（中性粒细胞，淋巴细胞，巨噬细胞）
光化性毛囊炎（actinic folliculitis）	• 暴露于日光后面部、躯干上部的脓疱性毛囊炎；类似浅表性毛囊炎	
坏死性痤疮（acne necrotica）	• 成人 • 前额和前额发际线 • 成批出现的红色毛囊性丘疹，随后坏死，呈脐凹状，结痂，愈后留有痘疮样瘢痕	• 早期皮损：真皮浅中层血管周围及毛囊周围大量的淋巴细胞浸润；水肿；棘细胞层海绵水肿 • 晚期皮损：毛囊上部、表皮和真皮坏死，伴中性粒细胞浸润
坏死性粟粒性痤疮（acne necrotica miliaris）	• 坏死性痤疮的亚型，瘙痒，无瘢痕形成 • 可能是细菌性毛囊炎引起的神经源性搔抓导致	• 头部毛囊性水疱、脓疱，伴有以毛囊为中心的浅表炎性抓痕
AIDS 相关的坏死性毛囊炎（necrotizing folliculitis of AIDS）	• AIDS 罕见的皮肤表现	• 局限于毛囊上部和邻近表皮／真皮的坏死，通常呈楔形；在楔形顶端的血管呈纤维素样坏死

疾病名称	临床特征	组织病理学

嗜酸性毛囊炎（eosinophilic folliculitis）	• 以丘脓疱疹为表现的毛囊炎，毛囊内或周围有大量嗜酸性粒细胞伴淋巴细胞浸润
	临床亚型
	• 经典型（Ofuji 病）
	  ■ 成年男性
	  ■ 慢性复发性无菌性毛囊性丘疹/脓疱；常中心消退和色素沉着，形成环状斑块；累及"脂溢性区域"（面部）和无毛被覆的掌跖（20%）
	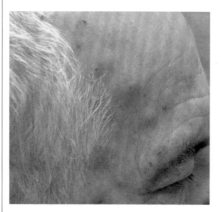
	• HIV 相关型（最常见）
	  ■ 剧烈瘙痒性丘疹，不形成环状皮损，不累及掌跖，较少累及面部
	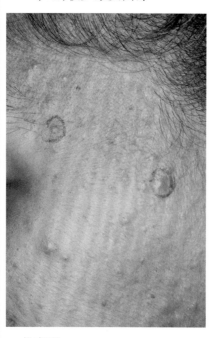
	• 儿童型
	  ■ 通常局限于儿童头皮；被称为"婴儿嗜酸性脓疱性毛囊炎"亚型
	  ■ 常发生于出生后的前几天；在头皮和面部反复分批出现瘙痒性脓疱
	  ■ 预后最佳
	• 真菌型
	  ■ 皮损局限，糜烂性和脓疱性斑块
	• 其他亚型
	  ■ 假单胞菌属细菌感染或与骨髓组织增生/造血系统疾病相关
		• 毛囊尤其是漏斗部的嗜酸性海绵水肿和脓疱；炎症累及皮脂腺及其导管；大量的嗜酸性粒细胞；血管周围和毛囊周围以淋巴细胞为主的浸润
		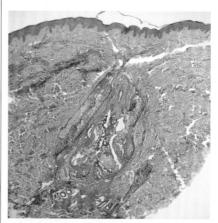
		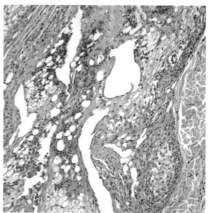
		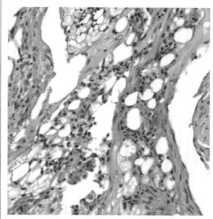
		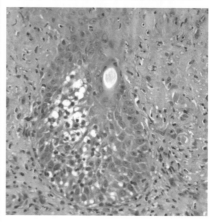

疾病名称	临床特征	组织病理学
漏斗部毛囊炎 (infundibulofolli- culitis)	• 黑人(几乎全部) • 躯干和四肢近端 • 瘙痒性毛囊性丘疹	• 毛囊海绵水肿;少量中性粒细胞浸润;毛囊的上部真皮区域周围常有单核细胞浸润;角栓
深在性感染性毛囊炎		
疖 (furuncle)	• "疖子" • 以毛囊皮脂腺单位为中心的深在性感染("累及毛囊的脓肿") • 易摩擦的部位(项部、臀部和大腿内侧) • 毛囊性丘疹伴疼痛,周围红晕和硬化,成熟后中央变成黄色,破溃后脓液流出 • 通常为金黄色葡萄球菌感染	• 以毛囊为中心的深部脓肿;毛囊通常被破坏,脓肿中央可见残留毛干;皮下组织炎症;其上表皮破坏,表面结痂
假单胞菌毛囊炎 (pseudomonas folliculitis)	• (铜绿假单胞菌)感染机体 8~48h 后发病,该菌可见于海绵动物,循环池,热水浴盆中 • 躯干,腋窝,四肢近端 • 红色毛囊性丘疹 • 自限性疾病(通常不需要治疗)	• 急性化脓性毛囊炎(包括浅表性和深在性)

疾病名称	临床特征	组织病理学
革兰氏阴性菌毛囊炎 （gram-negative folliculitis）	● 寻常痤疮患者长期接受抗生素治疗后发生的革兰氏阴性细菌性毛囊炎 ● 常由克雷伯菌属、肠杆菌属和变形杆菌属引起 ● 治疗：口服异维 A 酸（可能也需用抗生素）	● 浅表性和深在性毛囊炎；毛囊周围的真皮受累程度不一
病毒性毛囊炎 （viral folliculitis）	● 常由 HSV-1 感染（尤其是暴发）引起的毛囊炎；水疱可不明显 ● 毛囊性脓疱、丘疹	● 毛囊部分或完全坏死，伴淋巴细胞外渗；表皮可呈典型疱疹病毒感染的表现（包涵体和多核细胞）或者血管周围／间质内"上轻下重"的炎性浸润

疾病名称	临床特征	组织病理学
皮肤癣菌性毛囊炎（dermatophyte folliculitis）［PAS 染色］	• 真菌感染引起的毛囊炎（断发毛癣菌、犬小孢子菌和 M. 奥杜盎小孢子菌） • 可能会形成脓癣（炎性渗性肿块）；见第 490 页	• 毛囊和毛囊周围的真皮可见程度不一的炎症；毛干内可见菌丝和分节孢子 • 如果形成脓癣，可见脓肿形成伴毛囊部分或全部破坏
糠秕孢子菌性毛囊炎（pityrosporum folliculitis）［PAS stain］	• 马拉色菌（糠秕孢子菌）引起的毛囊炎 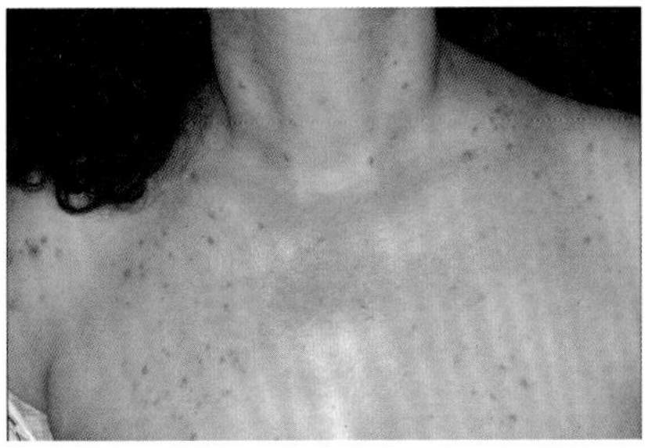 • 毛囊性脓疱	• 毛囊漏斗部扩张伴脓肿形成；如果毛囊破裂，在炎性毛囊内和毗邻的真皮可见到 PAS 染色阳性的小卵圆形孢子 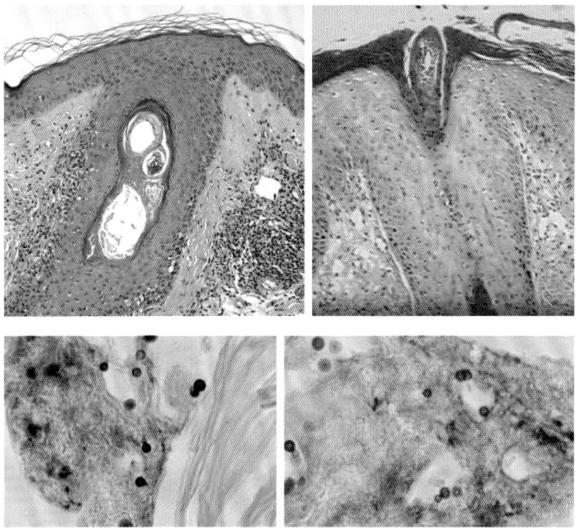 PAS 染色（上图）
深在性瘢痕性毛囊炎（deep scarring folliculitides）		
秃发性毛囊炎（folliculitis decalvans）	• 伴瘢痕形成的慢性深在性毛囊炎 • 头皮 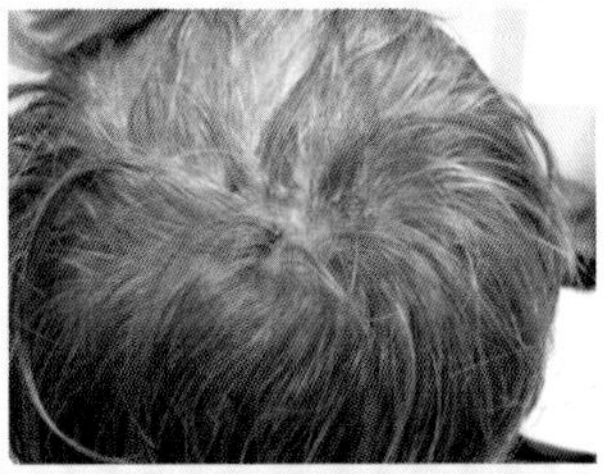 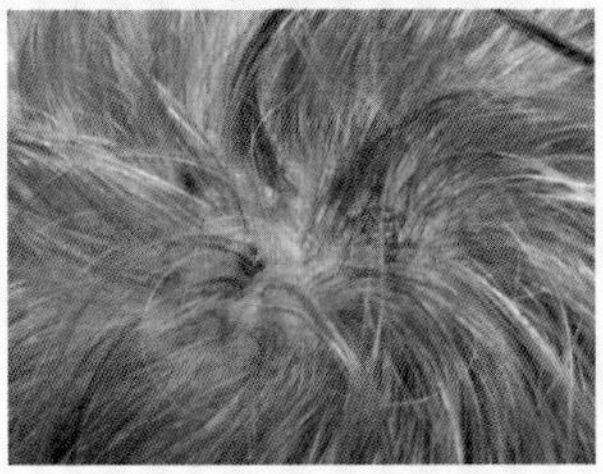 • 瘢痕性脱发呈卵圆形斑片，边缘有毛囊性脓疱 • 须部毛囊炎（狼疮样须疮）局限于胡须区域	• 起初为毛囊炎，随后毛囊壁破裂，内容物释放到真皮；混合性炎症细胞浸润，包括浆细胞

疾病名称	临床特征	组织病理学
项部瘢痕疙瘩性毛囊炎（瘢痕疙瘩性痤疮） （folliculitis keloidalis nuchae, acne keloidalis）	● 特发性炎症性疾病 ● 成年男性，黑色人种多见 ● 项部 ● 毛囊性丘疹 / 脓疱，互相融合成肥厚性斑块；最终形成瘢痕	● 毛囊碎裂破坏，毛干进入真皮（"裸露的毛干"）；慢性炎症细胞浸润，包括浆细胞；毛干周围形成微脓肿；真皮纤维化；毛囊和皮脂腺缺失 "裸露的毛干"

疾病名称	临床特征	组织病理学
毛囊闭锁三联征（follicular occlusion triad）：**化脓性汗腺炎、头部穿掘性蜂窝织炎和聚合性痤疮**（加上藏毛窦称为毛囊闭锁四联症）		
化脓性汗腺炎（hidradenitis suppurativa）	• "反常型痤疮"或"顶泌汗腺痤疮" • 慢性复发性炎症性毛囊疾病,累及顶泌汗腺所在区域 • 多因素致病（遗传、激素、内分泌和吸烟） • 女性好发 • 腋窝、腹股沟和会阴 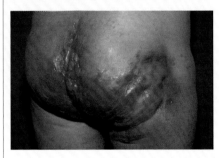 • 复发性深在性炎性结节,并发窦道、瘢痕和疼痛 • 晚期可能发展成鳞状细胞癌 • 与锂剂、Dowling-Degos 病和克罗恩病有关 • Hurley 分期标准 　Ⅰ. 脓肿不伴有窦道或瘢痕 　Ⅱ. 复发性脓肿伴有窦道和瘢痕 　Ⅲ. 整个区域弥漫性脓肿和窦道	• 毛囊下半部分见重度混合性炎性细胞浸润;脓肿;窦道壁由复层鳞状上皮构成并可与皮肤表面相连;肉芽组织 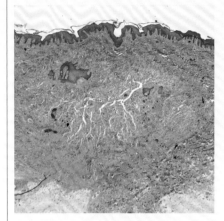 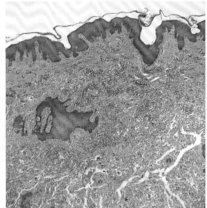 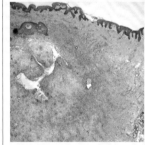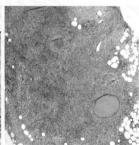

疾病名称	临床特征	组织病理学
头部穿掘性蜂窝织炎 (dissecting cellulitis of the scalp)	• "头部脓肿性穿掘性毛囊周围炎"或"Hoffman病" • 头皮毛囊炎的重症类型 • 头顶和枕部 • 有触痛的化脓性结节伴互连的引流窦道,继之瘢痕和斑片状脱发 • 后期可能发展成鳞状细胞癌	• 类似秃发性毛囊炎 + 窦道(无上皮细胞内衬) • 毛囊炎和毛囊周围炎伴大量中性粒细胞浸润,导致真皮内脓肿形成;窦道;毛囊破坏
聚合性痤疮 (acne conglobata)	• 男性(青春期后);可在妊娠后发生 • 有毛区域,尤其是躯干、臀部和四肢近端 • 有触痛的炎性结节 / 囊肿 / 窦道,愈后遗留毁损性瘢痕 • 与暴发性痤疮一样,无系统症状 • 可能有效的药物:异维 A 酸类 + 泼尼松	• 类似化脓性汗腺炎;可见粉刺

疾病名称	临床特征	组织病理学
其他类型的毛囊炎（miscellaneous folliculitides）		
须部假性毛囊炎（pseudofolliculitis barbae，PFB）	• 针对内生毛发的炎症反应 • 成年黑人男性（面部）；女性（腿部） • 面部胡须区域、颈部和腿部 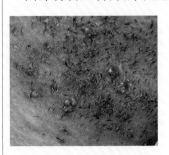 • 男性模式（上图） 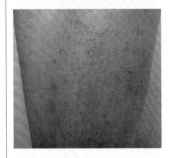 • 女性模式（上图） • 靠近毛囊的丘疹和脓疱；可能导致瘢痕和瘢痕疙瘩 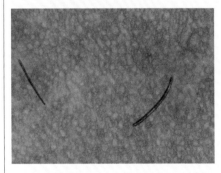 • 皮肤镜图片（上图）显示毛干刺入皮肤	• 毛囊周围的炎症病灶；小的异物肉芽肿；混合性炎症浸润 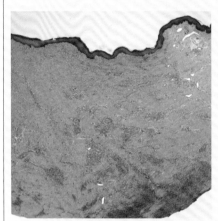 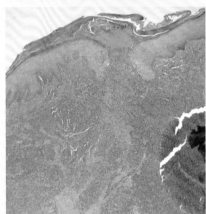 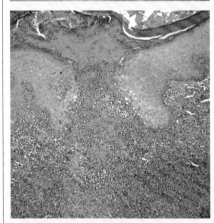 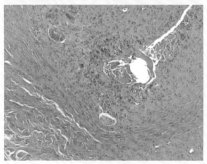 • 上图显示真皮内一毛干

疾病名称	临床特征	组织病理学
妊娠瘙痒性毛囊炎 (pruritic folliculitis of pregnancy)	● 妊娠后半程出现 ● 瘙痒性红色丘疹 ● 在分娩或产后自发消退 ● 对胎儿无影响	● 急性毛囊炎,可有毛囊壁受损和脓肿形成 ● 晚期皮损可有毛囊周围肉芽肿
穿通性毛囊炎 (perforating folliculitis)	● 穿通性疾病的一种类型 ● 臀部和四肢伸侧 ● 在臀部和大腿出现散在的角化鳞屑性毛囊性丘疹 ● 与银屑病、青少年的黑棘皮病、HIV 感染和肾衰等有关	● 毛囊漏斗部扩张,充满角质物和细胞碎屑;可能有卷曲的毛干;附近真皮内可见变性的结缔组织、胶原和弹力纤维
毛囊中毒性脓疱性皮病 (follicular toxic pustuloderma)	● 急性脓疱性发疹,通常为毛囊性,但也可为非毛囊性 ● 与药物(抗生素)和肠病毒有关	
无菌性嗜中性毛囊炎伴毛囊周围血管病变 (sterile neutrophilic folliculitis with perifollicular vasculopathy)	● 伴发系统疾病(如炎症性肠病,Reiter 病,Behçet 病和乙型病毒性肝炎等)的皮肤反应模式 ● 可以表现为毛囊炎、血管炎、水疱脓疱样或痤疮样皮损;常伴关节炎、发热和全身乏力	● 嗜中性或化脓性 / 肉芽肿性毛囊炎,伴以毛囊为中心的嗜中性血管反应(类似 Sweet 病改变)

疾病名称	临床特征	组织病理学
假性淋巴瘤样毛囊炎（pseudolympho-matous folliculitis）	• 皮肤淋巴样增生的亚型 • 面部单发皮损（1cm）	• 真皮内密集淋巴细胞浸润，类似皮肤淋巴瘤；非典型淋巴细胞；毛囊壁扩展
毛干异常（HAIR SHAFT ABNORMALITIES） **毛干脆裂（fractures of the hair shaft）**		
结节性脆发症（trichorrhexis nodosa）（最常见的毛发结构异常）	• 获得性或先天性 • 创伤引起（机械性或化学性） • 毛发的柔软使得头发易受影响，原因可能如下 　■ 毛发营养不良（扭曲发、念珠状发和 Menkes 病），或者 　■ 先天性代谢紊乱 　　▲ 精氨酸琥珀酸尿症：ASL 基因突变导致精氨琥珀酸裂解酶缺陷（氮在血/尿中蓄积），毛发在荧光下呈红色，出生几天后随着氮的增加出现症状 　　▲ 毛发硫营养不良（见下文）	• "扫帚样"毛小皮（两把扫帚推挤在一起），沿着毛干出现小的串珠状膨大（易于折断）
裂发症（trichoschisis）	• 见于毛发硫营养不良，由于脆发所致（见下文）	• 毛干完全横断 • 在偏振光下呈"虎尾"外观
毛发硫营养不良（trichothiodystro-phy）	• 常染色体隐性遗传疾病（IBIDS/Tay 综合征，BIDS，PIBIDS）伴短的脆发同时低硫和低半胱氨酸；核苷酸切除修复受损 • 患皮肤癌的风险不增加 • 可同时见到结节性脆发症和裂发症 • PIBIDS（photosensitivity，ichthyosis，brittle hair，intellectual impairment，decreased fertility，short stature）：光敏感、鱼鳞病、脆发、智力障碍、生育能力下降和身材矮小	• 带状外观 • 在偏振光下呈"虎尾"状 • 头发/甲中硫氨基酸（如半胱氨酸和甲硫氨酸）含量低
脆发症（trichoclasis）	可继发于创伤或与毛发异常有关（如扭曲发和念珠状发等）	• 发干斜形断裂伴不规则的边缘，毛外皮部分完整（类似"青枝骨折"）
套叠性脆发症（trichorrhexis invaginata）	• 婴儿期发病（头发短而稀疏） • 眉毛 • 与 Netherton 病有关（SPINK5 基因编码 LEKT1，丝氨酸蛋白酶抑制剂，迂回线状鱼鳞病）；或可能由于创伤和毛干异常	• "竹节"状发（沿毛干分布的小结节）；毛干近端呈杯状膨大，围绕着棒状的远端部分（像"球"和"球套"） • 异常角化导致毛皮质软化和套叠改变
锥形断发（tapered fractures）	• 由于毛根蛋白质合成受抑制使得新生的毛干进行性变细 • "笔尖"样发，与细胞毒性药物引起的生长期脱发有关	

疾病名称	临床特征	组织病理学
羽样脆发症 (trichoptilosis)	● "发梢分叉" ● 持续性创伤 ● 由于纵向外皮质纤维的分离所致,接着由于磨损导致毛发上皮的丢失	● 毛发末梢纵向分裂("发梢分叉")
摩擦毛发癖 (trichoteiromania)	● 通过自行摩擦头发而导致头发损害 ● 散在的脱发斑伴裂发或断发	
剪除毛发癖 (trichotemnomania)	● 人为脱发性疾病,因用剪刀或剃刀切割头发的强迫性习惯导致 ● 脱发,但每个毛囊漏斗内均有毛干	
毛干不规则 / 异常 (irregularities/abnormalities of hair shafts)		
三角形小管发 (pili canaliculi et trianguli)	● 蓬发综合征(或"玻璃丝发"综合征) ● 头发看起来更干燥、光亮和色浅,但不平直;临床上至少 50% 的头发受累	● 在偏振光下毛发上的纵沟表现为位于一端的均质条带;光学显微镜下头发表现正常 ● 可能是由于内毛根鞘的角化异常导致毛干形状不规则
分叉发 (pili bifurcati)	● 毛干间歇性分叉,随后又沿着发干重新接合形成正常的毛发结构	● 单根头发沿毛干在不定间隔处多发分叉(即:单根头发分叉再接合) ● 每个分支有各自的毛小皮
多毛干发 (pili multigemini)	● 一个毛囊内多根头发 ● 胡须部位和面部 ● 与锁骨、颅骨发育不良有关(遗传性疾病,导致颅骨和锁骨的异常)	● 单个毛囊口内多个毛干(每个毛发纤维有自己的内毛根鞘,但共有一个外毛根鞘)

疾病名称	临床特征	组织病理学
小棘毛壅病 (trichostasis spinulosa)	• 从单个扩张的毛孔内伸出数根残留的毳毛 	• 在扩张的毛囊内一个角质鞘包裹多根毛发
环纹发 (pili annulati)	• 常染色体显性遗传 • 与斑秃有关 • 沿着毛干的明暗带交替导致忽明忽暗的毛发,头发脆性不增加	• "虎尾发":用反射光观察时,可见沿着毛有明暗带交替(由于毛干内的"气泡"所致);每个条带长约 0.5mm • 注:毛发硫营养不良中也有"虎尾发",但在偏振光下才出现
念珠状发 (monilethrix)	• 常染色体显性遗传 • 意为"项链发" • 从出生到最初的几个月内发病 • 枕部区域及附近(头发短、脆弱和断裂) • 片状脱发,与毛发角化病有关 • 突变:*KRT hHB1* 和 *KRT hHB6*(*KRT86/KRT81* 基因家族的一部分),人类毛发基本的角蛋白基因	• "串珠"状发:串珠外观是由沿毛干分布的椭圆形结节形成;狭窄部分易于折断;每个椭圆形结节 0.7~1mm;锥形结节无髓质
锥形发 (tapered hairs)	• 毛发逐渐变细呈"笔尖"样外观,与锥形断发类似;与任何突然抑制细胞分裂的过程(如细胞毒性药物)有关,或继发于外科手术 / 创伤	

疾病名称	临床特征	组织病理学
泡沫状发 （bubble hair）	• 由于热诱导的发干内气体聚集导致（如电吹风过度热吹潮湿头发） • 表现为头皮上局限区域的毛发质脆、易断裂	• 毛干尤其是髓质内大的空腔形成，在光学显微镜下呈"泡沫"样外观
睫毛粗长症 （trichomegaly）	• 睫毛浓密变粗 • 可能与先天或后天的因素有关，如干扰素 α-2、环孢素、拉坦前列素和表皮生长因子受体	
毛干卷曲和扭曲异常		
扭曲发 （pili torti）	• 毛干扁平，伴有大于 180° 的扭曲 • 与以下疾病有关 　■ Menkes 卷曲发综合征（*MKN* 或 *ATP7A* 基因缺陷：编码铜结合酶导致铜转运和代谢缺陷）；常在婴儿期死亡 　■ Bazex 综合征（毛囊性皮肤萎缩、多发性基底细胞癌、少毛症和扭曲发） 　■ Bjornstad 综合征（听力丧失 + 扭曲发）；突变：*BCS1L* 基因 　■ Crandal 综合征（Bjornstad 综合征 + 由于黄体酮和生长激素分泌不足导致的性腺功能减退症） • 注：由于与综合征相关联，对于患扭曲发的儿童须行听力测试	• 毛干结构异常导致毛发沿自身长轴发生扭曲，并且在毛发扭曲的地方变得扁平（光学纤维镜下所见）
羊毛状发 （woolly hair）	• 卷曲的扭结发，发生于高加索人种（发生在黑人为正常现象） • 多种临床分型：常染色体显性遗传（整个头皮受累）；常染色体隐性遗传（家族型）；弥散性部分变型，卷曲发与正常发混合（羊毛状发痣亚型，50% 患者合并线状表皮痣） • 与 Naxos 病（斑珠蛋白缺陷）和 Carvajal 综合征（桥粒斑蛋白缺陷）有关；两者都有掌跖角化症、羊毛状发和心肌病（Naxos 病累及右侧，Carvajal 综合征累及左侧）	• 头皮局部或弥漫型分布明显卷曲的头发 • 头发横断面形态多变，可呈正常、椭圆形或三角形
获得性进行性毛发扭结 （acquired progressive kinking）	• "阴毛样头发" • 好发于年轻男性，然后迅速发生男性型脱发 • 青春期或青春期后发病 • 影响局部头皮（非全部头皮） • 头发的质地和颜色类似阴毛	• 部分毛干扁平伴不规则性局部扭曲

疾病名称	临床特征	组织病理学
环绕发、圆筒状发和结毛症 （circle hair, rolled hair and trichonodosis）	• 环绕发：毛干卷曲成圆环，位于角质层薄的透明顶部下方（像黑色圆环）；好发于中年男性的腹部、大腿和背部 • 圆筒状发：毛发不规则的卷曲，但不形成完整的圆环；常与毛发角化病有关 • 结毛症："打结的头发"；常在头发中偶然发现；尤其是非洲人种的卷曲头发；梳头发时往往会碎裂和折断	
异物附着于毛干		
头癣 （tinea capitis）	• 通常由断发毛癣菌和犬小孢子菌引起 	• 头发在近头皮处易碎和易断裂 发内癣菌
黑色毛结节菌病 （black piedra）	• 子囊菌在毛发上形成微小结节 • 热带地区 • 通常是由何德毛结节菌引起 • 头发上黑色沙粒样的结节（比白色毛结节菌病的结节更硬、更黑、更具黏附性）	• 棕色菌丝伴卵圆形的囊
白色毛结节菌病 （white piedra）	• 由头发上形成微小结节的酵母样真菌引起 • 面部、头皮和阴囊 • 南美洲 • 通常由卵圆形丝孢酵母（旧称白吉利毛孢子菌）引起 • 大量乳酪色结节，形成袖套样凝固物（可滑动，不像黑色毛结节菌病那么黏着牢固）	• KOH 涂片显示真菌分节孢子大量套在毛干上
腋毛癣 （trichomycosis axillaris）	• 通常由纤细棒状杆菌引起；革兰氏阳性类白喉细菌 • 细小的乳黄色结节，黏附在腋毛或阴毛上 • 治疗：剃毛或外用抗生素	

疾病名称	临床特征	组织病理学
头虱病 （pediculosis capitis）	• 小的棕白色卵圆形虱卵黏附在毛干上 • 卵为头虱产的虱卵 	• 虱卵位于毛干的一侧，不会滑动（毛发管型可滑动的）；虱卵通过一个包裹毛干和卵基底的鞘来黏附在毛发上
毛发管型 （hair casts）	• 两种类型 　1. 角化不全性毛发管型 　　■ 最常见的亚型 　　■ 与炎性疾病有关（如银屑病和脂溢性皮炎） 　　■ 由于外毛根鞘被牵拉脱离毛囊导致 　2. 毛周角质管型：发生于年轻女孩的正常现象 • 牢固的黄白色鞘（3~7mm），能够沿着毛发移动（"假性虱卵"，可滑动）	• 毛囊开口处角化不全的角质物折断形成毛发管型
毛发沉积物 （deposits）	• 一些物质可能会黏附在头发上，如颜料、喷发剂、漆和胶水	
脱发（ALOPECIAS） **毛发生长周期（basic hair stages）**		
生长期 （anagen stage）	• 85%~90% 的头发 • 持续数年（实际时间因毛发位于不同身体部位而异）	 • "带状"、充满色素的毛发

疾病名称	临床特征	组织病理学
退行期 （catagen stage）	• 1% 的头发 • 持续 2~3 周	 • 外毛根鞘有散在凋亡细胞；内毛根鞘消失
休止期 （telogen stage）	• 10%~15% 的头发 • 持续 3~4 个月	 • "杵状"、末端色素脱失的毛发
先天性遗传性脱发疾病（congenital and hereditary alopecias）		
先天性普秃 （alopecia universalis congenita）	• 先天性脱发的一组疾病，不伴相关缺陷 • 可能是常染色体隐性遗传（人类无毛基因突变）或常染色体显性遗传 • 毛囊发育不全和数量减少 • 不形成丘疹，有别于无毛症（见后文）	

疾病名称	临床特征	组织病理学
遗传性少毛症 (hereditary hypotrichosis)	• "Marie-Unna 型" • 常染色体显性遗传 • 出生时发病 • 短而稀疏的头发;儿童期头发粗糙,铁丝样;青春期头发进行性脱落	• 无特异性改变;轻至中度毛囊周围反应;毛囊减少;可形成粟丘疹和纤维化
伴丘疹的无毛症 (atrichia with papular lesions)	• 常染色体隐性遗传 • 突变:HR 基因(人类无毛基因) • 出生后数月内发生 • 头发/体毛进行性脱落(睫毛不受累);儿童/青年人的面颈部和头皮出现粟丘疹样囊肿 • 丘疹形成(不同于先天性脱发)	• 充满角质物的毛囊性小囊肿,不含毳毛;毛囊生发末端停止发育,不形成毛干
萎缩性毛发角化病 (keratosis pilaris atrophicans)	• 一组临床相关的综合征,伴发炎性毛发角化病,后者可导致萎缩性瘢痕形成(见第 362 页)	
Hallermann-Streiff 综合征 (Hallermann-Streiff syndrome)	• "下颌骨眼面畸形" • 腮弓综合征,伴特征性面容、眼睛异常和脱发	• 萎缩区域由疏松胶原纤维组成
短生长期综合征 (short anagen syndrome)	• "永远不需要剪的头发" • 短细的头发,体毛和睫毛正常 • 可能由于头发的生长与短生长期持续性同步所致	• 活检无特殊发现
退行期提前 / 休止期 (premature catagen/telogen)		
拔毛癖和创伤性脱发(牵拉) (trichotillomania and traumatic alopecia,traction)	• "拔毛癖" • 人为地拔除头发 • 主要累及头顶和枕部 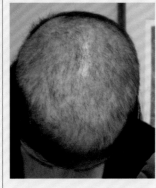 • 成人中女性更常见;在儿童中无性别差异	• 可见空的毛发管型和退行期头发增多(伴有生长期头发);毛干变形;稀疏的炎症细胞浸润;毛囊色素沉着;毛囊周围有出血或纤维化 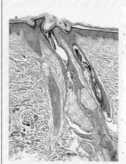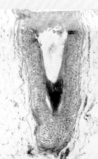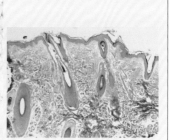

疾病名称	临床特征	组织病理学

休止期脱发
(telogen effluvium)
	• 弥漫性脱发常发生在应激性事件(如分娩、手术和发热)后的 2~3 个月,头发可重新长出
	
	• 各种亚型
	  ■ 即刻生长期脱发(发热后)
	  ■ 延迟生长期脱发(产后脱发)
	  ■ 短生长期脱发(儿童"永远长不长的"头发)
	  ■ 延迟休止期脱发(季节性脱发)
	  ■ 即刻休止期脱发(外用米诺地尔)
	  ■ 慢性休止期脱发(中年妇女的脱发)
		• 休止期毛发与毫毛样毛发的比值增加;没有炎症

疾病名称	临床特征	组织病理学
休止期提前伴生长期终止（premature telogen with anagen arrest）		
斑秃 （alopecia areata）	• 免疫相关的脱发 • 可能有家族史（10%~25%） • 15~40 岁；唐氏综合征患者 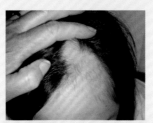 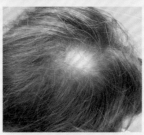 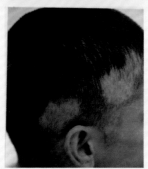 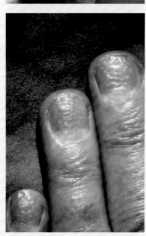 • 突然发生，散在无症状性非瘢痕性脱发斑；靠近脱发进展边缘的"惊叹号"发（底部变细）；甲凹点，甲营养障碍性纵嵴（甲线粗糙似"砂纸"样） • 亚型 　■ 全秃：头发全部脱落 　■ 普秃：体毛全部脱落 　■ 蛇形斑秃：从颞部到枕部带状脱发 　■ 弥漫性斑秃：头发整体稀疏	• 淋巴细胞围绕毛囊下部（毛球）浸润，类似蜂群（可能有嗜酸性粒细胞和浆细胞等）；在脱发外扩的边缘退行期和休止期毛囊增多 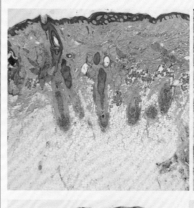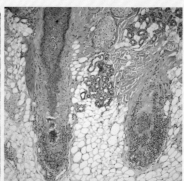 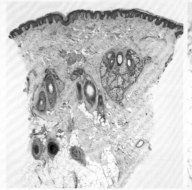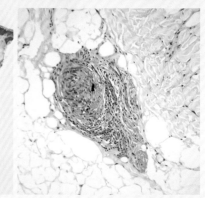 • 在皮下组织内沿原有毛囊部位延伸的纤维束；生长期与休止期毛发的比例倒置（生长期减少，休止期增多） 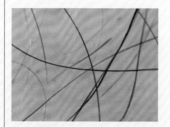 • 皮肤镜（上图）在空毛囊口和长毛毛囊口处，常显示黄点征；惊叹号发

疾病名称	临床特征	组织病理学
毳毛毛囊形成 (vellus follicle formation)		

雄激素性脱发
(androgenic
alopecia)
	• "秃顶"
	• 终毛被更细的毛发逐渐替代,最终变成细小的无色素的毳毛
	
	• 模式
	  ■ 男性型(额部、头皮中央和颞部)
	  ■ 女性型(头顶、额顶部以及类似男性型)
	• 可能的治疗方案
	  ■ 非那雄胺(Ⅱ型 5α- 还原酶抑制剂),降低双氢睾酮水平
	  ■ 米诺地尔(最初为高血压药物);可能通过真皮乳头的继发性血管扩张而起作用
		• 早期:休止期毛囊进行性微小化;生长期毛囊下 1/3 处结缔组织鞘局灶的嗜碱性变
		• 晚期:毳毛毛囊微小化;休止期毛发增多;皮脂腺增大;生长期与休止期比例降低;Arao-Perkins 小体(在毛乳头颈部的弹性组织束);这些小体会沿着纤维束向上分布(像一个 Arao-Perkins 小体组成的"阶梯")

颞部三角形脱发 (temporal triangular alopecia)	• 三角形脱发斑一直延伸到额颞发际线;通常单侧受累 • 与结肠息肉、眼睛缺陷和色素血管性斑痣性错构瘤(伴血管畸形和色素痣的先天性综合征)	• 大量正常的终毛毛囊被毳毛毛囊取代 • 休止期毛发与毳毛的比例下降

疾病名称	临床特征	组织病理学
生长期脱发（anagen effluvium）		
生长期毛发松动综合征（loose anagen syndrome）	• 儿童弥漫性脱发（短发，几乎不需理发） • 细小的毛发易被拔出，且无痛（典型者为金发女孩）	• 内毛根鞘过早角化阻止了鞘小皮和毛小皮的正常交错结合；毛干和退化的内毛根鞘间出现明显的裂痕 • 毛发显微镜检查：近端的上皮皱褶和内毛根鞘缺如
药物性脱发（drug-induced alopecia）	• 弥漫性非瘢痕性脱发，停药后会恢复 • 包括铊、过量的维生素 A、维 A 酸类、抗有丝分裂药物、抗甲状腺药物和拉直头发的化学品等药物	
瘢痕性脱发		
特发性瘢痕性脱发（idiopathic scarring alopecia）	• "Brocq 假性斑秃" • 罕见的无症状性，特发性非炎症性，瘢痕性脱发 • 40 岁以上的女性 • "雪中足迹"样外观是由于硬化背景上的团簇状终毛持续存在	• 早期皮损：淋巴细胞围绕毛囊上 2/3 浸润 • 晚期皮损：毛囊和皮脂腺消失；纤维化伴弹力纤维（地衣红和 VVG 弹力纤维染色有助于诊断） • 无界面改变；DIF 阴性 • 鉴别诊断：扁平苔藓和 SLE 的 DIF 检测阳性，缺乏弹力纤维［VVG 染色］
牵拉性瘢痕性脱发（traction alopecia with scarring）	• 黑人女性 • 头顶部瘢痕性脱发，但是周围头皮不受影响	• 早期：苔藓样毛囊周围炎；淋巴细胞浸润毛囊漏斗部 • 晚期：稀疏的炎性细胞浸润；肉芽肿反应；毛囊缺如，纤维化增加
绝经后前额纤维化性脱发（postmenopausal frontal fibrosing alopecia）	• 黑人女性 • 进行性额部纤维性脱发伴毛囊周围红斑	• 组织病理上类似毛发扁平苔藓
特定模式分布的纤维化性脱发（fibrosing alopecia in a Pattern distribution）	• 炎症性瘢痕性脱发，仅累及变秃的中央头皮 • 可能是毛发扁平苔藓的亚型，免疫反应直接针对雄激素性脱发中的微小化毛囊	
秃发性毛囊炎（folliculitis decalvans）	• 见"深在性瘢痕性毛囊炎"部分（见第 341 页）	

疾病名称	临床特征	组织病理学
中央离心性瘢痕性脱发 （central centrifugal cicatricial alopecia）	• "中央头皮秃发性毛囊炎"和"热梳脱发" • 黑人女性 • 头皮顶部的对称性瘢痕性脱发；可能形成脓疱 • 可能的原因：内毛根鞘的过早剥离	• 早期内毛根鞘缺如；毛囊呈"洋葱皮"样纤维化；炎性细胞浸润（可能为肉芽肿性炎症）

疾病名称	临床特征	组织病理学
丛状毛囊炎（tufted-hair folliculitis）	• 瘢痕性脱发区域内见从单个毛囊口发出成簇头发 • 可见于秃发性毛囊炎和瘢痕疙瘩性痤疮	• 典型特征:数个紧密排列的完整毛囊,从一个普通毛囊开口处多根毛干穿出 • 也可见毛囊炎、毛囊周围炎和瘢痕

其他类型的脱发（miscellaneous alopecias）

脂肿性脱发（lipedematous alopecia）	• 黑人成年女性 • 获得性疾病,增厚松软的头皮,伴脱发,头皮增厚约 2 倍(皮下脂肪层增厚)	• 皮下组织增厚(看起来像侵犯真皮);无炎症;轻度角化过度,棘层肥厚和毛囊角栓

其他疾病（MISCELLANEOUS DISORDERS）

毛囊皮脂腺疾病（pilosebaceous disorders）

皮脂腺基础知识

- 胚胎发育第 13~15 周,原始毛囊发展成胚芽
- 除掌跖外,遍布全身
- 在面部和躯干上部的皮肤分布最多（"脂溢性部位"）
- 由激素调节(青春期时体积变大)

"所谓的"皮脂腺

- 睑板腺:位于上下眼睑的睑板(睑板腺囊肿和睑缘炎)
  - 为眼睛分泌油脂,与毛囊无关
  - 眼睑皮脂腺癌的首要来源
- Zeis 腺:位于有睫毛的睑缘
- 异位的皮脂腺(游离的腺体,与毛囊无关)
  - Fordyce 点:位于嘴唇(唇红缘)
  - Montgomery 结节:位于乳晕
  - Tyson 腺:位于阴茎(冠状沟,分泌包皮垢)

疾病名称	临床特征	组织病理学
多毛症 （hypertrichosis）	• 多毛症：身体任何部位毛发过度增多，数量的多少因年龄、种族和性别而异 • 不包括女性雄激素引起的多毛症	
	• 先天性胎毛增多症 ■ 罕见的家族性疾病（常染色体显性遗传）伴胎毛过度生长，可能有牙齿或眼睛异常	

	• 获得性胎毛增多症
	  ■ 泛发性多毛症（不累及掌跖）
	  ■ 与潜在的癌症、药物和卟啉病等有关	

	• 先天性局限性毛增多症 ■ 局部区域的多毛症（先天性色素痣和 Becker 痣等）	
	• 获得性局限性多毛症 ■ 长期摩擦部位（石膏固定）和炎症（虫咬）部位发生的多毛症	
毛发角化病 （keratosis pilaris，KP）	• 角化异常累及毛囊漏斗部，伴刺状毛囊性丘疹 • 通常发生在 5% 的男性和 30% 的女性 • 上臂后侧和大腿外侧 • 以毛囊为中心的坚实刺状丘疹 • 与特应性皮炎、肥胖、雄激素过多和胰岛素依赖性的糖尿病有关	• 突出皮面的毛囊角栓；毛囊周围稀疏炎性细胞浸润

疾病名称	临床特征	组织病理学
萎缩性毛发角化病（keratosis pilaris atrophicans）	• 一组伴有毛发角化病、轻度毛周炎症和随后发生萎缩三种表现的疾病 • 组织病理：毛囊角化过度伴其下方毛囊和皮脂腺萎缩；粉刺/粟丘疹形成；毛囊周围纤维化	
	• 面部萎缩性毛发角化病（眉部瘢痕性红斑） 　■ 出生后不久发生 　■ 毛囊性丘疹伴红晕，累及眉毛外侧，之后可累及前额和颊部 　■ 点状凹陷性瘢痕；脱发；四肢和臀部的毛发角化病 　■ 与羊毛状发、Noonan 综合征和 Rubinstein-Taybi 综合征有关 	
	• 棘状秃发性毛发角化病 　■ 婴儿期发病 　■ 颧部"虫蚀"状瘢痕 + 弥漫性毛发角化病 + 头皮/眉部瘢痕性脱发	
	• 虫蚀状皮肤萎缩 　■ 儿童后期 　■ 累及耳前区域和颊部，伴毛囊角栓，脱落后形成网状萎缩伴有粉刺/粟丘疹；四肢的毛发角化病 　■ 不同于其他类型，无脱发 　■ 与马方综合征和 Rombo 综合征（面部虫蚀状皮肤萎缩、多发性粟丘疹、毛细血管扩张、周围血管扩张伴发绀和发生基底细胞癌风险）相关	
毛囊刺（follicular spicules）	• 发生在多发性骨髓瘤和冷球蛋白血症患者面部，角质化毛囊刺 • 刺状物是由致密的嗜酸性均质物质组成（由潜在的丙种球蛋白病的单克隆蛋白所致）	

疾病名称	临床特征	组织病理学
小棘苔藓 (lichen spinulosus)	• 青春期 • 手臂和腿部伸侧(对称分布) 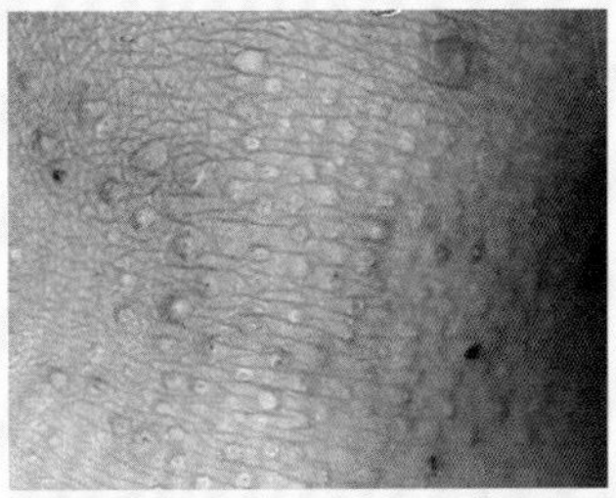 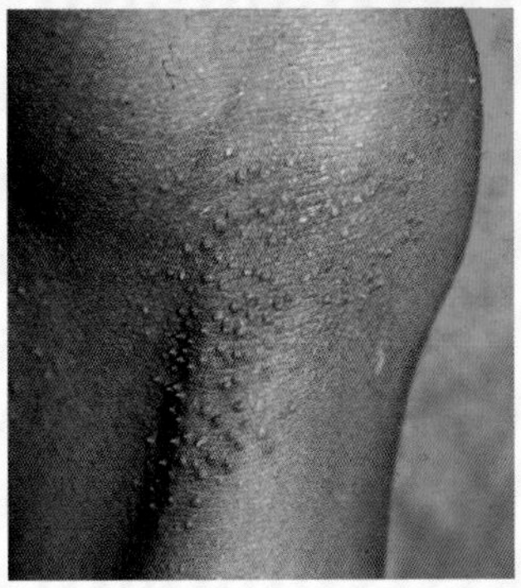 • 毛囊角化性丘疹伴角质棘,可融合成斑块;角质棘突出皮面 1~2mm	• 毛囊漏斗部角质栓;毛囊周围大量淋巴细胞浸润

酒渣鼻
(rosacea)
	• "玫瑰痤疮"
	• 成人,典型者位于面部
	• 五种临床亚型
	  1. 红斑毛细血管扩张型(70%)
	  2. 丘疹脓疱型
	  3. 肉芽肿型
	  4. 腺体增生型,导致鼻赘形成
	  5. 眼型 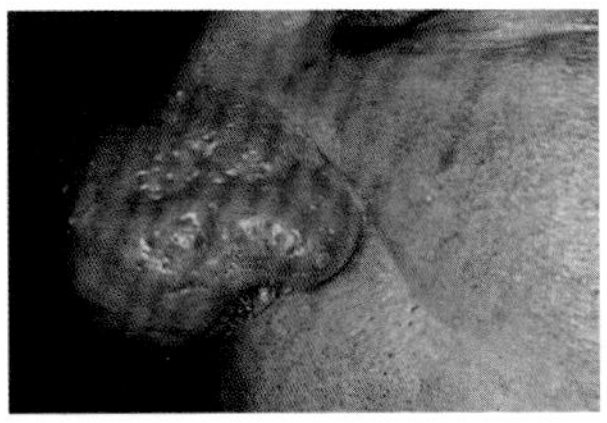 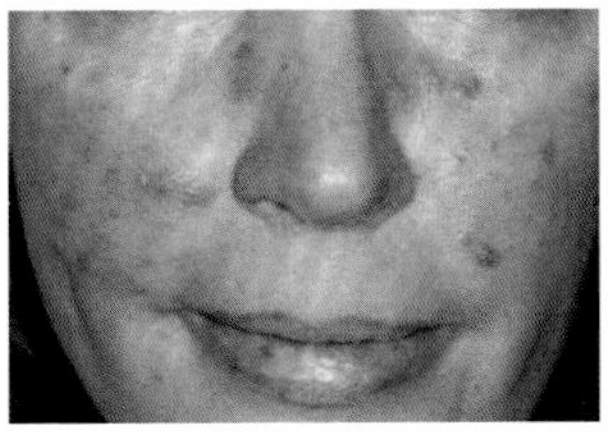
	
		• 肉芽肿型酒渣鼻(如下图) 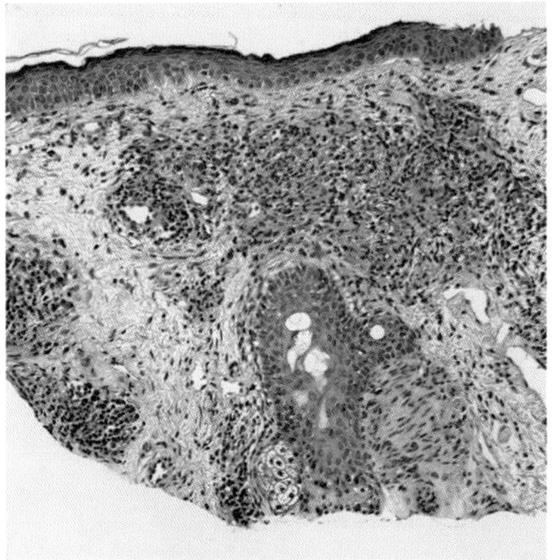
		
		1. 红斑毛细血管扩张型:毛细血管扩张;毛周和血管周围淋巴细胞伴浆细胞浸润;与痤疮不同,无粉刺
		2. 丘疹脓疱型:较多炎性细胞浸润(浅表和真皮中部);浅表性毛囊炎;毛囊角栓
		3. 肉芽肿型:非干酪样坏死性上皮样细胞肉芽肿,位于被破坏的毛囊附近;可能会有坏死(类似干酪样坏死)
		4. 腺体增生型/鼻赘:皮脂腺肥大;散在的毛囊角栓;毛细血管扩张

疾病名称	临床特征	组织病理学
面部脓皮病 （pyoderma faciale）	• "暴发性酒渣鼻" • 酒渣鼻的暴发亚型 • 二十多岁的女性 • 面部 • 突然发生，融合性结节和丘脓疱疹；炎症 • 与炎症性肠病有关	• 真皮内大量中性粒细胞和淋巴细胞浸润，偶尔见肉芽肿伴多核巨细胞；毛囊周围脓肿；窦道形成
皮脂腺鳞状化生 （squamous metaplasia of sebaceous glands）	• 心脏手术后受压部位出现鳞状化生 • 缺血可能在本病发生中起作用	
嗜中性皮脂腺炎 （neutrophilic sebaceous adenitis）	• 青少年男性的面部出现环状斑块，其皮脂腺内有中性粒细胞浸润	
毛囊皮脂腺管型 （follicular sebaceous casts）	• 使用异维 A 酸治疗痤疮后，在鼻唇沟区域形成的多发刺状损害	

顶泌汗腺疾病（apocrine disorders）

顶泌汗腺基础知识

- 与毛囊和皮脂腺一起由原始上皮胚芽衍生而来
- 受乙酰胆碱（交感神经支配）和肾上腺素控制
- 分布在腋窝、肛门生殖器部位和乳晕 / 乳头
- "断头"分泌模式（顶部与细胞分离，进入管腔内）
- 变异的顶泌汗腺：Moll 腺（眼睑）；耵聍腺（外耳道）；乳腺

疾病名称	临床特征	组织病理学
Fox-Fordyce 病（Fox-Fordyce disease）	- "顶泌汗腺粟丘疹" - 女性 - 腋和肛门生殖器部位 - 慢性发作,剧烈瘙痒的丘疹	- 在顶泌汗腺导管开口附近有角栓的毛囊上,棘细胞层水肿或水疱形成;淋巴细胞和中性粒细胞轻度浸润;毛囊周围泡沫状组织细胞(特征性改变)
顶泌汗腺性色汗症（apocrine chromhidrosis）	- 通过顶泌汗腺排出有色汗液	- 在顶泌汗腺内橙棕色细胞质颗粒

疾病名称	临床特征	组织病理学
外泌汗腺疾病（eccrine disorders）		
外泌汗腺基础知识		

- 起源于原始的表皮嵴；足跖部数量最多；分泌物主要是水
- 分布在全身各处，除嘴唇、外耳道、阴蒂和小阴唇外
- 足跖部数量最多
- 分泌物主要是水，通过体表水分蒸发帮助散热
- 分泌部由含糖原的透明细胞和暗细胞组成，周围绕以一层肌上皮细胞
- 出生时腺体活跃
- 通过胞吐作用分泌
- 分泌部可被 IKH-4、EKH-5 和 EKH-6 染色（顶泌汗腺分泌部不着色）
- 由分泌乙酰胆碱（而非去甲肾上腺素）的节后交感神经纤维支配；受下丘脑出汗中枢控制

疾病名称	临床特征	组织病理学
外泌汗腺导管增生（eccrine duct hyperplasia）	• 见于多种情况（角化棘皮瘤和皮内痣等）	
汗管淋巴样增生（syringolymphoid hyperplasia）	• 汗腺导管增生，周围致密的淋巴细胞呈袖套样浸润 • 与皮肤 T 细胞淋巴瘤有关	
外泌汗腺化生（eccrine metaplasia）	• 多种类型，包括透明细胞化生（可能是偶发的）、汗管鳞状化生（腺上皮和导管上皮鳞状化生；与缺血、放射和化疗有关）和黏液性汗管化生（足趾或手指疣状皮疹）	
嗜中性外泌汗腺炎（neutrophilic eccrine hidradenitis）	• 诱导化疗的并发症，用于治疗潜在癌症（如用阿糖胞苷治疗急性髓性白血病），化疗药物从外泌汗腺排出 • 开始化疗后 1~2 周出现 • 形成斑块和结节（尤其是躯干）；2~3 周后消退	• 中性粒细胞围绕在外泌汗腺分泌部 / 腺体周围；分泌细胞空泡变性和坏死；有时见鳞状化生
掌跖部位外泌汗腺炎（palmoplantar eccrine hidradenitis）	• "特发性掌跖汗腺炎" • 儿童 • 足底（手掌较少见） • 足底突然发生触痛性红色结节 • 无需治疗，2~4 周消退	• 外泌汗腺单位周围致密的中性粒细胞浸润；有时分泌部分缺失 • 通常缺少鳞状化生，不同于嗜中性外泌汗腺炎

疾病名称	临床特征	组织病理学
汗腺坏死 （sweat gland necrosis）	• 与药物和一氧化碳中毒昏迷患者的水疱大疱性皮疹有关 • 可能与"昏迷性水疱"有关	• 汗腺的分泌细胞坏死；真皮内稀疏炎性细胞浸润，包括中性粒细胞；主要为表皮下水疱；汗管末端及其附近的角质形成细胞局灶性坏死
前庭腺疾病（vestibular gland disorders）		
外阴前庭炎 （vulvar vestibulitis）	• 表现为性交困难，局限于外阴前庭的点状触痛	• 组织病理：慢性炎性细胞浸润（主要为淋巴细胞）；小前庭腺的鳞状化生

（梅册芳　译　吴玮　校　曾跃平　审）

脂囊瘤（steatocystoma）

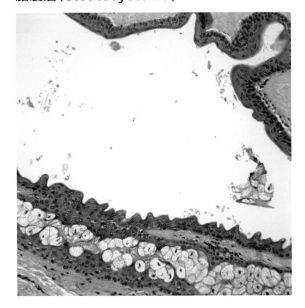

囊肿概览

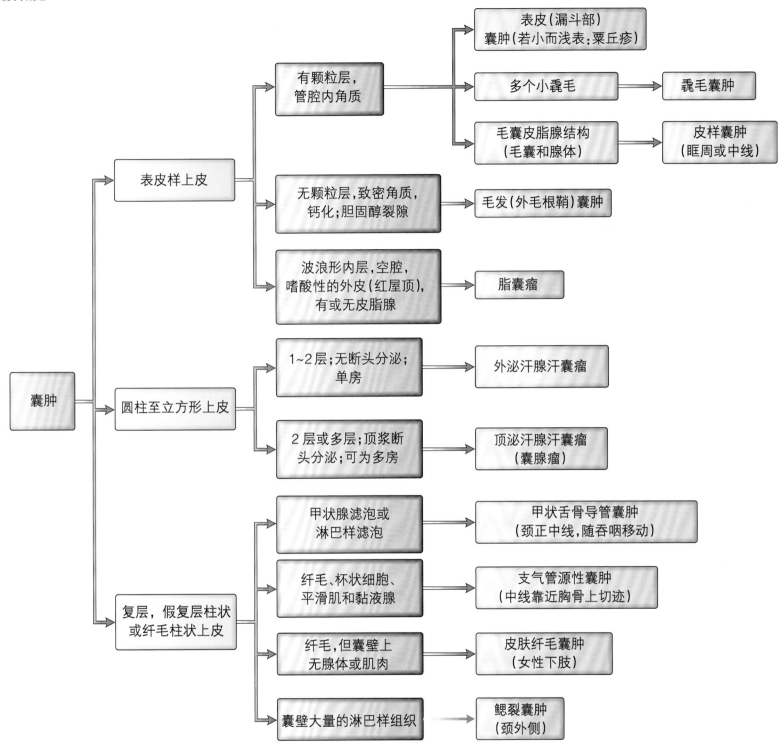

疾病名称	临床特征	组织病理学
附属器囊肿（appendageal cysts）		
表皮囊肿（漏斗部）[epidermal (infundibular) cyst]	• 可能来源于毛囊皮脂腺，外伤性表皮植入等 • 青年至中年人发病 • 躯干、颈部和面部；也可发生在阴囊和大阴唇 • 孤立、缓慢生长、表面光滑、圆顶状囊肿，表面常有一小孔；手术切除时往往难以"剥离" • 细胞表达角蛋白 10	• 表皮囊肿的囊壁为复层鳞状上皮，有颗粒层，可见表皮"玉米片样"角化（导致透明角质颗粒和扁平上皮细胞的形成）
表皮囊肿相关的综合征（epidermal cyst associated syndromes）	• 多发性表皮囊肿相关的综合征 　1. 加德纳综合征 　　■ 表皮囊肿（特别是头颈部位）、结肠息肉、颌骨瘤、肠纤维瘤病和先天性视网膜色素上皮肥厚（CHRPE） 　　■ 十二指肠、甲状腺、脑和肝脏等器官恶性肿瘤的风险 　　■ 突变：*APC*（结肠腺瘤性息肉）基因；调节 β- 连环蛋白的抑癌基因 　2. 痣样基底细胞癌综合征（戈林综合征） 　　■ 表皮囊肿、多发性基底细胞癌、牙源性囊肿、分叉肋骨和掌跖点状凹陷 　　■ 突变：*PTCH1* 基因；该基因是一种抑癌基因，编码 hedgehog 跨膜受体蛋白	

疾病名称	临床特征	组织病理学
HPV 感染相关的表皮囊肿（疣状囊肿）（HPV-related epidermal cyst, verrucous cyst）	● 与 HPV 感染相关的表皮囊肿的亚型 ● 三种类型 　1. HPV-60 亚型 　　■ 累及跖面受压处 　　■ 通常单发 　2. 疣状表皮囊肿 　　■ 通常不累及掌跖 　　■ 囊肿上皮内壁出现疣状改变 　3. 囊肿结构类似软疣小体 　　■ 踇趾 　　■ HPV-1 感染	1. HPV-60 型：细胞质内包涵体和角质细胞空泡化改变；有时囊壁内有外泌汗腺导管 2. 疣状囊肿型：表皮囊肿内壁乳头状和或指状上皮，颗粒层显著增厚，透明角质颗粒不规则（下图） 3. 囊肿的结构类似软疣小体
增生性表皮囊肿（proliferating epidermal cyst）	● 癌变的风险（20%） ● 亚型 　1. 外毛根鞘型（第 373 页） 　　■ 女性 　　■ 头皮 　2. 表皮型 　　■ 男性 　　■ 分布广泛，包括骨盆、肛门生殖区域、头皮、上肢和躯干	● 多房的囊腔，内含角质物或角蛋白样液体；表皮下的囊肿有颗粒层，常与表皮相连（开口狭窄或毛囊扩张） ● 增生的上皮突入周围间质；可见鳞状涡

疾病名称	临床特征	组织病理学
外毛根鞘囊肿(皮脂腺) [tricholemmal (sebaceous) cyst]	● "毛发囊肿"或"峡部 - 退行期囊肿" ● 女性 ● 头皮(90%) 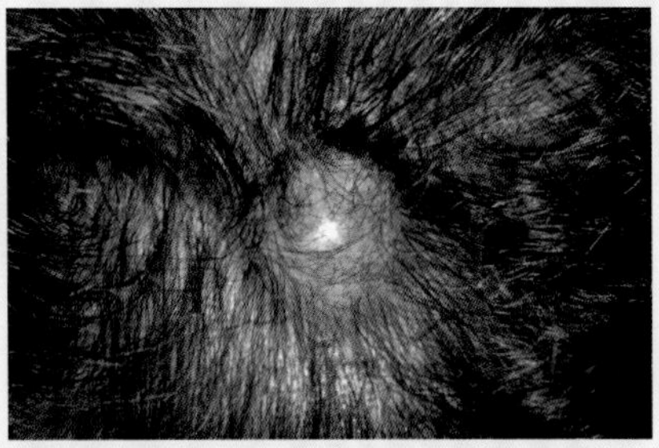 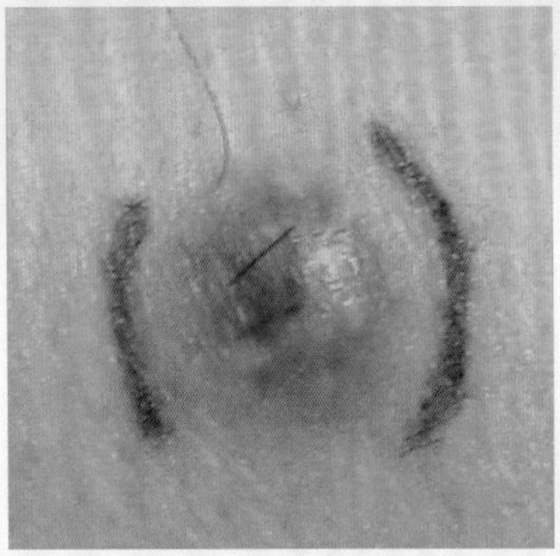 ● 结节,表面无小孔,手术切除时易于"剥离" ● 细胞表达角蛋白 10 和角蛋白 17 ● 可能为常染色体显性遗传	● 囊肿的囊壁为复层鳞状上皮,外毛根鞘角化(邻近囊腔的苍白细胞增大增多),无颗粒层;胆固醇裂隙;钙化;扇形的内壁;囊腔内致密的嗜酸性红染的角质物;靠近囊腔的上皮细胞中张力原纤维垂直分布(外毛根鞘角化的特征) 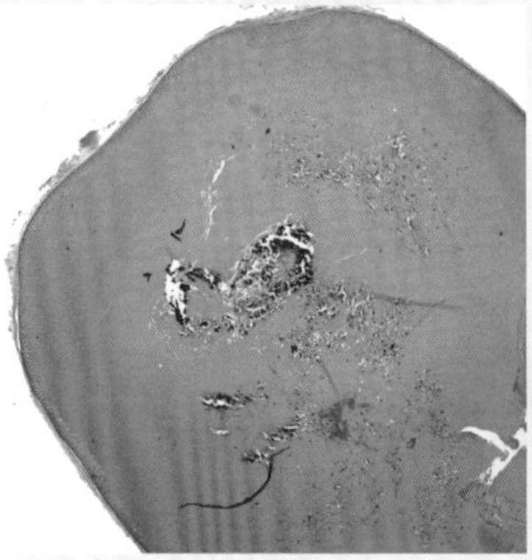 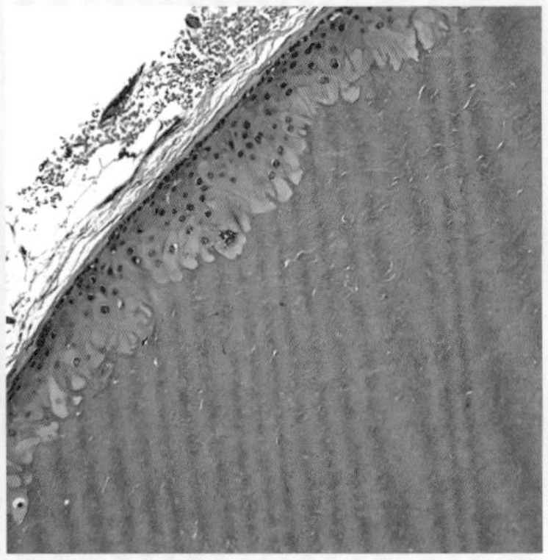 ● 色素型外毛根鞘囊肿(下图) 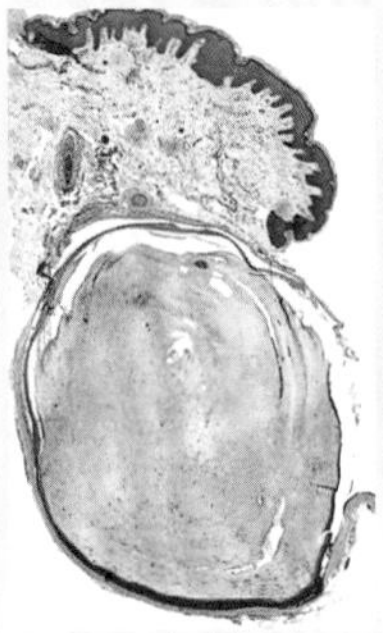 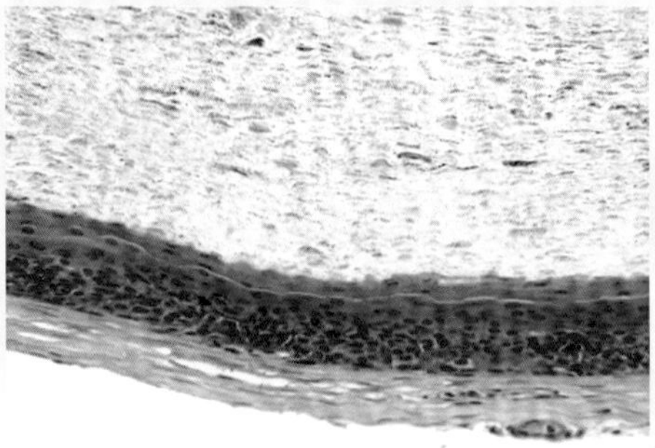

疾病名称	临床特征	组织病理学
增生性外毛根鞘囊肿及恶变（proliferating and malignant tricholemmal cyst）	<ul><li>可能是鳞状细胞癌的亚型</li><li>老年女性</li><li>头皮（90%）</li></ul><ul><li>大的囊肿（2~10cm），通常坚实或仅部分囊性</li><li>治疗通常是手术切除</li></ul>	<ul><li>囊肿边界清楚，分叶的鳞状细胞团块（常伴栅栏状排列，轻度玻璃状的膜形成），局灶性囊性区域；局部区域外呈毛根鞘角化（无颗粒层）</li></ul>
甲鞘囊肿（onycholemmal cyst）	<ul><li>"甲下表皮样包涵体"</li><li>甲床的真皮</li><li>可与甲营养不良、杵状指、甲纵嵴、甲增厚、甲色素沉着或者无临床改变的甲板相关</li></ul>	<ul><li>甲床真皮内的游离囊肿；囊腔内甲角蛋白和钙化物；无颗粒层</li></ul>

疾病名称	临床特征	组织病理学
杂合囊肿 (hybrid cyst)	• 同时具有表皮囊肿和外毛根鞘囊肿的特征或有两种不同内壁的囊肿(表皮样、毛母质瘤样或外毛根鞘样) • 具有毛母质瘤特征的杂合囊肿,与 Gardner 综合征相关 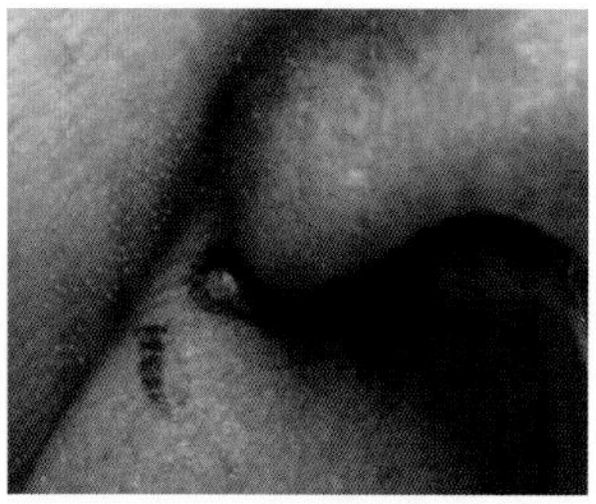 	• 常为囊性结构,在囊内壁的外部(上部)(表皮样)和内部(下部)(外毛根鞘角化)之间有一个突然的转换 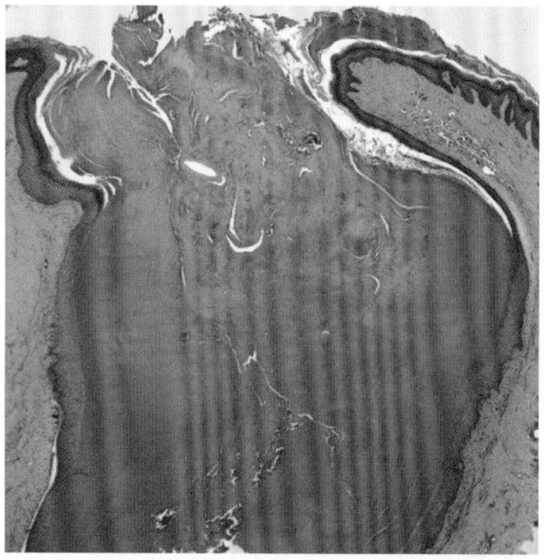 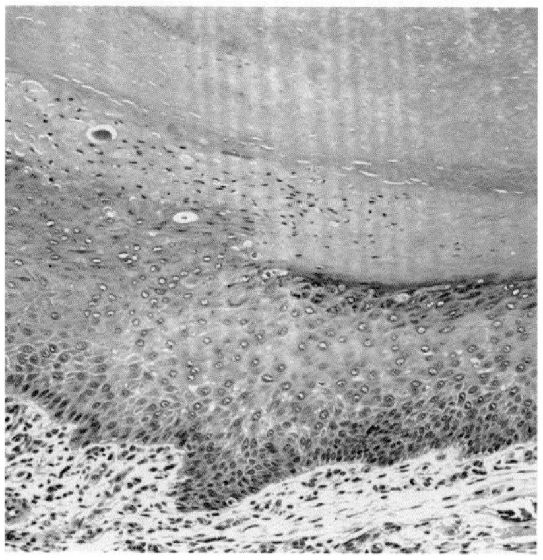 • 杂合囊肿伴有毛母质瘤的特征(下图) 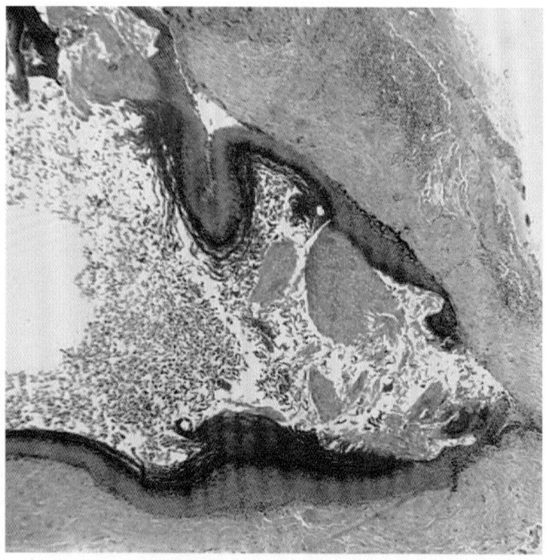 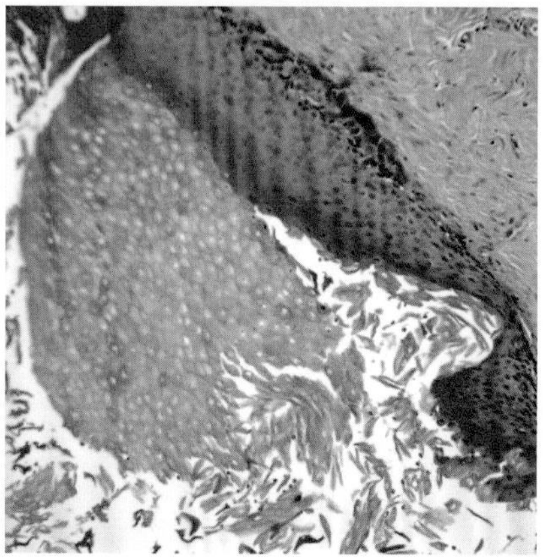

疾病名称	临床特征	组织病理学
毛母质囊肿 (hair matrix cyst)	• 表皮囊肿的亚型 • 儿童和年轻人	• 囊壁有多层基底样细胞,靠近管腔处逐渐过渡为成熟的鳞状细胞;囊壁上有小的囊腔
色素性毛囊囊肿 (pigmented follicular cyst)	• 临床上表现为伴有色素沉着的囊肿	• 真皮内的囊肿,有一狭窄的小孔样开口与表皮相连;囊内壁呈表皮样(角质层、表皮突和真皮乳头层),囊腔内大量色素性毛干
皮肤角质囊肿 (cutaneous keratocyst)	• 痣样基底细胞癌综合征的特征 • 囊腔内含黏稠褐色液体	• 囊肿呈波浪状或花彩状,内壁为鳞状上皮;无颗粒层;可含有毳毛
毳毛囊肿 (vellus hair cyst)	• 散发或常染色体显性遗传 • 儿童至年轻人发病 • 胸部和腋下 • 多发性无症状小丘疹 • 可自发消退 • 发疹性毳毛囊肿与多发性脂囊瘤和先天性厚甲症Ⅱ型相关 • 细胞表达角蛋白 17 • 可能合并小棘状毛壅病(成簇的毳毛包埋于毛囊中)	• 真皮内囊肿,内壁为复层鳞状上皮;囊腔含角蛋白和毳毛 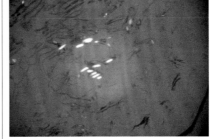 • 毳毛在偏振光下双重折光(上图)

疾病名称	临床特征	组织病理学

多发性脂囊瘤（steatocystoma multiplex）	• 散发病例多于常染色体显性遗传患者
	• 年轻人
	• 胸部
	
	• 多发（也可单发），微黄色至肤色的丘疹 / 囊肿；排出油性物质
	• 多发型与 Jackson-Lawle 综合征（先天性厚甲Ⅱ型）有关
	  ■ 常染色体显性遗传，伴多发性脂囊瘤、外胚层发育不良、甲营养不良和角皮病
	  ■ 角蛋白 17 突变
		
		• 空的皮样囊肿（囊内油脂物丢失），内壁为波浪形的复层鳞状上皮；囊壁上有皮脂腺；波浪状的嗜酸性外皮（"红屋顶"，red roof）；可有毳毛
		
		• 组织病理记忆法：stea-（stay）at the red roof inn："脂囊瘤（stea）- 住（stay）在红屋顶（red roof）旅店（inn）"

疾病名称	临床特征	组织病理学
粟丘疹 （milium）	• 粟丘疹可先天发生，或者与创伤、皮肤磨削术、局部外用激素、大疱性疾病、盘状红斑狼疮，弹力纤维假黄瘤等有关 • 任何年龄均可发病 • 面颊和前额 • 白色小丘疹（通常 1~2mm），常多发 • 新生儿粟丘疹亚型 　■ Bohn 结节（硬腭和颊黏膜）：唾液腺的残留物 　■ Epstein 珍珠疹（正中腭缝线）：上皮植入	• 小而浅表的漏斗部囊肿，囊壁较薄（复层鳞状上皮角化）；通常与外泌汗腺导管相连；可能有毳毛或与毳毛毛囊相连 • 不同于粉刺，后者是扩大的毛囊皮脂腺开口内的角栓 • 伴多发性粟丘疹的综合征 　■ Rombo 综合征（粟丘疹、面部虫蚀状皮肤萎缩和患基底细胞癌的风险） 　■ Rasmussen 综合征（粟丘疹、毛发上皮瘤和圆柱瘤） 　■ Bazex-Dupre-Christol 综合征（X 连锁显性遗传，伴发粟丘疹、早发性基底细胞癌、少汗症和少毛症） 　■ Loeys-Dietz 综合征（少见的常染色体显性遗传性结缔组织病，儿童面部有大量粟丘疹，有发生主动脉瘤或主动脉夹层的风险）
粉刺 / 粉刺样囊肿 （comedo/ comedonal cyst）	• 年轻人 • 面部 • 毛囊皮脂腺的管腔中角质细胞堆积而形成 • 开放性粉刺（"黑头"）开口宽大，闭合性粉刺（"白头"）中有看不见的小开口 • 可能是家族性	• 囊状扩大的毛囊内含大量角质物。可能有一个扩张的或狭窄的小孔（在 HE 切片上不一定能见到）

疾病名称	临床特征	组织病理学
外泌汗腺汗囊瘤（eccrine hidrocystoma）	• 成年女性 • 眶周区域、面部和躯干 • 半透明、淡蓝色、圆顶的囊性丘疹 • 罕见发展成鳞状细胞癌	• 单房性囊肿，囊壁含两层立方上皮，细胞质嗜酸性；常靠近外泌汗腺；无"断头"分泌
顶泌汗腺汗囊瘤（apocrine hidrocystoma）	• 中老年 • 头颈部 • 孤立，半透明或淡蓝色的皮损 • 可能从眼睑的 Moll 腺发展而来 • 多发性囊肿与 Schöpf-Schulz-Passarge 综合征相关（常染色体隐性遗传，掌跖角化症＋眼睑顶泌汗腺汗囊瘤＋牙齿发育不全＋少毛症＋指甲发育不良）	• 多房性囊肿，囊壁为柱状细胞，断头分泌（顶端细胞质"离断"）；扁平的基底层为狭长的肌上皮细胞

疾病名称	临床特征	组织病理学
发育性囊肿（developmental cysts）		
支气管源性囊肿（bronchogenic cyst）	• 出生时或出生后不久发生的囊肿或有渗液的窦道 • 男性（与女性比例为 4∶1） • 正中线靠近胸骨上切迹 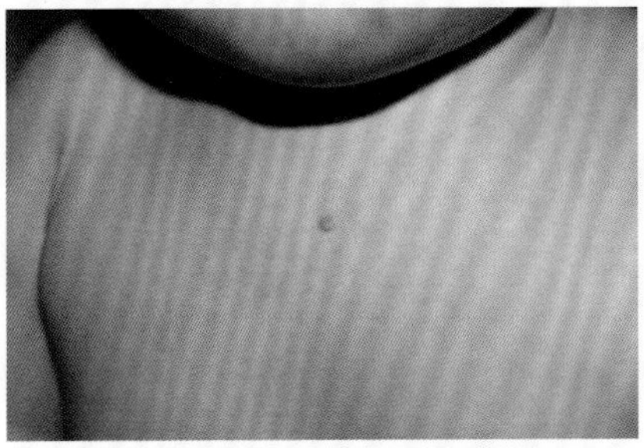 • 表现为囊肿（上图）或渗液的窦道（下图） 	• 内壁为呼吸道纤毛上皮（假复层柱状或立方形）；角质物或黏液；有时周围有平滑肌和黏液腺，散在杯状细胞 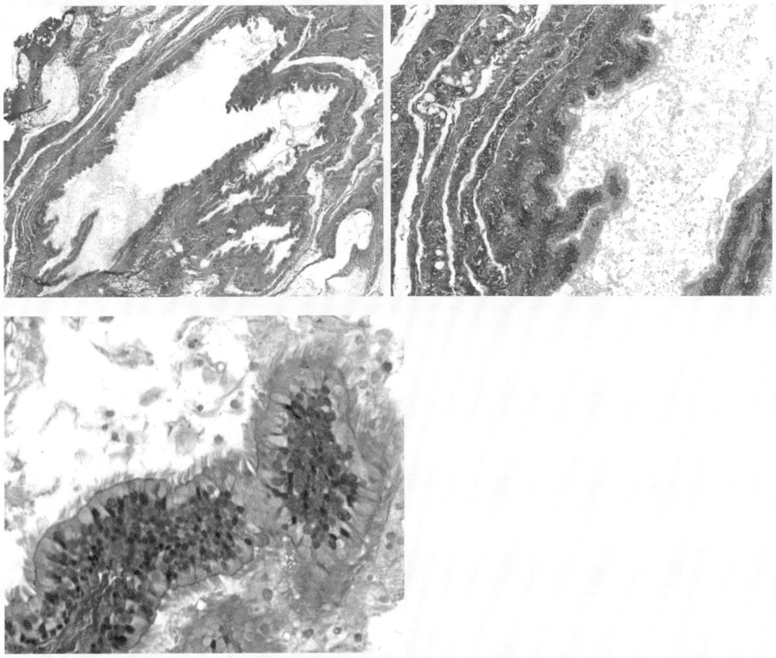
鳃裂囊肿（branchial cleft cyst）	• 鳃裂的残留物 • 儿童至年轻人发病 • 颈部侧面 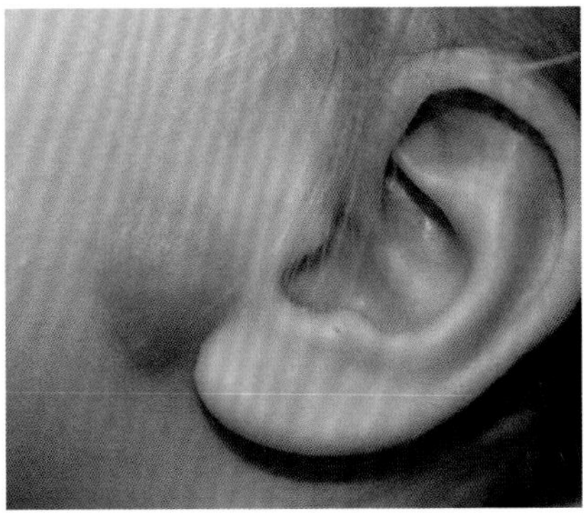 • 表现为囊肿、窦道或皮赘 • 长期的损害有发生鳞癌的风险 • 鳃裂的残留物和典型的部位 　■ 第一鳃裂：下颌角 　■ 第二鳃裂：胸锁乳突肌的前缘	• 内壁为复层鳞状上皮和呼吸道的黏膜上皮；囊壁上有大量的淋巴样组织 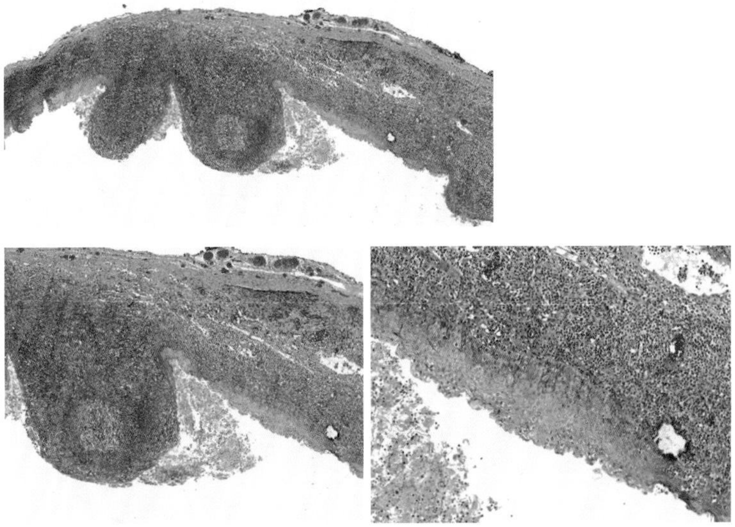 • 与支气管源性囊肿不同之处在于：临床部位、常见淋巴样滤泡、囊壁为复层鳞状上皮以及平滑肌罕见

疾病名称	临床特征	组织病理学
甲状舌骨导管囊肿 （thyroglossal cyst）	• 颈正中线 • 深在性损害,可随吞咽移动	• 囊肿具有假复层柱状上皮至鳞状上皮;附近无平滑肌、黏液腺或软骨 • 可能含有甲状腺滤泡或淋巴样滤泡
胸腺囊肿 （thymic cyst）	• 胸腺咽管的残留物（第三鳃裂） • 儿童至成人发病 • 纵隔和颈部 • 纵隔或颈部的无痛性囊肿;常位于甲状腺侧叶后方（左侧多于右侧）	• 可能有不同的内壁（呼吸道和／或鳞状上皮）;囊壁上有 Hassall 小体;甲状旁腺组织
下肢皮肤纤毛囊肿 （cutaneous ciliated cyst of the lower limbs）	• 属于发育性囊肿数种亚型的一组疾病 • 可能的来源为副中肾管（苗勒氏管） • 女性下肢（月经初潮后不久发生）	• 囊壁为纤毛柱状或立方形上皮;乳头状突起突入管腔;无腺体或平滑肌
女阴黏液纤毛囊肿 （vulval mucinous and ciliated cysts）	• 女阴的前庭（泌尿生殖窦起源）	• 囊壁为假复层纤毛柱状和／或黏液性上皮
中缝囊肿 （median raphe cyst）	• 从尿道外口到肛门中线的发育性囊肿（中缝胚胎学闭合异常） • 30 岁前发病 • 龟头和阴茎的腹侧面 • 可能由创伤或感染诱发	• 真皮囊肿,与表皮或尿道不相连;假复层柱状至复层鳞状上皮;囊壁上可有黏液腺

疾病名称	临床特征	组织病理学
皮样囊肿 （dermoid cyst）	• 皮下囊肿,来源于退化的外胚层 • 出生时存在 • 眼外角、前额和颈部 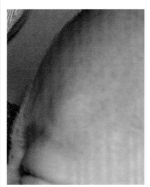 • 无症状的结节,质地坚实,不可压缩,无波动感,不透明 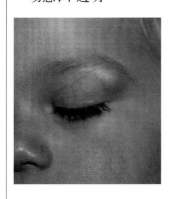	• 囊肿具有角化性鳞状细胞,伴毛囊皮脂腺结构;有时囊壁上有平滑肌;囊腔内含毛干和角蛋白碎片 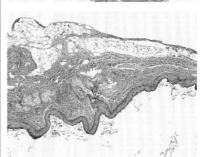 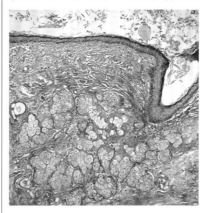 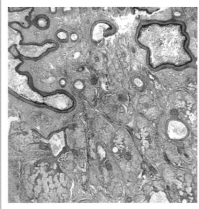 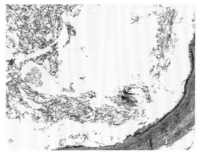 • 囊腔内毛干和角蛋白碎片

疾病名称	临床特征	组织病理学
囊性畸胎瘤 (cystic teratoma)	• 原始胚细胞肿瘤,由来源于多个胚层的多种细胞类型组成 • 出生时就存在,常在眉间或背部 • 可良性或恶性 • AFP 和 HCG 的水平增高可能提示恶性	• 从呼吸道、甲状腺或神经肌肉等来源的各种组织类型
脐肠系膜管囊肿 (omphalome- senteric duct cyst)	• 脐周组织的残留物 • 可形成皮下囊肿、脐息肉、脐部窦道或肠瘘 • 可能与 Meckel 憩室相关	• 囊肿以胃肠黏膜与皮肤相连,毗邻皮肤为复层鳞状上皮;囊壁上可见平滑肌
其他囊肿(miscellaneous cysts)		
寄生虫囊肿 (parasitic cysts)	• 最重要的类型是囊虫病,猪肉绦虫的幼虫 ■ 猪肉绦虫 ■ 头节有小钩和两对吸盘	• 囊虫病:在囊腔中有幼虫;皮下组织纤维化;钙化小体(紫色、卵圆形、钙化的凝结物)

疾病名称	临床特征	组织病理学
暗色真菌囊肿（phaeomycotic cysts）	• 由棕色壁的暗色丝孢霉（着色的菌丝）感染引起，皮下囊性肉芽肿 • 常与异物（如木屑）相关，异物为感染的来源	• 真皮内棕色的菌丝；化脓的肉芽肿性反应；包裹性囊腔；异物（木屑）
指端黏液囊肿（digital mucous cyst）	• 中老年女性 • 甲根和手指背 • 孤立的、半球形、有光泽的紧张性囊性结节（类似于局灶性黏蛋白病） • 另一种亚型（黏液样囊肿）在远端指（趾）节间关节上，类似腱鞘囊肿	• 黏蛋白池，含星状成纤维细胞（类似于局灶性黏蛋白病）；囊腔的囊壁可能为黏液样结缔组织 • 腱鞘瘤型的囊腔具有纤维性囊壁；靠近囊壁的局部组织通常有黏液样改变；可逐渐演变为滑膜性内壁

疾病名称	临床特征	组织病理学
黏液囊肿 （mucous cyst） ［阿辛蓝（pH2.5），胶体铁］	• 可能由小的涎腺导管破裂引起 • 下唇和颊黏膜 • 半透明的白色或蓝色结节，质地囊实性；可破裂 	• "黏膜＋囊腔" • 邻近可有皮脂腺 • 囊腔中或间质内大量的中性粒细胞和嗜酸性粒细胞（因缺乏内壁，并非真性囊肿） • 组织学上分两型 　1. 假性囊腔伴周围巨噬细胞和疏松血管纤维组织 　2. 肉芽组织伴黏液，黏液吞噬细胞和炎症细胞
皮肤化生性滑膜囊肿 （cutaneous metaplastic synovial cyst）	• 单房性囊肿，常在手术或创伤后发生（与关节或滑膜结构无关） • 触痛性皮下结节	• 真皮内的囊肿，囊壁类似于增生性滑膜；可仅见被覆滑膜内衬的裂缝样空腔；可与皮表相连

疾病名称	临床特征	组织病理学
耳郭假性囊肿（pseudocyst of the auricle）	<ul><li>"软骨内假性囊肿"</li><li>中年男性</li><li>耳部上 1/2 或 1/3 的部位（通常单侧）</li></ul><ul><li>无外伤史，可能与局部缺血有关</li></ul>	<ul><li>"软骨中的洞"，软骨内的囊腔，无上皮内衬；囊壁为嗜酸性无定形物质，伴小裂隙；腔内纤维化</li><li>无炎症反应（与复发性多软骨炎不同）</li></ul>

疾病名称	临床特征	组织病理学
子宫内膜异位症（endometriosis）	<ul><li>女性</li><li>肚脐和下腹部手术瘢痕部位</li></ul><ul><li>蓝黑色肿瘤，月经期增大；可有血性分泌物</li><li>其大小受月经期的激素影响</li></ul>	<ul><li>子宫内膜腺体（直或扭曲，内壁为假复层柱状上皮）；血管纤维性间质；嗜碱性的边缘，腺体周围黏液性间质；含铁血黄素和红细胞外溢</li></ul>

疾病名称	临床特征	组织病理学
淋巴囊肿（lymphatic cysts）		
囊性淋巴管瘤 （cystic hygroma）	• 淋巴管瘤的亚型 • 新生儿至婴儿期发病 • 下颈部 • 皮下组织的囊性隆起 • 与唐氏综合征相关	• 淋巴管瘤伴皮下组织内大的海绵状腔隙，腔隙囊壁内衬扁平内皮细胞；腔隙周围结缔组织和平滑肌呈岛屿状分布
窦道（sinuses）		
先天性颈正中裂 （congenital midline cervical cleft）	• 出生时 • 位于颈前部 • 沿颈部正中线的纵行开口，常在出生时渗液，随后形成瘢痕	• 裂隙内衬复层鳞状上皮伴角化不全；致密的纤维组织；窦道尾端由呼吸道黏膜上皮覆盖
皮肤牙源性窦道 （cutaneous dental sinus）	• 牙根尖周围的慢性感染引起 • 面部或颈部 • 慢性间歇性化脓性窦道 • 罕见病例中内壁与鳞状细胞癌相关	• 窦道内衬大量的炎性肉芽形成和纤维组织；窦道局部可有鳞状上皮内衬 • 类似放线菌病的颗粒不存在

疾病名称	临床特征	组织病理学
藏毛窦 （pilonidal sinus）	<ul><li>"吉普车病"（jeep disease）</li><li>男性胡须（或毛发）处</li><li>二十多岁发病</li></ul> 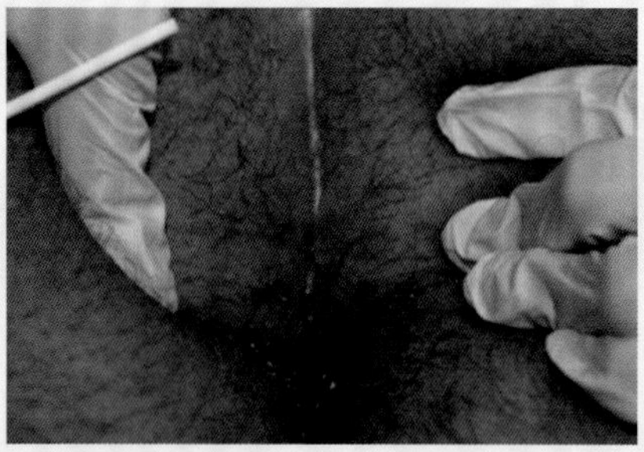 <ul><li>好发于骶尾部（最常见）、肚脐、腋窝、头皮和眼睑等部位</li><li>与鳞状细胞癌相关（罕见）</li><li>注：指趾间的藏毛窦亚型可能发生在理发师的指间区域</li></ul>	<ul><li>窦道内衬肉芽组织；囊壁为复层鳞状上皮；慢性脓腔内有毛干</li></ul> 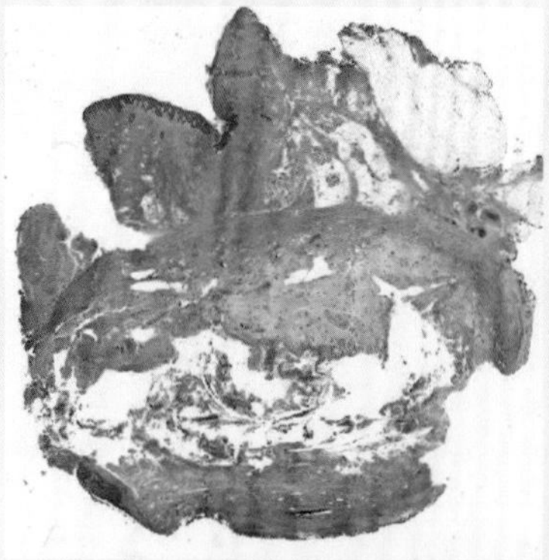 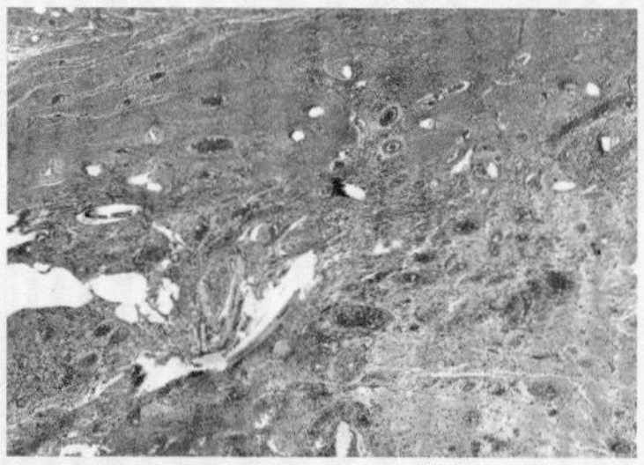 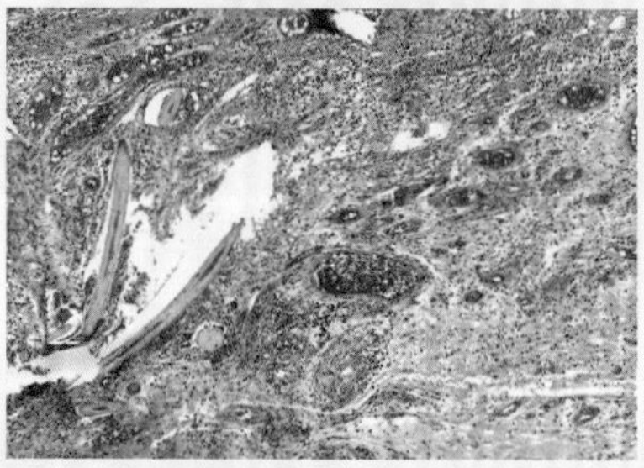 <ul><li>毛干伴肉芽组织（上图）</li></ul>
小凹（pits）		
先天性下唇凹 （congenital lower lip pits）	<ul><li>"Van der Woude 综合征"</li><li>常染色体显性遗传（罕见）</li><li>下唇唇红</li><li>在口唇（通常为双侧）上发生的凹陷或窦道</li><li>与唇裂和 / 或腭裂相关</li></ul>	<ul><li>上皮凹陷或反折，基底菲薄；凹陷的双侧都有角化不全；窦道可能通过基底与其下的小唾液腺相通；无明显的炎症反应</li></ul>

疾病名称	临床特征	组织病理学
耳前瘘管 (preauricular sinus)	• "耳孔" • 常见的先天性畸形(多达 1%) • 婴儿 • 耳前部位 • 邻近耳轮升支的外耳附近的小浅窝 • 可能与听力障碍和肾脏畸形相关 • 与腮 - 耳 - 肾(BOR)综合征有关;*EYA 1*基因或 *SIX 5* 基因突变引起	• 窦道内衬复层鳞状上皮,可伴一定程度的角化过度或角化不全;囊壁上可见皮脂腺;程度不一的炎性细胞浸润

（吴炜 译　梅册芳 校　曾跃平 审）

第 **17** 章　脂　膜　炎

间隔性脂膜炎的鉴别诊断

"ASPEN Migration"
或者
"Always Make Septal Panniculitis Easy Nowadays"

- A：a1-antitrypsin deficiency（α_1- 抗胰蛋白酶缺乏症）
- S：scleroderma/morphea 硬皮病 / 硬斑病 *
- P：polyarteritis nodosa（结节性多动脉炎，血管炎）
- E：erythema nodosum（结节性红斑）*
- N：necrobiosis lipoidica（类脂质渐进性坏死）*
- Migration：migratory thrombophlebitis（游走性血栓性静脉炎）

* 不伴间隔坏死的间隔性脂膜炎

结节性红斑（erythema nodosum）

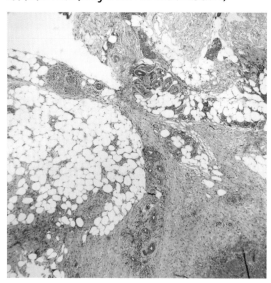

疾病名称	临床特征	组织病理学
间隔性脂膜炎（septal panniculitis） （局限于皮下脂肪的结缔组织间隔的炎症反应；小静脉的炎症）		

间隔性脂膜炎（septal panniculitis）
（局限于皮下脂肪的结缔组织间隔的炎症反应；小静脉的炎症）

疾病名称	临床特征	组织病理学
结节性红斑 （erythema nodosum，EN）	<ul><li>年轻女性</li><li>小腿伸侧</li></ul> 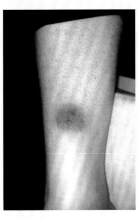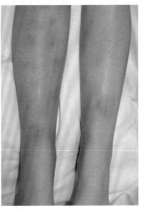 <ul><li>急性发作，下肢红色疼痛性结节，伴发热、不适和关节疼痛（2~6周消退）</li><li>与结节病、Sweet综合征、白塞病、肠易激综合征、药物（异维A酸、口服避孕药和米诺环素）、感染（链球菌为首要病因，球孢子菌病是美国西南部结节性红斑的首要病因）有关</li><li>Lofgren综合征：合并结节性红斑的急性结节病＋肺门淋巴结病＋发热＋关节炎＋葡萄膜炎<ul><li>注：不要与"Loeffler综合征：合并寄生虫（如钩虫）感染的肺嗜酸性粒细胞浸润）"相混淆</li></ul></li><li>结节性红斑的病因"NoDOSUM"<ul><li>No：no cause found（特发性）</li><li>D：drug（药物：碘化物，磺胺）</li><li>O：OCP（口服避孕药）</li><li>S：sarcoidosis，Lofgren's（结节病、Lofgren综合征）</li><li>U：ulcer（溃疡：白塞病、克罗恩病多于溃疡性结肠炎）</li><li>M：microbiology（微生物，感染）</li></ul></li></ul>	<ul><li>间隔性脂膜炎（间隔增宽），伴间隔旁的楔形炎症（早期为中性粒细胞、淋巴细胞和组织细胞，可有嗜酸性粒细胞）；间隔内巨细胞；Miescher放射状肉芽肿（中央星形裂隙，周围组织细胞小结节状聚集）</li></ul> 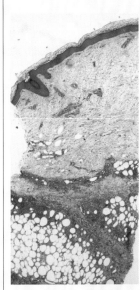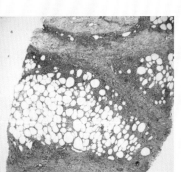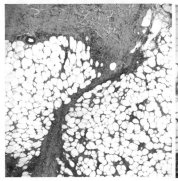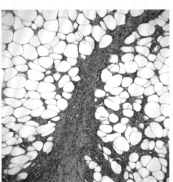

疾病名称	临床特征	组织病理学
类脂质渐进性坏死（necrobiosis lipoidica） ［苏丹染色：脂质，VVG 染色显示胶原纤维减少，这与硬皮病不同］	• 三十多岁女性和年轻的胰岛素依赖型糖尿病患者 • 下肢（尤其胫前），75% 患者双侧受累 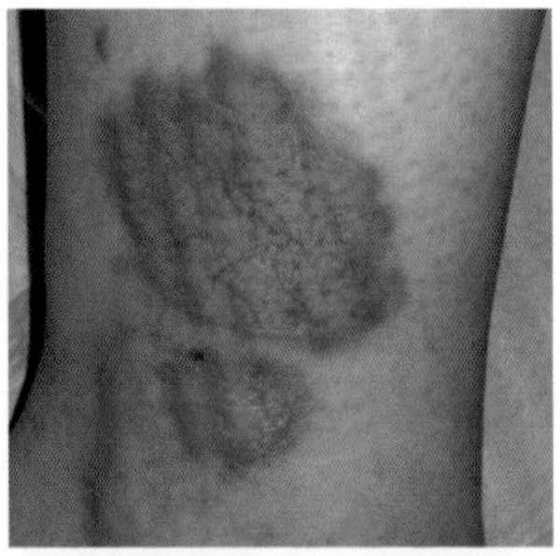 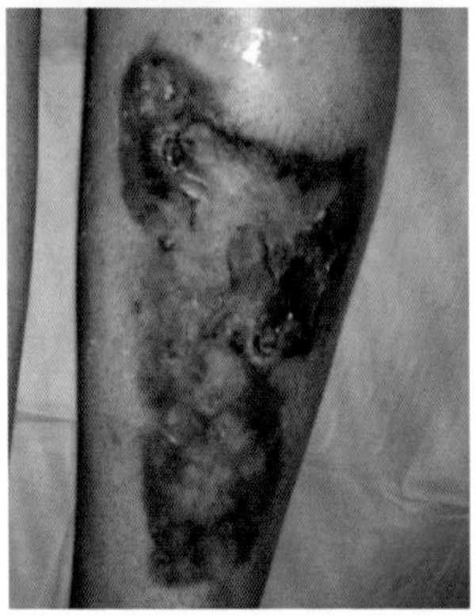 • 红斑，中央萎缩，呈光亮的棕黄色、紫红色隆起性边缘，界限清楚 • 晚期皮损可发生鳞癌	• 纤维间隔增宽，弥漫性栅栏状肉芽肿和渐进性坏死（与表皮平行，"夹层蛋糕"样）；血管周围炎症浸润，包括浆细胞；坏死性血管炎，真皮全层和弥漫/大片区域；渐进性坏死区域可见脂质（无黏蛋白） 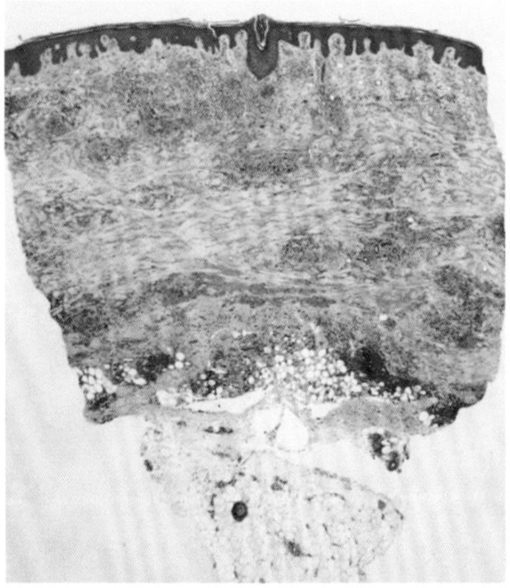 • 大量浆细胞（下图） 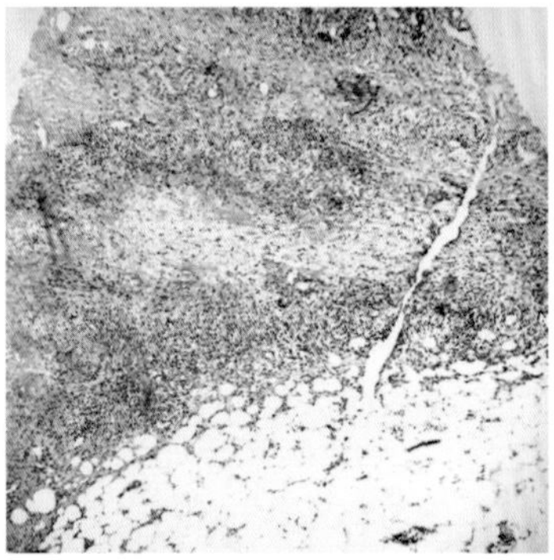 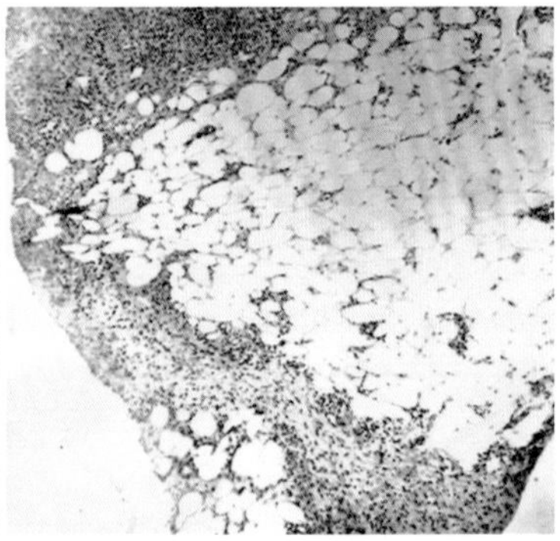 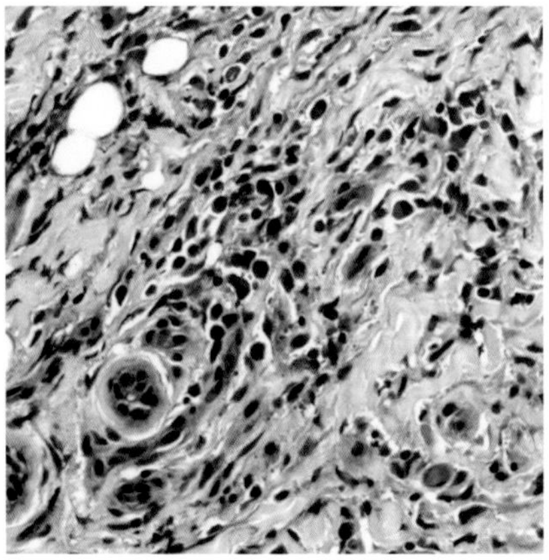

疾病名称	临床特征	组织病理学
硬皮病 （scleroderma） ［VVG 染色示胶原 纤维正常，这与类脂 质渐进性坏死不同］	• "皮下深在型硬斑病" • 如果硬皮病仅累及皮下脂肪和／或筋膜，称为深部硬斑病或皮下型硬斑病 • 自身免疫性结缔组织病，导致胶原蛋白过度沉积 • 女性 • 腹部、骶部和四肢 • 单发或多发，境界不清，深在性硬化斑块 • 更多硬皮病的内容详见第 265 页	• 真皮深部和间隔／筋膜的胶原增厚和透明化变性；含多核巨细胞的混合性炎症细胞浸润；可有脂膜改变 • 增厚的间隔与脂肪小叶交界处常见淋巴细胞聚集（常有浆细胞）

疾病名称	临床特征	组织病理学
小叶性脂膜炎（lobular panniculitis） （整个小叶出现炎症反应，常同时累及部分间隔）		
硬红斑和结节性血管炎 （erythema induratum and nodular vasculitis）	• 年轻成年女性 • 小腿肚（小腿屈侧） • 硬红斑病因可能与结核菌或丙型肝炎病毒等感染因素有关 • 小腿屈侧成群反复发作的触痛性红色结节	• 常仅可见深部炎症改变（混合性）和弥漫性小叶性脂膜炎；肉芽肿形成（可呈结核样肉芽肿，伴脂肪干酪样坏死）；累及脂肪内的动脉和静脉

疾病名称	临床特征	组织病理学
新生儿皮下脂肪坏死 (subcutaneous fat necrosis of the newborn)	• 足月婴儿(最初 2~3 周) • 面颊、肩部和臀部 • 坚硬的红色斑块和界限清楚的结节 • 高钙血症风险(缓解后 1~4 个月出现);可出现血小板减少症 • 与产科创伤、低体温、窒息和贫血相关 • 可能的病因 　■ 油酸含量低的脆弱的脂肪组织受到创伤,循环受抑,然后释放水解酶导致不饱和脂肪酸损坏 　■ 与新生儿饱和 / 不饱和脂肪的高比例有关 	• 脂肪细胞内针样裂隙和泡沫样组织细胞;钙化;脂肪坏死;肉芽肿性浸润伴多种混合性细胞;表皮正常
新生儿硬化症 (sclerema neonatorum)	• 早产儿(第一周) • 常致死 • 弥漫性蜡样坚硬皮肤(硬化),皮肤干冷	• 与新生儿皮肤脂肪坏死类似,合并 　■ 脂肪细胞内细针状晶体裂隙和泡沫样组织细胞(胞内甘油三酯结晶) 　■ 间隔增宽、水肿 • 新生儿硬化症几乎无炎症,而新生儿皮下脂肪坏死常有肉芽肿性浸润伴多种混合性细胞

疾病名称	临床特征	组织病理学
寒冷性脂膜炎（cold panniculitis）	• 暴露于严寒之后 • 婴儿、儿童（冰棍）和寒冷天气下骑马女性的大腿 • 坚硬的触痛性结节或斑块	• 小叶性脂膜炎伴混合性细胞浸润（中性粒细胞、淋巴细胞和组织细胞）；脂肪内可见因脂肪细胞破坏出现囊性区域
Weber-Christian 病（Weber-Christian disease）	• "特发性小叶性脂膜炎" • 特发性脂膜炎，伴系统或内脏受累（作为独立疾病存在争议） • 复发性皮下结节 / 斑块，常伴发热	• 小叶性脂膜炎，早期大量中性粒细胞，随后为泡沫样组织细胞和脂肪坏死，最后纤维化

疾病名称	临床特征	组织病理学
α₁- 抗胰蛋白酶缺乏症 （α₁-antitrypsin deficiency）	• 罕见的遗传性疾病 • α₁- 抗胰蛋白酶缺乏导致蛋白水解酶活性下降，从而蛋白沉积，导致肺水肿、肝炎、肝硬化和血管性水肿 • 见于 30~50 岁人群 • 躯干和四肢近端 • 触痛性坚实的红色皮下结节，可形成窦道和溃疡性结节 • 可能的治疗：静脉用 α₁- 抗胰蛋白酶替代疗法	• 富含大量中性粒细胞的小叶性（或间隔性）脂膜炎（间隔和真皮内的胶原束间"中性粒细胞呈喇叭样铺开"）；伴有泡沫样巨噬细胞的脂肪坏死；囊性区域；坏死和炎症；晚期皮损纤维化；可见真皮胶原溶解伴"液化"的真皮经表皮排出

疾病名称	临床特征	组织病理学

组织细胞吞噬性脂膜炎 (cytophagic histiocytic panniculitis)	• 慢性复发性脂膜炎,终末期累及多个系统
	• 中年至老年发病
	• 常因噬血细胞综合征导致的出血而致死
	• 下肢
	• 溃疡性结节或斑块,偶尔疼痛
	• 亚型
	  1. 含吞噬性组织细胞的真正脂膜炎
	    ■ 可能不会进展为明显的淋巴瘤
	  2. 皮下脂膜炎样 T 细胞淋巴瘤(见第 834 页)
		• 小叶性脂膜炎,有片状和簇集状组织细胞,组织细胞可吞噬红细胞(噬血细胞)、白细胞和核碎裂("豆袋"细胞)

疾病名称	临床特征	组织病理学
脂膜炎样 T 细胞淋巴瘤 (panniculitis-like T-cell lymphoma)	<ul><li>皮肤 T 细胞淋巴瘤的罕见亚型(CD8⁺T 细胞)</li><li>多发的皮下肿瘤 / 斑块,常有全身症状</li><li>α/β T 细胞表型</li><li>更多内容见第 834 页</li></ul>	<ul><li>呈小叶性脂膜炎模式,小到大的多形性淋巴细胞与组织细胞不同程度的混杂;脂肪坏死和核碎裂(碎裂的核)(见第 834 页)</li><li>淋巴细胞围绕脂肪细胞(非特异性,但是很好的诊断线索)</li></ul>

疾病名称	临床特征	组织病理学
胰腺性脂膜炎（pancreatic panniculitis）	• 可在潜在疾病之前出现 • 大腿、臀部和下肢 • 疼痛性或无症状的皮下结节或硬化斑块 • 实验室检查：脂肪酶和淀粉酶 • 与急性胰腺炎或胰腺癌（较少见）相关	• 混合性小叶性脂膜炎；酶促脂肪坏死，模糊的"鬼影"脂肪细胞；周围有嗜碱性钙盐（脂肪酸）沉积；边缘中性粒细胞浸润 • 皂化：嗜碱性颗粒状钙沉积，由于溶解的脂肪结合钙盐而产生

疾病名称	临床特征	组织病理学
狼疮性脂膜炎 (lupus panniculitis)	• "深在性狼疮" • 皮肤型红斑狼疮的并发症(1%~3%) • 四肢近端和下背部 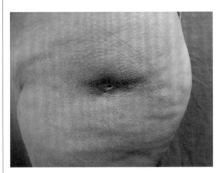 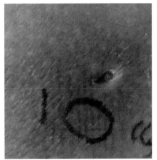 • 皮下结节或硬化性斑块;可发展为疼痛性溃疡	• 小叶性脂膜炎伴显著的淋巴细胞浸润(可有浆细胞和嗜酸性粒细胞);纤维间隔内淋巴滤泡(可能是生发中心) • 表皮和真皮内可有红斑狼疮改变(50%);脂肪细胞周围"木乃伊样"或透明样变(看起来像一个粉红玻璃样环) 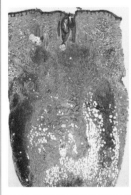 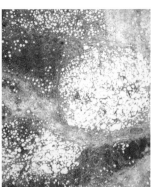 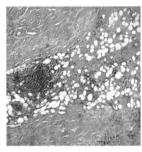 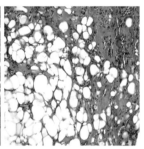 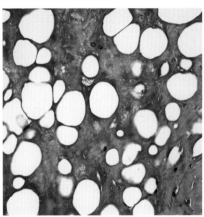 • 透明化脂肪细胞(上图) 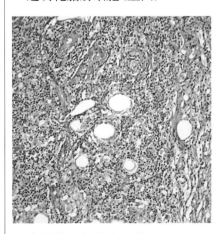 • 大量淋巴细胞(上图)
糖皮质激素后脂膜炎 (post-steroid panniculitis)	• 使用糖皮质激素后的儿童 • 大剂量糖皮质激素快速减量后 1~35 天后出现的多发性皮下结节(不常见于逐渐减量者)	• 不累及间隔内血管;脂肪细胞内针样裂隙(与新生儿皮下脂肪坏死和新生儿硬化症类似,但临床表现不同,特别是病史和发病年龄)

疾病名称	临床特征	组织病理学
脂肪营养不良综合征(lipodystrophy syndromes)(主要的皮下脂肪组织特发性萎缩)		
先天性全身性脂肪营养不良(congenital generalized lipodystrophy)	• Beradinelli-Seip 综合征 • 出生时即有,常染色体隐性遗传 • 突变:*BSCL*(*AGPAT2* 酶)和 *BSCL2*	• 皮下脂肪细胞萎缩;无炎症 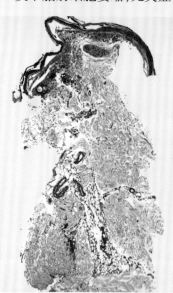
获得性全身性脂肪营养不良(acquired generalized lipodystrophy)	• Lawrence-Seip 综合征 • 儿童期出现 • 与自身免疫性疾病和感染相关	
家族性部分性脂肪营养不良(familial partial lipodystrophy)	• 青春期发病,不累及面部 • 亚型 　1. FPLD1(Kobbeling 型):仅见于红斑狼疮 　2. FPLD2(Dunnigan 型):肢端肥大者面容和双颏 　3. FPLD3(突变:*PPARG*)	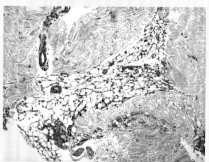
获得性部分性脂肪营养不良(Barraquer-Simons 病)(acquired partial lipodystrophy, Barraquer-Simons disease)	• 女童(常在发热和病毒性疾病后出现) • 典型的表现为初起时面部对称性脂肪丢失,逐渐进展为躯干上部和手臂脂肪丢失 • C3 水平常下降;有肾功能不全的风险 • 与甲状腺疾病、皮肌炎、黑棘皮病、重症肌无力和复发性感染相关 • 相关突变:*LMNB2* 基因 • 亚型 　▪ Weir-Mitchell 型:面部脂肪丢失,手臂和躯干脂肪萎缩 　▪ Laignel-Lavastine 型:躯体下部脂肪也丢失 　▪ Parry-Romberg 综合征:面部偏侧萎缩	• 注:脂肪营养不良也见于糖尿病患者反复注射胰岛素的部位
局限性脂肪营养不良(localized lipodystrophy)	• 环状或半环状萎缩,与注射或压迫有关	

疾病名称	临床特征	组织病理学
HIV 相关性脂肪营养不良（HIV-associated lipodystrophy）	• 常由于蛋白酶抑制剂（尤其印地那韦），也可由反转录酶抑制剂引起 • 用药 2~14 个月后出现，周围萎缩（面部和四肢脂肪丢失）和中心肥胖（腹部脂肪） • 停药后常恢复	• 类似脂肪营养不良的无炎症亚型，该型脂肪萎缩；要将淋巴细胞和噬脂细胞灶状可能聚集的情况除外
臀部脂肪营养不良（gynoid lipodystrophy）	• "橘皮组织" • 女性（尤其肥胖者） • 臀部、大腿和腹部 • 皮下脂肪组织分布不均匀	• 皮肤表面不规则、呈酒窝状和橘皮样表现；组织学表现无特殊或较一致
膜性脂肪营养不良（membranous lipodystrophy）〔PAS 染色，苏丹黑〕	• 表现为特征性脂肪膜性（膜囊性）改变的脂膜炎 • 与红斑狼疮、结节性红斑和白塞病等疾病相关	• 脂肪膜性改变；囊肿内衬无定形嗜酸性物质，呈蔓藤花纹（波浪状）结构

疾病名称	临床特征	组织病理学
皮肤脂肪硬化症 （lipodermato- sclerosis）	• "硬皮病样皮下组织炎"或"硬化性脂膜炎" • 女性 • 内踝／小腿 • 局限性，硬化性，炎症性斑块；可有色素沉着 • 与静脉功能不全、动脉缺血和慢性淋巴水肿等相关 • 可能的治疗常包括弹力袜	• 类似于淤积性皮炎（浅层的表现）；脂肪坏死；硬化；泡沫样巨噬细胞；淋巴细胞；间隔增宽；脂肪膜性（膜囊性）改变，囊肿内衬无定形嗜酸性物质

疾病名称	临床特征	组织病理学
人工性脂膜炎（factitial panniculitis）	• 典型者继发于皮下脂肪内注射某些物质（如牛奶和尿液）	• 间隔和小叶混合性脂膜炎；偶为化脓性；异物巨细胞
硬化性脂肪肉芽肿（sclerosing lipogranuloma）	• 人工性脂膜炎的亚型 • 诸如石蜡或液态硅胶等油性（脂质）物质组织注射或渗漏植入所致 • 填充部位，如乳房、阴茎和小腿肚 • 疼痛、坚韧的硬化区域；常见瘘管和溃疡 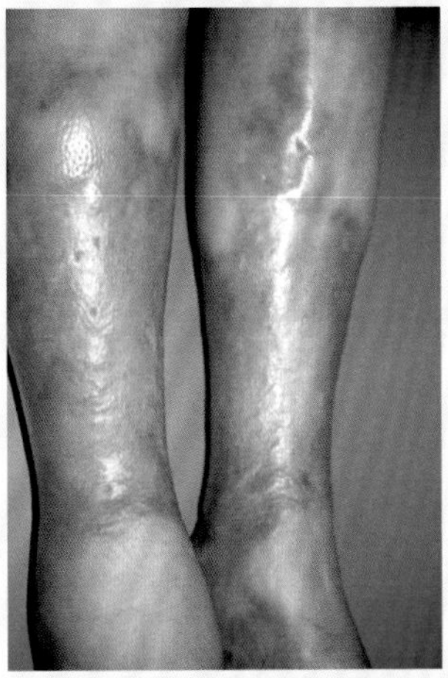 • 图为液态硅胶注射小腿屈侧部位后的反应	• 脂肪细胞破坏和大小不等的囊性区域，周围绕以巨细胞，呈"瑞士奶酪"外观 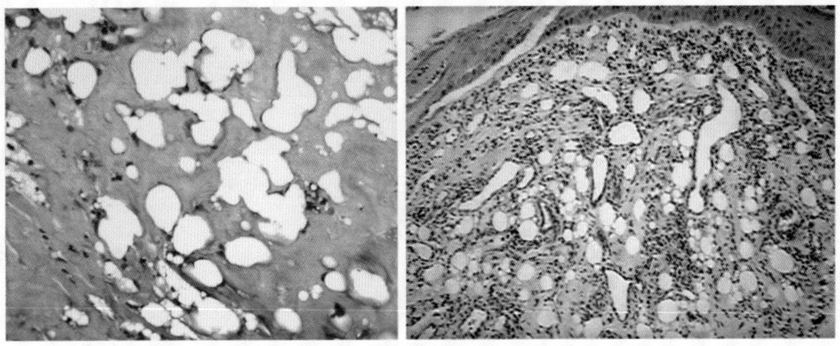 • 硅胶（上图） • 小叶性或混合性脂膜炎；脂肪囊肿间带状透明变性的纤维组织；间隔内散在淋巴细胞、吞噬脂质的巨噬细胞和异物巨细胞 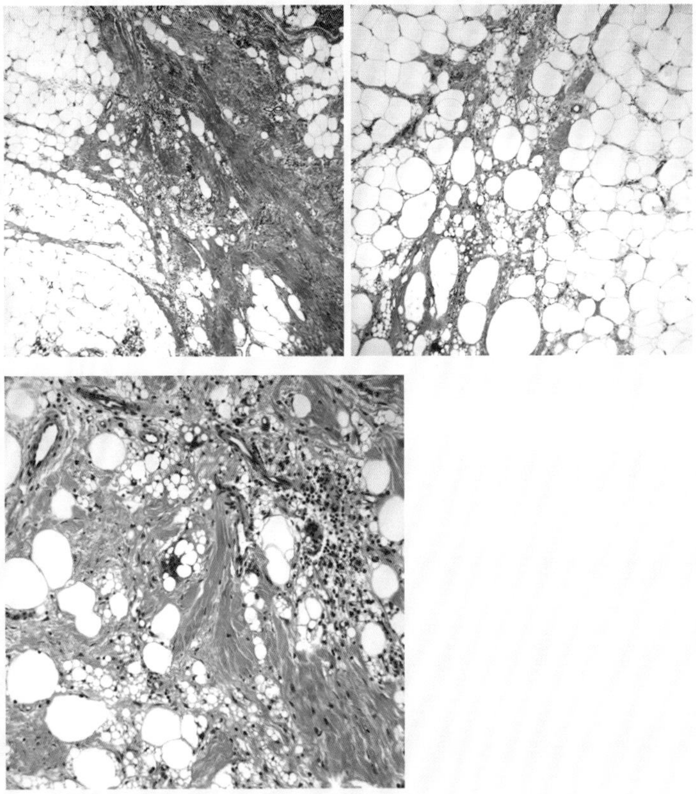 • 石蜡瘤（上图）

疾病名称	临床特征	组织病理学
外伤性脂肪坏死 （traumatic fat necrosis）	• 发生于外伤部位 • 小腿 • 创伤的脂肪发生液化并可通过表面伤口排出	• 脂肪囊周围纤维化,含铁血黄素,泡沫细胞聚集,轻度斑片状浸润,边界不清

疾病名称	临床特征	组织病理学
包裹性脂肪坏死 （encapsulated fat necrosis）	• "结节性囊性脂肪坏死" • 发生于外伤部位（梗死部位） • 孤立、黄白色、3~20mm 大小，可活动的皮下结节	• 局限性小叶脂肪坏死，周围绕以薄的纤维囊（常透明化），常见脂肪膜性变

疾病名称	临床特征	组织病理学
感染性脂膜炎 (infective panniculitis)	• 感染(如念珠菌病、隐球菌病、足分枝菌病、放射菌病、孢子丝菌病和组织胞浆菌病)导致的脂膜炎;蜱或棕隐士蜘蛛叮咬 • 常见于免疫抑制患者(特别是感染病因) • 皮下结节	• 根据病因不同,可有化脓、肉芽肿或大量嗜酸性粒细胞;大量中性粒细胞浸润
非感染性嗜中性脂膜炎 (non-infective neutrophilic panniculitis)	• 无感染病因的脂膜炎(如结节性红斑、白塞病、胰腺性脂膜炎和人工性脂膜炎)早期可发生嗜中性脂膜炎	• 嗜中性小叶性脂膜炎;偶可见坏死;慢性混合性细胞浸润
嗜酸性脂膜炎 (eosinophilic panniculitis)	• 含大量嗜酸性粒细胞的非特异疾病 • 与结节性红斑、血管炎、寄生虫感染(如棘颚腭口线虫和肝吸虫)、恶性淋巴瘤和毒品成瘾者的注射肉芽肿相关	• 富含嗜酸性粒细胞的小叶性脂膜炎;偶见火焰征或可见寄生虫(棘腭口线虫)

疾病名称	临床特征	组织病理学
钙化防御 （calciphylaxis）	• 慢性肾衰竭患者 • 臀部、腹部、乳房和四肢 • 呈疼痛性网状青斑和痛性红色斑块（见第14章） • 死亡率:60%~80% • 可能治疗:硫代乙酸钠	• "钙化性脂膜炎" • 真皮和皮下组织内小血管钙化,伴小叶性脂肪坏死,小叶内钙化和炎症细胞浸润（中性粒细胞、淋巴细胞和泡沫样巨噬细胞）
其他病变 （miscellaneous lesions）	• 其他情况导致的脂膜炎 　■ 痛风:尿酸结石沉积（见第14章） 　■ 结节病和克罗恩病:结节病样肉芽肿（见第7章） 　■ 皮下型环状肉芽肿或类风湿结节:渐进坏死性肉芽肿（见第7章） 　■ 肥胖者行空回肠旁路术后（5%的患者）	

疾病名称	临床特征	组织病理学
继发于大血管炎的脂膜炎（panniculitis secondary to large vessel vasculitis）		
皮肤型结节性多动脉炎 （cutaneous polyarteritis nodosa）	• 结节性多动脉炎的良性型（不累及主要动脉和器官） • 下肢 • 群集，疼痛性皮下结节	• 血管炎（血管壁厚，纤维素样变性）；炎症（周围组织无坏死）

疾病名称	临床特征	组织病理学
浅表性游走性血栓性静脉炎（superficial migratory thrombophlebitis）	• 静脉炎症,偶呈条索状增厚 • 下肢 • 红色皮下结节或硬化的条索状区域 • 合并白塞病、Buerger 病和胰腺癌 • 注 　■ Trousseau 综合征:获得性凝血功能障碍,伴与内脏恶性肿瘤相关的游走性血栓性静脉炎 　■ Mondor 病:胸壁或阴茎的硬化性血栓性静脉炎(与外伤、特发性或风湿性疾病相关)	• 局限于受累血管紧邻区域的脂膜炎,受累血管位于真皮深部或皮下脂肪;可见栓塞 • 评估平滑肌模式是区分动脉和静脉最可靠的方法,动脉的平滑肌呈连续的同心圆样,静脉的平滑肌呈束状混有胶原纤维

（董正邦　译　苏忠兰　校　曾跃平　审）

第 18 章　代谢和贮积病

维生素 C 缺乏症（又称"坏血病"，scurvy）

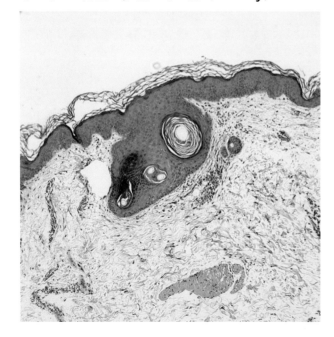

疾病名称	临床特征	组织病理学
维生素和饮食紊乱（vitamin and dietary disturbances）		
坏血病 （scurvy） ［Perls 染色，毛囊周围含铁血黄素］	• 维生素 C（抗坏血酸）缺乏症，维生素 C 是一种对胶原蛋白中的脯氨酸羟化和正常的毛发生长至关重要的水溶性维生素 • 极端节食和酗酒 • 毛囊周围出血，毛囊角化过度，毛发卷曲，牙龈出血，伤口愈合不良，小腿木质水肿	• 真皮上部血管周围红细胞外溢；毛囊角化过度；弯曲螺旋式的毛发（下图） 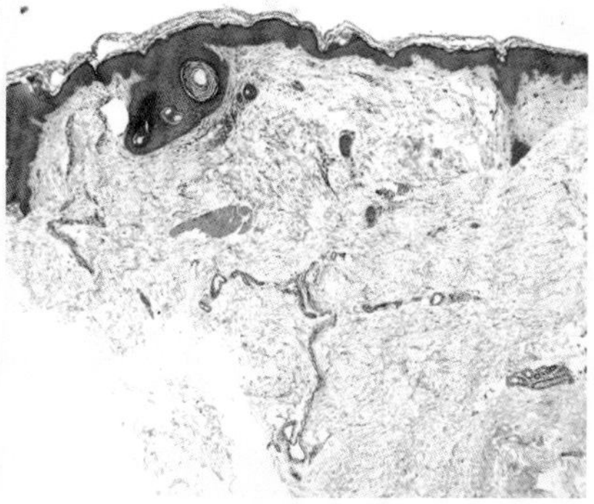 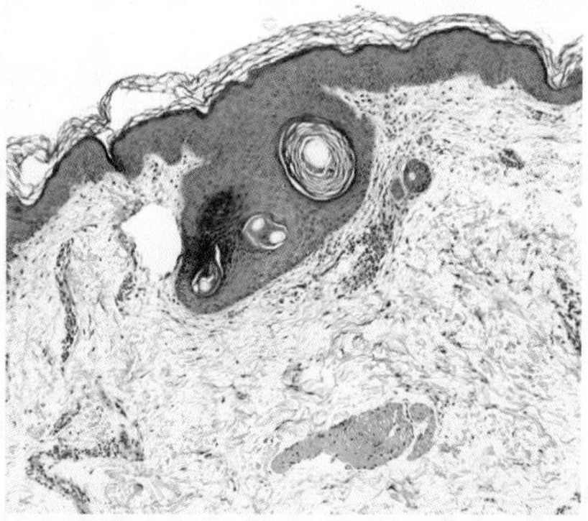 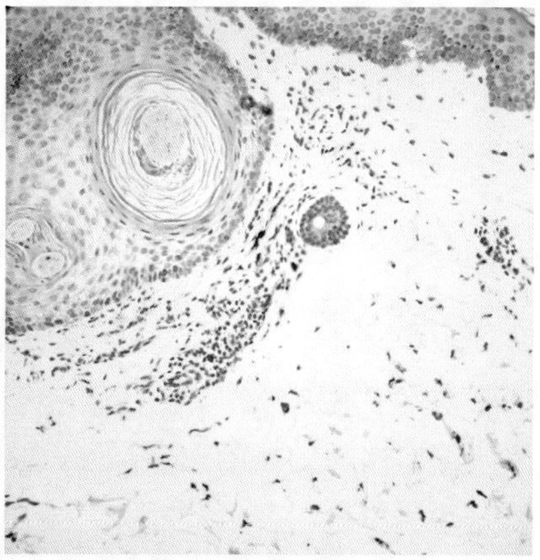 • Perls 染色（上图）
维生素 A 缺乏症 （vitamin A deficiency）	• 脂溶性维生素 • 吸收障碍 • 皮肤干燥脱屑，毛囊角化性丘疹（蟾皮病）；夜盲症	• 角化过度，毛囊角栓，汗腺萎缩

疾病名称	临床特征	组织病理学
维生素 A 过多症（hypervitaminosis A）	• 通常是自行过量服用所致 • 呕吐、腹泻和皮肤脱屑	• 非特异性组织学改变
维生素 K 缺乏症（vitamin K deficiency）	• 肝脏合成和分泌凝血因子所必需的脂溶性维生素 • 见于肝病和吸收障碍 • 轻微外伤后出血（如紫癜、鼻衄、胃肠道出血和血肿）	
维生素 B$_{12}$ 缺乏症（vitamin B$_{12}$ deficiency）	• 和皮肤异色样色素改变相关	• 基底层色素沉着伴色素失禁
烟酸缺乏症（Pellagra,vitamin B$_3$ deficiency）	• 烟酸（维生素 B$_3$）缺乏所致的累及多系统的营养性疾病 • 见于饮食摄入不足、吸收障碍、化疗药物（异烟肼和氟尿嘧啶）和色氨酸代谢异常［如类癌综合征和 Hartnup 病（色氨酸吸收和转运缺陷）］ • 初期在光暴露部位(手背)有灼烧感，其上可形成水疱，然后出现明显的色素沉着，边界清晰，伴有脱屑、舌炎和口角炎 • 4D：皮炎（dermatitis），腹泻（diarrhea），痴呆（dementia），死亡（death）（如果不治疗）	• 非诊断性（角化过度，角化不全，表皮萎缩伴表皮上层苍白，基底层色素沉着）

疾病名称	临床特征	组织病理学
溶酶体贮积病（lysosomal storage diseases）		
神经鞘脂贮积病概述（sphingolipidoses overall） ● 溶酶体贮积病影响复杂的脂质代谢		
G_{M2}- 神经节苷脂贮积病 （G_{M2}-gangliosidoses）	● 己糖胺酶缺乏，G_{M2}- 神经节苷脂堆积 ● 亚型 　1. Tay-Sachs：沉积物限于神经系统；精神运动退化和失明 　2. Sandhoff 病：神经节苷脂沉积在全身几乎所有细胞	
G_{M1}- 神经节苷脂贮积病 （G_{M1}-gangliosidoses）	● 常染色体隐性遗传；β- 半乳糖苷酶缺陷的溶酶体贮积病，G_{M1}- 神经节苷脂堆积 ● Norman-Landing 病（假性 Hurler 综合征）：婴儿，严重类型具有怪兽样外观，精神运动退化，失明，多毛症，肝 / 脾大，手 / 足畸形	
Gaucher 病（葡萄糖脑酰胺贮积病）（Gaucher disease, glucosylceramide lipidosis）	● 半乳糖脑苷脂缺乏（GBA 基因）；葡萄糖脑苷脂在单核巨噬细胞（Gaucher 细胞，"皱纸"样外观）中堆积；活检找不到可见的沉积 ● Ⅰ型（成人）：弥漫性色素沉着、骨痛、肝大和睑裂斑（"眼肿块"） ● Ⅱ型（婴儿）：肌张力亢进、颈强直、肝脾大、致命性支气管肺炎和胶样婴儿	
Fabry 病（弥漫性躯体性血管角化瘤）（Fabry's disease, angiokeratoma corporis diffusum）	● X 连锁隐性遗传的溶酶体贮积病 ● 缺乏 α- 半乳糖苷酶 A 导致糖脂积聚在血管和器官中 ● "泳衣"分布区（不累及头面部）的多发深红色血管角皮瘤；旋涡状角膜浑浊；心脑血管病变；尿液在偏光显微镜下可见"马耳他十字"（双折光脂质分子） ● 发生于青春后期，反复发热，指 / 趾疼痛剧烈（由运动、发热、压力和温度变化所激发）；间歇性水肿	● 血管角皮瘤：真皮上部大小不一薄壁血管，内皮细胞小脂质颗粒沉积 ● ［PAS 阳性，苏丹黑；偏光镜下呈双折光的物质］ ● 电镜：具有板层状结构的细胞质内包涵体（内皮细胞和成纤维细胞内，但不是施万细胞）
异染性脑白质营养不良（metachromatic leukodystrophy）	● 芳基硫酸酯酶 A 缺乏 ● 中枢神经系统和器官中异染性硫酸酯的堆积引起进行性精神运动迟缓 ● 电镜：有髓神经的施万细胞中"鱼骨"状包涵体	

疾病名称	临床特征	组织病理学
Krabbe 病（半乳糖酰基鞘氨醇脂沉积症）(Krabbe's disease, galactosylceramide lipidosis)	• 常染色体隐性遗传的退行性病变，半乳糖脑苷脂 -β- 半乳糖苷酶缺陷 • 髓鞘中堆积的未代谢脂质影响神经系统（儿童期神经症状）	
播散性脂质肉芽肿病（Farber 病）(disseminated Lipogranuloma-tosis, Farber's disease)	• 神经酰胺酶缺陷的常染色体隐性遗传性疾病 • 在关节、组织和中枢神经系统中脂质神经酰胺及其产物的堆积 • 到 2~4 月龄时：进行性关节病、皮下结节、声音嘶哑和肺部疾病	• 电镜：成纤维细胞和内皮细胞中的曲线小体（Farber 体） • 施万细胞中的 "香蕉状" 小体 • 在内皮细胞中的 "斑马小体"（具有横膜的空泡），见于各种贮积性疾病
Niemann-Pick 病 (Niemann-Pick disease)	• 鞘磷脂酶缺乏会导致器官中的鞘磷脂堆积；通常在儿童期致命 • A 型和 B 型突变：SMPD-1。A 型（最常见）：黄瘤、肝脾大、精神运动退化、眼内樱桃红斑点和耳聋 • C 型突变：胆固醇酯化	

寡糖贮积病概述（oligosaccharidoses overall）
• 溶酶体酶缺乏导致尿液的寡糖过量排泄

唾液酸贮积病 (sialidosis)	• 唾液酸酶缺乏 • 面容粗糙、共济失调、肌阵挛和黄斑樱桃红点	
岩藻糖苷贮积病 (fucosidosis)	• 常染色体隐性遗传 • 溶酶体酶 α-L- 岩藻糖苷酶的缺乏：无法降解细胞中的岩藻糖糖脂 • 早发性精神运动发育迟缓；与 Fabry 病相似的血管角化瘤	
甘露糖苷贮积病 (mannosidosis)	• α- 甘露糖苷酶缺乏症 • 导致富含甘露糖的寡糖链积累 • 鬼怪脸；精神发育迟缓；通常为良性过程	

黏脂贮积病（mucolipidoses, ML）概述
• 具有黏多糖贮积病和神经鞘脂贮积病特征的溶酶体贮积病

I- 细胞疾病 (I-cell disease, ML II)	• 常染色体隐性遗传的神经变性疾病 • 突变：GNPTAB 基因 • 尿苷 - 二磷酸 -N- 乙酰氨基葡萄糖 1 磷酸转移酶缺乏 • 类似于 Hurler 综合征 • 身材矮小、面部畸形、进行性精神 / 运动发育迟缓和骨质畸形	• 含有碳水化合物、脂质和蛋白质的包涵体聚积，真皮内椭圆形或梭形细胞增多，一些细胞具有透明或泡沫状细胞质

其他溶酶体贮积病（other lysosomal storage disease）

三甲基胺尿症 (trimethylaminuria)	• "臭鱼综合征" • 罕见的代谢疾病，其特征是类似于烂鱼的体臭 • 突变：含黄素的单加氧酶 3（FMO3），导致三甲胺堆积	

疾病名称	临床特征	组织病理学
糖原贮积病 （glycogenosis, type Ⅱ）	● 组织中糖原贮积疾病 ● Ⅱ型（Pompe 病）具有酸性麦芽糖酶缺乏	● 很多细胞中能发现糖原
神经元蜡样脂褐质沉积病 （neuronal ceroid-lipofuscinosis）	● 进行性神经变性疾病 ● 蜡样或脂褐素样物质堆积（中枢神经系统 / 各个器官）	● 受累细胞含有可自发荧光的黄棕色素

其他代谢和系统性疾病（miscellaneous metabolic and systemic diseases）

疾病名称	临床特征	组织病理学
肠病性肢端皮炎 （acrodermatitis enteropathica）	● 遗传性锌代谢疾病 ● 婴儿期（断母乳期） ● 发生于一过性锌缺乏的癌症患者、人工喂养的早产儿和母乳喂养的婴儿 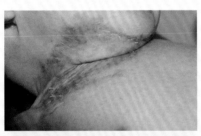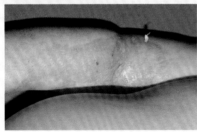 ● 口周和肢端结痂、湿疹样发疹 ● 三联征 　1. 秃发 　2. 腹泻 　3. 皮炎 ● 临床鉴别诊断：生物素缺乏（由于生物素酶缺乏或吃生鸡蛋清）；早期囊性纤维化（检测汗液中氯离子含量）	● 早期病变：表皮上部苍白细胞增多；无颗粒层；融合性角化不全，上覆网篮状角质层；海绵水肿和棘层肥厚；银屑病样增生 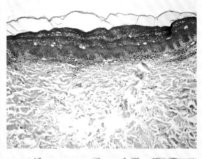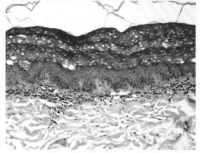 ● 晚期病变：表皮银屑病样增生，其上融合性角化不全，表皮苍白不显著

疾病名称	临床特征	组织病理学
坏死松解性游走性红斑 (necrolytic migratory erythema)	• 胰高血糖素瘤综合征(胰高血糖素水平升高,通常继发于分泌胰高血糖素的胰岛细胞肿瘤),锌缺乏和肝脏疾病 • 老年(60 岁) • 躯干、腹股沟、会阴和下肢近端 • 皮肤表现:坏死性游走性红斑,类似于中毒性表皮坏死松解症的皮损呈波浪状扩展,显著的环形红斑,松弛性大疱和浅表性坏死,皮肤脱落导致松弛性大疱和糜烂(10~14 天内消退) • 也可见舌炎、口炎、贫血和体重减轻	• "红 - 白 - 蓝"征 • 最常见的模式:角化不全("红");表皮上部苍白("白")的空泡化角质形成细胞;表皮下部正常("蓝");坏死;角层下或表皮内裂隙;邻近坏死区的角层下脓疱

疾病名称	临床特征	组织病理学
坏死松解性肢端红斑（necrolytic acral erythema）	• 只位于肢端，特别是下肢 • 与丙型病毒性肝炎强相关 • 糜烂、红色至紫色斑片；后期损害脆性增加，出现松弛的水疱和糜烂，伴色素沉着 • 治疗：口服锌剂可能有效	• 类似于肠病性肢端皮炎和坏死性游走性红斑（表皮上部苍白，颗粒层消失/减少，角化不全）

疾病名称	临床特征	组织病理学
Hartnup 病（Hartnup disease）	• 肠道色氨酸吸收不良，肾小管重吸收中性氨基酸受损 • 烟酸缺乏症样皮疹（类似于糙皮病的组织病理学），光敏感，小脑共济失调，精神障碍	
氨酰基脯氨酸二肽酶缺乏症（prolidase deficiency）	• 常染色体隐性遗传，先天性胶原代谢异常 • 顽固性腿部溃疡，发育迟缓，反复感染，头发早白；溃疡处有发生鳞癌的风险	
Tangier 病（家族性 HDL 缺乏症）（Tangier disease, familial HDL deficiency）	• 罕见的血浆脂质转运疾病（血浆中正常 HDL 缺乏，器官中胆固醇酯堆积） • 特殊病征：扁桃体增大，上有橙黄色条纹，血浆胆固醇水平低；几乎没有 HDL	• 血管周围和间质泡沫细胞（也有淋巴细胞和浆细胞）；细胞内和细胞外都有双折光的胆固醇酯
Lafora 病（Unverricht 病，肌阵挛型癫痫）（Lafora disease, Unverricht's disease, myoclonic epilepsy）	• 致命的常染色体隐性遗传变性疾病，有肌阵挛性癫痫 • 青春期发病 • 三联征：癫痫、肌阵挛和痴呆	• 在外泌汗腺和顶泌汗腺排泄管（特别是腋窝皮肤）中可看到 Lafora 小体 • Lafora 小体：细胞内 PAS 阳性的包涵体，见于皮肤（外泌汗腺和顶泌汗腺导管），神经元，心脏，肝脏，肌肉
溃疡性结肠炎和克罗恩病（ulcerative colitis and Crohn's disease）	• 10%~20% 有皮肤损害 • 最常见的皮肤表现：结节性红斑和坏疽性脓皮病	• 克罗恩病：皮赘、瘘、黏膜"鹅卵石"征和肉芽肿性唇炎 • 溃疡性结肠炎：血管炎和血栓现象
Whipple 病（Whipple's disease）	• 罕见的多系统革兰氏阳性细菌感染（Tropheryma whippelii） • 瘢痕和光暴露部位皮肤色素沉着；结节性红斑；吸收不良；腹痛；关节炎和神经系统症状	• 非特异性脂膜炎，局部出现含 PAS 阳性耐淀粉酶物质的泡沫状巨噬细胞（类似于小肠活检）
囊性纤维化（cystic fibrosis）	• 氯离子通道基因缺陷 • 营养不良所致皮肤表现（蛋白质、锌和脂肪酸的缺乏） • 红色脱屑性丘疹 / 斑块	• 非特异性；棘层肥厚，颗粒层变薄，上覆角化不全；轻度海绵水肿；轻度血管周围浸润
糖尿病表现		
糖尿病概述	• 血管和神经性并发症（大血管的动脉粥样硬化，缺血，出汗减少，脱发，感觉 / 运动 / 自主神经的病变） • 感染风险增加（疖，假单胞菌感染和白念珠菌等） • 独特的皮肤表现（类脂质渐进性坏死、硬肿病和发疹性黄瘤等） • 继发于糖尿病（血色病、黑棘皮病和迟发性皮肤卟啉病等）	

疾病名称	临床特征	组织病理学
糖尿病性微血管病（diabetic microangiopathy）	• 组织/器官中的小血管异常（肾、眼和皮肤）	• 小血管壁增厚，管腔狭窄（基底膜带 PAS 阳性物质沉积）
胫前色素斑（pigmented pretibial patches）	• "糖尿病性皮病" • 糖尿病最常见的皮肤表现（50%） • 胫前区域平顶暗红色丘疹；不同程度的萎缩和色素沉着	• 早期损害：真皮乳头水肿；轻度炎症浸润，红细胞外渗 • 萎缩性损害：真皮乳头新血管形成；稀疏炎症浸润；含铁血黄素
糖尿病的大疱性损害（bullous eruption of diabetes mellitus）	• "糖尿病性大疱病" • 糖尿病相关的少见病 • 下肢 • 常为"隔夜"出现的无症状水疱 • 和周围神经病变相关 • 常在 2~6 周愈合	• 表皮内或表皮下水疱；海绵水肿；大疱内含纤维素和极少量炎症细胞（无棘层松解，直接免疫荧光阴性）

有急性发作但没有皮肤损害的卟啉病
（急性发作：腹痛、神经病变和精神异常）

疾病名称	临床特征	组织病理学
急性间歇性卟啉病（acute intermittent porphyria，AIP）	• 常染色体显性遗传 • 尿卟啉原 I 合酶缺陷 • 没有皮肤表现 • 发作常由于各种因素，包括药物（巴比妥类、磺胺类和灰黄霉素） • 实验室检查：在发作期间和间歇期卟胆原和 ALA 的水平升高	
ALA 脱水酶缺乏性卟啉病（ALA-dehydratase deficiency porphyria）	• 常染色体隐性遗传 • ALA 脱水酶缺乏 • 类似于严重的铅中毒伴血红素前体的过度产生	

疾病名称	临床特征	组织病理学
有急性发作和皮肤损害的卟啉病 （皮肤表现包括光暴露部位疼痛和晒伤样病变,缓慢发展为皮肤脆性增加和水疱）		
遗传性粪卟啉病 （hereditary coproporphyria）	• 常染色体显性遗传 • 粪卟啉原氧化酶缺乏 • 实验室检查:尿和粪便中粪卟啉水平升高;在发作期间,卟胆原和 ALA 增加	
变异性卟啉病 （variegate porphyria）	• 常染色体显性遗传 • 原卟啉原氧化酶（PPOX 基因）的活性降低 50% 以上 • 在青春期后发展出临床症状 • 实验室检查:血浆卟啉水平升高和 626nm 处的荧光 • 其他实验室:粪便原卟啉和粪卟啉水平升高;在急性发作期间尿 ALA 和卟胆原增多	
只有皮肤损害的卟啉病		
先天性红细胞生成 性卟啉病 （Günther 病） （congenital erythropoietic porphyria, Günther's disease）	• 常染色体隐性遗传 • 尿卟啉原 Ⅲ合酶缺乏 • 婴儿期呈红色尿,会把尿布染成粉红色;慢性光敏性大疱性皮肤病,红牙（牙齿变红色）;多毛,片状瘢痕性秃发和手畸形 • 严重残毁的"狼人样"的卟啉病 • 实验室:尿液尿卟啉和粪便粪卟啉水平升高	• 与其他亚型相比,真皮内有更多的透明样物质

疾病名称	临床特征	组织病理学
红细胞生成性原卟啉病（erythropoietic protoporphyria，EPP）	• 铁螯合酶缺乏症（在线粒体中的血色素合成途径末端缺陷） • 常染色体显性遗传或常染色体隐性遗传 • 儿童期发病 • 具有疼痛／晒伤的急性光敏；鼻瘢痕；唇周放射性瘢痕；胆结石风险 • 实验室检查：血液／粪便中的原卟啉增加；尿卟啉水平正常 • 提醒："EPP 中没有 PeePee（尿）"	• 血管内和血管周围透明样物质

疾病名称	临床特征	组织病理学
迟发性皮肤卟啉病（porphyria cutanea tarda,PCT）	<ul><li>"Tarda"：成年晚期发病</li><li>缺乏：尿卟啉原脱羧酶活性降低</li><li>手背和光暴露区域</li></ul> <ul><li>水疱、粟丘疹、颧部多毛；易受机械创伤</li><li>主要类型 1. 家族型（常染色体显性遗传） 2. 散发型（丙型病毒性肝炎、酗酒和肝病） 3. 中毒型（碳氢化合物）</li><li>实验室检查：尿和血浆中尿卟啉（主要为 8- 羧基和 7- 羧基卟啉）增加；粪便中的异粪卟啉增加</li><li>也可参见第 123 页</li></ul>	<ul><li>表皮下水疱；真皮乳头彩球样改变；乏细胞性炎症；蠕虫小体（嗜酸性波浪状基底膜物质）；血管壁周围的透明样物质；晚期病变中真皮硬化</li></ul> <ul><li>DIF（上图）：真皮乳头血管周围线状 IgG 和 C3 沉积（由于免疫球蛋白沉积），呈"甜甜圈"样改变；血管内和真表皮交界处的 C5b-9 颗粒状均质沉积是 PCT 的特征改变</li></ul>
肝红细胞生成性卟啉病（hepatoerythropoietic porphyria,HEP）	<ul><li>常染色体隐性遗传</li><li>与 PCT 类似的严重亚型</li><li>尿卟啉原脱羧酶缺乏（酶活性低于 PCT，因此更严重）</li><li>从儿童期开始的光敏（不像 PCT 成年起病）</li><li>实验室检查：类似于 PCT，但红细胞内原卟啉水平也升高</li></ul>	

疾病名称	临床特征	组织病理学
假性卟啉病（pseudoporphyria）	<ul><li>类似于 PCT 的光毒性大疱性皮肤病（血清、尿液和粪便中的卟啉均正常）</li><li>光暴露区（尤其是手背）的自发皮肤脆弱和水疱</li><li>与 PCT 不同，很少患者发生多毛，色素沉着或硬皮病样改变</li><li>与非甾体抗炎药（NSAID）/药物（四环素、萘普生、呋塞米和异维 A 酸）以及血液透析有关</li><li>"TIN LPN" T：tetracycline（四环素） I：INH，isotretinoin（异烟肼，异维 A 酸） N：NSAID（萘普生） L：Lasix，furosemide（速尿，呋塞米） P：pyridoxine（吡哆醛） N：nalidixic acid（萘啶酸，氟喹诺酮）</li></ul>	<ul><li>组织病理学类似于 PCT</li><li>DIF：类似于 PCT，沉积物可能在真皮血管内或周围以及真表皮交界处</li></ul>

（赵肖庆 译　马伟元 校　曾跃平 审）

第19章 其他疾病

副耳（accessory tragus）

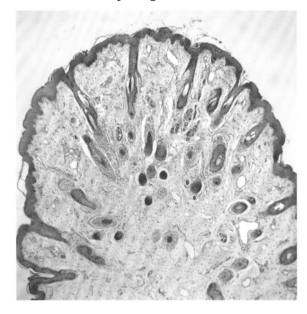

疾病名称	临床特征	组织病理学
副耳 （accessory tragus）	<ul><li>出生即有</li><li>位于耳前区（可为双侧）和颈部（在胸锁乳突肌前，被称为"垂肉"）</li></ul><ul><li>孤立，坚实，有弹性的圆顶形丘疹 / 结节；呈"皮赘样"外观</li><li>与 Goldenhar 综合征（眼 - 耳 - 脊椎畸形综合征）有关，即第一鳃弓畸形伴眼球皮样囊肿，耳瘘和副耳；可能伴耳聋</li></ul>	<ul><li>带蒂的丘疹 / 结节中大量均匀分布的毳毛毛囊；中央为纤维脂肪组织和软骨</li></ul>
多乳头症 （supernumerary nipple）	<ul><li>"多乳头畸形"</li><li>"多乳房畸形"：兼具乳头、乳晕及腺体组织</li><li>发病率为 1%；女性略多见</li><li>位于前胸或腹部，通常沿胚胎乳线（腋窝到大腿）分布</li></ul><ul><li>孤立，无症状，轻度色素沉着性结节性病变，中央有小的乳头状突起</li><li>"多毛性多乳头畸形"：多余的乳头伴临床上仅见一小片毛发</li><li>可能与先天性综合征有关，如 Simpson-Golabi-Behmel 综合征（过度生长，面容粗糙，先天性心脏、肾、骨骼异常和胚胎性肿瘤）</li></ul>	<ul><li>轻度乳头瘤样增生和色素沉着；毛囊皮脂腺单位倒置；两侧平滑肌增加；深部经常可见顶泌汗腺导管（乳腺腺体和导管），具有断头分泌现象</li></ul>

疾病名称	临床特征	组织病理学
副阴囊 （accessory scrotum）	• 阴囊皮肤位于正常位置以外,无睾丸组织 • 会阴区、腹股沟区 • 表皮皱褶,具有平滑肌	
腺性唇炎 （cheilitis glandularis）	• 小涎腺的慢性复发性炎症 • 年龄 40~70 岁(范围广泛) • 下唇 • 唇部肿胀(巨唇)伴结痂和裂隙,有黏液排出和针尖大红色斑疹	• 角化过度,灶状角化不全,炎性结痂,水肿 • 常见增大的涎腺,伴导管扩张
卵黄管残留 （omphalom-esenteric duct remnant）	• 脐带病变的亚型 • 胚胎的卵黄管残留 • 脐部区域 • 红色、带蒂的丘疹;可有黏液排出 • 可形成皮下囊肿、脐息肉、脐窦或肠瘘 • 卵黄管囊肿可能与美克尔憩室相关	• 被覆上皮通常为小肠或结肠的上皮;常从表皮突然移行为肠上皮或胃上皮

疾病名称	临床特征	组织病理学
脐尿管残留 （urachal remnant）	• 脐带病变的亚型 • 胚胎残余的脐尿管 • 出生时即有 • 脐部区域 • 可表现为脐周皮炎；若脐尿管未闭，可成为尿液从脐部排出的通道	• 内衬移行上皮，有时可见平滑肌束
纤维脐息肉 （fibrous umbilical polyp）	• 脐带病变的亚型 • 幼儿发病 • 男孩 • 脐部区域 • 结节大小为 0.4~1.2cm	• 圆顶状病变，其内间质增生，由中等量细胞性纤维组织构成，无明显炎症；成纤维细胞饱满或细长，有丰富的淡粉红色细胞质；胶原稀疏至中等；表皮皮突变平，网篮状角化过度

疾病名称	临床特征	组织病理学
复发性多软骨炎（relapsing polychondritis）	• 自身免疫性（通常为Ⅱ型胶原）风湿性疾病，软骨组织复发性炎症 • 中年人 • 耳、鼻中隔和气管支气管软骨 • 双耳松软潮红（耳垂不受累）、多发性关节炎、眼部炎症和血管炎 • 软骨进行性破坏并出现畸形（即软耳和鞍鼻） • 25% 死于呼吸系统和心血管系统并发症 • 与系统性红斑狼疮、类风湿关节炎、银屑病和 Sweet 综合征有关 • MAGIC 综合征（口腔和生殖器溃疡合并炎性软骨）：Behçet 病 + 复发性多软骨炎	• 软骨 / 边缘软骨细胞变性，病变软骨嗜碱性减弱；软骨膜炎（尤其是中性粒细胞）；陈旧性病变示软骨膜纤维化 • DIF：软骨纤维交界处 Ig/C3 沉积

疾病名称	临床特征	组织病理学

黑棘皮病
（acanthosis
nigricans）
	• 腋下、颈部和口腔黏膜（25%）
	• 临床相关疾病
	  ■ 内分泌疾病相关（胰岛素抵抗型糖尿病、Prader-Willi 综合征，肥胖）
	  ■ 副肿瘤性（胃肠道癌、肾癌、淋巴瘤）
	  ■ 家族性（常染色体显性遗传）
	  ■ 特发性（肥胖）
	  ■ 药物（口服避孕药，糖皮质激素和烟酸）
	
	• 对称分布的乳头瘤样斑块，呈天鹅绒样，有色素沉着
	• 可能与 HAIR-AN 综合征有关，本病是一种多系统疾病，见于女性，表现为高雄激素血症（HA）、胰岛素抵抗（IR）和黑棘皮病（AN）
		• 显著角化过度，乳头瘤样增生呈"教堂塔尖"状改变；表皮凹陷处角化过度，轻度棘层肥厚；基底层色素沉着；表皮突不延长

疾病名称	临床特征	组织病理学
融合性网状乳头瘤病 （confluent and reticulated papillomatosis，CRP）	• 青春期 • 上胸部（胸骨部位）、乳间和后背 • 红色至褐色，疣状无症状性丘疹，中央融合，周围呈网状 • 与黑棘皮病相比，网状改变和黏着性鳞屑更明显，天鹅绒样改变较少 • 米诺环素和异维 A 酸可能有效	• 角化过度呈波浪样、轻度乳头瘤样增生；表皮凹陷处棘层向下增生（与黑棘皮病类似，二者主要通过临床鉴别。另外，CRP 真皮浅层可见血管扩张）

疾病名称	临床特征	组织病理学
副肿瘤性肢端角化症 （acrokeratosis paraneoplastica）	• "副肿瘤性 Bazex 综合征" • 指 / 趾紫色红斑、角化和银屑病样鳞屑；继而扩展到耳部和鼻部；皮损往往先于癌症症状出现 • 与癌症相关，尤其是食管癌（通常膈上的起源） • 注：与 Bazex 综合征不同（常染色体显性遗传疾病，毛囊性皮肤萎缩、少汗、面部基底细胞癌和卷发）	• 组织病理学表现多变，典型者通常呈银屑病样，同时常有角化过度，灶状角化不全，棘层肥厚和轻度炎症浸润
红皮病 （erythroderma）	• "剥脱性皮炎" • 60 岁（平均年龄）；男性 • 皮肤发疹导致瘙痒性红斑和脱屑，几乎累及所有体表皮肤（> 90%） • 红皮病常见的可能原因："ID-SCALP" 　■ I：idiopathic（特发性） 　■ D：drug allergy（药物过敏，如苯妥英钠、异烟肼、青霉素、抗疟药和氢氯噻嗪） 　■ S：seborrheic dermatitis（脂溢性皮炎） 　■ C：contact dermatitis（接触性皮炎） 　■ A：atopic dermatitis（特应性皮炎） 　■ L：lymphoma（淋巴瘤，即：蕈样肉芽肿）and leukemia（白血病） 　■ P：psoriasis/PRP（银屑病 / 毛发红糠疹）	• 组织病理学表现多变，诊断价值有限
大藤丘疹性红皮病 （papuloeryth-roderma of Ofuji）	• 老年男性 • 泛发性扁平红色丘疹，皱褶部位不受累（"折叠椅"征） • 常与潜在的淋巴瘤或癌症有关	• 表皮正常；轻度棘层肥厚，海绵水肿，角化不全；血管周围炎症浸润（淋巴细胞、浆细胞和嗜酸性粒细胞） • 真皮内大量 S100 阳性树突状细胞
头皮感觉迟钝 （scalp dysesthesia）	• 头皮灼热、刺痛或发痒 • 常伴有心理压力 • 可伴有休止期脱发	

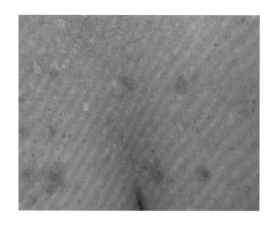

第20章 皮肤药物反应

特比萘芬皮肤反应（terbinafine drug reaction）

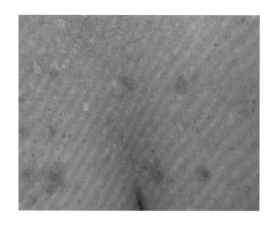

DRESS 综合征
（伴嗜酸性粒细胞增多及系统症状的药疹）
（DRESS syndrome, drug rash with eosinophilia and systemic symptoms）

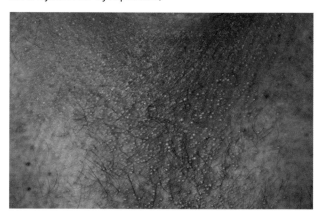

疾病名称	临床特征	组织病理学
药物反应概述		

- 最常见的药物反应
  1. 发疹性反应
  2. 荨麻疹
  3. 血管性水肿和固定型药疹
- 药物反应类型
  - Ⅰ型(超敏)反应(最主要类型):IgE 介导;可导致过敏性休克、荨麻疹和血管性水肿
  - Ⅱ型(细胞毒性)反应:未明确表明可以导致皮肤反应
  - Ⅲ型(免疫复合物):血管炎、血清病、系统性红斑狼疮样药物反应
  - Ⅳ型(迟发型超敏)反应:很少导致药物反应
- 提示药物为病因的线索
  - 嗜酸性粒细胞
  - 浆细胞
  - 活化的淋巴细胞
  - 红细胞外溢
  - 凋亡的角质形成细胞
  - 荨麻疹性水肿
  - 血管内皮细胞肿胀

疾病名称	临床特征	组织病理学
临床病理反应		
发疹性药物反应(麻疹型) (exanthematous drug reaction, morbilliform)	<ul><li>最常见的药物反应(40%)</li><li>皮疹一般出现于用药后 1~3 周</li><li>通常首先出现于躯干、受压或创伤部位;随后对称性地向四肢扩展</li><li>红斑、丘疹或麻疹样(病毒疹样)</li><li>包括:青霉素、红霉素、四环素、金制剂、卡托普利、非甾体抗炎药、氨苄西林、噻嗪类、可待因等</li><li>注:传染性单核细胞增多症、巨细胞病毒感染、慢性淋巴细胞白血病或者服用别嘌呤醇的患者,在使用氨苄西林后发疹性皮疹的发生率可达 50%~80%</li></ul>	<ul><li>非特异性;海绵水肿;空泡样变性;浅层血管周围炎伴混合炎细胞浸润(淋巴细胞、肥大细胞,偶有嗜酸性粒细胞,罕有浆细胞);位于基底层的凋亡角质形成细胞(Civatte 小体)</li></ul>
卤素皮炎 (halogenodermas)	<ul><li>包括碘疹、溴疹和氟疹,分别由摄入碘化物、溴化物、氟化物而引起</li><li>面部、颈部、背部或上肢</li><li>丘脓疱疹,进展为增生性、结节性皮损</li></ul>	<ul><li>假上皮瘤样增生伴表皮内及真皮脓肿,可见嗜酸性粒细胞</li></ul>

疾病名称	临床特征	组织病理学
药物超敏反应综合征（drug hypersensitivity syndrome）	• "DRESS 综合征"（伴嗜酸性粒细胞增多和系统症状的药疹） • 常在患者使用抗癫痫药物 1~8 周后发生 • 泛发性皮疹，发热，多器官毒性作用，血嗜酸性粒细胞增多；肝酶常升高 • 常见致敏药物：苯妥英钠、卡马西平、磺胺类药、别嘌呤醇、氨苯砜、钙通道阻滞剂	• 非特异性组织学表现
其他临床病理反应	• 可能的多种反应，诸如： 　■ 黑棘皮病：激素和糖皮质激素 　■ 痤疮：药物、化妆品、化工原料 　■ 匐行性穿通性弹力纤维病：长期应用青霉胺 　■ 多形红斑：磺胺类药、非甾体抗炎药 　■ 固定型药疹（"PABA：pseudoephedrine and phenolphthalein，aspirin，barbiturates，antibiotics and anti-inflammatory"）：伪麻黄碱（P）、酚酞（P），阿司匹林（A）、巴比妥类（B）、抗生素及抗炎药（A） 　■ 超敏反应综合征：苯妥英钠、氨苯砜、钙通道阻滞剂 　■ 多毛症：米诺地尔、口服避孕药 　■ 梗死：华法林治疗的第 1 周 　■ 脂肪代谢障碍：蛋白酶抑制剂 　■ 苔藓样药疹：β 受体阻滞剂、卡托普利、金制剂 　■ 嗜中性外泌汗腺炎：阿糖胞苷 　■ 脂膜炎 / 结节性红斑：口服避孕药、异维 A 酸、米诺环素、磺胺类药 　■ 色度沉着：抗疟药、四环素、胺碘酮 　■ 假性淋巴瘤：苯妥英钠、卡马西平 　■ 银屑病样药物反应：β 受体阻滞剂、锂制剂 　■ 脓疱性皮损：地尔硫䓬、异烟肼、头孢菌素 　■ 硬皮病样皮损：聚氯乙烯、博来霉素 　■ SLE 样反应（"HIPP：hydralazine，INH，procainamide，penicillamine"）：肼屈嗪（H）、异烟肼（I）、普鲁卡因胺（P）、青霉胺（P） 　■ SCLE 样反应（"GATCH：griseofulvin，ACE inhibitors，terbinafine，Ca channel blockers，hydrochlorothiazide"）：灰黄霉素（G）、血管紧张素转换酶抑制剂（A）、特比萘芬（T）、钙通道阻滞剂（C）、氢氯噻嗪（H） 　■ 中毒性表皮坏死松解症：磺胺类药、别嘌呤醇、非甾体抗炎药 　■ 溃疡：别嘌呤醇、羟基脲	

疾病名称	临床特征	组织病理学
致敏药物		
抗生素	• 最常见 　■ 复方新诺明:荨麻疹样反应或发疹性反应 　■ 氨苄西林:发疹性反应 　■ 阿莫西林:间擦性药疹 • 皮肤副作用发生率低的药物 　■ 大环内酯类(红霉素,阿奇霉素)	• 其他药物 　■ 氟喹诺酮:光敏感 　■ 静脉应用万古霉素:"红人 / 红颈"综合征 　■ 口服抗真菌药(特比萘芬):荨麻疹、红斑和瘙痒
非甾体抗炎药	• 反应可表现为不同程度,从红斑至 TEN 不等 　■ 阿司匹林:急性荨麻疹、慢性荨麻疹加重 　■ 布洛芬:血管炎、荨麻疹、多形红斑、结节性红斑 　■ 萘普生:固定型药疹、水疱大疱性反应	
精神类药物	• 反应呈多样化 　■ 锂制剂:痤疮样皮疹 　■ 氯丙嗪:蓝灰色变色 　■ 氯氮䓬:卟啉病加重	
苯妥英钠	• 皮肤反应的轻重程度可有所不同	
金制剂	• 通常为湿疹样或斑丘疹样反应 • 可于初次治疗 2 年后发生	
维 A 酸类	• 皮肤不良反应包括:唇炎、掌跖脱屑、化脓性肉芽肿样损害	
细胞毒性药物	• 各种可能的皮肤黏膜并发症:脱发、口腔炎、溃疡、静脉炎、色素沉着、肢端红斑、红皮病等	
重组细胞因子	• 粒细胞 - 巨噬细胞集落刺激因子(GMCSF)较粒细胞集落刺激因子(GCSF)更常见 　■ GMCSF:毛囊炎、大疱型坏疽性脓皮病、红皮病等 　■ GCSF:Sweet 综合征、大疱型坏疽性脓皮病、血管炎等 • 促红细胞生成素:多毛症,海绵水肿性反应 • 干扰素(IFN-α 的最常见副作用:脱发) • IL-2:大疱性疾病、结节性红斑	
静脉注射丙种球蛋白	• 湿疹、脱发、多形红斑、苔藓样皮炎	
蛋白酶抑制剂	• 脂肪代谢障碍、斑丘疹、膨胀纹、指 / 趾甲沟炎伴肉芽组织过度增生	

(马伟元 译　赵肖庆 校　万川 审)

第**21**章 物理因素引起的反应

热灼伤(thermal burn)

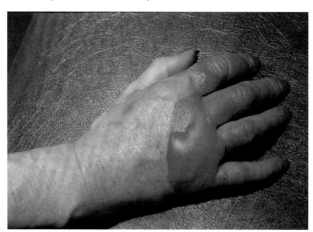

疾病名称	临床特征	组织病理学
对创伤和刺激的反应		
人工皮炎 （dermatitis artefacta）	• 可能为无意识、自我造成的皮肤病 • 诈病、智力迟钝、精神问题 • 临床及组织学表现多样；常有奇异的分布及形状；皮疹处于不同的愈合阶段 	
皮肤垢着病 （dermatitis neglecta）	• "泥土样"皮肤病，可能是由于摩擦性清洁不足 • 颈部 • 获得性、无症状的着色斑块（黑棘皮病样外观），不能用水和香皂温和地去除，但可用乙醇擦除	
压疮性溃疡 （decubitus ulcer）	• 长期卧床患者的压疮 • 受压部位（骶骨、足跟） • 分类和临床分期 　Ⅰ期：完整皮肤上压之不褪色的红斑 　Ⅱ期：部分皮肤缺损（水疱、擦伤） 　Ⅲ期：皮肤全层缺损；至其下的筋膜层 　Ⅳ期：破坏肌肉、骨骼等	• 早期改变：血管扩张和内皮细胞肿胀；肥大细胞增多；表皮及附属器坏死；表皮下大疱及坏死；丰富的纤维蛋白沉积 • 表皮再生缓慢，常需要对病变区域进行植皮
摩擦性水疱 （friction blister）	• 足跟及掌跖（韧厚的表皮，且与真皮紧密连接的部位） • 恢复迅速（数日）	• 表皮内水疱（颗粒层下）；稀疏或缺乏炎细胞浸润 • 与吸吮性水疱的不同之处在于后者位于表皮下

疾病名称	临床特征	组织病理学
足跟淤点 （calcaneal petechiae）	● "黑踵（black heel）"或"黑脚跟（talon noir）" ● 足跟、足掌（通常双侧对称） ● 伴有斑点状棕黑色素的、无痛性瘀斑 ● 常由挤夹的力量导致的损伤（例如，运动中突然停止）	● 角质层内血湖；血红蛋白（而非含铁血黄素）在真皮乳头层的毛细血管溢出后正穿过表皮排出 ● 血红蛋白染色：联苯胺染色或 5 号专利蓝（patent blue V）染色

对辐射的反应

● UVB："晒伤细胞"（角质形成细胞凋亡）、海绵水肿及后期的角化不全
● UVA：非"晒伤细胞"、轻度海绵水肿

| 日晒伤
（sunburn） | ● 暴露于紫外线
● 主要由于暴露于 UVB
● 疼痛性红斑；可形成水疱 | ● UVB 损伤导致角质形成细胞凋亡（"晒伤细胞"）、海绵水肿，后期出现角化不全；浅层血管内皮细胞肿胀；表皮内的朗格汉斯细胞减少

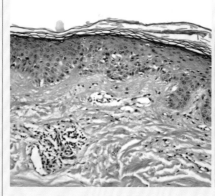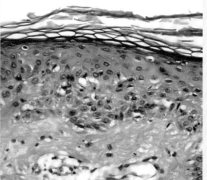
● UVA 不会导致"晒伤细胞"，仅有轻度海绵水肿 |

疾病名称	临床特征	组织病理学
早期放射性皮炎（early radiation dermatitis）	• 放疗后数周发生 • 水肿性红斑,可有水疱或溃疡形成;后期出现色素沉着和毛发脱落(脱发)	• 空泡变性或坏死的角质形成细胞;真皮水肿;表皮下水疱;血管扩张伴内皮细胞肿胀
亚急性放射性皮炎（subacute radiation dermatitis）	• 放疗后数周至数月发生	• 苔藓样组织反应,伴基底细胞空泡样变及细胞凋亡 • 有类似于急性移植物抗宿主病的特点 • "卫星现象"(卫星状细胞坏死):凋亡("死亡")的角质形成细胞,与淋巴细胞有紧密联系("接触")

疾病名称	临床特征	组织病理学
晚期放射性皮炎（late radiation changes）	• 放疗累积辐射剂量超过 1 000 拉德（rad）后数年发生 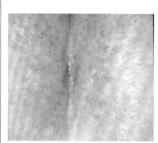 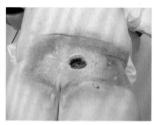 • 皮肤异色（萎缩、毛细血管扩张、色素减退、灶性色素沉着）；毛囊皮脂腺附属器消失 • 与鳞状细胞癌（侵袭性）和基底细胞癌发生风险增加有关，尤其是放疗累积辐射剂量超过 2 000 拉德	• "硬斑病样"+"辐射性非典型成纤维细胞"（细胞核大、细胞质丰富） • 皮肤萎缩伴正常皮嵴消失；出现灶性基底细胞空泡样变；真皮内肿胀、透明样变的胶原，伴有不规则嗜酸性染色；毛囊皮脂腺结构缺如，但仍见立毛肌；血管扩张（毛细血管扩张） 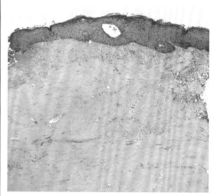 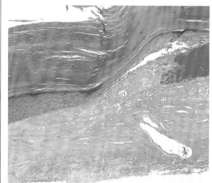 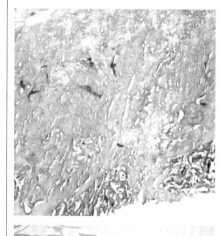 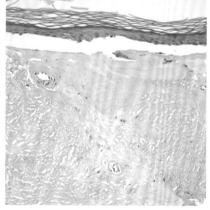

疾病名称	临床特征	组织病理学
对冷和热的反应		
热灼伤 (thermal burns)	• 在儿童,多由热的液体所引起 • 在成人,多由易燃液体所引起 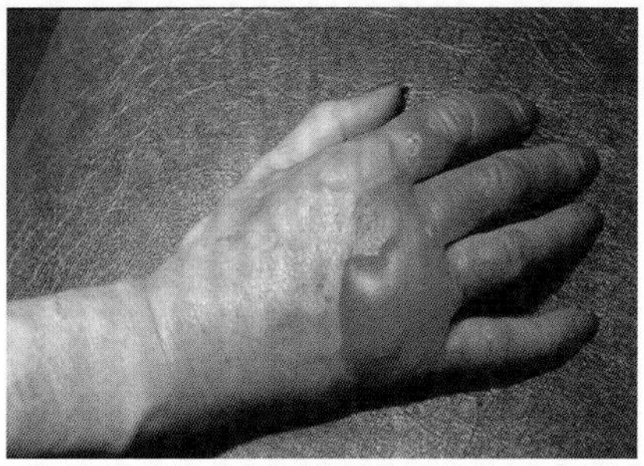 • 根据损伤程度通常分为Ⅰ度、Ⅱ度及Ⅲ度烧伤 • 有继发感染(尤其是革兰氏阴性菌)、秃发的风险 • 有鳞状细胞癌的风险(20~40年后) • 可能发生"延迟性烧伤后水疱"(烧伤后数周至数月出现表皮下水疱)	• Ⅰ度烧伤:仅表皮上部坏死(类似于日晒伤) • Ⅱ度烧伤:角质形成细胞在垂直方向上拉长;表皮坏死,伴纤维素性痂;可能破坏毛囊皮脂腺附属器(如果是深在类型);外泌汗腺发生鳞状上皮化生 • Ⅲ度烧伤:皮肤全层坏死,可能累及其下的皮下脂肪;病变边缘有炎性渗出;立毛肌消失;局部表皮下裂隙 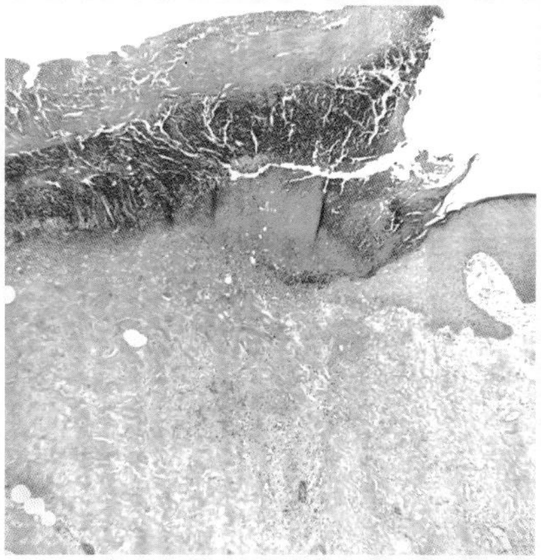 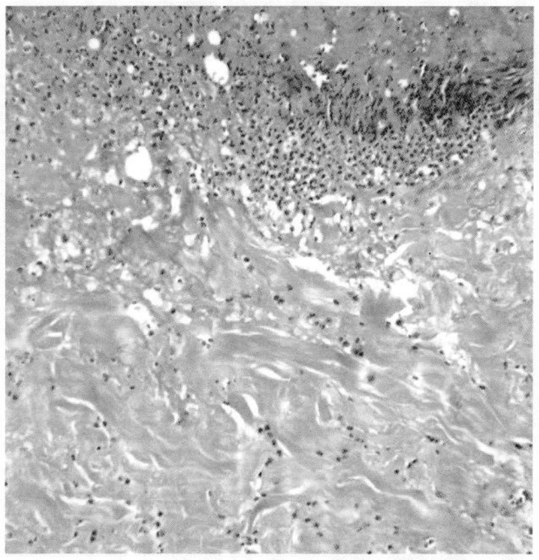
电烧伤 (electrical burns)	• 临床表现上可类似于Ⅲ度烧伤 • 严重程度不等,取决于电流、电压及皮肤接触范围	• 真表皮分离导致腔隙形成;从基底细胞至腔隙细胞质内容物被拉长;角质形成细胞在垂直方向上拉长;真皮上部胶原均一化;出血 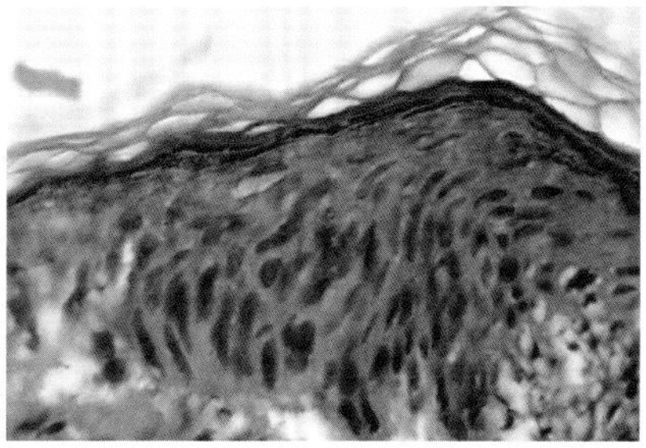 • 电烙术效应(上图)

疾病名称	临床特征	组织病理学
冻伤 (frostbite)	• 肢端部位(手指、足趾),鼻部 • 皮肤颜色呈白色或蓝白色;复温后1~2天形成水疱,继之数日后形成硬焦痂	• 坏死组织;周边有炎细胞浸润
冷冻治疗效应 (cryotherapy effects)	• 由于快速冷却及细胞内冰晶形成导致损伤;黑素细胞对冷冻损害敏感,可造成色素减退 • 液氮:-196℃ • 大致温度敏感范围 　■ 黑素细胞:-5℃ 　■ 毛囊/腺体:-20℃ 　■ 角质形成细胞:-25℃ 　■ 成纤维细胞:-35~-30℃ 　■ 良性肿瘤:-5℃ 　■ 恶性肿瘤:-50℃	• 表皮细胞失去轮廓,呈均一化变;表皮下大疱形成
多形性寒冷疹 (polymorphous cold eruption)	• 常染色体显性遗传性疾病 • 面部和四肢 • 暴露至冷空气后出现非瘙痒性、红斑性皮疹	• 浅层和深层混合炎性浸润;外泌汗腺周围以为中性粒细胞浸润为主;无血管炎改变
对光的反应		
遗传性光敏性皮肤病 (photosensitive genodermatoses)	• 着色性干皮病:DNA 修复缺陷 • Cockayne 综合征:*ERCC8* 或 *ERCC6* 基因,切除修复交叉互补基因蛋白 • Bloom 综合征 　■ "先天性毛细血管扩张性红斑" 　■ 基因 *RECQL3* • Hartnup 病:*SLC6A19* 突变 • Rothmund-Thomson 综合征 　■ "先天性皮肤异色病" 　■ *RECQ4* 解旋酶基因 • Smith-Lemli-Opitz 综合征 　■ *DHCR7* 基因 　■ 导致 7- 脱氢胆固醇还原酶的缺乏(胆固醇生物合成的最后一步) • Kindler 综合征 　■ *KIND1* 突变 　■ 编码 kindlin-1,后者参与肌动蛋白细胞骨架	

疾病名称	临床特征	组织病理学
光毒性皮炎 (Phototoxic dermatitis)	• 由于接触或摄入光敏性物质,紫外线或可见光辐射所造成的损伤(因返回基态引起能量释放) • 常为 UVA 波长导致 • 类似于日晒伤,可有水疱形成;随后出现脱屑及色素沉着 • 可能是由于含有补骨脂素和其他呋喃香豆素的植物(尤其是芹菜、欧洲防风草、胡萝卜、酸橙 / 柠檬)所致的植物 - 日光性皮炎 • 常由于外用和口服药物(呋塞米、萘普生、多西环素、噻嗪类、维 A 酸类等)所致的光毒性反应 • 光 - 甲分离可能与四环素、噻嗪类、卡托普利等药物有关	• "多形红斑(EM)样"+ 深部浸润 • 由外用药物引起:皮肤上部角质形成细胞的气球样变;坏死;凋亡的角质形成细胞("晒伤细胞");水肿 • 如果为急性,则可能仅真皮浅部炎细胞浸润 • 大疱性反应(假卟啉病)表现为表皮下疱、稀疏炎细胞浸润("少细胞"),见 424 页

疾病名称	临床特征	组织病理学
光变态反应性皮炎（photoallergic dermatitis）	● 在日晒和外用化学药物后 24~48h 发生瘙痒性、湿疹样皮疹 ● 条件 　1. 光敏性物质 　　■ 芳香剂：如合成麝香 　　■ 含二苯甲酮的遮光剂： 　　■ 苯佐卡因 　　■ 菊科植物：如雏菊、蒲公英等 　　■ 药物：伊曲康唑、维生素 B_6、四环素类、噻嗪类 　2. 光 　　■ 特别是 UVA 　3. 迟发型超敏反应（Ⅳ型）	● 类似于接触性过敏性皮炎 + 深部炎细胞浸润伴海绵水肿、断续的角化不全及部分区域棘层肥厚；海绵水肿性水疱；真皮浅层和深层炎性细胞浸润

疾病名称	临床特征	组织病理学
种痘样水疱病（hydroa vacciniforme）	• 可能为多形性日光疹（PMLE）的"瘢痕形成亚型" • Bazin 种痘样水疱病 • 日光（尤其是夏季）诱发的病因不明的间歇性、大疱性、瘢痕形成性疾病 • 儿童；男性（青春期前缓解） • 光暴露部位，尤其是面部及手背；疣状瘢痕，可以导致耳部残毁 • 暴露于日光后数小时发生，对称性、簇集性、瘙痒 / 灼烧性红斑 • 类似于有增加淋巴瘤风险的 EBV 感染性疾病的皮疹 • 膳食鱼油可提供系统性光保护作用	• "急性痘疮样苔藓样糠疹（PLEVA）样" • 坏死；海绵水肿引起表皮内水疱形成，疱内的血清含有纤维蛋白和炎细胞浸润；真皮浅层和深层炎细胞浸润 • DIF：表真皮交界处散在的颗粒状 C3 沉积
多形性日光疹（polymorphic light eruption，PMLE）	• 日晒后发生的日光诱导性皮疹 • 由 UVA、UVB 或可见光引起 • 20~40 岁（女性） • 春季和夏初；青春期后 • 光暴露部位（手背、前臂、面部） • 位于光暴露部位的非瘢痕形成性、瘙痒性、红色丘疹和斑块，呈片状排列 • 治疗方法：避光、UVB/PUVA、类固醇激素、抗疟药 • 50% 患者的光敏感随时间推移降低（"硬化现象"）	• 真皮乳头水肿，继之形成水疱（大疱）；真皮浅层和深层血管周围炎细胞浸润（主要为淋巴细胞） • 无基底细胞液化变性；朗格汉斯细胞增加（不同于典型日晒） • DIF：阴性

疾病名称	临床特征	组织病理学
光线性痒疹 （actinic prurigo）	• 可能为 PMLE 的"持久亚型" • "Hutchinson 夏季痒疹"或"遗传性 PMLE" • 日光诱导性皮疹（尤其是 UVA） • 儿童（女性） • 北美印第安人种和中美洲人种 • 与 HLA DR4/DRB1*0407（80%~90%）有关 • 主要为暴露部位的丘疹 / 结节性、瘙痒性、湿疹样皮疹（可能部分非暴露部位也可发生）；唇炎，结膜炎 • 夏季病情加重	• 组织病理缺乏特异性；棘层不规则增厚、明显的毛细血管扩张、大量的炎细胞浸润；淋巴滤泡形成 • 唇炎表现为致密的淋巴细胞浸润，有结构良好的淋巴滤泡

慢性光化性皮肤病

• 一组具有持久性光敏感、罕见的光线性皮肤病，好发于老年男性
• 光暴露部位的水肿性红斑及苔藓样斑块

持久性光反应 （persistent light reaction）	• 停用光敏剂后的光敏反应（对光敏剂及 UVB 敏感） • 光敏剂见于卤代水杨酰苯胺、噻嗪类利尿剂	• 表皮海绵水肿，伴灶状角化不全和部分区域棘层肥厚；真皮浅中层血管周围中等密度炎细胞浸润
光敏性湿疹 （photosensitive eczema）	• 类似于光接触性过敏反应（尤其是 UVB），无已知光变应原	• 表皮海绵水肿，真皮浅层炎细胞浸润，类似于光接触性过敏性皮炎
光线性类网状组织细胞增生症 （actinic reticuloid）	• 老年人 • 10% 的患者菊科植物（雏菊，蒲公英等）光斑贴试验阳性 • 红皮病样皮疹发作时可累及非暴露部位（对 UVA/UVB 敏感，亦常对可见光敏感）	• 类似于皮肤 T 细胞淋巴瘤，但表皮内主要为 $CD8^+$ 淋巴细胞（不同于 CTCL）；真皮浅层和深层 $CD4^+$ 及 $CD8^+$ 淋巴细胞浸润；大的淋巴样 T 细胞；淋巴细胞外渗；"Pautrier 样"微脓肿
肱桡瘙痒症 （brachioradial pruritus）	• 累及肱桡肌区域的罕见的、复发性、局限性、瘙痒性、日光性皮肤病 • 可能与颈椎疾病有关	• 正常外观的表皮和真皮；肥大细胞轻微增多

（马伟元 译 赵肖庆 校 万川 审）

皮肤感染与寄生虫病

组织学模式	病因		
感染和寄生虫病的组织学模式			
栅栏状肉芽肿 (palisading granulomas)	• 暗色丝孢霉病 • 分枝杆菌病 • 螺旋体病	• 孢子丝菌病 • 隐球菌病 • 球孢子菌病	• 猫抓病 • 性病性淋巴肉芽肿 • 血吸虫病
结核样肉芽肿 (tuberculoid granulomas)	• 结核 • 结核疹 • 结核样麻风 • 梅毒(二期晚期或三期)	• 皮肤癣菌病(Majocchi 肉芽肿) • 隐球菌病 • 链格孢病 • 组织胞浆菌病 • 利什曼病	• 原藻病 • 瘢痕疙瘩性芽生菌病 • 棘阿米巴病 • 棘皮动物损伤 • 弧菌属和红球菌属感染
化脓性肉芽肿 (suppurative granulomas)	• 非典型分枝杆菌感染 • 性病性淋巴肉芽肿 • 芽生菌病样脓皮病 • 原藻病	• 放线菌病 • 诺卡菌病 • 足菌肿	• 隐球菌病 • 曲霉病 • 深部真菌感染
组织细胞性肉芽肿 (histiocyte granulomas)	• 非典型分枝杆菌感染 • 瘤型麻风 • 利什曼病	• 软化斑:细胞质内 Michaelis-Gutmann 小体	
组织细胞和浆细胞 (histiocytes and plasma)	• 鼻硬结病 • 梅毒 • 雅司病	• 腹股沟肉芽肿(亦有脓肿)	
浆细胞为主 (plasma cells predominate)	• 梅毒 • 雅司病 • 性病性淋巴肉芽肿	• 软下疳 • 内脏利什曼病 • 锥虫病	• 节肢动物叮咬(少见) • 弧菌属感染

组织学模式	病因		
嗜酸性粒细胞为主（eosinophils predominate）	• 节肢动物叮咬 • 蠕虫感染	• 刺胞动物（腔肠动物）接触	• 皮下藻菌病
中性粒细胞为主（neutrophils predominate）	• 脓疱病（角层下中性粒细胞） • 臁疮 • 蜂窝织炎 • 丹毒（浅表水肿） • 腹股沟肉芽肿（微脓肿） • 软下疳（浅表中性粒细胞）	• 炭疽 • 播散性结核和 AIDS 患者 • 麻风结节性红斑 • 放线菌病 • 诺卡菌病 • 足菌肿 • 蚤咬	• Lucio 现象 • 雅司病和品他病（表皮内脓疱） • 芽生菌病样脓皮病 • 脓癣 • 暗色丝孢霉病 • 曲霉病 • 毛霉病（常见梗死）
寄生虫性巨噬细胞（parasitized macrophages）	• 鼻硬结病 • 腹股沟肉芽肿 • 瘤型麻风	• 组织胞浆菌病 • 利什曼病	• 弓形体病（假性囊肿） • 青霉菌感染
寄生虫性多核巨细胞和 / 或异物反应（parasitized multinucleate giant cells and/or foreign body reaction）	• 真菌感染 • 原藻病	• 血吸虫病 • 组织内蠕形螨属	• 恙虫病
真皮浅层和深层血管周围淋巴细胞性炎症（superficial and deep dermal perivascular lymphocytic inflammation）	• 麻风（未定类型） • 二期梅毒（浆细胞）	• 节肢动物叮咬 • 珊瑚反应：经常间质内可见嗜酸性粒细胞	• 盘尾丝虫属：淋巴管内微丝蚴
银屑病样表皮增生（psoriasiform epidermal hyperplasia）	• 慢性念珠菌病 • 叠瓦癣	• 慢性皮肤癣菌病（罕见）	
假上皮瘤样增生或不规则性表皮增生（pseudoepitheliomatous or irregular epidermal hyperplasia）	• 阿米巴病 • 皮肤黏膜利什曼病 • 血吸虫病 • 雅司病 • 鼻硬结病 • 腹股沟肉芽肿	• 结核 • 弧菌属感染 • 深部真菌感染 • 人乳头瘤病毒感染 • 挤奶工结节和羊痘	• 芽生菌病样脓皮病：斜毛囊，引流窦道 • HIV 中的疣状疱疹或水痘 • 弓形体病（罕见） • 慢性节肢动物叮咬（罕见）

组织学模式	病因		
毛囊炎和/或毛囊周围炎（folliculitis and/or perifolliculitis）	• 皮肤癣菌病 • 糠秕孢子菌性毛囊炎 • 化脓性细菌感染	• 单纯疱疹 • 带状疱疹 • 蠕形螨属	• 幼虫移行症:嗜酸性毛囊炎 • 梅毒（罕见）
血管炎（vasculitis）	• 麻风结节性红斑 • Lucio 现象 • 坏疽性深脓疱病 • 坏死性筋膜炎	• 脑膜炎球菌/淋球菌败血病 • 巨细胞病毒感染:内皮包涵体 • 蜘蛛咬伤	• 复发性疱疹:苔藓样淋巴细胞性血管炎 • 立克次体感染:淋巴细胞性血管炎 • 丘疹坏死性结核疹
组织坏死（tissue necrosis）	• 坏疽性深脓疱病 • 坏死性筋膜炎 • 白喉 • 炭疽 • 兔热病 • 猫抓病 • 立克次体感染（可见焦痂）	• 严重的麻风反应状态 • 皮肤瘰疬 • 溃疡分枝杆菌感染 • 丘疹坏死性结核疹 • 软下疳（仅浅表坏死）	• 疱疹性毛囊炎 • 毛霉病 • 蚊、蜘蛛和甲虫叮咬 • 急性蜱叮咬 • 石斑鱼/黄貂鱼接触 • 羊痘 • 阿米巴病
表皮海绵水肿（epidermal spongiosis）	• 皮肤癣菌病 • 念珠菌病 • 尾蚴性皮炎:亦有嗜酸性粒细胞和中性粒细胞 • 幼虫移行症	• 恙螨叮咬 • 节肢动物叮咬 • 来自 Hylesia 属的飞蛾接触 • 接触甲虫	• 对刺胞动物的迟发型反应 • 病毒感染:HHV-6、柯萨奇病毒
表皮内水疱（intraepidermal vesiculation）	气球样变和核内包涵体 • 单纯疱疹 • 带状疱疹 • 水痘 • 羊痘和挤奶工结节:表皮浅层细胞质苍白	• 手足口病 • 类丹毒:真皮浅层水肿 • 甲虫叮咬	• 节肢动物叮咬 • 皮肤癣菌病 • 念珠菌病
组织切片中的寄生虫（parasite in tissue sections）	• 蠕虫和节肢动物感染 • 来自某种海洋生物的损伤		
"无异常改变"的皮肤病（"invisible dermatoses"）（HE 染色显示正常外观的组织切片）	• 红癣 • 花斑糠疹（孢子和菌丝）	• 皮肤癣菌病:角质层呈致密正角化、并见中性粒细胞，"三明治征"	• 窝状角质松解症:窝状缺损、凹陷,苍白的角质层,可见细菌
梭形细胞假性肿瘤（spindle cell pseudotumors）	• 非典型分枝杆菌 • 组织样麻风瘤 • 慢性萎缩性肢端皮炎		

（张德志 译 赵肖庆 校 万川 审）

大疱性脓疱疮（bullous impetigo）

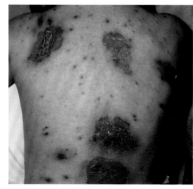
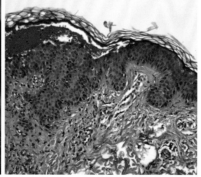

疾病名称	临床特征	组织病理学
浅部化脓性感染		
寻常型(非大疱性)脓疱疮 [common (non-bullous) impetigo] [革兰氏染色]	• 金黄色葡萄球菌(首位原因),化脓性链球菌 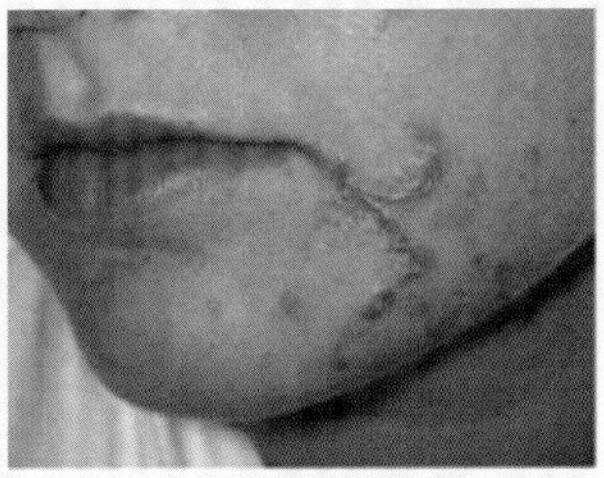 • 红色丘疹发展为结蜜黄色痂的水疱;鼻和口周好发 • 临床检测:抗 DNase B 抗体	• 中性粒细胞移入表皮并聚集于角质层下方;革兰氏阳性球菌;真皮乳头中度炎细胞浸润 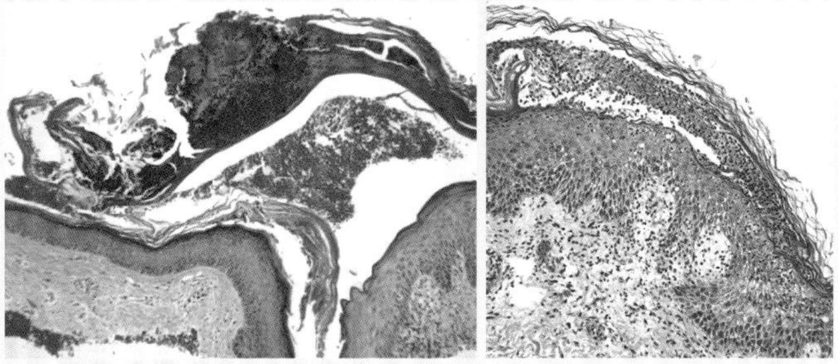
大疱性脓疱疮 (bullous mpetigo) [革兰氏染色]	• "局限型 SSSS",由原发部位葡萄球菌性表皮松解毒素引起 • 早产儿、慢性肾功能不全患者(由于肾排泄毒素功能差) 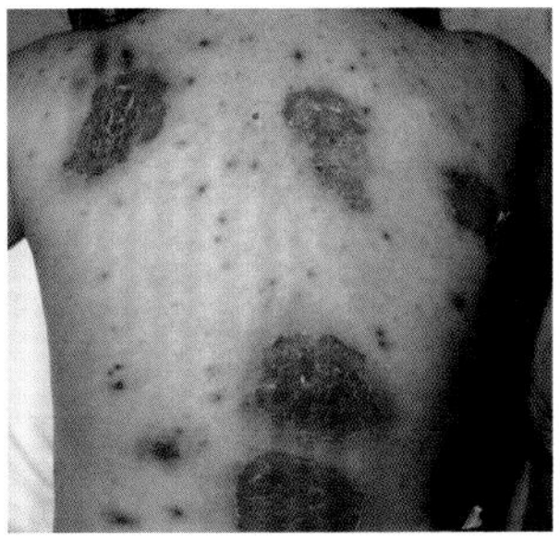 • 可局限或泛发 • 松弛性大疱形成"漆面样"糜烂 • 噬菌体Ⅱ组金黄色葡萄球菌(剥脱毒素 A 作用于桥粒芯糖蛋白 1)	• 角层下疱,有少量中性粒细胞和棘层松解细胞;革兰氏染色阳性球菌;真皮乳头中度炎细胞浸润 • 由局部产生的剥脱性毒素导致(与其不同,SSSS 累及远隔部位) 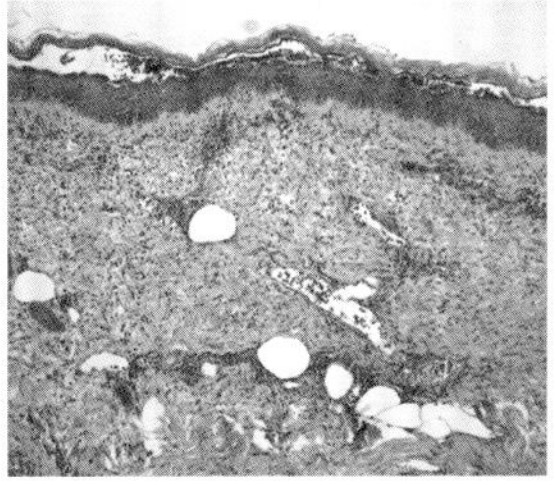 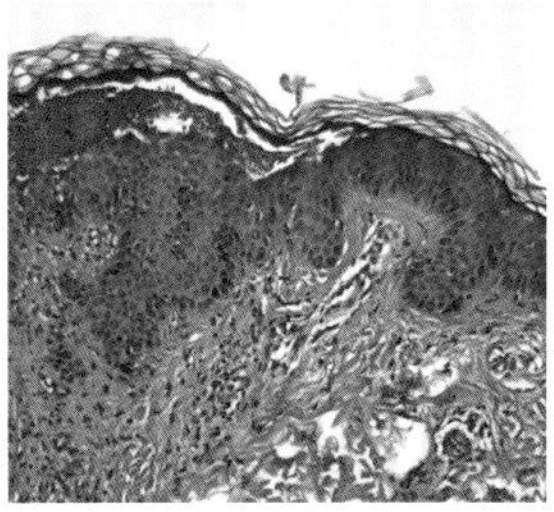 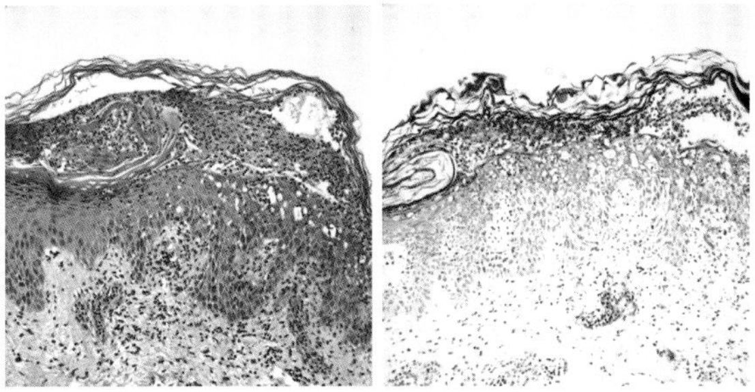 • 革兰氏染色见细菌(右上图)

疾病名称	临床特征	组织病理学
葡萄球菌性"烫伤样皮肤"综合征 [staphylococcal "scalded skin" syndrome (SSSS)]	<ul><li>亦称为"Ritter 病"或"新生儿天疱疮"</li><li>通常发生于婴儿和 6 岁以下儿童</li><li>面、颈部好发（一般无黏膜累及，与 SJS/TEN 不同）</li></ul><ul><li>前期有上呼吸道感染，结膜炎或带菌状态</li><li>突然发生皮肤疼痛，猩红热样出疹，继而形成大而松弛的水疱；尼氏征阳性；大面积表皮剥脱</li><li>噬菌体Ⅱ组金黄色葡萄球菌；表皮剥脱毒素 A 和 B（B 型更常见）（剥脱毒素作用靶点是桥粒芯糖蛋白 1）</li></ul>	<ul><li>未见细菌；表皮内角质层下（颗粒层）出现裂隙，伴有稀疏的中性粒细胞，少许棘层松解细胞；真皮内稀疏混合炎细胞浸润</li></ul><ul><li>由远离定植部位产生的剥脱毒素导致</li></ul>
葡萄球菌中毒性休克综合征（staphylococca toxic shock syndrome）	<ul><li>15~35 岁</li><li>见于在经期使用卫生棉条的妇女；伤口感染</li><li>红皮病样，斑状发疹，突然发热，系统症状（乏力、心悸、恶心、呕吐），休克；黏膜炎症</li><li>毒素所致，血培养阴性</li><li>金黄色葡萄球菌菌株释放 TSST-1（在月经期作为"超抗原"引发疾病）和肠毒素 B、C（见于 50% 非月经病因）</li></ul>	<ul><li>灶性海绵水肿伴有少许中性粒细胞浸润；角质形成细胞变性；浅层血管周围／间质内混合炎细胞浸润；血管炎但无纤维素沉积</li></ul>
链球菌中毒性休克综合征（streptococcal toxic shock syndrome）	<ul><li>成人</li><li>发生于有深部软组织感染背景下（50% 来源不明）</li><li>肢体剧烈疼痛（不同于葡萄球菌中毒性休克综合征）；发热；休克；器官衰竭</li><li>链球菌菌血症（60%）</li><li>A 族链球菌（化脓性链球菌）外毒素和 M 蛋白对人体免疫系统发挥"超抗原"作用</li><li>治疗：支持治疗；通常包括克林霉素（可抑制细菌毒素产生）</li></ul>	<ul><li>与坏疽性臁疮相似，表皮／真皮坏死；真皮出血；混合炎细胞浸润；血管炎</li></ul>

疾病名称	临床特征	组织病理学
肛周链球菌性皮炎（perianal streptococcal dermatitis）	• "肛周蜂窝织炎" • 儿童（7 个月至 8 岁）；可能发生在上呼吸道感染之后 • 肛周区域 • 肛周境界清楚的红斑，伴脱屑；可能促发点滴状银屑病 • A 组 β 溶血性链球	
臁疮（ecthyma）	• "深脓疱疮" • 感染波及部分真皮组织（比脓疱疮感染深） • 儿童 • 四肢好发 • 通常是由于 A 族链球菌（化脓性链球菌）引起 • 脓性水疱发展成穿凿状坏死的基底 • 无全身症状	• 革兰氏阳性球菌；皮肤溃疡形成，覆以炎痂；真皮网状层（溃疡基底）重度中性粒细胞浸润

疾病名称	临床特征	组织病理学
坏疽性臁疮 （ecthyma gangrenosum）	• 臁疮的严重类型 • 通常见于免疫抑制的败血症患者 • 铜绿假单胞菌引起 • 紫癜样斑片基础上形成出血性大疱,继而形成溃疡,中央见灰黑色焦痂;败血症引起发热、低血压、心动过速等	• 大量革兰氏阴性球菌;表皮 / 真皮坏死;真皮出血;混合性炎细胞浸润;血管炎
深部化脓性感染(蜂窝织炎)		
丹毒 （erysipelas）	 • 浅表型蜂窝织炎,累及真皮深层及淋巴管 • 下肢、面部好发 • 界限清楚伴边缘隆起的疼痛性红斑,进展迅速;皮损边缘可以出现水疱;淋巴结肿大 • 通常是由 A 族链球菌导致(化脓性链球菌) • 治疗:青霉素或红霉素(青霉素过敏)	• 表皮下水肿甚或水疱形成;重度中性粒细胞浸润(但无脓肿)
类丹毒 （erysipeloid）	• 亦称为"钻石皮肤病" • 肉类和鱼类加工者 • 指缝;手,但不累及手指末端 • 红色皮损区域累及指缝提示多为全身型 • 由于猪红斑丹毒丝菌(革兰氏阳性),腐败的有机物污染(肉和鱼) • 治疗:青霉素或红霉素	• 真皮乳头显著水肿,下方弥漫性混合炎症细胞浸润
水疱性远端指炎 （blistering distal dactylitis）	• 不常见,感染局限于末端指 / 趾掌侧脂肪垫 • 由显著的表皮下水肿引起 • 最常见的原因是 A 族链球菌	

疾病名称	临床特征	组织病理学
蜂窝织炎 （cellulitis）	• 境界不清的真皮和皮下感染 • 境界不清的疼痛性红斑（红，痛，热，肿），可能由以下原因导致 　■ 金黄色葡萄球菌（儿童） 　■ 流感嗜血杆菌（儿童面部） 　■ A 族链球菌（成人） 　■ 创伤弧菌（四肢） 　■ 巴氏德杆菌（猫咬伤） 　■ 啮蚀艾肯菌（拳击伤，人咬）	• 类似丹毒，表现为水肿和重度炎细胞浸润；炎症浸润累及皮下组织，可导致小叶间隔性脂膜炎
坏死性筋膜炎 （necrotizing fasciitis ）	• 蜂窝织炎的罕见类型（"食肉细菌"）侵袭到更深的组织，可达肌层 • 腿部好发 • 边界不清的红斑；出血性水疱；坏死；可有全身症状 • 混合感染（首位原因），A 族链球菌（10%）、假单胞菌、葡萄球菌等 • Fournier 坏疽：坏死性筋膜炎，累及会阴 / 阴囊，通常见于老年人	• 血管炎：血管壁炎症反应；血栓形成；混合性炎症细胞浸润；表皮、真皮和皮下组织浅层坏死
梭状芽孢杆菌性肌坏死（"气性坏疽"） [clostridial myonecrosis（"gas gangrene" ）]	• 深层厌氧菌性蜂窝织炎（肌肉和软组织坏死） • 老年人易患（糖尿病或血管疾病）；胃肠道手术术后 • 恶臭、痛性坏死结节、中毒性水疱，含褐色液体；有时出现捻发音 • 产气荚膜梭状芽孢杆菌，毒素（α- 毒素和产气荚膜梭菌溶血素）破坏深层组织	
进行性细菌性协同性坏疽 （progressive bacterial synergistic gangrene）	• "Meleney 溃疡" • 通常在手术伤口位置 • 硬结、溃疡区域伴有坏疽性边缘 • 消化链球菌和金黄色葡萄球菌或肠杆菌科细菌混合生长	
糜烂性脓疱性皮病 （erosive pustular dermatosis）	• 老年患者 • 日光损伤性头皮 • 广泛糜烂和结痂丘疹，导致瘢痕性脱发	

疾病名称	临床特征	组织病理学
芽生菌病样脓皮病（blastomycosis-like pyoderma）	• 大片疣状斑块上镶嵌有多个脓疱及窦道 • 经常从组织中分离出金黄色葡萄球菌和假单胞菌	• 重度浸润，小脓肿形成；少量肉芽肿形成；假上皮瘤样增生；表皮内微脓肿；部分病例有日光性弹力纤维变性
棒状杆菌感染（革兰氏阳性杆菌）		
白喉（diphtheria）	• 热带地区罕见的皮肤感染 • 境界清楚的"穿凿样"溃疡，边缘不规则；基底有灰白色腐肉覆盖；可有严重的淋巴结炎 • 白喉棒状杆菌（革兰氏阳性），通常导致假膜咽炎	• 表皮和真皮坏死；可见杆菌；坏死性基底
红癣（erythrasma）［PAS 染色，银染色，吉姆萨染色］	• 潮湿区域和皮肤褶皱部位的浅表性局部细菌感染 • 老年人，糖尿病患者和肥胖者 • 腋窝，腹股沟和糖尿病患者足趾间常见 • 红色斑片形状不规则，边界清楚，有细小鳞屑，发展为褐色斑片，通常无症状 • 微小棒状杆菌（革兰氏阳性，类白喉）所致 • 伍德灯显示珊瑚红色荧光（细菌产生的水溶性粪卟啉Ⅲ所致） • 治疗：外用红霉素或 1% 克林霉素（可口服治疗多发斑块）	• 往往外观正常（"无异常改变"的皮肤病的一种） • 革兰氏染色和 PAS 染色显示浅表角质层有棒状细菌
毛孢子菌病（trichomycosis）	• 腋窝和阴毛的细菌感染 • 毛干上附有黄褐色凝结物；汗水红染，有臭味 • 通常是纤细棒状杆菌（正常菌群）所致，其他菌种也有可能 • 治疗：剃毛发，抗菌肥皂 / 过氧化氢	

疾病名称	临床特征	组织病理学
窝状角质松解症（pitted keratolysis）［甲胺银染色］	• 角质层浅表细菌感染导致跖部点状剥蚀（手 / 手掌少见） • 气候炎热；足部潮湿（如多汗症） • 足跖面，特别是着力点 • 足部多发，无痛，穿凿样的凹陷；可能形成污褐色浸渍外观；有臭味 • 常由不动盖球菌（旧称：栖息微球菌）和棒状杆菌属产生的蛋白酶降解角蛋白所致	• 皮肤苍白区域角质层有多个漏斗状的缺损；缺损的基底和边缘有细丝状和球状细菌

疾病名称	临床特征	组织病理学
奈瑟菌属感染（Neisserial infections）		
脑膜炎球菌感染（meningococcal infections）	• 婴儿（6~12 个月）和青年人 • 如果无脾或 C5、C6、C7、C8 缺乏，患病风险增加 • 红斑、结节、瘀斑；如果发生暴发性紫癜则有出血性皮损 • 脑膜炎奈瑟菌 • 治疗：静脉滴注青霉素或氯霉素（青霉素过敏）；考虑用利福平预防性治疗接触者	• 急性血管炎伴纤维素性血栓和纤维素外渗，血管内和周围中性粒细胞浸润
淋球菌感染（gonococcal infections）	• 淋病奈瑟菌（革兰氏阴性双球菌和丝状纤毛） • 类型 　■ 急性，经典型淋球菌感染（尿道炎） 　■ 播散型淋球菌感染（肢端坏死、出血性脓疱、发热、少关节型关节炎） 　■ 新生儿眼炎 　■ 生殖器外淋球菌感染 • Fitz-Hugh-Curtis 综合征：盆腔炎 + 肝周炎（右上腹疼痛）	• 脓疱形成和表皮坏死；红细胞外溢、血栓；可见细胞内革兰氏阴性双球菌
分枝杆菌感染（mycobacterial infections）		
结核病概述（tuberculosis overall）	• 结核分枝杆菌（抗酸杆菌） • 外源性暴露或内部感染蔓延可能引起皮肤受累	
原发性结核（primary tuberculosis）	• "结核性下疳" • 非致敏宿主的原发性外源性感染，即以前没有接触过病原体 • 免疫力低 • 无痛、红褐色丘疹、溃疡形成（"结核性下疳"）；局部淋巴结肿大	• 混合浸润（中性粒细胞、淋巴细胞和浆细胞）；浅表坏死及溃疡；晚期结核性肉芽肿可能有干酪样坏死 • 容易找到抗酸杆菌；但进展为肉芽肿时菌量很少

疾病名称	临床特征	组织病理学
寻常狼疮 (lupus vulgaris)	• 从远处的结核灶血行播散所致（在结核杆菌再感染类型中居首位） • 免疫力强 • 年轻成人 • 头颈部、阴茎 • 多发性红褐色丘疹融合成斑块，玻片压诊法可见"苹果酱"外观 • 可能发生挛缩，淋巴水肿，鳞状细胞癌	• 皮肤结核样肉芽肿，很少 / 没有干酪样坏死；朗汉斯巨细胞明显；通常找不到抗酸杆菌
疣状皮肤结核 (tuberculosis verrucosa cutis)	• "疣状结核" • 发生在已致敏宿主的外源性再感染（最常见的皮肤结核） • 免疫力强 • 手背或手指背侧、腿 • 单发，化脓性疣状斑块；通常情况下有职业性接触（例如，尸检）	• 表皮角化过度，增生肥厚；表皮内中性粒细胞微脓肿；干酪样肉芽肿；可见抗酸杆菌

疾病名称	临床特征	组织病理学
瘰疬性皮肤结核（scrofuloderma）	• 从潜在感染灶（例如淋巴结、骨骼）直接扩展蔓延到皮肤 • 低免疫力 • 颈部，下颌下区域 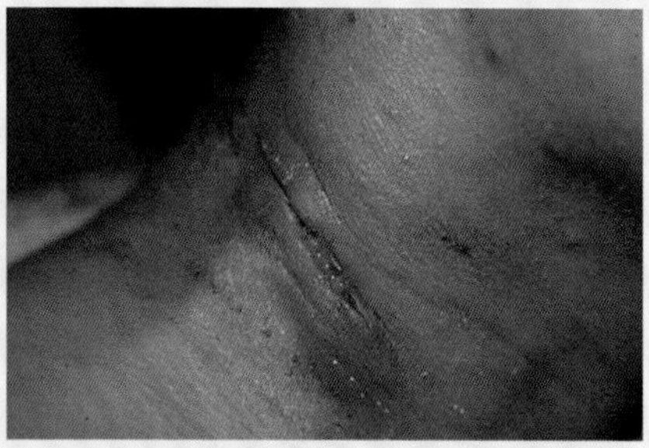 • 潜行性溃疡或有排脓的窦道；边缘呈蓝色；周围硬结；暗淡，红色 • 非典型分枝杆菌是常见的病因	• 表皮萎缩或溃疡形成；表皮下方的脓肿周围组织细胞浸润；坏死组织周围形成肉芽肿；脓液涂片中找见抗酸杆菌，组织中抗酸杆菌不常找见 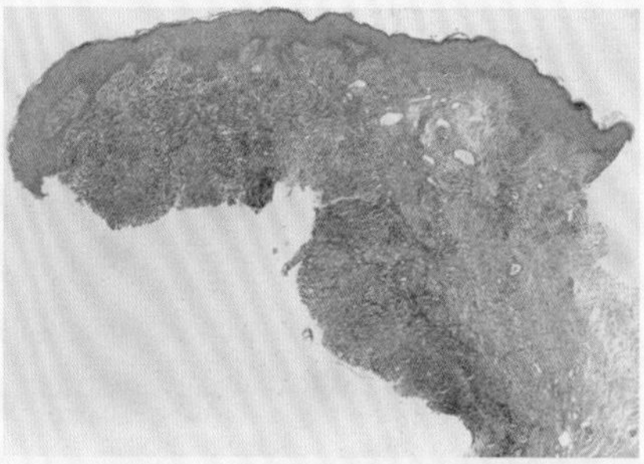 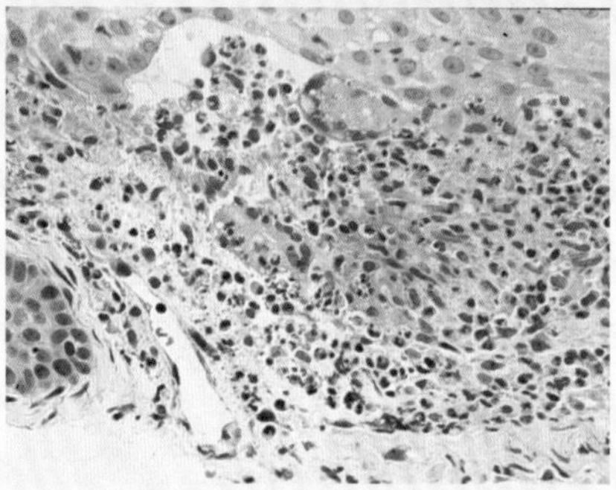 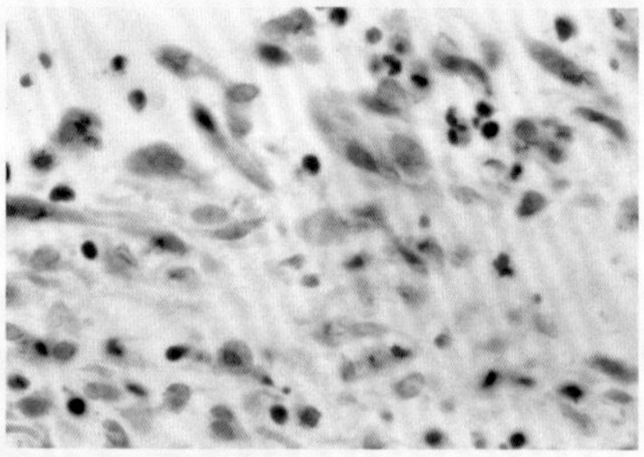 Fite 染色（上图）

疾病名称	临床特征	组织病理学
腔口结核 （orificial tuberculosis）	• 通过体内进展期结核的自体接种传播（通常为肺） • 免疫力低下 • 口腔浅溃疡	• 溃疡形成，下方干酪样肉芽肿 • 可找到大量抗酸杆菌
播散性粟粒性皮肤结核 （disseminated miliary cutaneous tuberculosis）	• 来自肺 / 脑膜等部位的血行播散 • 免疫力低 • 儿童和免疫抑制患者 • 泛发性红色小斑疹 / 丘疹，出现坏死并形成小溃疡	• 组织细胞包围的中性粒细胞脓肿中见大量抗酸杆菌

疾病名称	临床特征	组织病理学

结核疹
(tuberculids)
(Id 反应)
	• 远离部位活动性感染的结核杆菌抗原引起的超敏反应,因此不能在皮损中分离出细菌;患者免疫力强,同时对病原体过敏
	• 分型
	  1. 丘疹性坏死性结核疹(最常见)
	    ■ 儿童
	    ■ 小腿,特别是小腿屈侧
	    ■ 蓝红色斑块和结节
	    ■ 组织病理:溃疡和 V 形坏死区域;周围组织细胞和炎症细胞栅栏状围绕;形成典型的肉芽肿;血管炎
	  2. 硬红斑
	    ■ 女性(90%)
	    ■ 四肢、臀部
	    ■ 复发性、暗红色坏死性丘疹;愈合后形成天花样瘢痕
	    ■ 组织病理:小叶性脂膜炎(难以与结节性血管炎区别)
	  3. 瘰疬性苔藓
	    ■ 儿童至年轻人
	    ■ 躯干
	    ■ 无症状,毛囊周围苔藓样丘疹
	    ■ 组织病理:毛囊和汗腺周围炎症;肉芽肿(非苔藓样模式)	

非典型(非结核)分枝杆菌		
溃疡分枝杆菌感染 (mycobacterium ulcerans infection) [抗酸染色]	• "布鲁里溃疡" • 儿童至年轻人 • 中非(湿地地区) • 腿下部 • 丘疹/脓疱形成无痛的溃疡,具有潜行性边缘 • 溃疡分枝杆菌会产生导致溃疡的外毒素 • 治疗:常采用手术切除	• 在真皮和脂肪发生广泛的"凝固性"坏死伴轻微炎症反应;可见细胞外抗酸杆菌

疾病名称	临床特征	组织病理学
海鱼分枝杆菌感染（mycobacterium marinum infection）	• "游泳池肉芽肿" • 手,肘,膝盖 • 在水环中外伤后 1~2 周出现孤立性疣状结节/斑块 • 皮损可沿着淋巴管排列,形成"孢子丝菌病"样外观 • 病原体存在于游泳池,水族馆和港湾中 • 病原体不能在体内高温环境下繁殖,因此停留在皮肤中	• 表皮变化多样（溃疡,棘层增厚,假上皮瘤样增生）;脓肿,肉芽肿少见,无干酪样坏死;慢性炎性浸润

疾病名称	临床特征	组织病理学
偶遇分枝杆菌、龟分枝杆菌 / 脓肿分枝杆菌感染（mycobacterium fortuitum and chelonae/abscessus）	• 快速生长组包括偶遇分枝杆菌、龟分枝杆菌与脓肿分枝杆菌 • 存于土壤、灰尘和水中 • 最常见的感染方式：注射后出现脓肿 • 肢体远端多发红色结节或"孢子丝菌病样"模式	• 肉芽肿边界不清，伴灶状坏死；容易找见成簇杆菌

疾病名称	临床特征	组织病理学
鸟分枝杆菌和细胞内分枝杆菌感染（mycobacterium avium intracellulare）	<ul><li>生长缓慢</li><li>存在于水、土壤和乳制品中</li><li>免疫抑制宿主</li><li>引起肺部慢性感染，腿部多发性化脓性腿部溃疡</li></ul>	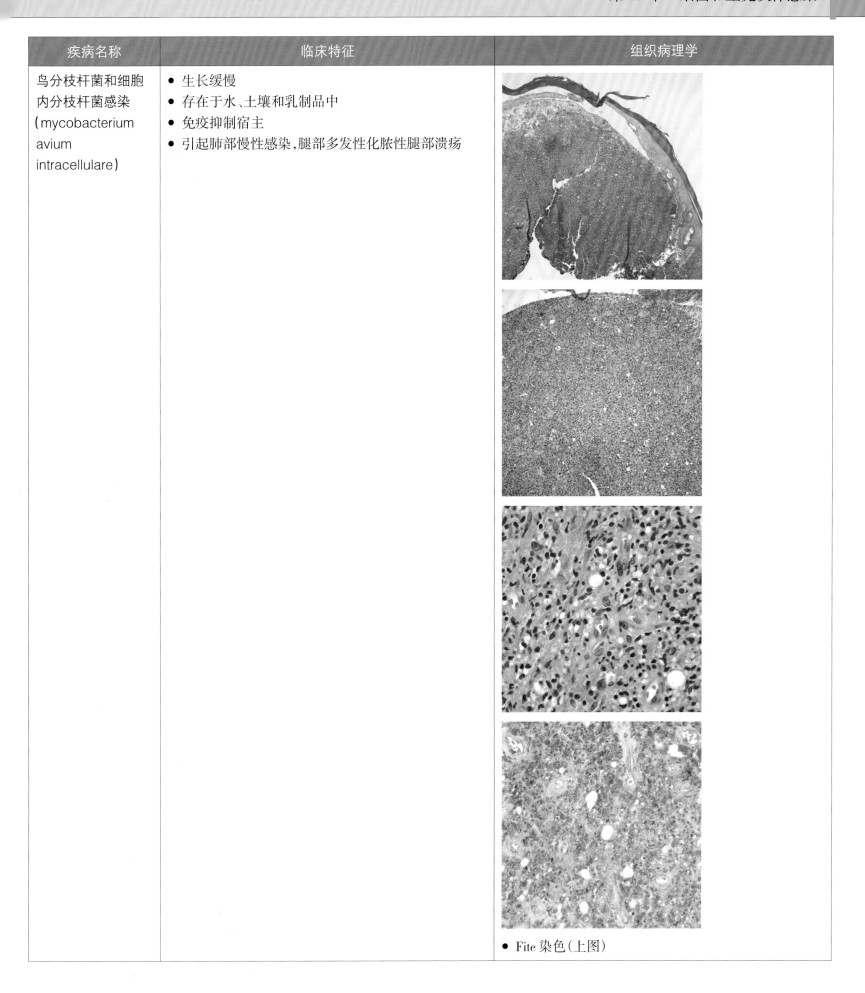 • Fite 染色（上图）

疾病名称	临床特征	组织病理学
麻风或 "Hansen 病" (Leprosy or "Hansen's disease")		
麻风分枝杆菌,革兰氏阳性专性胞间菌,抗酸染色、Fite 染色和 Ziehl-Neelsen 染色阳性 ● 近距离接触,通过患者鼻或口腔黏膜的飞沫传播;潜伏期平均 5 年 ● 主要感染皮肤、鼻腔黏膜和外周神经(寄生在巨噬细胞和施万细胞内);见于皮温较低部位(35℃生长);如影响到神经,首先丧失的感觉是温度觉 ● 可以在小鼠脚垫和九带犰狳繁殖麻风杆菌 ● 热带地区国家流行;2/3 的病例在印度		
未定类麻风 (indeterminate leprosy)	● 初期感染,反应类型未明确 ● 肢体 ● 孤立、色素减退或淡红色损害;感觉正常。 ● 自发性愈合,但 25% 患者发展为下述确定类型之一	● 真皮浅深层血管、神经和皮肤附属器周围淋巴细胞浸润;有明显的肥大细胞浸润(需高度怀疑麻风) 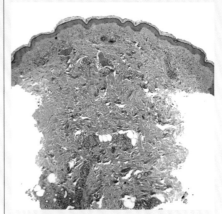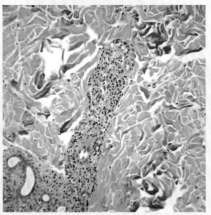

疾病名称	临床特征	组织病理学
界线类麻风 (borderline leprosy, BB)	• 免疫反应开始出现,但尚不能彻底消除病原 • 不稳定的形式 • 皮损多发;不对称红色或铜色的斑片,边缘不清,常为环状;中等程度的感觉减退	• 境界不清的上皮样肉芽肿,缺乏朗汉斯巨细胞;表皮下无浸润带(Grenz 区);找见抗酸杆菌
界线类偏瘤型麻风 (borderline-lepromatous leprosy)	• 皮损较界限类麻风多,有光泽,界限欠清 • 巨噬细胞,而不是上皮样细胞聚集;存在无浸润带;数量不等的淋巴细胞	

疾病名称	临床特征	组织病理学
瘤型麻风 (lepromatous leprosy, LL)	• "细胞免疫低下 + 大量杆菌" • Th2 细胞(抗体介导的)反应,尤其是 IL-4、IL-5、IL-10、IL-13 • 潜伏期:10 年 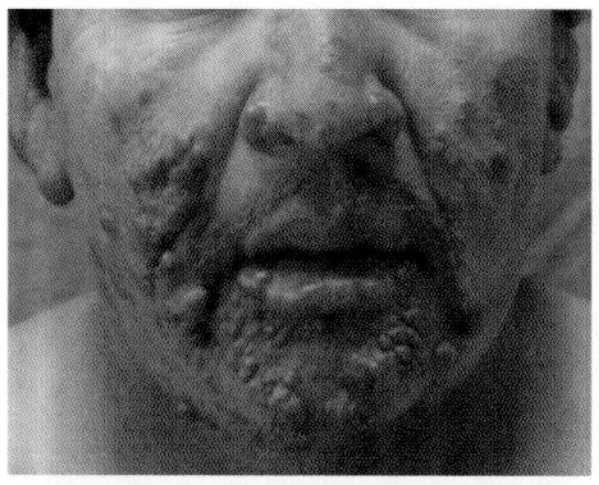 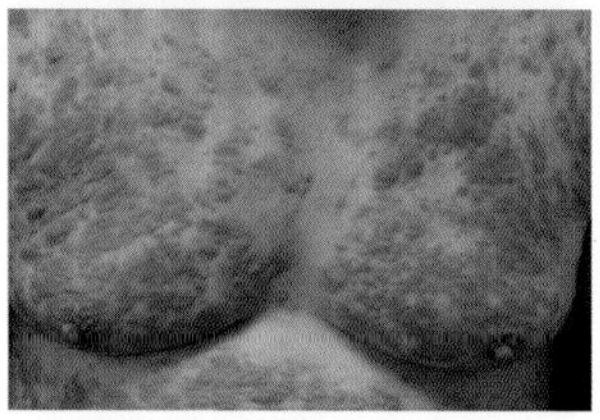 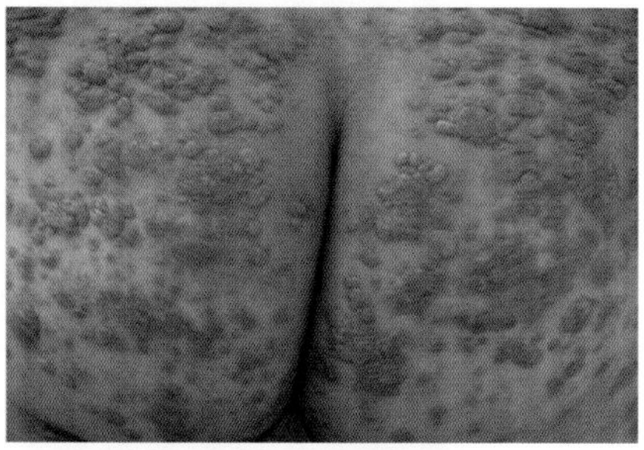 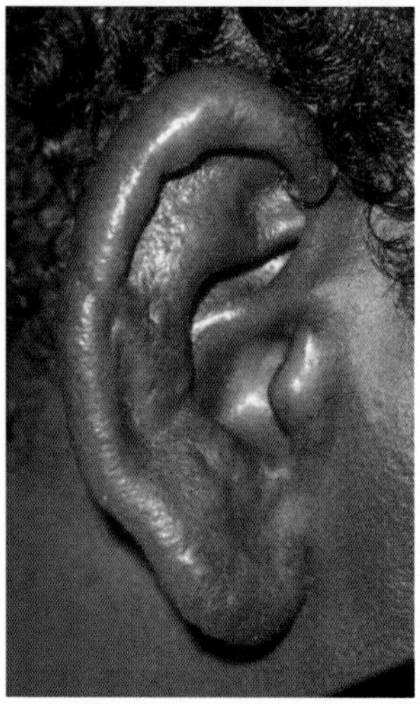 • 泛发、对称的斑状损害;无感觉缺失;皮损区出汗正常;外侧眉毛脱失;鞍鼻畸形	• 真皮内泡沫状巨噬细胞弥漫性浸润,有无浸润带;大量抗酸杆菌在巨噬细胞内或聚集成菌球 • Virchow 细胞是吞噬了杆菌的巨噬细胞 • 真皮内和鼻腔分泌物中有大量病原体 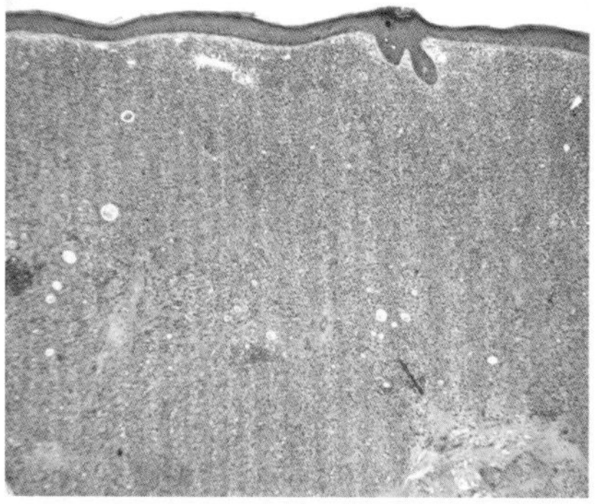 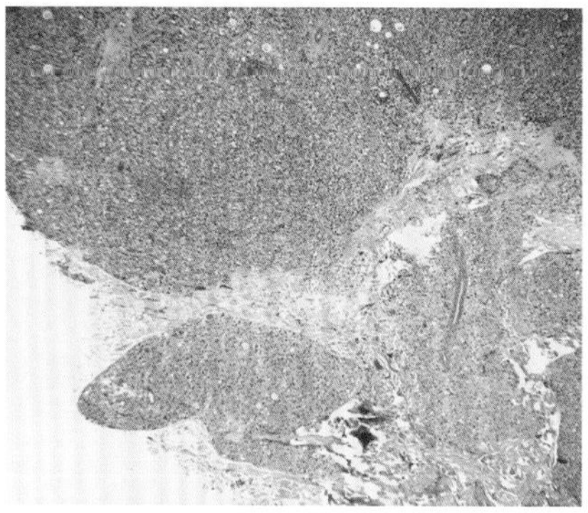 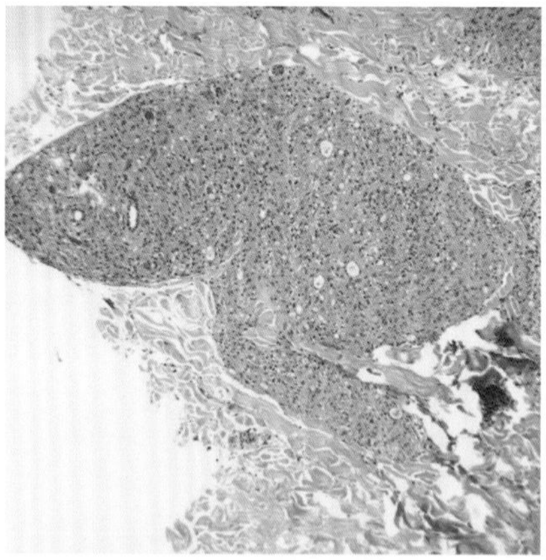 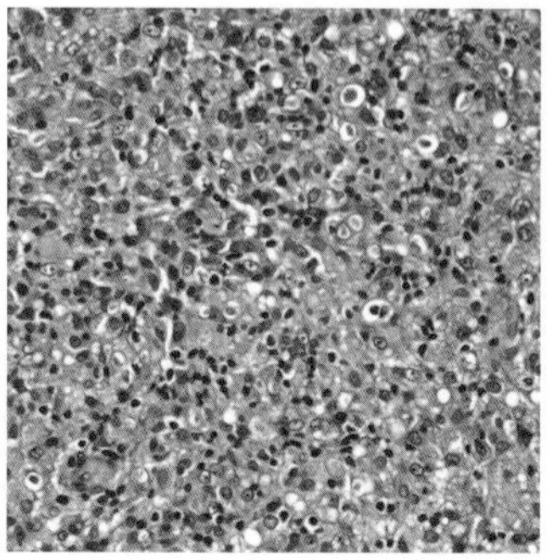 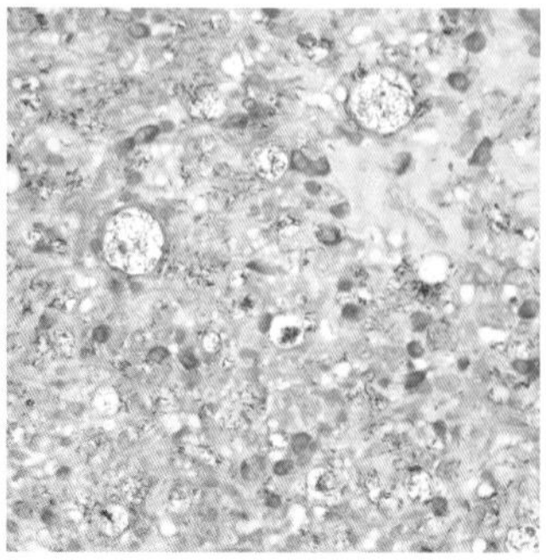 Virchow 细胞(上图)

疾病名称	临床特征	组织病理学
界线类偏结核样型麻风（borderline-tuberculoid leprosy）	• 较结核型麻风皮损数目多且小 • 在病变部位常见有感觉减退和毛发生长受损	• 境界带（不同于结核样麻风）；与结核样型麻风相比，结节形成更不明显，神经破坏更轻
结核样型麻风（tuberculoid leprosy，TT）	• "细胞免疫强 + 查菌阴性" • Th1 型免疫应答（细胞介导），特别是 IFN-γ、IL-2、IL-12 • 该型在印度和非洲处于第一位 • 神经受累常见（尤其是耳大神经、腓总神经、尺神经、桡神经和胫后神经） • 潜伏期：4 年 • 数目少，边界清楚，不对称的皮损（少于 3 处）；一般是单个红色斑块，中央萎缩；病变部位少汗、无毛 • 可以出现感觉减退和神经粗大	• 真皮乳头和神经血管周围非干酪样上皮样肉芽肿形成；朗汉斯巨细胞；缺乏无浸润带；找不到病原体（50% 以上的病例）
组织样麻风瘤（histoid leprosy）	• 瘤型麻风的结节亚型 • 正常皮肤上出现大量褐色丘疹和结节	• 模拟纤维组织细胞肿瘤组织学模式，梭形细胞呈席纹状排列；界限清楚的结节性损害；细胞内见大量抗酸杆菌

疾病名称	临床特征	组织病理学
麻风反应或I型反应（lepra reaction or type I reaction）	<ul><li>机制：Ⅳ型变态反应</li><li>发生在界线类麻风转变成另一类型时（升级或降级）</li><li>见于患者治疗初期 6 个月内、妊娠、应激等情况</li></ul><ul><li>红斑、水肿、炎性损害、触痛加重</li><li>治疗：泼尼松</li></ul>	<ul><li>水肿，淋巴细胞增多</li></ul>
麻风结节性红斑或Ⅱ型反应（erythema nodosum leprosum or type II reaction）	<ul><li>机制：免疫复合物介导的血管炎</li><li>见于 25%~70% 的瘤型麻风患者</li><li>四肢，面部</li></ul><ul><li>四肢和面部可见亮红色、疼痛性结节</li><li>治疗：沙利度胺</li></ul>	<ul><li>"结节性红斑 + 血管炎"</li><li>真皮乳头水肿；混合炎细胞浸润；血管炎</li><li>直接免疫荧光：C3 和 IgG 在真皮血管壁沉积</li></ul>
Lucio 现象（Lucio's phenomenon）	<ul><li>"慢性非结节性的瘤型麻风"</li><li>墨西哥人种</li></ul><ul><li>坏死性血管炎或内皮肿胀 / 血栓导致血管闭塞，从而形成出血性溃疡</li></ul>	<ul><li>真皮浅中层坏死性血管炎；无血管炎的血管可能出现内皮细胞肿胀和血栓形成</li></ul>

疾病名称	临床特征	组织病理学
其他细菌感染		
炭疽 (Woolsorter 病) [anthrax ("Woolsorter's disease")]	• 屠夫、恐怖分子 • 暴露部位紫癜样的斑疹 / 丘疹 • 水疱形成,破溃后中央形成无痛性焦痂(不同于棕色隐士蛛叮咬引起的疼痛性焦痂) • 炭疽芽孢杆菌(95% 皮肤感染,5% 吸入感染 / 消化道感染) • 水肿毒素(使 cAMP 释放增加,引起水肿并损害中性粒细胞功能);致死毒素(使 TNF-α、IL-1 释放增加) • 治疗:抗生素;不能手术切除,因手术有导致感染扩散的风险	• 表皮 / 真皮上部坏死;出血;血管扩张;稀疏炎细胞浸润;海绵水肿;菌体粗大,两端平截,链状排列
布鲁氏菌病 (brucellosis)	• "Malta 热" • 农民,摄取未经巴氏消毒的羊奶 / 奶酪 • 5%~10% 的患者有皮肤受累 • 临床表现多样:泛发性丘疹结节性皮损、斑丘疹或结节性红斑样皮损;发热,头痛,关节痛,肝脾大;臭汗(特异病征)	• 分型 　■ 丘疹结节:淋巴细胞,组织细胞;局灶性肉芽肿 　■ 斑丘疹:真皮上层轻度非特异性的炎细胞浸润 　■ 结节性红斑样皮损:小叶间隔性脂膜炎波及脂肪小叶;浆细胞
耶尔森菌病 (yersiniosis)	• 假结核耶尔森菌,小肠结肠炎耶尔森菌 • 结节性红斑样皮损,多形红斑样皮损	• 结节性红斑样皮损:小叶间隔性脂膜炎波及脂肪小叶;坏死性血管炎
腹股沟肉芽肿 (granuloma inguinale) [Warthin-arthinle Wright 和 Giemsa 染色]	• "杜诺凡病"（Donovanosis） • 肉芽肿克雷伯菌(旧名:肉芽肿荚膜杆菌) • 丘疹,继而形成无痛性牛肉色溃疡(富含血管),无淋巴结肿大 • 治疗:多西环素 × 3 周	• 溃疡形成;溃疡底部见浆细胞和巨噬细胞;血管增生;边缘假上皮瘤样增生;Donovan 小体(单核细胞的细胞质内囊泡挤满病原体),Giemsa 或 Leishman 染色

疾病名称	临床特征	组织病理学
软下疳 （chancroid） ［Giemsa 或 Warthin- Starry 染色］	● 杜克雷嗜血杆菌（呈 "铁轨状" 或 "鱼群状"） ● 疼痛性、边缘不规则的溃疡伴疼痛性、化脓性淋巴结肿大 ● 治疗：阿奇霉素或头孢曲松 ● 警惕合并单纯疱疹以及梅毒感染	● 宽大溃疡，溃疡底部分为三个区域 1. 组织坏死、纤维素、红细胞、中性粒细胞 2. 血管增生，血管内皮细胞突出伴炎细胞浸润 3. 最深的区域见浆细胞、淋巴细胞

疾病名称	临床特征	组织病理学
鼻硬结病 (rhinoscleroma) [Warthin-Starry, PAS,Gram 染色]	• 鼻气道机会性感染 • 在非洲、亚洲、拉丁美洲区域性流行 • 有脓性分泌物的非特异性鼻炎;继而黏膜肥厚进入结节期,瘢痕形成导致鼻畸形(Hebra 鼻畸形) • 鼻硬结克雷伯菌感染所致	• 肉芽肿反应模式 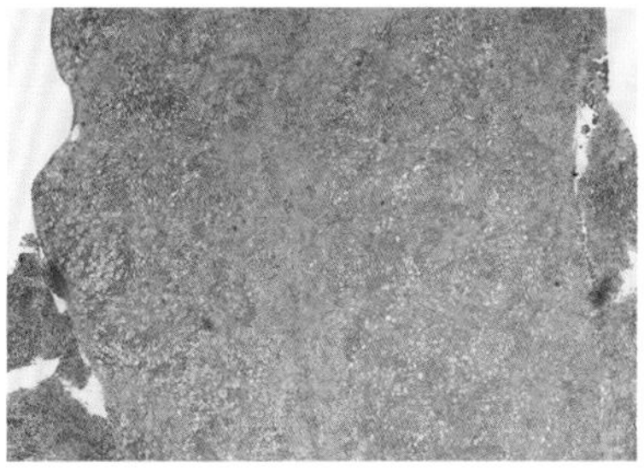 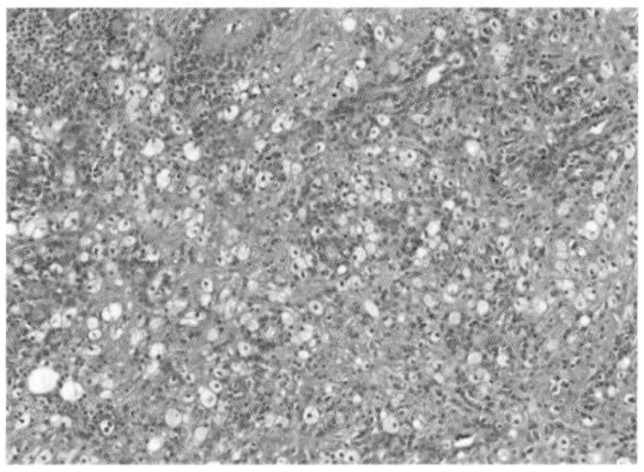 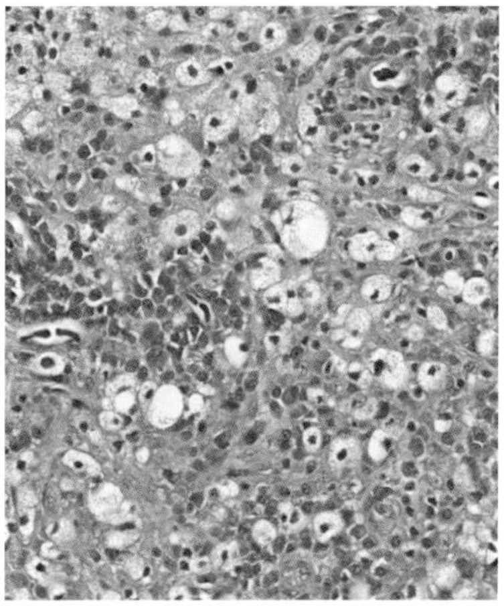 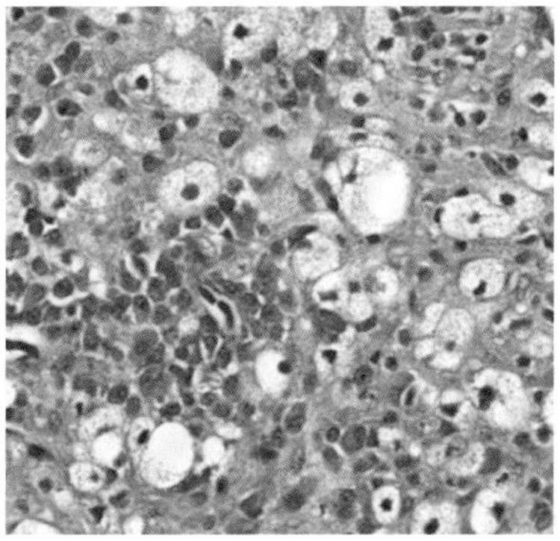 • Mikulicz 细胞(上图):巨噬细胞细胞质空泡化 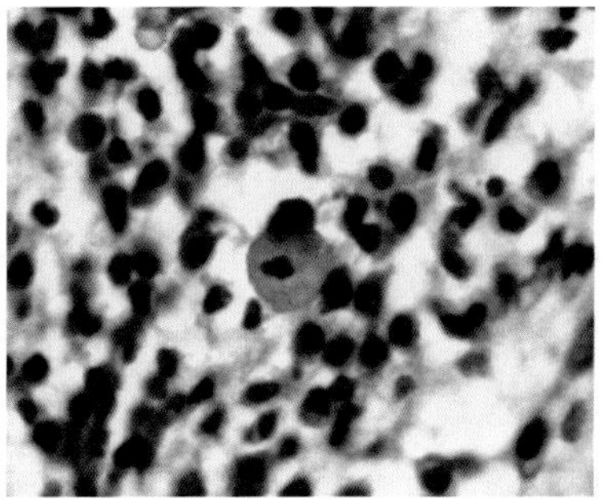 • 含 Russell 小体的浆细胞(上图),Russell 小体呈嗜酸性,内含免疫球蛋白

疾病名称	临床特征	组织病理学
土拉菌病 (tularemia)	• "兔热病" • 动物实验工作人员 • 溃疡腺型最常见(在兔子或蜱虫叮咬位置形成丘疹,沿淋巴管向上蔓延引起淋巴管炎并形成结节,发热) • 治疗:链霉素(可能出现吉海反应) • 弗朗西斯土拉热杆菌(革兰氏阴性菌) • 传播方式 　■ 叮咬(鹿蝇和蜱虫) 　■ 接触感染的啮齿动物/兔子	• 坏死性溃疡;相邻表皮增生肥厚伴海绵水肿;看不到病原体
李斯特菌病 (listeriosis)	• 发生于新生儿、老年人等免疫力低下人群的罕见感染 • 丘疹/脓疱或紫癜性损害;伴或不伴脑膜炎的菌血症 • 单核细胞生成性李斯特杆菌(革兰氏阳性菌)	• 表皮轻度海绵水肿伴淋巴细胞外渗;中性粒细胞聚集形成脓疱性损害;混合炎细胞浸润;巨噬细胞内见革兰氏阳性球杆菌
猫抓病 (cat-scratch disease) [银染色,例如 Warthin-Starry 染色]	• 猫抓伤部位 • 丘疹或结痂性结节出现 2 周后局部淋巴结肿大;可出现系统症状 • 汉赛巴尔通体(可以与猫科动物红细胞结合,侵入内皮细胞,产生内皮细胞刺激因子)	• 真皮上部局部坏死;被巨噬细胞、淋巴细胞包绕;肉芽肿形成;渐进性坏死

疾病名称	临床特征	组织病理学
巴尔通体病 （Carrion 病） （bartonellosis， Carrion's disease）	• 杆菌状巴尔通体，入侵红细胞，并形成 Rocha-Lima 包涵体 • 秘鲁、哥伦比亚 • 传播途径：罗蛉属沙蝇（旧称白蛉） • 分型 　■ 奥罗亚热（Oraya fever）：发热，溶血性贫血 　■ 秘鲁疣：如果奥罗亚热患者能存活，进一步发展成良性、损毁性疣状损害	
战壕热 （trench fever）	• "五日热"（Quintan fever） • 五日巴尔通体 • 传播方式：人虱 • 间隔 5 天重复出现头痛、全身乏力、长骨痛，斑疹 • 主要见于第一次世界大战期间，现在主要在城镇地区，尤其是生活条件差的地方	
杆菌性血管瘤病 （bacillary angiomatosis） ［Warthin-Starry 染色］	• "播散性猫抓热" • 免疫抑制患者 • 由汉赛巴尔通体或五日巴尔通体感染所致，病原体产生内皮细胞刺激因子 • 红色血管性丘疹 • 治疗：红霉素（大环内酯类）	• 杆菌团块；皮下血管增生，内皮细胞肿胀 • 上图为 Warthin-Starry 染色，突出此杆菌

疾病名称	临床特征	组织病理学

软化斑
(malakoplakia)
[von Kossa 染色,
Perls 染色,PAS]
	• 获得性炎症性肉芽肿性疾病,通常与泌尿生殖道(膀胱)感染有关,但也可累及肛周、腹股沟和腹部皮肤
	• 皮肤软化斑见于免疫功能低下和 / 或巨噬细胞功能缺陷的患者
	• 罕见侵犯皮肤:肛周、腹股沟
	• 黄色至粉红色的丘疹 / 斑块;可有脓肿 / 窦道引流
	• 可能是由于获得性细胞内破坏细菌的功能缺陷(尤其是大肠杆菌、金黄色葡萄球菌)及巨噬 / 单核细胞中吞噬溶酶体活性缺陷导致细菌(部分消化细菌)不能完全被吞噬杀灭
		• 慢性炎症反应伴致密巨噬细胞浸润,包括 von Hansemann 细胞和 Michaelis-Gutmann 小体
		1. von Hansemann 细胞
		  ■ 泡沫样组织细胞内见细小嗜酸性细胞质颗粒,细胞标记 CD68,溶菌酶和 α_1- 抗胰蛋白酶
		  ■ 耐淀粉酶 PAS 染色阳性的包涵体
		2. Michaelis-Gutmann 小体
		  ■ "靶样",淡蓝色、板层状小体,位于细胞质内,吞噬溶酶体在组织细胞内凝集
		  ■ 部分消化的细菌在巨噬细胞内堆积且导致钙和铁在残留的细菌糖脂上沉积
		  ■ von Kossa 和 Perls 染色显示 Michaelis-Gutmann 小体

"Sago palm"病 ("Sago palm" disease)	• "Sepik 肉芽肿"(来自新几内亚的 Sepik 区) • 四肢、面部 • 四肢、面部多发皮肤结节 • 西米棕榈(西谷椰子属)损伤所致	• 真皮内弥漫性混合炎细胞浸润伴大量泡沫样组织细胞;无定形的粉红色物质伴有灰色、圆形小点(革兰氏染色阳性的病原体,不能培养或鉴定)

衣原体感染

疾病名称	临床特征	组织病理学
鹦鹉热 (psittacosis)	• 肺炎来自受感染的鸟;可引起各种皮肤症状(麻疹样皮疹,结节性红斑等) • 鹦鹉热衣原体	
性病性淋巴肉芽肿 (lymphogranuloma venereum)	• 沙眼衣原体血清型 L1-3 • 在亚洲、非洲、南美洲更常见 • 无痛性皮损 + 腹股沟淋巴结肿大 • "沟槽征":病变的淋巴结在腹股沟韧带(Poupart 韧带)上 / 下(形成凹槽外观) • 治疗:多西环素 ×3 周	• 三个临床阶段 1. 第一期:丘疹,水疱(通常不会活检) 2. 第二期:局部淋巴结肿大,腹股沟横痃伴窦道形成 3. 第三期:直肠狭窄、肛瘘、生殖器象皮肿 • 第二期在淋巴结有特征的病理改变:星状脓肿伴周围上皮样细胞和组织细胞形成不典型的栅栏状浸润;窦道形成;晚期病变出现纤维化

疾病名称	临床特征	组织病理学
立克次体感染		
• 立克次体:革兰氏阴性杆菌(仅存在于细胞内) • 侵犯内皮细胞引起血管炎 • 治疗:四环素 / 多西环素		
落基山斑疹热 (rocky mountain spotted fever) 〔吉姆萨染色,最好是立克次体直接免疫荧光〕	• 内皮细胞感染导致血管炎 • 立氏立克次体 • 通过蜱传播:安氏矩头蜱或变异革蜱 • 急性发热和中央瘀点的麻疹样皮疹(肢端开始,然后向心性扩展) • 治疗:多西环素(甚至用于 8 岁以下的儿童)或氯霉素(特别是孕妇)	• 血管炎(病原菌侵犯血管内皮细胞所致)伴红细胞外溢和血栓形成;真皮水肿;在最初叮咬部位出现表皮坏死和海绵水肿形成

名称	疾病	病原体	传播方式
立克次体,斑点热组 (rickettsia,spotted fever group)	洛基山斑点热	立氏立克次体	矩头蜱叮咬
	南欧斑点热或地中海斑点热	康氏立克次体	蜱叮咬
	立克次体痘	小珠立克次体	螨咬(家鼠);该斑点热并非因为蜱叮咬
	西伯利亚斑疹伤寒	西伯利亚立克次体	蜱叮咬
	昆士兰斑疹伤寒	澳大利亚立克次体	蜱叮咬
立克次体,斑疹伤寒组 (rickettsia,typhus group)	流行性斑疹伤寒	普氏立克次体	人体虱粪便
	鼠型斑疹伤寒	莫氏立克次体	跳蚤粪便
	恙虫病	恙虫病东方体(原名立克次体)	螨(恙螨)
	地方性斑疹伤寒	伤寒立克次体	鼠蚤(印鼠客蚤)
Q 热 (Q fever)	• 病因:贝纳柯克斯体(不再分类到立克次体) • 传播方式:飞沫 • 通常不会导致皮肤损害		

疾病名称	临床特征	组织病理学
其他感染		

鼻疽
（glanders）
	• 驯马师, 兽医
	• 伯克霍尔德氏菌 (革兰氏阴性菌) (原名鼻疽假单胞菌)
	• 细菌分泌外毒素
	• 沿淋巴管排列的多个化脓性结节 ("鼻疽芽"); 淋巴结肿大和发热; 可以导致肺部感染, 引起咳嗽和咳痰
	• 如果不治疗, 可能致命
	• 治疗
	  ■ 抗生素 (如链霉素、四环素)
	  ■ 手术切除
		根据临床实验室检查和临床特征诊断

类鼻疽 （melioidosis）	• "Whitmore 病" • 与鼻疽相似 • 伯氏假单胞菌 (革兰氏阴性菌) (原名类鼻疽假单胞菌) • 可在土壤和水中发现该菌	

（刘栋华 译　陈佳 校　万川 审）

螺旋体感染

二期梅毒（secondary syphilis）

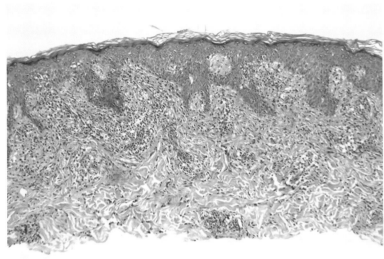 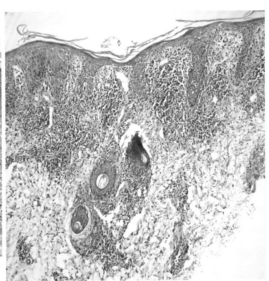

疾病名称	临床特征	组织病理学
密螺旋体病（treponematoses） （梅毒：苍白密螺旋体病）		
先天性梅毒 （congenital syphilis）	<ul><li>通常由被感染的母亲经胎盘传染给胎儿</li><li>早期先天梅毒<ul><li>早产、低出生体重、鼻漏及皮肤黏膜病变</li><li>斑疹、水疱或脱屑病变</li><li>主要位于掌跖</li></ul></li><li>晚期先天梅毒<ul><li>间质性角膜炎，神经梅毒，骨骼和心血管疾病</li><li>Hutchinson 切迹门牙，桑葚状臼齿</li></ul></li></ul>	
一期梅毒 （primary syphilis）	<ul><li>感染苍白螺旋体 2~6 周后</li><li>生殖器部位</li></ul><ul><li>无痛性丘疹，基底清洁；发热；无痛性淋巴结肿大（非化脓性）</li><li>愈合后遗留星状或不规则的瘢痕</li><li>治疗：肌内注射青霉素</li></ul>	<ul><li>硬下疳：表皮破溃；浆细胞；弥漫性浸润；血管内皮细胞肿胀；溃疡周围棘层增厚；大量螺旋体（尤其在血管周围）</li><li>Warthin-Starry 染色，或暗视野显微镜辅助诊断</li></ul><ul><li>上图为 Warthin-Starry 染色，清晰显示一条螺旋体</li></ul>

疾病名称	临床特征	组织病理学
二期梅毒 （secondary syphilis）	• 发生在下疳愈合 6 个月内 • 发生在身体的任何部位,包括掌跖 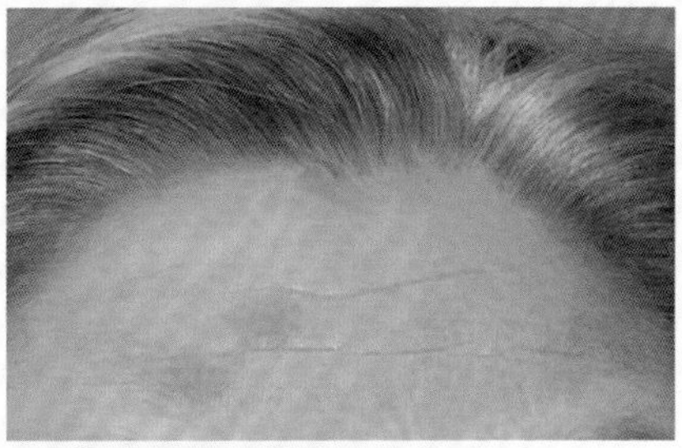 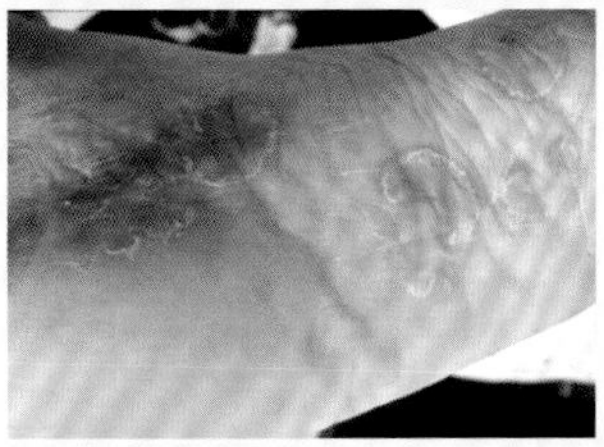 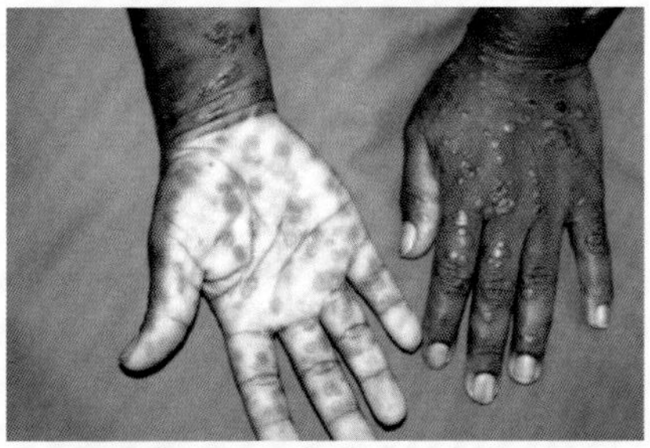 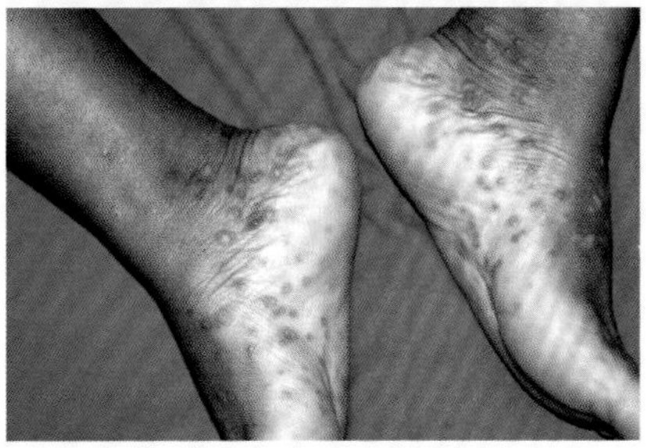 • 临床上是"伟大的模仿者" • 可表现为:泛发,非瘙痒性丘疹鳞屑性皮疹(80%);苔藓样皮疹;扁平湿疣;"虫蚀状"脱发;色素减退斑（"Venus 项链"） 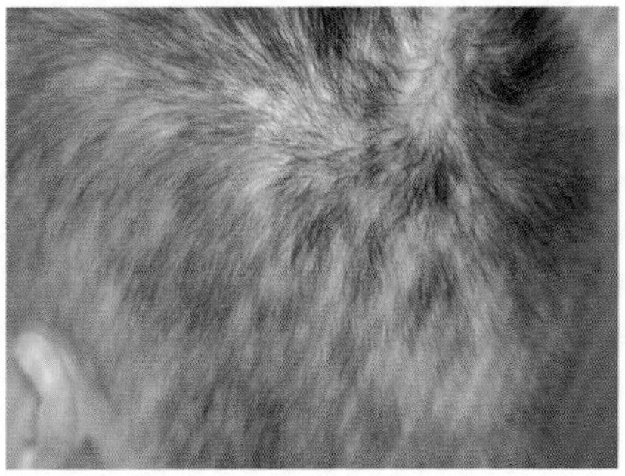 • 治疗:肌内注射青霉素	• 组织学变化很大 　■ 浆细胞 / 内皮细胞肿胀可能稀疏 / 缺失 　■ 可呈苔藓样、银屑病样、肉芽肿样等模式 • 梅毒螺旋体可经银染如 Warthin-Starry 染色或免疫组织化学技术明确 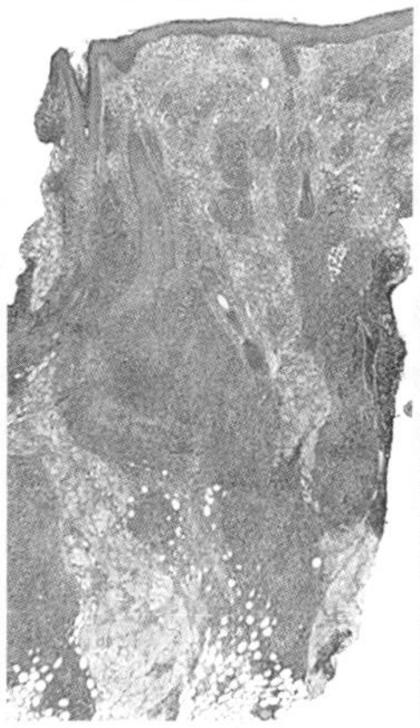 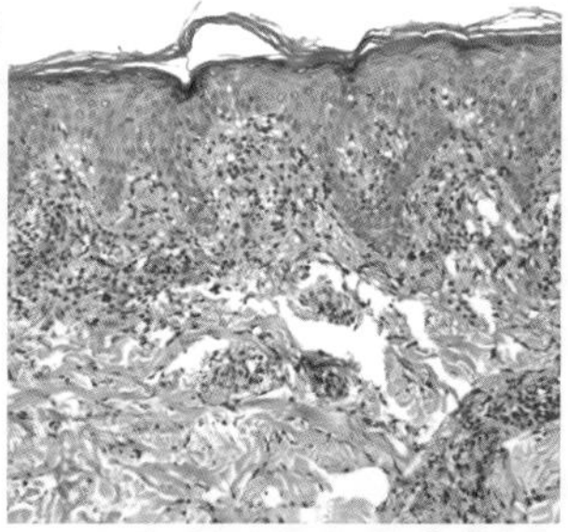 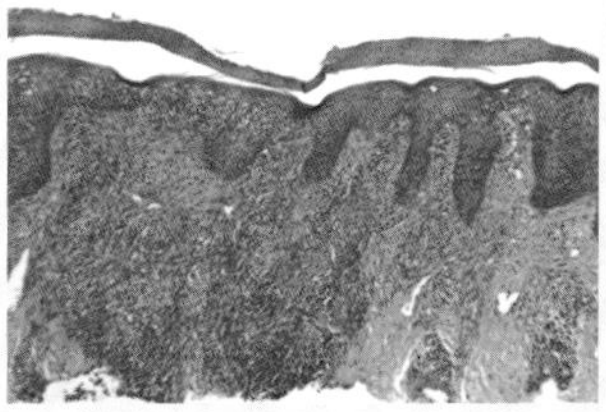 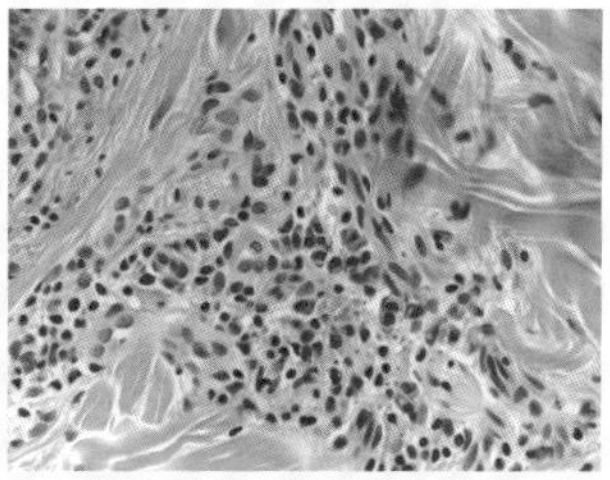 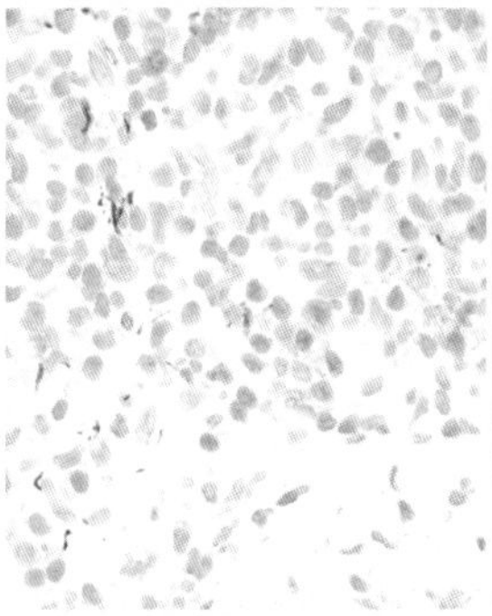 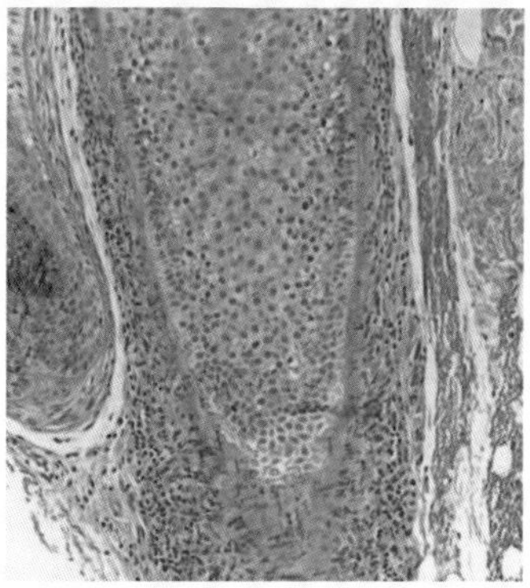 • 梅毒螺旋体免疫组织化学染色显示病原体(上图) • 梅毒性脱发显示炎症细胞在毛球(类似于斑秃),但能见到浆细胞 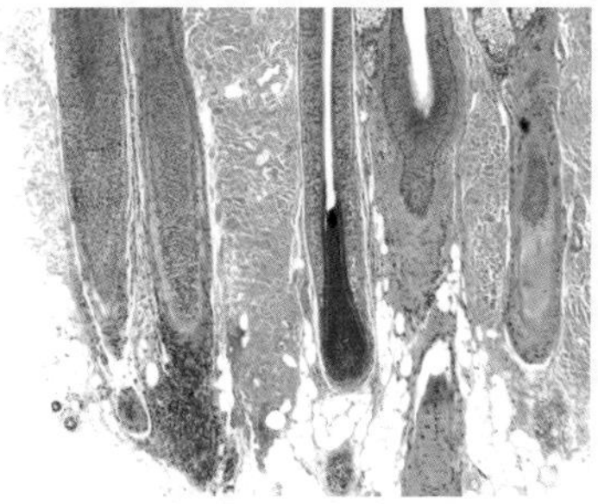

疾病名称	临床特征	组织病理学
潜伏梅毒 (latent syphilis)	• 70% 终生潜伏 • 非传染期细菌以非活性状态存在于淋巴结和脾脏中 • 分为早期(感染 <1 年)和晚期(感染 >1 年) • 晚期潜伏期可能 RPR 阴性	
三期梅毒 (tertiary syphilis)	• 33% 发展成三期梅毒 • 特征 　■ 梅毒树胶肿(50%) 　■ 心血管梅毒(25%):尤其是动脉内膜炎 　■ 神经梅毒(25%):脊髓痨,阿罗(Argyll Robertson)瞳孔 • 治疗:肌内注射青霉素 + 丙磺舒;或先用水剂青霉素治疗,再用苄星青霉素	• 结核样肉芽肿,可有或无干酪样坏死;浆细胞;纤维化;通常见不到螺旋体
地方性梅毒 (endemic syphilis, bejel)	• 中东的传染病(特别是幼发拉底河流域) • 实际上可采取公共卫生措施根除 • 临床上与雅司相似;"黏膜斑"可见于口腔 / 咽;皮肤和骨骼病变	• 组织病理学表现与雅司相似(见第 484 页)

疾病名称	临床特征	组织病理学
雅司 （yaws） ［Warthin-Starry 染色］	• "雅司"（frambesia） • 传染性、热带、非性接触感染 • 青少年 • 热带地区 • 下肢 • 红色无痛性丘疹，可发生溃疡；可形成大片骨病变； • 骨病变 • 没有其他系统性症状 • 雅司螺旋体 • 血清学检查与梅毒相同 • 分期 　1. 一期：丘疹形成慢性溃疡性乳头状肿块 　2. 二期：病变泛发，有渗出 　3. 三期（数年）：慢性树胶肿性溃疡，通常位于面部或长骨表面（受累常见）	• 一期和二期皮损：显著增生伴结痂（HE 呈粉红色 - 红色）；表皮内脓肿；大量混合性炎细胞浸润（包括浆细胞） • Warthin-Starry 染色可在表皮找到病原体，这与梅毒不同，梅毒螺旋体在真皮上部
品他 （pinta）	• "斑病" • 传染性，非性接触感染（皮肤病，而不是性病） • 加勒比、中 / 南美洲 • 品他螺旋体 • 皮肤 - 皮肤传播 • 临床分期常有重叠 　■ 仅皮肤损害（无系统累及） 　■ 小斑 / 丘疹，周围有红晕，融合形成多种颜色的斑块 　■ 晚期形成对称性色素脱失斑，白癜风样皮损 • 二期（上图）	• 一期和二期皮损：角化过度，角化不全，棘层肥厚；炎性细胞移入表皮；浅层血管周围混合性炎细胞浸润（包括浆细胞）；表皮上部发现螺旋体（很少在真皮） • ［Warthin-Starry 染色可在表皮找到病原体，这与梅毒不同，梅毒螺旋体在真皮上部］

疾病名称	临床特征	组织病理学
疏螺旋体病（borrelioses）		
慢性游走性红斑（erythema chronicum migrans）	• "莱姆病" • 伯氏疏螺旋体 • 传播：蜱（肩突硬蜱或丹明尼硬蜱） • 可能发展到多系统疾病（莱姆病）并累及骨关节、中枢神经系统、心脏 • 蜱叮咬部位离心性扩散的红斑（3个月内） • 治疗：多西环素（儿童，阿莫西林）	• 浅层和深层血管周围和间质浸润（主要是淋巴细胞）；伴浆细胞浸润；邻近叮咬部位嗜酸性粒细胞显著增多 • Warthin-Starry 染色和免疫组织化学染色可显示病原体，通常位于表皮和真皮交界处
慢性萎缩性肢端皮炎（acrodermatitis chronic atrophicans）	• 欧洲莱姆病的三期或晚期表现 • 欧洲（在美国很少见到） • 老年人和女性 • 阿弗西尼疏螺旋体（最常见原因） • 最初为柔软、无痛、蓝-红色皮损，远端肢体和关节周围肿胀 • 数月至数年后红-棕色，皮肤变薄，呈"卷烟纸"样，半透明状（萎缩期）；可形成关节旁伸肌表面纤维化结节或条带（肘，膝） • 与淋巴瘤有关	• 早期：浅层和深层淋巴细胞浸润（伴有组织细胞，浆细胞）；血管和附属器周围为主；真皮上部有空泡形成，似脂肪细胞 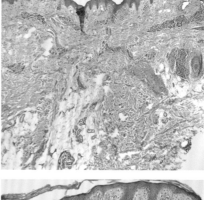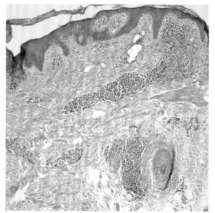 • 晚期：表皮与真皮萎缩（表皮突消失）；弹力纤维、皮脂腺毛囊消失；均匀的胶原包围脂肪组织岛，形成结节

疾病名称	临床特征	组织病理学
疏螺旋体相关的 B 细胞淋巴瘤（Borrelia-associated B-cell lymphoma）	• 淋巴瘤可出现在发生慢性萎缩性肢端皮炎的皮肤上 • 20% 皮肤 B 细胞淋巴瘤可以检测到伯氏疏螺旋体	

（陈佳 译　乔建军 校　万川 审）

着色芽生菌病(chromoblastomycosis)

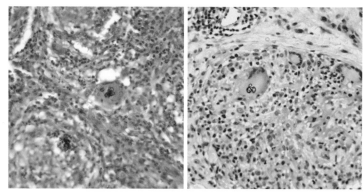

常用真菌染色

- PAS：细胞壁染成紫色
- Gomori-Grocott 六胺银（GMS）染色：真菌染成黑色，背景为绿色
- Mucicarmine 黏蛋白卡红或阿辛蓝染色，可染荚膜（例如隐球菌）
- 钙荧光白：在荧光显微镜下真菌发出亮的荧光

疾病名称	临床特征	组织病理学	
浅部丝状真菌感染			
皮肤癣菌病概述（dermatophytoses overall）	<ul><li>有菌丝，无出芽酵母</li><li>有侵袭能力</li></ul>	<ul><li>三个属<ul><li>表皮癣菌</li><li>小孢子菌</li><li>毛癣菌</li></ul></li></ul>	<ul><li>生态群<ul><li>亲人性</li><li>亲动物性</li><li>亲土性</li></ul></li></ul>
头癣（tinea capitis）	<ul><li>常见致病菌：断发毛癣菌，紫色毛癣菌</li><li>儿童</li></ul> <ul><li>多种临床表现；头皮轻度鳞屑性红斑，脓疱，毛囊炎</li><li>发内癣菌感染（"黑点"毛残端），如断发毛癣菌和紫色毛癣菌；伍德灯下不发出荧光</li><li>发外癣菌可出现绿色荧光，如犬小孢子菌和奥杜央小孢子菌</li></ul>	<ul><li>毛囊周围中性粒细胞；表皮海绵水肿；可发展成为化脓性毛囊炎或肉芽肿</li></ul> <ul><li>毛干内见发内癣菌（见上）</li></ul>	

疾病名称	临床特征	组织病理学
脓癣 (kerion)	• 最常见致病菌:紫色毛癣菌,断发毛癣菌 • 头皮 • 宿主对真菌强烈的炎症反应引起的潮湿、紫红色、脓性斑块 • 对皮肤癣菌感染的过敏反应	• 毛囊周围中性粒细胞重度浸润或混合细胞浸润
黄癣 (favus)	• 常见致病菌:许兰毛癣菌 • 发展中国家儿童 • 基底红斑的基础上覆盖黄痂(scutula);可导致局部脱发 • 感染可持续存在	• 大量真菌成分浸润
难辨认癣 (tinea incognito)	• 由于使用糖皮质激素导致癣的临床表现不典型 	• 与其他癣类似,出现真菌成分
Id 反应 (Id reaction)	• 在身体上(如手掌)发生的过敏性皮疹,继发于远处皮肤癣菌感染(尤其是足癣)	

疾病名称	临床特征	组织病理学

面癣
(tinea faciei)
	• 可由红色毛癣菌、须癣毛癣菌、石膏样小孢子菌、断发毛癣菌引起
	
	• 面部鳞屑性红斑
		• 红色毛癣菌(最常见致病菌)
		• 角质层 3 种改变
		  1. 角质层出现中性粒细胞
		  2. 致密的正角化
		  3. "三明治"征
		• 还可见海绵水肿,毛囊周围中性粒细胞,程度不等的炎症浸润
		• 常用 GMS 或 PAS 染色显示真菌

须癣,体癣,股癣 (tinea barbae,tinea corporis,tinea cruris)	• 最常见致病菌:红色毛癣菌 > 须癣毛癣菌 • 皱褶区域最常见致病菌:絮状表皮癣菌 • 鳞屑,红色斑块,中央有消退趋势	
足癣(运动员足) (tinea pedis, athlete's foot)	• 海员、军人、马拉松运动员 • 常由红色毛癣菌和须癣毛癣菌指间变种引起 • 鳞屑性边缘,可出现浸渍 / 裂隙	
手癣 (tinea manuum)	• 手掌部癣 • 最常见致病菌:红色毛癣菌 • 弥漫性手掌鳞屑,掌纹处重;常伴有足癣和甲真菌病("两足一手综合征")	 • GMS 染色(上图)
叠瓦癣 (tinea imbricate)	• 南美,南太平洋 • 独特类型的体癣,离心性、鳞屑性、多环状 • 由手足癣导致	• 增厚的角质层大量菌丝和孢子;其下表皮可出现银屑病样增生

疾病名称	临床特征	组织病理学
Majocchi 肉芽肿 (Majocchi granuloma)	• "癣菌性毛囊炎" • 常见于免疫受损的女性小腿 • 破损的毛囊周围结节、斑块样损害 • 最常见致病菌:红色毛癣菌,犬小孢子菌	• 毛囊周围和真皮层肉芽肿;慢性炎症;反应性淋巴滤泡;真菌成分以多种形式出现,包括酵母,菌丝,黏液覆盖层或真菌不可见
Majocchi	• "癣菌性毛囊炎" • 常见于免疫受损的女性小腿	• PAS 染色(上图)

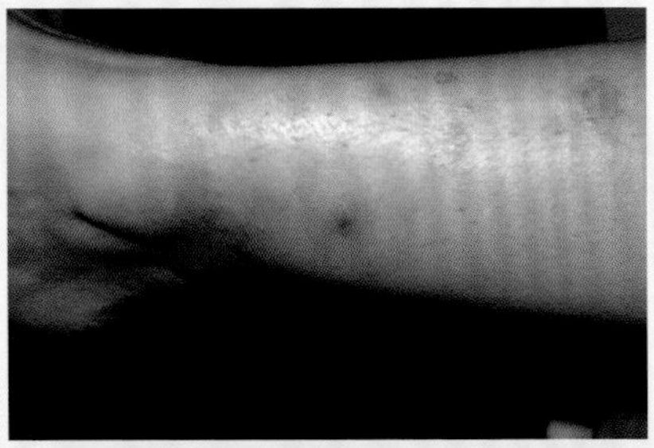

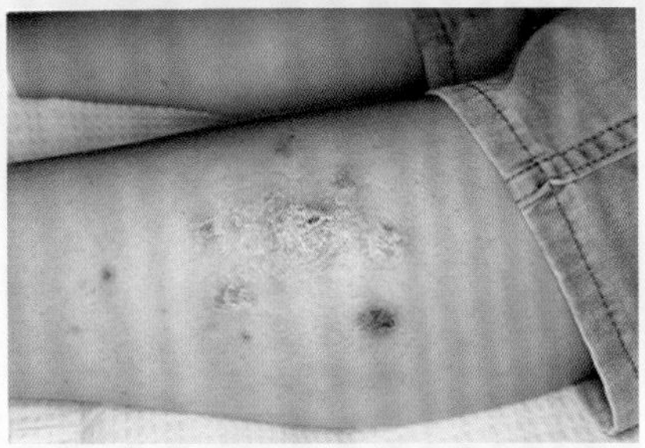

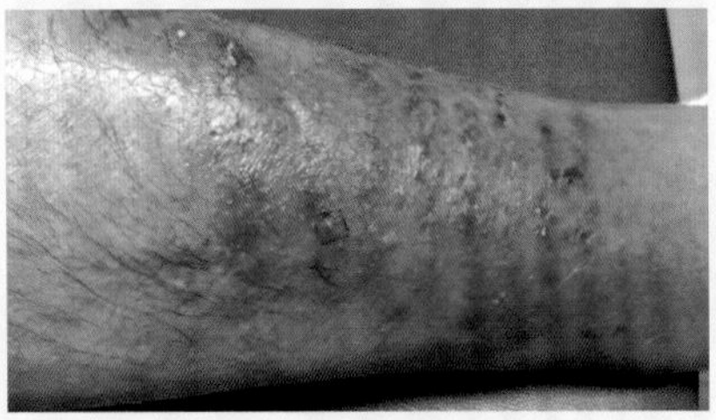

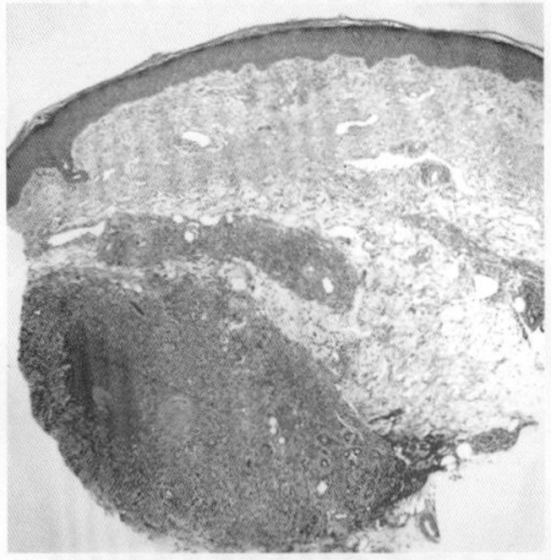

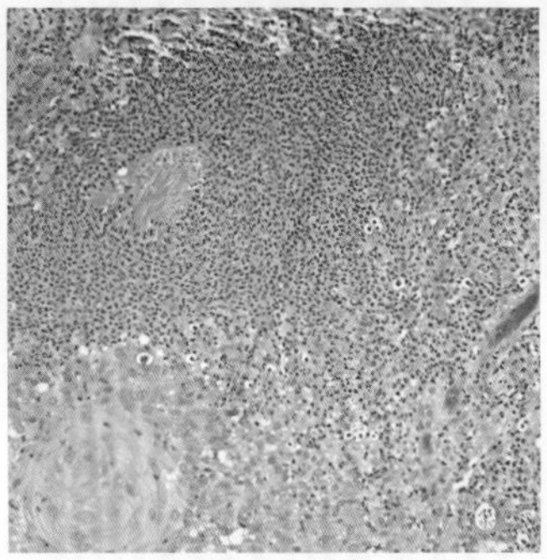

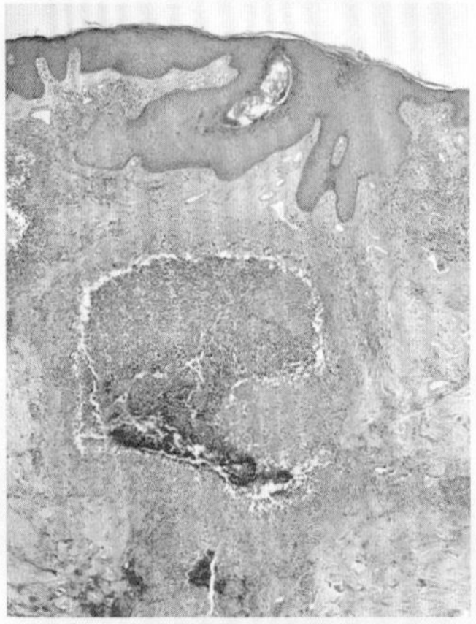

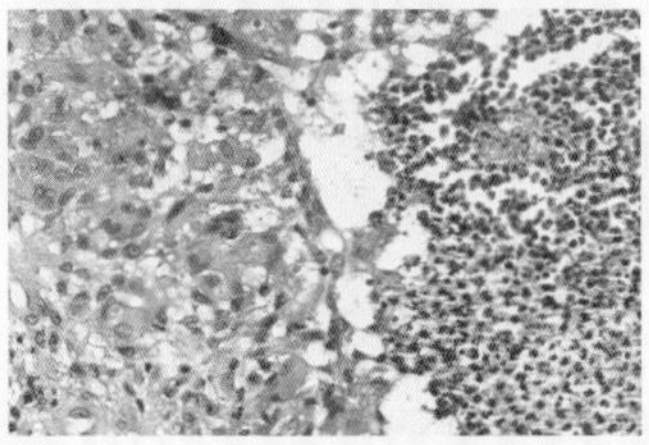

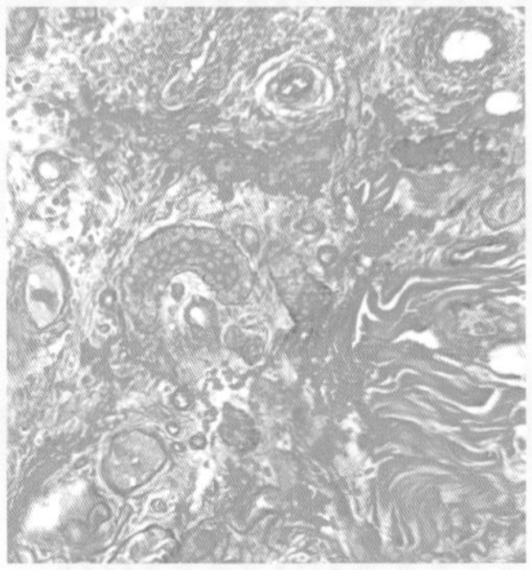

疾病名称	临床特征	组织病理学
甲真菌病 （onychomycosis） [GMS 或 PAS 染色]	类型 1. 远端侧位浅表性甲真菌病（DLSO） 　● 最常见致病菌:红色毛癣菌 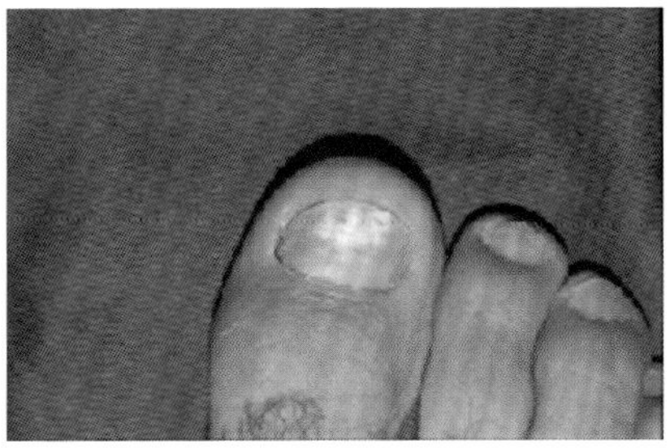 2. 近端浅表甲真菌病（PSO） 　● 最常见致病菌:红色毛癣菌 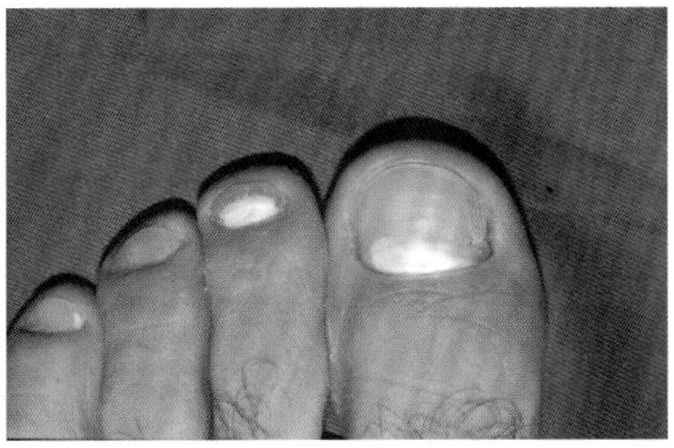 3. 白色浅表型（WSO） 　● 最常见致病菌:须癣毛癣菌 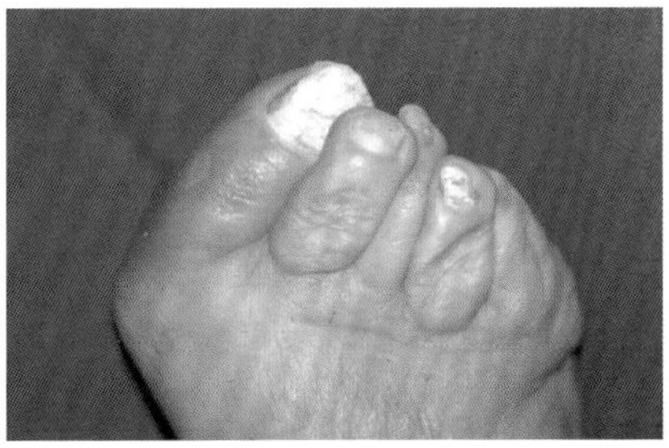 4. 镰刀菌甲真菌病 　● 免疫受损患者高危	● 甲的真菌感染（40% 是由皮肤癣菌引起） ● 真菌成分常出现在甲板深部;GMS 或 PAS 染色可显示真菌 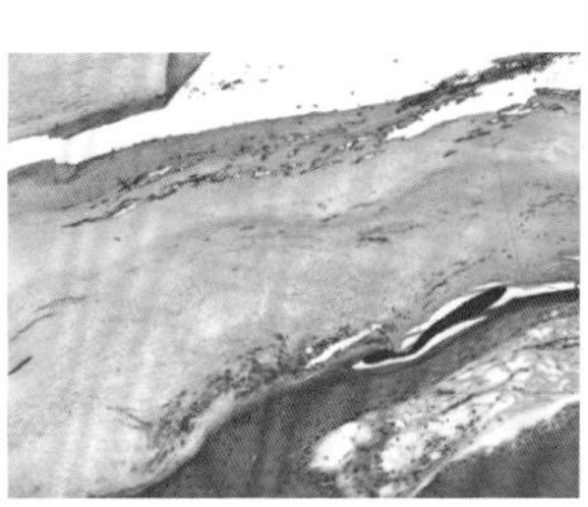 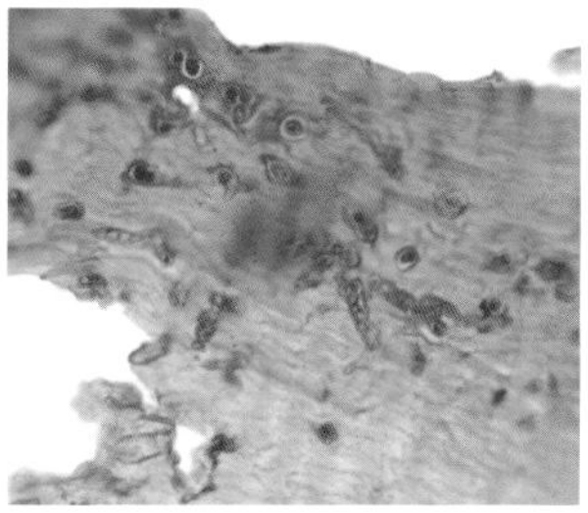 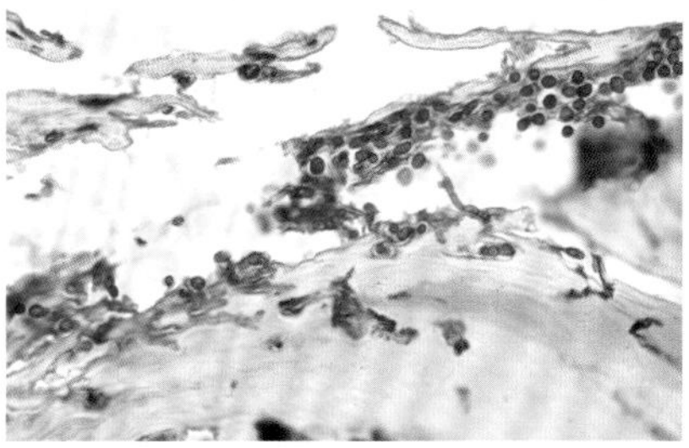 ● GMS 染色(上图)
皮肤真菌病 （dermatomycosis）	● 由丝状非皮肤癣菌引起的毛发、甲或皮肤真菌感染	
酵母菌感染		
念珠菌病概述 （candidiasis， candidosis overall）	● 念珠菌形成假菌丝（成串的酵母）和出芽酵母 ● PAS、GMS 染色	

疾病名称	临床特征	组织病理学
急性浅表性念珠菌病 （acute superficial candidosis）	● 累及潮湿区域,皮肤皱褶部位 ● 水疱,脓疱,糜烂结痂,呈牛肉红色外观,"卫星灶皮损"	● 角质层中性粒细胞;海绵水肿性脓疱或角质层下脓疱;角质层内假菌丝和出芽酵母
慢性皮肤黏膜念珠菌病 （chronic mucocutaneous candidosis）	● 最常见致病菌:白念珠菌 ● 持久性口腔,外阴,皮肤和甲感染(甲沟炎) ● 与免疫缺陷和内分泌综合征相关(一种伴有甲状旁腺功能低下和/或肾上腺功能亢进,另一种伴甲状腺功能低下)	● 与急性念珠菌病相似,但表皮棘层肥厚更明显;鳞屑性痂皮;更容易找到孢子和菌丝
播散性系统性念珠菌病 （disseminated systemic candidosis）	● 免疫抑制和糖尿病患者,以及血液病和中性粒细胞缺乏的患者 ● 躯干 ● 躯干部红斑,丘疹结节 ● 常由热带念珠菌引起	● 真皮上部微脓肿,有时以血管为中心;可找到少量出芽孢子

疾病名称	临床特征	组织病理学
新生儿念珠菌病（candidosis of the newborn）	• 先天性皮肤念珠菌病 　■ 出生时或出生后几天 　■ 泛发性红色斑疹和丘疱疹（宫内感染） • 新生儿念珠菌病 　■ 出生后 2 周内 　■ 口腔和口周皮损（生产时感染） • 婴儿臀部肉芽肿 　■ 念珠菌的作用不明确；尿布皮炎是该病谱中的一种 　■ 尿布区散在肉芽肿性皮损（下图） 	
口腔念珠菌病（oral candidosis）	• 鹅口疮 • 婴儿，体质虚弱的成人 • 可以是 AIDS 的最初表现 • 口腔内不规则白斑或斑块	• 表皮增生（特征性改变）
生殖器念珠菌病（Genital candidosis）	• 阴道念珠菌病常见 • 厚且呈乳酪状阴道分泌物	
甲周念珠菌病（periungual candidosis）	• 手部经常浸水的女性或免疫受损患者 • 手指（尤其是优势手的中指）和甲 • 最初发生甲沟炎，随后真菌侵入角蛋白	
APECED	• "自身免疫性多内分泌疾病 - 念珠菌病 - 外胚叶发育不良"或"Whitaker 综合征" • I 型自身免疫多腺体综合征 • 与念珠菌病，甲状旁腺功能低下，肾上腺功能低下（艾迪生病）相关 • 突变：*AIRE* 基因（自身免疫调节剂）	

疾病名称	临床特征	组织病理学
隐球菌病 (cryptococcosis) [PAS(酵母)和阿辛兰(荚膜)]	• 免疫抑制 • 面部,颈部,上肢 • 在鸟(尤其是鸽子)和蝙蝠的干性排泄物内发现 • 通常通过呼吸道进入人体 • 化脓或坏死性结节或斑块 • 还可导致肺肉芽肿和脑膜脑炎	• 各种组织学变化 • 致密浸润的多核巨细胞,多核巨细胞内有荚膜明显的病原体;真皮层黏蛋白引起的"鸟枪(shotgun)"外观 • 新生隐球菌(在偏振光下双折射) • 组织学染色 　■ 中央的孢子:PAS,六胺银,Fontana-Masson 染色 　■ 荚膜:阿辛兰,黏蛋白卡红和印度墨汁染色

疾病名称	临床特征	组织病理学
花斑糠疹（pityriasis versicolor）[PAS,GMS]	<ul><li>又称"花斑癣"</li><li>躯干上部,下肢</li></ul>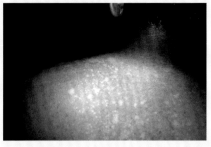<ul><li>红棕色(浅色皮肤)色素减退(深色皮肤)至色素增加和细小鳞屑性斑疹</li><li>伍德灯下为黄色荧光</li></ul>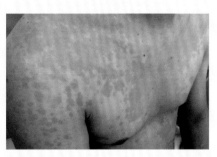<ul><li>常由球形马拉色菌(以往称糠秕马拉色菌)引起</li><li>色素减退是由产生的二羟酸(如壬二酸)所致,它是一种酪氨酸酶的竞争性抑制剂,引起色素缺失</li><li>色素增加可能是由于产生了大的黑素颗粒、正角化以及存在真菌病原体造成</li></ul>	<ul><li>角质层内见菌丝和芽生酵母;真皮正常;可见"意大利面和肉丸"外观的孢子和菌丝</li></ul>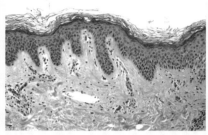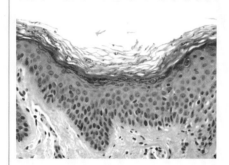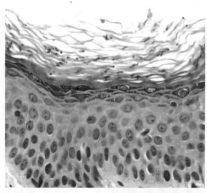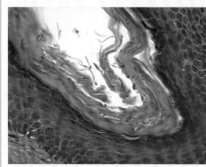<ul><li>酵母阶段的马拉色菌有两种形式;卵圆形(卵圆形糠秕孢子菌)和圆形(糠秕孢子菌)</li></ul>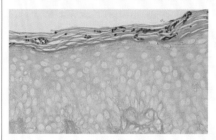<ul><li>PAS染色使病原体更明显</li></ul>

疾病名称	临床特征	组织病理学
糠秕孢子菌性毛囊炎 (pityrosporum folliculitis) [PAS,GMS] (译者注:应为马拉色菌毛囊炎)	• 女性(>30 岁) • 躯干上部,上肢 • 常见于球形马拉色菌、糠秕马拉色菌 • 伴有脂溢性皮炎、花斑糠疹、唐氏综合征以及妊娠 • 毛囊性红斑丘疹和脓疱;可有瘙痒	• 扩张的毛囊;常被角质物或鳞屑堵塞 • 毛囊内的芽生酵母(无菌丝)
毛孢子菌病 (trichosporonosis)	• 见于免疫力低下患者的罕见全身血源性感染,尤其是白血病 / 淋巴瘤 • 中央坏死的瘙痒性丘疹;常常致命 • 由阿萨希毛孢子菌引起(以往称白吉利毛孢子菌)	• 真皮内 / 血管壁内大量细长菌丝和芽生酵母

白色毛结节菌病
(white piedra)
	• 酵母样真菌
	• 头皮、面部、耻骨区
	• 南美
	• 沿着毛干的白色至棕褐色砂样结节(比黑色毛结节菌病黏附性差)
	• 常见病原体
	  ■ 卵圆形毛孢子菌(以往称为白吉利毛孢子菌)
	  ■ 墨汁毛孢子菌
	  ■ 见第 351 页
		• 结节由围绕毛干周围的大量不同时期的孢子组成

疾病名称	临床特征	组织病理学
系统性真菌病 (systemic mycoses)		

北美芽生菌病
(North American
blastomycosis)
[PAS,GMS]
	• "Gilchrist 病"
	• 皮炎芽生菌（双相真菌）
	• 成人
	• 在美国,大多数病例分布在密西西比州、密苏里州和俄亥俄河盆地以及北美五大湖
	• 面部
	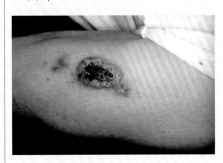
	• 结痂性疣状斑块,边缘环状脓疱,中央可能自愈
	• 引起肺部感染(第一位),波及胃肠道、脑和皮肤
	• 罕见于原发皮肤接种者
	• 临床亚型
	  ■ 肺型
	  ■ 播散型
	  ■ 原发皮肤型
		• 混合性化脓性肉芽肿性炎;假上皮瘤样增生;微脓肿;弥漫性混合性炎细胞浸润;孢子有广基芽孢(见于巨噬细胞或组织内)
		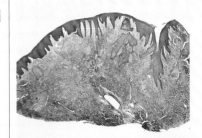
		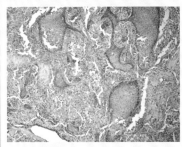
		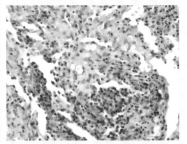
		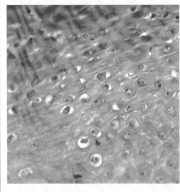
		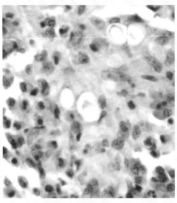
		• 真菌培养形态学
		  ■ 30℃:"棒棒糖" 分生孢子(梨形)
		  ■ 37℃:厚的广基芽孢,双层细胞壁

疾病名称	临床特征	组织病理学
球孢子菌病（coccidioidomy-cosis） ［PAS, GMS; 黏蛋白卡红不着色］	• "谷热" • 粗球孢子菌（尘埃传播的"桶状"关节孢子） • 毒力最强的真菌（极具传染性的关节孢子 • 美国东南部, 墨西哥 • 面部 • 自限性, 流感样感染（第一位）; 可出现发热; 高钙血症 • 红色疣状结节（主要在面部）; 肺部感染者中 20% 出现结节性红斑	• 假上皮瘤样增生; 弥漫性化脓性肉芽肿性反应（非干酪样肉芽肿）; 大的、厚壁球形体（平均 $50\mu m$）伴颗粒状细胞质或内生孢子 • 培养形态学 　■ 30℃: 桶状关节孢子 　■ 37℃: 组织双相性（需要特殊培养基转化） • 鉴别诊断: 鼻孢子虫病, 有较大的（平均 $200\mu m$）球形体, 细胞壁能被黏蛋白卡红染色, 而球孢子菌则不能着色

疾病名称	临床特征	组织病理学
副球孢子菌病（paracoccidi-oidomycosis）	• "南美芽生菌病" • 巴西副球孢子菌（土壤中的双相型真菌） • 拉丁美洲 • 皮肤黏膜处 • 引起肺部感染、区域淋巴结肿大、皮肤黏膜溃疡及疣状斑块 • 临床亚型 ▪ 原发肺部疾病伴继发皮肤黏膜溃疡（如发生播散） ▪ 原发皮肤黏膜型 ▪ 原发皮肤型（疣状斑块）	• 假上皮瘤样增生;真皮浸润;肉芽肿;多芽孢子（"水手轮"） 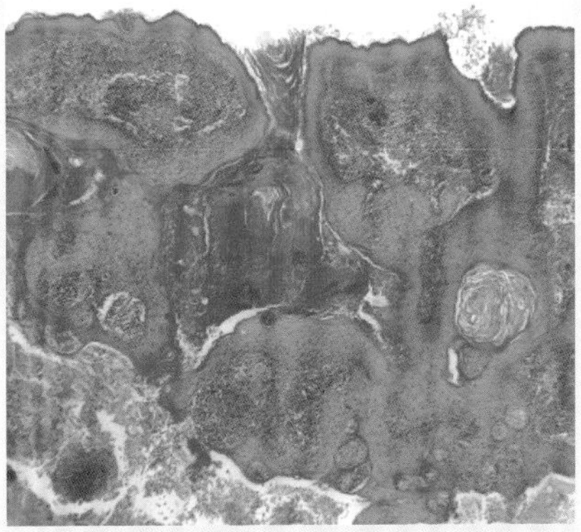 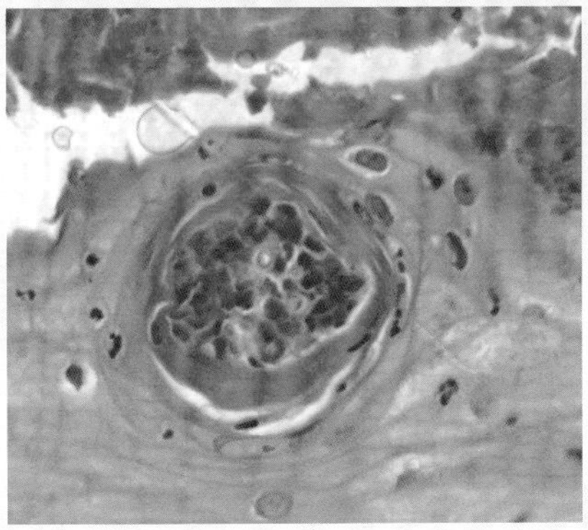 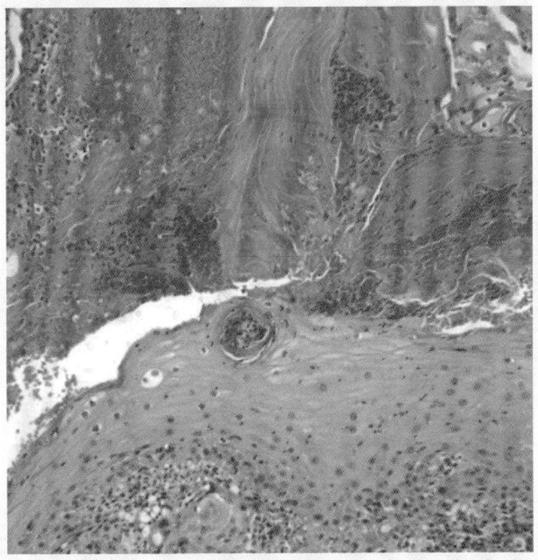 • 同一部位的 HE 染色（上图）和 GMS 染色（下图） 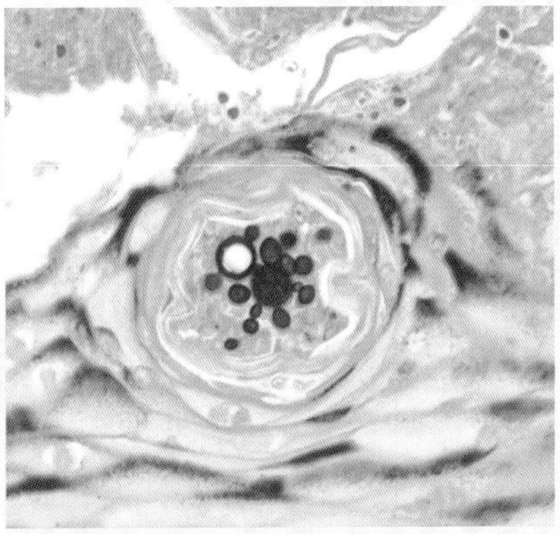 • 不通过染色难以发现"水手轮"样的真菌 • 真菌形态学培养 ▪ 30℃:"棒棒糖"样（梨形）分生孢子,类似于芽生菌病 ▪ 37℃:脑回状的（"珊瑚状"）伴大的"母代"酵母和窄颈的芽生"子代"酵母（"水手轮"）

疾病名称	临床特征	组织病理学
组织胞浆菌病（histoplasmosis）[PAS,GMS]	• "Darling 病" • 主要是肺部感染（罕见于原发皮肤接种者） • 美国东南部 • 荚膜组织胞浆菌（双相型土壤真菌） • 自限性,流感样肺部感染（第一位）,皮肤播散不常见,除非免疫力低下者 • 宿主是鸟和蝙蝠 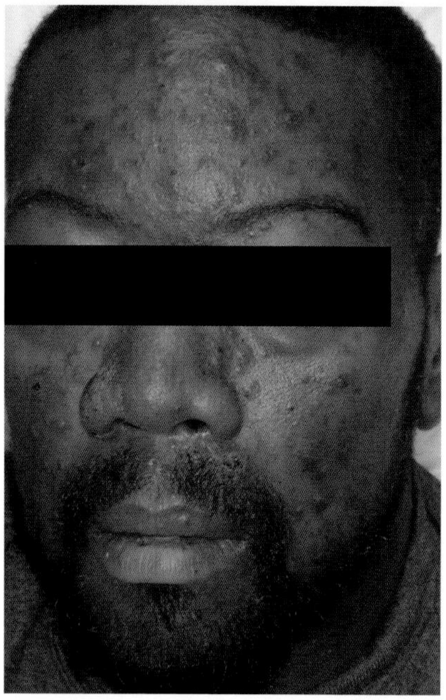 • 一位移植患者的播散型组织胞浆菌病（上图） • 弥漫性结痂性溃疡性结节、丘疹;可能出现"软疣样"皮损 • 治疗:两性霉素 B,伊曲康唑,伏立康唑	• 伴有大量巨噬细胞的上皮样肉芽肿,这些巨噬细胞内寄生有小的周围有清澈光环的卵圆形酵母样病原体（"假包膜"） 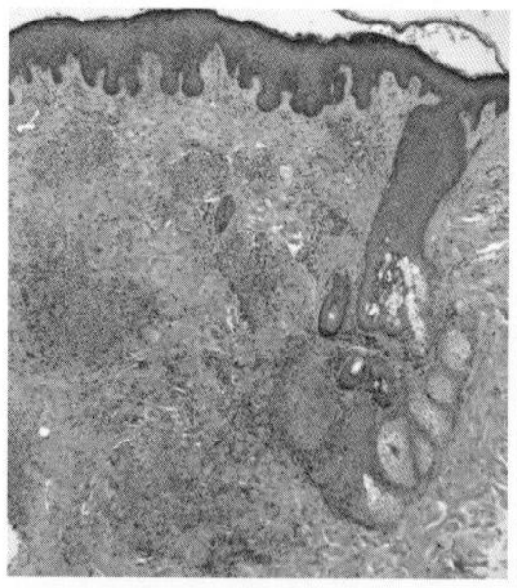 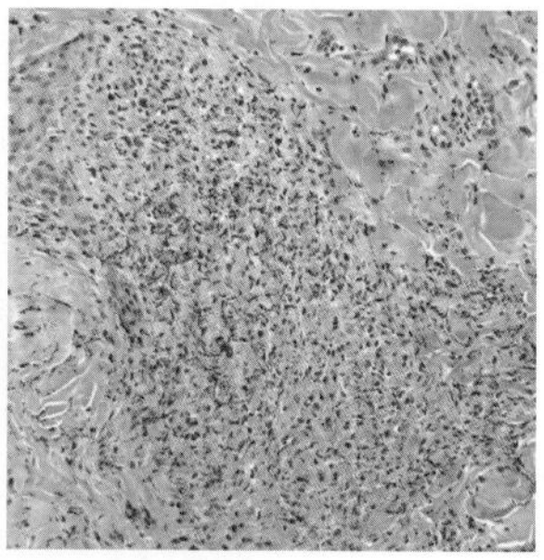 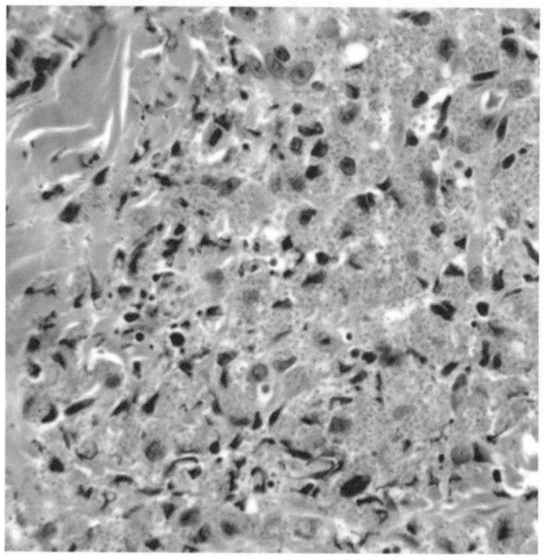 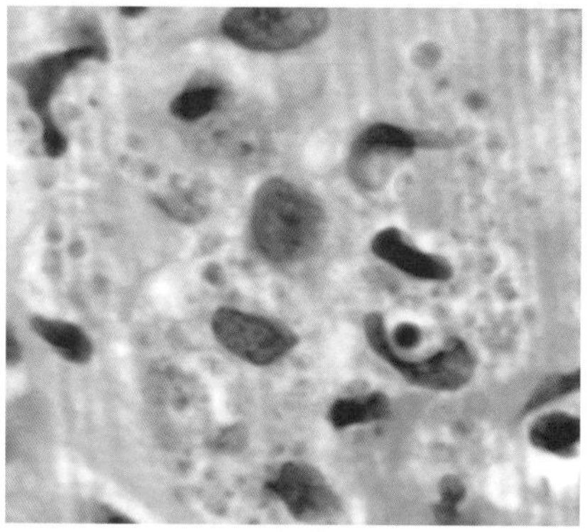 • GMS 染色（如下图） 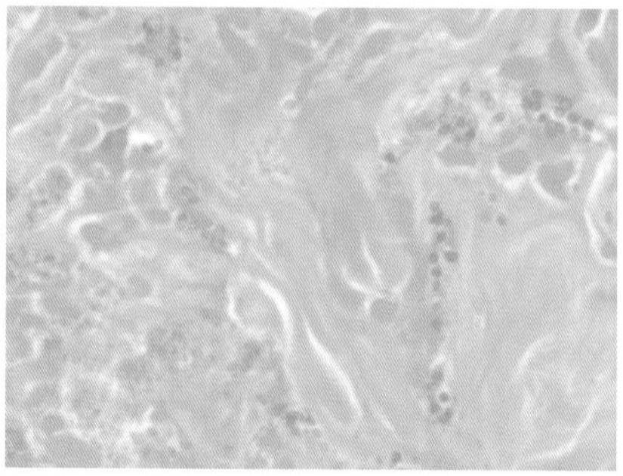 • 培养形态学 　■ 30℃:棘刺大分生孢子（"结节状"） 　■ 37℃:脑回状（珊瑚样）伴窄颈的圆形芽生酵母

疾病名称	临床特征	组织病理学
暗色真菌感染		
着色真菌病 （chromomycosis）	• "着色芽生菌病" • 由产色霉（第一位病原体）、瓶霉、枝孢霉引起 • 常在浅表外伤后 • 四肢 • 鳞屑性丘疹逐渐发展成环状、疣状斑块 • 系统感染罕见	• 假上皮瘤样增生；角化过度；真皮混合性炎症浸润；非干酪样坏死（结核样肉芽肿）；微脓肿；真皮内见金棕褐色硬壳小体/Medlar小体（"铜币"，成串的棕褐色孢子）

疾病名称	临床特征	组织病理学
暗色丝孢霉病（phaeohyphom-ycosis）	• "暗色丝状真菌"（如，链格孢霉、弯曲弧菌、波氏假性阿利什霉） • 四肢远端 • 常发生于浅表外伤后（尤其是木头碎片或蔬菜） • 单发皮下囊肿或结节状、囊状或疣状皮损	• 棕褐色、丝状菌丝（非铜币状孢子） • 破壁囊腔（中央坏死碎片）；化脓性肉芽肿性反应；可见异物小体（木头碎片）

疾病名称	临床特征	组织病理学
孢子丝菌病 （sporotrichosis）	• "玫瑰园丁病" • 申克孢子丝菌（酵母相引起皮损）（译者注：中国主要是球形孢子丝菌） • 手部、前臂 • 接种后的结节和脓疱（玫瑰棘刺、泥炭藓、木头碎片） • 注：上皮样肉瘤可出现类似临床表现 • 治疗：伊曲康唑或碘化钾（碘化物有引起胃肠道紊乱和甲状腺功能抑制的风险）	• 假上皮瘤样增生；弥漫性混合性真皮炎症浸润；肉芽肿（结核样、组织细胞性、化脓性）；胞外 • "孢子丝菌星状体"（透明物质是真菌表面的免疫复合物）；圆形 / 卵圆形 / 雪茄状孢子（即使 PAS 或 GMS 染色也难发现）

疾病名称	临床特征	组织病理学
黑癣 （tinea nigra）	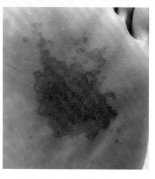 • 较常见于热带地区 • 手指掌侧,尤其当有多汗症,往往双侧。较少见于足部 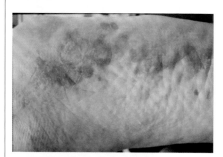 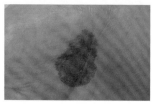 • 缓慢扩散,棕褐色至黑色斑疹或斑片(可类似于色素斑) • 由威尼克暗色环痕霉(*Phaeoannellomyce werneckii*)(外瓶霉属)引起,一种角质层的表浅暗色(棕褐色色素)真菌	• 在表层存在大量棕褐色菌丝 • 没有炎症反应 • 线索:角质层出现"空洞"(内有真菌) 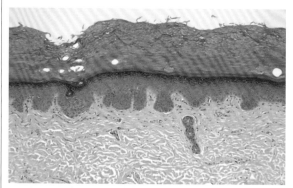 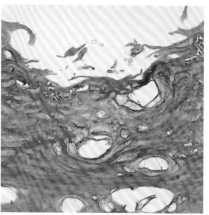 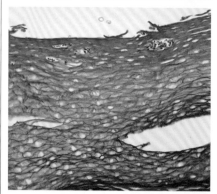 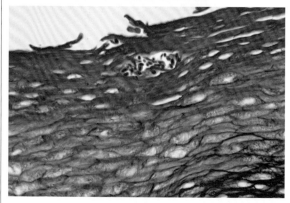
链格孢霉病 （alternariosis）	• 互隔链格孢(植物病原体) • 面部、前臂、手、膝(暴露部位) • 慢性结痂性结节、脓疱或溃疡 • 偶尔感染人类	• 非干酪样肉芽肿;微脓疡;表皮内脓肿;伴中性粒细胞的厚鳞屑痂皮;有隔膜的菌丝和孢子(表皮/真皮)

疾病名称	临床特征	组织病理学
足菌肿和形态相似的疾病		

足菌肿
（mycetoma）
	• 慢性肉芽肿性感染
	• 热带（西非、印度、南美）
	• 足部（"Madura 足"）
	
	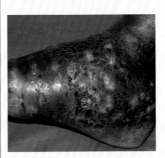
	
	• 最初为皮下结节形成有窦道的无痛性结节（6~12个月），形成溃疡，纤维化；可引起骨骼变形
	• 临床三联征（"TED"）
	  1. 肿胀（tumefaction，swelling）
	  2. 颗粒排出（exudate of grains）
	  3. 排出的窦道（draining sinuses）
	• 治疗：手术切除、系统抗真菌或抗生素
	• 主要病因
	  1. 放线菌性足菌肿
	    ■ 需氧线状细菌，比如
	      ▲ 巴西诺卡菌（第一位）：苍白颗粒
	      ▲ 白乐杰马杜拉放线菌：红色颗粒
	  2. 真菌性足菌肿／真正的真菌，比如
	    ■ 足菌肿马杜拉（*Madurella mycetomatis*）：黑色谷粒
		• 伴有"硫黄颗粒"（大量细菌／真菌的繁殖体）的化脓性肉芽肿；混合性炎症浸润；纤维化；颗粒的颜色因病原体而异
		• 真菌性足菌肿（可见真菌成分）
		
		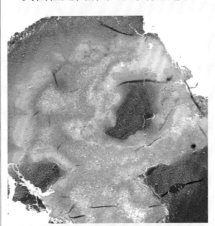
		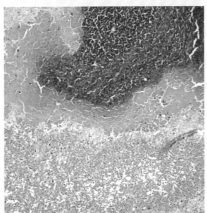
		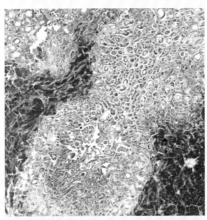
		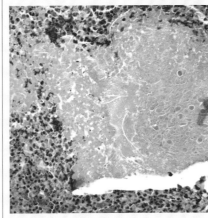

疾病名称	临床特征	组织病理学
诺卡菌病 （nocardiosis） ［HE、革兰氏染色］	• 免疫力低下者 • 需氧的革兰氏阳性菌（非真菌） • 原发皮肤感染可引起足菌肿，"孢子丝菌病样"或脓肿／溃疡皮损 • 治疗：磺胺类药物 • 可能引起败血症（尤其是原发肺型）或三种原发皮肤感染之一（足菌肿、皮肤淋巴组织或浅表皮肤感染）	• 真皮深部／皮下密集中性粒细胞浸润；脓肿；坏死；出血；"硫黄颗粒"

疾病名称	临床特征	组织病理学
放线菌病（actinomycosis）［吉姆萨、PAS、革兰氏染色］	• 类似于真菌损害的慢性（可致命）细菌感染 • 可出现在身体任何部位，包括颈面部、胸部或腹部 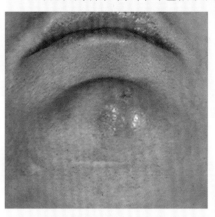 • 波动性肿胀、引流性窦道、皮下脓肿 • 亚型可引起放线菌性足菌肿，"牛腭放线菌病（lump jaw）"，胃肠放线菌病 • 衣氏放线菌（*Actinomyces israelii*）（革兰氏阳性菌），是一种内源性菌（如口腔菌群） • 尽管是由细菌引起，但类似于足菌肿，因此在此部分讨论	• 中性粒细胞性脓肿，混合性炎症浸润，颗粒（硬化的），细菌性颗粒（硫黄颗粒是嗜碱性病原体的团块） 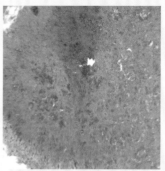 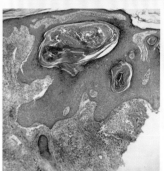 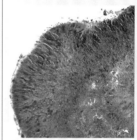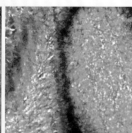 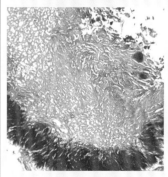 • PAS 染色（上图） 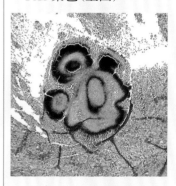 • 革兰氏染色（上图） • Splendore-Hoeppli 现象：免疫球蛋白形成的嗜酸性边缘；也见于金黄色葡萄球菌、变形杆菌、假单胞菌和大肠杆菌（由免疫球蛋白和碎片形成；非特异性）

疾病名称	临床特征	组织病理学
葡萄孢霉病 （botryomycosis） ［革兰氏染色］	• "细菌性假真菌病" • 有颗粒排出的慢性细菌感染 • 葡萄球菌（第一位病原体）、假单胞菌、变形杆菌 • 手、足、头、腹股沟和臀部 • 伴有溃疡、结节的大的肿胀性斑块；窦道排出小的白色颗粒 • 尽管是由细菌引起，但出现"足菌肿样"表现，因此在此部分讨论	• 由于细菌出现在化脓性区域的中央，形成小的嗜碱性"硫黄颗粒"，周围为嗜酸性区域（没有足菌肿中所出现的菌丝结构）

疾病名称	临床特征	组织病理学
结合菌病 (zygomycoses)		
毛霉病 (mucormycosis) [HE、PAS、GMS]	• 条件性致病真菌,"喜欢"糖(土壤和腐烂的蔬菜) • 免疫受损的糖尿病患者 • 根霉、毛霉和犁头霉(分支呈 90° 的无分隔菌丝) • 中央微暗的触痛性硬结性大斑块;常有坏死	• 表现多样(可有稀疏的炎细胞浸润,肉芽肿性脓皮病,溃疡) • 伴有 90° 分支的宽的丝带状无分隔菌丝("鹿角");可侵入血管壁
皮下虫霉病 (subcutaneous phycomycosis)	• 由多种无分隔真菌引起的深部真菌感染(常为蛙粪霉和耳霉)	• 脏污的嗜酸性物质和菌丝(Splendore-Hoeppli 样);可伴有脓肿或坏死的肉芽肿

疾病名称	临床特征	组织病理学
透明丝孢霉病（hyalohyphomycoses）（不着色，有分隔）		
透明丝孢霉病概述	• 一组条件致病真菌引起的感染，其以菌丝成分在组织中生长，这些菌丝不着色，有分隔，分支或不分支 • 包括裂褶菌、支顶孢、镰刀菌、青霉和赛多孢	• 有横隔的卵圆形酵母；寄生于巨噬细胞

疾病名称	临床特征	组织病理学
镰刀菌病 （fusariosis）	• 中性粒细胞减少的患者（比如移植和烧伤患者） • 常由茄病镰刀菌引起 • 可以是表浅或系统感染 • 可能有大量皮肤损害,包括红色或灰色斑疹、脓疱、结节、血管炎性损害等 • 也可引起甲真菌病	• 分隔的菌丝呈 45° 分支（类似于曲霉病） • 真皮和 / 或皮下严重的急性和慢性炎症浸润。皮肤坏死与菌丝体侵入血管有关 • 培养:看起来像"香蕉串"
青霉病 （penicilliosis）	• AIDS 患者（通过竹鼠吸入） • 东南亚（泰国） • 热双相型真菌（马尔尼菲青霉菌） • "软疣样"损害,发热,淋巴结肿大,肺部疾病 • 可能的宿主:竹鼠	• 有横壁的卵圆形酵母;寄生于巨噬细胞
曲霉病 （aspergillosis） ［乌洛托品银染色最佳］	• 机会感染（免疫力低下,尤其是癌症患者） • 肺部感染（第一位）,很少累及皮肤（血源性播散） • 紫罗兰色的斑块或结节,迅速发展为伴有黑痂的坏死性溃疡	• 分隔,45° 分支菌丝（常在血管内）;表现上的差异源于宿主反应（肉芽肿、脓疡、真菌团块）

疾病名称	临床特征	组织病理学
其他真菌病（miscellaneous mycoses）		
罗伯芽生菌病（lobomycosis）〔HE，PAS〕	• "Lobo 病"或"瘢痕疙瘩样芽生菌病" • 罕见的慢性真菌病（也感染大西洋宽吻海豚） • 中部及南部美洲 • 耳，暴露部位 • *Lacazia loboi*（以往称 *Loboa loboi*） 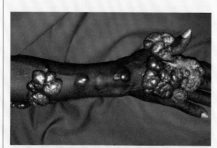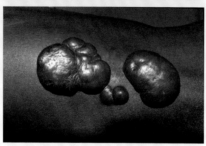 • 缓慢生长的瘢痕疙瘩样结节或溃疡性疣状斑块 • 10% 累及淋巴结；和鳞状细胞癌有关（慢性损害）	• 广泛肉芽肿性浸润；筛状表现是由游离的和在巨噬细胞内的大量染色阴性的真菌细胞所造成；厚的细胞壁，"柠檬状"真菌，常在球状细胞链中 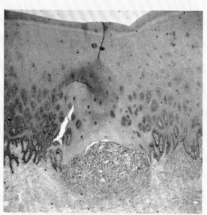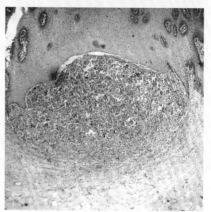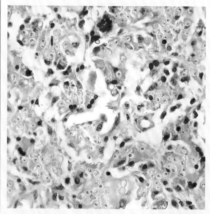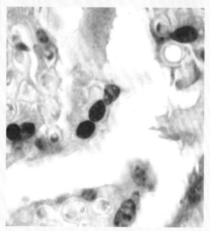

疾病名称	临床特征	组织病理学
鼻孢子菌病（rhinosporidiosis）[粘卡红着染细胞壁]	• 印度,南美 • 鼻部和咽部黏膜 • 红色易碎的带蒂或息肉状结节 • 病原体:西伯鼻孢子菌	• 大的覆盆子样的孢子囊(平均 200μm)伴大量内生孢子;孢子从体表到孢子囊而成熟;混合性炎症浸润;肉芽肿形成 • 鉴别诊断:球孢子菌病,球形体更小(平均 50μm),且黏蛋白卡红染色阴性,像鼻孢子菌病的细胞壁
肺孢子菌病（pneumocystosis）[乌洛托品银染色,吉姆萨、瑞特染色]	• 免疫抑制者(AIDS) • 外耳道,其他部位的皮肤 • 常引起肺部感染(肺炎) • 罕见于皮肤感染:带蒂的息肉状损害(尤其是耳部)或易碎的坏死性丘疹 / 结节;可有"传染性软疣样"损害 • 寄生虫:耶氏肺孢子菌(以往为卡氏肺孢子菌) • 不再归类为原虫,目前被认为是真菌 • 治疗:TMP-SMX,戊烷脒(抗真菌药无法治疗)	• 血管周围双嗜性套膜,泡沫状至精细的点彩状物质(类似于肺孢子菌病)

疾病名称	临床特征	组织病理学
藻类感染（algal infections）		
原藻病 （protothecosis） ［HE，但 PAS 及 GMS 观察最佳］	• 免疫力低下 • 常因外伤植入 • 感染常有盐酸藻类引起（小型无绿藻最常见） • 湿疹样、疱疹样或形成斑块的丘疹结节性损害 • 可有内脏播散	• "橄榄球样"桑葚胚（有内生孢子的球）由病原体的多发隔膜引起；伴有混合炎症浸润的慢性肉芽肿性反应；坏死

（吴银华　乔建军　译　刘栋华　校　万川　审）

病毒感染性疾病 第 26 章

DNA 病毒 ("HAPPy")

H：herpes virus（疱疹病毒：HSV，VZV，CMV，EBV）；见右图

H：hepadnavirus（嗜肝病毒：乙型肝炎）

A：adenovirus（腺病毒）

P：papovavirus（乳头瘤病毒：HPV）

P：poxvirus（痘病毒：传染性软疣，天花，羊痘疮，挤奶 I 结节）

P：parvovirus（细小病毒 B19：唯一的单链 DNA 病毒）：记忆技巧 "用一条 DNA 拍红面颊"（单链）

RNA 病毒

副黏病毒（麻疹，腮腺炎）、小核糖核酸病毒（柯萨奇病毒）、弹状病毒（狂犬病）、反转录病毒（HIV）、披膜病毒（风疹）

单纯疱疹病毒（HSV）

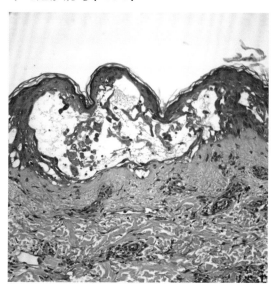

疾病名称	临床特征	组织病理学
痘病毒科		
• 双链 DNA 病毒,形成细胞质内包涵体: 　■ 卵圆形或圆柱形病毒:传染性软疣和羊痘疮 　■ 砖形病毒:其他痘病毒		
牛痘 (cowpox)	• 牛病毒性疾病(传染源可能为猫、啮齿动物) • 挤奶工 • 手、前臂、面部 • 脓疱、低热及淋巴结炎 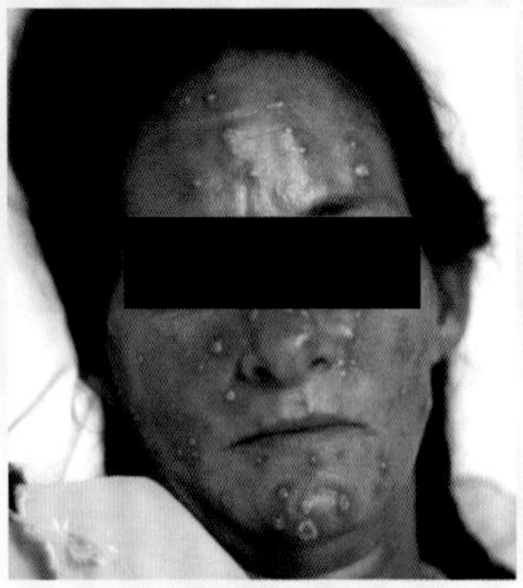 • 泛发性牛痘(上图)	• 与天花类似(见下文),见细胞质内嗜酸性包涵体及真皮内淋巴细胞浸润
Kaposi 水痘样疹 (Kaposi's varicelliform eruption)	• 特应性皮炎、Darier 病、烧伤等疾病基础上突然出现群集性水疱 • 与疱疹性湿疹类似(见第 523 页);现今疱疹性湿疹和种痘性湿疹统一命名为 Kaposi 水痘样疹	
种痘反应 (vaccinia)	• 痘苗病毒(实验室合成的痘病毒) 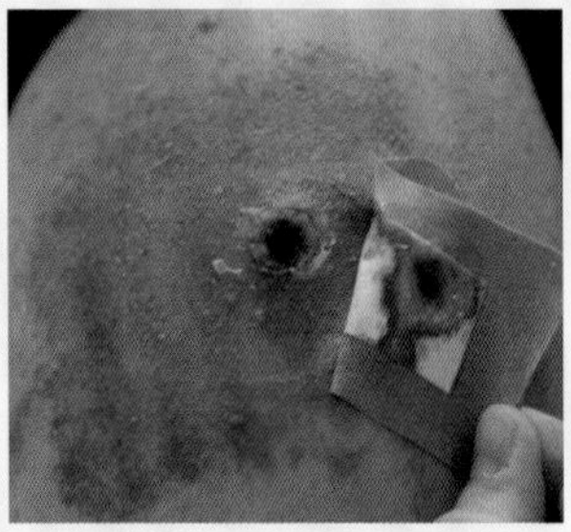 • 丘疹水疱逐渐干涸结痂,遗留瘢痕 • "种痘性湿疹":有湿疹病史的患者接种牛痘疫苗后出现泛发性皮肤感染	• 与天花类似,见细胞质内包涵体(不同于单纯疱疹、带状疱疹和水痘,形成核内包涵体)
天花 (variola,smallpox)	• 脐凹状丘疹的向心性发疹(从四肢到躯干);水疱、脓疱(皮疹均处于同一阶段);愈后留有瘢痕 • 分型 　1. 重型天花(重型,病死率高) 　2. 轻型天花(轻型,病死率 <1%)	• 表皮内水疱,含嗜酸性细胞质内包涵体(Guarneri 小体);真皮内弥漫性淋巴细胞浸润;偶见多核巨细胞

疾病名称	临床特征	组织病理学
传染性软疣（molluscum contagiosum）	<ul><li>DNA 痘病毒（砖形病毒）</li><li>儿童、青少年</li><li>头、颈、皱褶部位、生殖器</li></ul> 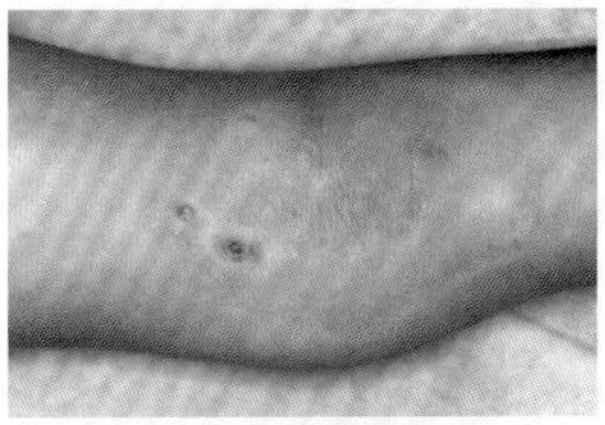 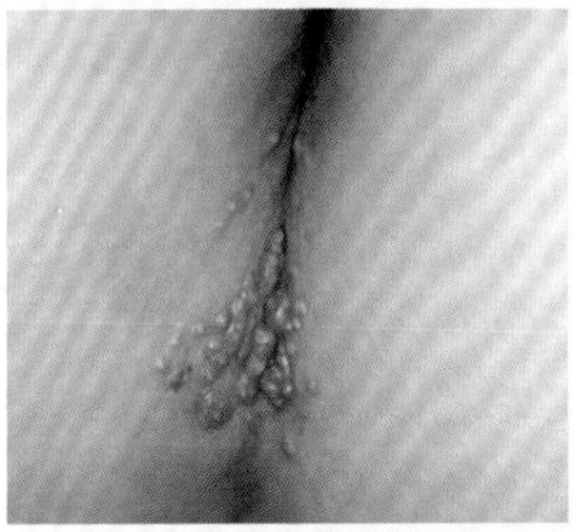 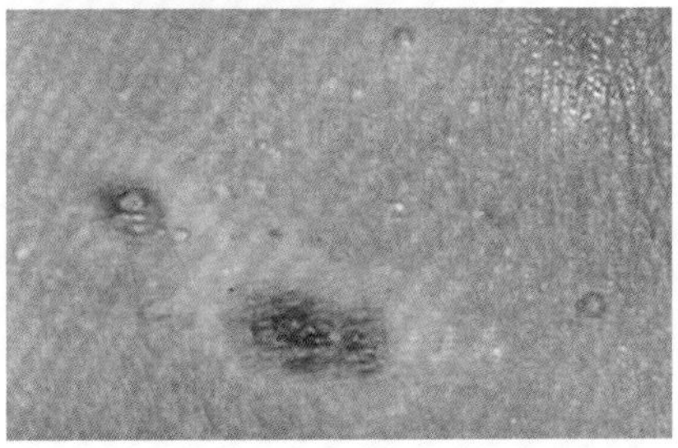 <ul><li>圆顶状丘疹，有脐凹、蜡样光泽</li><li>大约 1 年内常可自行消退</li></ul>	<ul><li>火山口样结构，其内充满增生的鳞状上皮；Henderson-Patterson 小体或"软疣小体"（基底层上的细胞质内包涵体将胞核 / 仁挤向一侧）</li></ul> 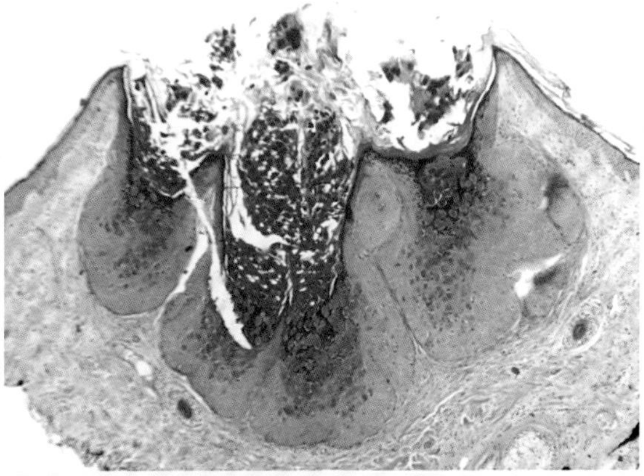 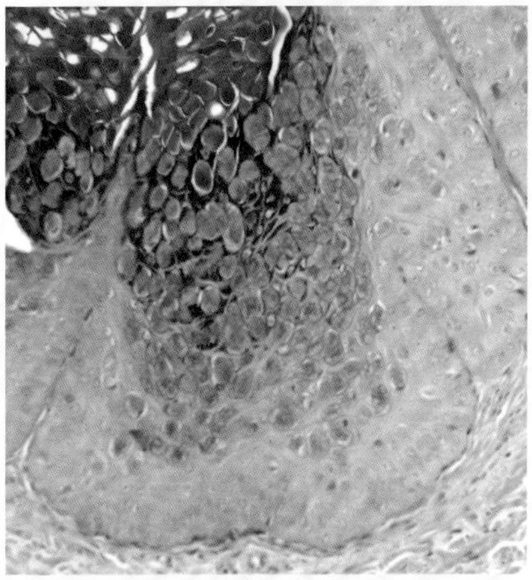 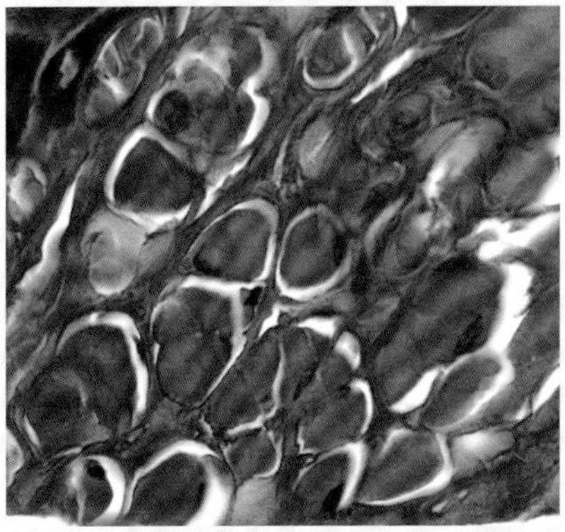 <ul><li>Henderson-Patterson 小体（上图）具有被细胞质内包涵体挤向一侧的胞核</li></ul>

疾病名称	临床特征	组织病理学
挤奶工结节 （milker's nodule）	• 副牛痘病毒 • 从受感染奶牛的乳房传播 • 手 • 紫红色、破溃的或结痂的结节（可见不同阶段） • 6~8 周内消退，遗留瘢痕	• 与羊痘类似，但表皮坏死未累及全层；可见粉红色包涵体

疾病名称	临床特征	组织病理学
羊痘 (orf)	• 又称"传染性深脓疱疮" • 副牛痘病毒 • 手、前臂 • 成熟皮损为中央脐状凹陷的结节伴周围红晕(经历了不同阶段) • 7 周内消退 • 主要侵犯年幼的绵羊和山羊,嘴唇和口周易受累	• 组织病理学与皮损时期相关 • 浅层表皮见空泡化细胞,细胞质内可见嗜酸性包涵体;全层坏死;指状,向下延伸至真皮;血管增生;密集的淋巴细胞浸润(可见少量中性粒细胞);真皮乳头水肿,角质形成细胞的胞浆内可见包涵体 • 病毒在电子显微镜下显示圆柱状病毒外壳,呈"十字纹样"外观

疾病名称	临床特征	组织病理学
疱疹病毒科 （双链 DNA 病毒,形成核内包涵体）		

单纯疱疹病毒
（herpes simplex
virus,HSV）
	HSV-1
	• 儿童
	• 嘴唇、口周
	HSV-2
	• 青春期后
	• 生殖器部位
	
	• 疼痛性、簇集性水疱,疱液清亮;愈后不留瘢痕
	• 缓解后病毒潜伏在感觉神经节
		• 表皮内水疱;坏死;气球样变性;铁灰色的胞核伴染色质边集,并见核内包涵体(Cowdry A 型或 Lipshutz 小体);多核角质形成细胞
		• 注:表皮内水疱的形成原因包括:角质形成细胞气球样变性(感染的角质形成细胞肿胀,形成棘层细胞松解)和网状变性(细胞内水肿并最终破裂)
		
		• 晚期可累及毛囊(见下图)
		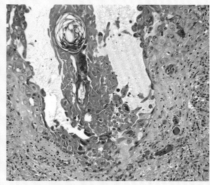
		• HSV 细胞效应的 3 个"M"
		  ■ 染色质边集(特异性表现)(margination of chromatin)
		  ■ 多核巨大细胞(multinucleate giant cells)
		  ■ 核变形(molding of nucleus)

疾病名称	临床特征	组织病理学
疱疹性湿疹 （eczema herpeticum）	• 单纯疱疹病毒引起的皮肤泛发性感染 • 合并特应性皮炎最常见 • 现已归入 Kaposi 水痘样疹（见第 518 页） • 全身泛发性水疱、表面结痂的丘疹 	• 与单纯疱疹组织学表现类似
水痘 （varicella，HHV-3）	• 又称"Chickenpox" • 儿童 • 不同时期的皮疹可同时出现（丘疹、水疱，结痂，愈合）（不同于天花仅出现同一时期的皮损） • 先天性水痘：妊娠前三个月感染该病毒风险最大	• 与单纯疱疹组织学表现类似，难以鉴别

疾病名称	临床特征	组织病理学
带状疱疹 （herpes zoster， HHV-3）	• 又称"shingles" • 成人 • 潜伏的水痘 - 带状疱疹病毒再活化 • 腰神经节及胸神经节最常受累 • 可先出现发热及神经痛，继而出现丘疹、水疱、结痂 • Ramsey-Hunt 综合征：耳痛、面瘫、鼓膜 / 外耳道疱疹 （第Ⅶ对脑神经：面神经的膝状神经节受累）	• 与单纯疱疹组织学表现类似

疾病名称	临床特征	组织病理学
巨细胞病毒（cytomegalovirus，CMV）	• HHV-5 • 免疫抑制者或新生儿 • 多种皮肤表现，包括斑丘疹、风团等 • "蓝莓松饼"婴儿（真皮红细胞外溢，也见于先天性风疹） • TORCH 综合征中的一种 • 先天性 CMV：美国先天性耳聋和智力低下的首要病因 • AIDS 患者失明（视网膜炎）的主要病因 • 治疗或预防治疗：更昔洛韦	• 真皮血管内皮细胞因病毒感染而肿胀，如"鹰眼样"细胞（粉红色嗜酸性核内包涵体周围绕有一轮空"晕"）；可见核内包涵体和细胞质内包涵体

疾病名称	临床特征	组织病理学
EB 病毒（epstein-barr viru，HHV-4）	• 10% 的 EB 病毒患者出现红色斑疹或斑丘疹（尤其是使用氨苄西林或阿莫西林患者） • 临床三联征：发热、咽炎、淋巴结肿大 • 伴发 Gianotti-Crosti 综合征（美国首要病因）、口腔毛状黏膜白斑、Kikuchi 病（组织细胞坏死性淋巴结炎）	• 非特异性改变；血管周围炎症细胞轻度浸润
人类疱疹病毒 6 型（human herpesvirus-6，HHV-6）	• 幼儿急疹（又称 roseola infantum 或 exanthem subitum） • 婴幼儿 • 皮损类似麻疹或风疹；高热后出现麻疹样皮疹（热退疹出）；高热惊厥的常见病因 • 可能与 DRESS 综合征（伴嗜酸性粒细胞增多和系统症状的药物反应）有关 • 免疫抑制的患者体内 HHV 再活化可致发热、肺炎、脑炎、骨髓抑制	• 棘层海绵水肿、棘层松解性水疱、淋巴细胞外渗，水肿
人类疱疹病毒 7 型（human herpesvirus-7，HHV-7）	• 婴幼儿 • 可能与玫瑰糠疹和玫瑰疹有关	

人类疱疹病毒 8 型（human herpesvirus-8，HHV-8）	HHV-8 与下列疾病相关
	1. Kaposi 肉瘤（KS）亚型
	  • 经典型 KS
	    ▪ 老年人，地中海人群及德系犹太人
	    ▪ 下肢紫红色斑块
	  • 免疫抑制相关型 KS：移植或使用环孢素患者
	    ▪ 与艾滋病相关型 KS 类似
	  • 儿童及青少年非洲型 KS
	    ▪ 主要累及淋巴结（淋巴结肿大）> 皮肤
	    ▪ 2 年内死亡
	  • 成人非洲型 KS
	    ▪ 结节型（通常病程早期）、鲜红色型和浸润型
	  • 艾滋病相关型 KS
	    ▪ 与 HHV-8 相关性极大
	    ▪ 常累及胃肠道
	2. 多中心型 Castleman 病
	  • 多克隆性淋巴结疾病（广泛受累）伴血管淋巴滤泡性增生
	  • 见第 40 章，皮肤非淋巴细胞浸润性疾病
		
		• Kaposi 肉瘤（另见第 784 页）

疾病名称	临床特征	组织病理学
乳头多瘤空泡病毒科 / 乳头瘤病毒科（papovaviridae/papillomaviridae）		
<td colspan="3"><ul><li>为双链 DNA 病毒,感染基底层细胞,并于细胞核内复制</li><li>衣壳蛋白保护早期基因（E）不被灭活（无病毒包膜）<ul><li>HPV E6 可灭活 p53,使 p53 不能抑制细胞周期 G_1 期（致基底层以上角质形成细胞持续复制增生）</li><li>HPV E7 可结合磷酸化 pRB（视网膜母细胞瘤相关蛋白),使 E2F 蛋白诱导合成 DNA 基因</li></ul></li><li>晚期基因 1 和 2 编码衣壳蛋白（L1 为主要的衣壳蛋白,被用于 HPV-6、HPV-11、HPV-16、HPV-18 病毒疫苗的合成）</li></ul></td>		
寻常疣 （verruca vulgaris）	<ul><li>又称"common warts"</li><li>HPV-1,HPV-2 和 HPV-4</li><li>儿童至成人</li><li>手指、暴露部位</li></ul>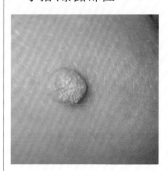<ul><li>质硬、表面粗糙的丘疹;可有血管栓塞引起的"黑点"</li></ul>	<ul><li>"尖"乳头瘤样增生、角化过度、乳头瘤样增生突出处上覆角化不全柱,小的出血柱;乳头瘤增生凹陷处颗粒层增生（透明角质颗粒云集)、棘层肥厚;延长的表皮突向内弯曲（树枝状);凹空细胞（浅表角质形成细胞空泡化,胞核固缩,呈"葡萄干样"）</li></ul>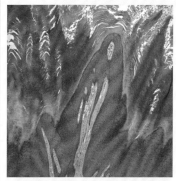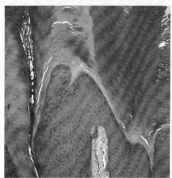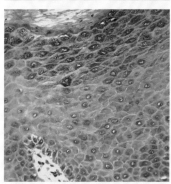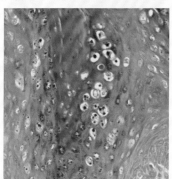<ul><li>乳头状瘤增生凹陷处（见颗粒层增生及凹空细胞）</li></ul>

疾病名称	临床特征	组织病理学
掌跖疣 （palmoplantar warts）	• HPV-1、HPV-2 和 HPV-4 • 手掌、足底 • 疼痛，常表现为以下两型 　■ 镶嵌疣 　　▲ 浅表型 　　▲ 呈大斑块样皮损 　■ 蚁丘疣 　　▲ 深在型 　　▲ 边缘倾斜、中央凹陷，类似蚁穴 	• 与寻常疣相似，但更多的皮损低于皮肤表面，侵入真皮 • 跖疣 • 蚁丘疣
嵴状疣 （ridged wart）	• 结节型掌跖疣 • 与 HPV-60 相关 • 手和足 • 与其他类型疣一样，结节状皮损不破坏皮纹（保留表面的皮嵴模式）	• 与寻常疣类似，但常表现为更明显的棘层肥厚，轻度乳头瘤样增生

疾病名称	临床特征	组织病理学
扁平疣 （verruca plana）	• 又称"flat warts" • HPV-3 和 HPV-10 • 儿童至青年 • 手背、面部 • 肤色或褐色、平顶丘疹	• 组织学改变与寻常疣类似，但角化不全轻微或无
屠夫疣 （butcher's warts）	• HPV-7（记忆技巧：butcher 有 7 个字母） • 接触生肉者	• 组织学改变同寻常疣
疣状表皮发育不良 （epidermodysp- lasia verruciformis， EDV）	• 又称"Lewandowsky-Lutz dysplasia" • 遗传性疾病，伴泛发性 HPV 感染和发生鳞癌风险的可能 • 多为常染色体显性遗传 • 婴儿期至儿童期 • 两种类型 　1. HPV-3（HPV-10） 　　■ 多发扁平的疣样皮损 　　■ 可能存在细胞免疫紊乱 　　■ 无恶变的风险 　　■ 组织学改变同扁平疣 　2. HPV-5（HPV-8） 　　■ 家族史 　　■ 三十多岁常进展为日光性角化 　　■ 潜在恶变（鳞状细胞癌） 　　■ 表现为扁平疣样皮损或红褐色斑块 • 基因突变： EVER1（TMC6）和 EVER2（TMC8）基因（可能影响 EVER2/TMC8 基因的 PSORS2 片段）	• HPV-3 感染所致皮损：组织学改变同扁平疣 • HPV-5 感染所致皮损：表皮上部细胞肿胀，细胞质为蓝灰色（泡沫蓝），核周空晕

疾病名称	临床特征	组织病理学
尖锐湿疣 （condyloma acuminatum）	• 又译为"生殖器疣" • HPV-6 和 HPV-11 • 肛门生殖器部位 • 肤色、外生性丘疹或斑块	• 棘层肥厚明显,凹空细胞;模式可类似鳞状细胞癌 • 如果用鬼臼毒素治疗后 48h 内取材,组织学表现为 　■ 表皮苍白 　■ 角质形成细胞变性 　■ 核分裂增多
Buschke- Löwenstein 瘤 （Buschke- Löwenstein tumor）	• 巨大型尖锐湿疣,疣状癌的一个亚型 • 肛门生殖器部位 • 巨大外生性皮损	• 显著棘层肥厚,凹空细胞

疾病名称	临床特征	组织病理学
局灶上皮增生（focal epithelial hyperplasia）	• 又名"Heck 病" • HPV-13，HPV-32 • 因纽特人，美洲原住民 • 唇黏膜和颊黏膜 • 口腔黏膜上多发柔软的、粉红色或白色丘疹 • 记忆技巧："Heck's disease"中 12 个字母加标点共 13 个字符（HPV-13）	 • 黏膜增生，棘层肥厚，表皮突增宽呈杵状；表皮细胞尤其上层苍白；凹空细胞

疾病名称	临床特征	组织病理学
Bowen 样丘疹病（bowenoid papulosis）	<ul><li>HPV-16，HPV-18</li><li>性活跃的年轻人群</li><li>龟头、外阴</li><li>生殖器部位单发或多发的棕红色或白色疣状丘疹</li><li>较少发展为侵袭性鳞状细胞癌</li><li>常对治疗抵抗，病程迁延，免疫力低下时尤甚</li></ul>	<ul><li>组织学改变与原位鳞状细胞癌极其类似</li></ul><ul><li>表皮全层非典型增生、极性消失；核分裂象多见（常为细胞分裂中期）；角化不良细胞；表皮上部见强嗜碱性、包涵体样小体</li></ul>
细小病毒科（parvoviridae）		
细小病毒 B19 概述	<ul><li>单链 DNA 病毒（其他 DNA 病毒均为双链）</li><li>感染骨髓前红细胞</li><li>可引起传染性红斑或丘疹紫癜性手套和短袜样综合征（见下文）</li></ul>	
传染性红斑（erythema infectiosum）	<ul><li>又称"拍红面颊"病（slapped cheek）或第五种病（fifth disease）</li><li>由细小病毒 B19 引起</li><li>儿童（4~10 岁）</li><li>经呼吸道飞沫传播</li><li>临床表现<ul><li>病毒感染前驱症状后，出现颧部红斑，之后形成斑丘疹，接着四肢出现网状或花边状红斑<ul><li>▲ 运动后，皮损可复现</li></ul></li><li>通常良性病程<ul><li>▲ 可合并流产、溶血性贫血</li><li>▲ 妊娠，尤其前 20 周母体感染，可致胎儿水肿</li></ul></li></ul></li></ul>	
丘疹紫癜性手套和短袜样综合征（papular-purpuric gloves and socks syndrom）	<ul><li>由细小病毒 B19 引起</li><li>也见于柯萨奇病毒及 HHV-6 感染</li><li>年轻人</li><li>手足瘙痒性红斑伴瘀点、紫癜；水肿</li></ul>	

疾病名称	临床特征	组织病理学
小核糖核酸病毒科（picornaviridae）		
手足口病 （hand, foot, and mouth disease）	• 柯萨奇病毒 A16、人肠道病毒 71 • 手、足、口 • 发热，口腔前部及手足皱褶部出现圆形水疱，脓疱 • 可并发 Gianotti-Crosti 综合征	 • 表皮内水疱伴网状变性（细胞水肿、破裂）；个别气球样细胞，坏死；血管周围轻度浸润；无多核细胞及包涵体
疱疹性咽峡炎 （herpangina）	• 柯萨奇病毒 A 组和 B 组 • 3~10 岁儿童 • 软腭、腭垂、咽 • 发热，软腭、腭垂、咽部疼痛性糜烂 • 记忆技巧："仅口腔发病，不累及手足"	
披膜病毒科（togaviridae）		
风疹 （rubella）	• 又称"德国麻疹"或第三种病（third disease） 　■ 轻度发热 　■ 耳后及枕骨淋巴结肿大 　■ 红斑初起于面部，自上而下扩展 　■ Forchheimer 征：软腭瘀点 　■ 外周血中可见 Turk 细胞（非典型淋巴细胞） 　■ 先天性风疹 　　▲ 无特异性免疫的孕妇传染给胎儿 　　▲ 胎儿有流产、白内障、耳聋、动脉导管未闭的风险	

疾病名称	临床特征	组织病理学
罗斯河和巴马森林病毒 (ross river and barmah forest viruses)	• 澳大利亚和 Oceana 地区 • 通过蚊子传播 • 弥漫性红色斑丘疹,主要位于四肢和躯干 • 发热及关节痛	
黄病毒科 (flaviviridae)		
西尼罗河热 / 脑炎 (west nile fever/encephalitis)	• 东非;北美 • 主要宿主:鸟类(尤其乌鸦);经库蚊传播 • 80% 的患者无任何症状或体征 • 少数(1/150)出现严重的神经系统症状(尤其 50 岁以上患者) • 特征性改变:多发性脉络膜视网膜炎 • 发热、萎靡、眼痛和头痛 • 好发于四肢、手掌、足底 • 压之不褪色,点状,红斑及丘疹,向心性扩展	
登革热 (dengue fever)	• 亚洲及非洲的热带、亚热带地区 • 急性发热性疾病:肌痛、眶后痛、头痛、弥漫性红斑中见正常肤色皮岛(“红海白岛”) • 传播媒介:埃及伊蚊 • 四种血清型登革热病毒;虽然对同一种血清型终身免疫,但若感染不同血清型病毒可进展至更严重的亚型、登革出血热和登革休克综合征	• 真皮浅层血管周围轻度淋巴细胞浸润;红细胞不同程度外溢 • 可通过血清学检测、病毒分离或 PCR 测病毒抗原诊断
丙型肝炎病毒 (hepatitis C virus)	• 可有皮肤表现(15% 患者) • 血管炎 • 色素性紫癜性皮病 • 扁平苔藓 • 结节性红斑 • 多形红斑 • 坏死松解性肢端红斑 • 瘙痒症 • 对称性多关节炎伴网状青斑 • 散发型迟发性皮肤卟啉病	
副黏病毒科 (paramyxoviridae)		
麻疹 (measles)	• 又译为 “Rubeola” 　▪ RNA 副黏病毒 　▪ 皮疹以从上至下模式扩展 • 3 “C” 1 “K” 　▪ 咳嗽 (cough) 　▪ 鼻炎 (coryza) 　▪ 结膜炎 (conjunctivitis) 　▪ Koplik 斑(病程中在出现红斑之前颊黏膜出现灰白色斑)	

疾病名称	临床特征	组织病理学
反转录病毒科（retroviridae）		
人类免疫缺陷病毒（human immunodeficiency virus/HIV）	• 感染并通过凋亡破坏 CD4$^+$T 淋巴细胞的反转录病毒 • 皮肤表现 　■ 最常见：瘙痒性丘疹 　■ 病毒感染（传染性软疣、单纯疱疹、寻常疣、口腔毛状黏膜白斑） 　■ 细菌感染（分枝杆菌感染、杆菌性血管瘤病） 　■ 真菌感染（念珠菌病、皮肤癣菌病、组织胞浆菌病、隐球菌病、毛霉病、马尔尼菲青霉病） 　■ 肿瘤（Kaposi 肉瘤、皮肤淋巴瘤、皮肤肿瘤） 　■ 皮肤病（银屑病、脂溢性皮炎、血管炎、特发性瘙痒症、迟发性皮肤卟啉病）	
由人类 T 淋巴细胞病毒 1 型引起的儿童感染性皮炎（infective dermatitis of children due to human T-lymphotrophic virus type 1）	• 日本、加勒比海、非洲撒哈拉沙漠以南地区 • 头皮、腋窝、腹股沟、外耳、耳后区域 • 湿疹样改变，可因哺乳传播病毒引起皮肤淋巴结病 • HTLV-1 可引起成人 T 细胞白血病 / 淋巴瘤	• 组织学表现类似特应性皮炎
其他病毒性疾病		
甲型肝炎病毒（hepatitis A virus）	• 皮肤表现少见 • 可引起光敏性皮疹，伴真皮上部血管内皮细胞 IgA 沉积 • 可出现 Gianotti-Crosti 综合征和血管炎	
乙型肝炎病毒（hepatitis B virus）	• 皮肤表现 　■ 出现荨麻疹或血管性水肿皮损的血清病样综合征 　■ 结节性多动脉炎 　■ 特发性混合型冷球蛋白血症 　■ 可引起儿童丘疹性肢端皮炎（Gianotti-Crosti 综合征） 　■ 光暴露部位脓疱疹（少见）	

疾病名称	临床特征	组织病理学
Gianotti-Crosti 综合征 （Gianotti-Crosti syndrome）	• 儿童丘疹性肢端皮炎（papular acrodermatitis of childhood） • 儿童 • 局限于面部和四肢（躯干不受累） • 非复发性红斑、丘疹，持续 3 周；淋巴结肿大；急性肝炎 • 和 EBV（美国首要病因）、乙型病毒性肝炎、甲型病毒性肝炎、柯萨奇病毒、巨细胞病毒相关	• 可有三种组织学反应（棘层水肿、苔藓样，淋巴细胞血管炎）
菊池病 （Kikuchi's disease）	• 又称"组织细胞坏死性淋巴结炎" • 日本青年女性 • 皮疹（麻疹样、荨麻疹样、斑丘疹等）、发热、淋巴结病 • 可能的致病病毒（HHV-6、HHV-8、EBV 等）	• 系统性红斑狼疮样改变伴苔藓样界面改变
单侧胸外侧疹 （unilateral laterothoracic exanthem）	• 又称"儿童非对称性近屈曲部疹"（asymmetric periflexual exanthem of childhood） • 儿童 • 腋窝和躯干侧面 • 单侧近腋窝处发疹，离心性扩展；自行消退；"自由女神像"征（举起手臂可见侧胸皮疹） • 可能的病毒病原学（可能与细小病毒 B19 相关）	• 浅层血管周围淋巴细胞浸润（血管周围袖套样）

疾病名称	临床特征	组织病理学
川崎病 （Kawasaki disease）	• 又称"皮肤黏膜淋巴结综合征"（mucocutaneous lymph node syndrome）（川崎病） • 5 岁以下儿童（通常 2 岁以下） • 可能由病毒感染所致 • 高热 + 双眼结膜炎、口咽改变、颈部淋巴结肿大 • 周围病变（手 / 足的红斑、脱皮），皮疹 • 存在冠状动脉瘤风险 • 治疗：IVIG、阿司匹林	
杆状病毒 / 弹状病毒（rhabdovirus/ "Bullet-shaped" virion）		
狂犬病 （rabies）	• 通过感染的动物传播的致死性病毒感染（狂犬病毒） • 焦虑，流涎，抽搐，肌肉痉挛，死亡 • 无皮肤改变 • 目前尚无治疗方法	• 颈背部皮肤为活检最佳取材部位（皮肤神经中可见病毒）

（苏忠兰 译　董正邦 校　万川 审）

利什曼病（leishmaniasis）

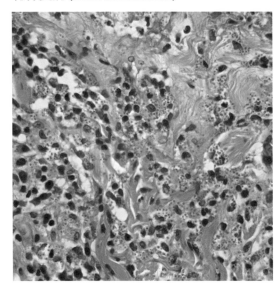

疾病名称	临床特征	组织病理学
阿米巴（amebae）		
<ul><li>具有滋养体和包囊两种形态的单细胞生物</li><li>靠伪足运动</li></ul>		
皮肤阿米巴病 （amebiasis cutis）	<ul><li>累及皮肤的胃肠道感染非常罕见（0.3%），通常为阿米巴结肠炎的并发症</li><li>热带地区</li><li>肛周,大腿,生殖器部位</li><li>寄生虫:溶组织阿米巴</li><li>储存宿主:人类</li><li>疼痛性溃疡,瘘管,或者结节;上附灰色脱落痂皮的不规则的溃疡;难闻的气味(临床上可与鳞状细胞癌相似)</li><li>治疗:甲硝唑</li></ul>	<ul><li>溃疡伴基底部坏死;假上皮瘤样增生;肉芽组织;病原体具有形态怪异的细胞核,核仁明显,颗粒状、嗜酸性细胞质及被吞噬的红细胞</li></ul>
棘阿米巴病 （acanthamebiasis）	<ul><li>存在于土壤和水中的阿米巴</li><li>免疫抑制患者及艾滋病患者</li><li>寄生虫:棘阿米巴和耐格里属阿米巴</li><li>皮损为脓疱,慢性溃疡或结节;脑膜脑炎(主要临床特征)</li></ul>	<ul><li>真皮深部结核样肉芽肿;血管炎;病原体以滋养体或包囊的形式出现在组织内,较大,具有厚细胞壁</li></ul>
鞭毛虫（flagellates） （一类依靠鞭毛运动的原生动物）		
非洲锥虫病 （African trypanosomiasis）	<ul><li>"非洲睡病"</li><li>非洲</li><li>寄生虫:布氏锥虫</li><li>传播方式:采采蝇(tsetse fly,尤其是舌蝇属 *Glossina* spp)</li><li>被叮咬后形成"锥虫性下疳"(疼痛性,脓肿样皮损),发热</li><li>Winterbottom 征:颈后三角区淋巴结肿大</li><li>后期,手足及面部水肿;出现一过性红色斑丘疹(常常呈旋涡状),称为锥虫病疹</li><li>治疗:苏拉明,潘他米丁</li></ul>	<ul><li>真皮浅层及深部淋巴细胞及明显的浆细胞浸润;渗出物中可见病原体</li></ul>
美洲锥虫病 （American trypanosomiasis）	<ul><li>Chagas 病</li><li>南美,得克萨斯州</li><li>寄生虫:克氏锥虫(虫体在叮咬部位排便导致感染)</li><li>传播方式:猎蝽(reduviid)或者吸血的有毒昆虫/接吻猎蝽(接吻虫)(锥蝽属,"虎纹")</li><li>典型表现:内脏平滑肌受累(心力衰竭,胃肠道受累,巨结肠);无明显皮损,但可因皮肤寄生虫病导致斑疹和溃疡性皮损</li><li>Romana 征(由于病原体进入结膜导致单侧眶周水肿)</li><li>治疗:硝呋噻氧</li></ul>	<ul><li>与非洲锥虫病的组织病理学改变相似</li></ul>
利什曼病（leishmaniasis）		
<ul><li>宿主:啮齿类动物,狗</li><li>传播方式:白蛉(特别是白蛉属)</li><li>诊断方法:皮肤活检,Novy-McNeal-Nicolle(NNN)培养基,Montenegro 试验(利什曼素皮内注射的皮肤试验),PCR</li><li>可行的治疗:五价抗疟疾药物,如锑酸葡甲胺和葡萄糖酸锑钠(心脏毒副作用,QT 间期延长)</li></ul>		

疾病名称	临床特征	组织病理学

皮肤利什曼病（cutaneous leishmaniasis）	• 慢性，自限性肉芽肿性疾病，可自行消退并留下瘢痕
	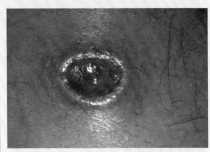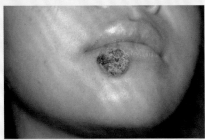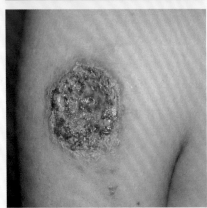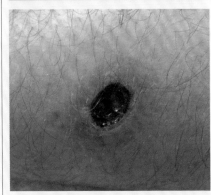
	• 丘疹形成圆形溃疡性皮损（卷曲形边缘的溃疡）（"火山征"）
	• 复发性利什曼病
	  ■ 在原发溃疡的外周出现复发性干燥的红色斑块（尤其在面部），表现为银屑病样
	• 欧洲、亚洲、非洲地区
	  ■ 热带利什曼病（亚洲和非洲）
	  ■ 白蛉（白蛉属）
	• 美洲地区
	  ■ 墨西哥利什曼病（中南美洲）
	  ■ 白蛉（罗蛉属）
		• 真皮内大量淋巴细胞、巨细胞及浆细胞等浸润；假上皮瘤样增生；小片结核样肉芽肿；"marquee 征"（病原体位于巨噬细胞的外周）；
		真皮巨噬细胞内可见无鞭毛体和动基体，它们以细胞质内包涵体的形式位于紫色小点旁
		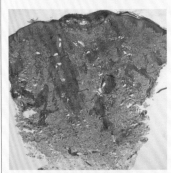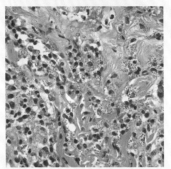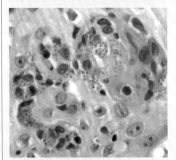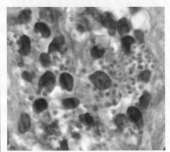
		• 动基体呈卵圆形小体，位于核旁，其功能是作为线粒体结构，具有自身的 DNA
		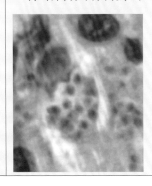

疾病名称	临床特征	组织病理学
皮肤黏膜利什曼病（mucocutaneous leishmaniasis）	• 中南美洲 • 舌部，鼻咽部 • 不断生长的疣状孢子丝菌病样皮损（可发展数月至 25 年） • 主要病原体：巴西利什曼原虫	• 与急性皮肤型相似，结核样肉芽肿，假上皮瘤样增生；出现坏死伴组织学反应性改变（预后良好） • 鼻咽黏膜利什曼病（巴西利什曼病）：在明显临床治愈后毁损性皮肤改变可进展 25 年
内脏利什曼病（visceral leishmaniasis）	• "Kala-azar" 或 "黑热病" • 热带国家，印度次大陆 • 发热，贫血，肝脾大；红斑（面部）；色素沉着或色素减退斑（躯干）；结节（面部，四肢） • 主要病原体：杜氏利什曼原虫	• 表皮萎缩，其下方致密炎细胞浸润（淋巴细胞，浆细胞，嗜酸性粒细胞等）；毛囊角栓 • 杜氏利士曼小体［吉姆萨染色或 Weigert 铁苏木素染色］
播散性利什曼病（disseminated leishmaniasis）	• "原发性播散性皮肤利什曼病" • 无免疫力者 • 广泛分布的结节和斑疹，无溃疡及内脏受累	• 浸润细胞几乎完全为吞噬寄生虫的巨噬细胞，淋巴细胞很少
其他鞭毛虫		
滴虫病（trichomoniasis）	• 通常由阴道毛滴虫导致 • 皮肤感染罕见（通常为生殖器感染，尤其是阴茎中缝） • 皮损下方常出现囊肿或隧道	• 从脓肿引流出的脓液中可见毛滴虫
贾第鞭毛虫病（giardiasis）	• 伴有由肠兰伯士鞭毛虫导致的胃肠道感染 • 荨麻疹和血管神经性水肿（常伴有感染），特应性皮炎，丘疱疹性发疹	• 病理改变无特异性，抗感染治疗后病变消退
球虫病（coccidia） 污染食物和水；尤其是免疫抑制的患者		
弓形体病（toxoplasmosis）	• 亚型 　1. 获得性（免疫抑制） 　2. 先天性（TORCH 感染之一：弓形体病，还包括风疹、巨细胞病毒、疱疹病毒） • 寄生虫：刚地弓形体 • 宿主：猫 • 发热，淋巴结病，眼病，脑炎，皮肤表现包括麻疹样发疹、紫癜性、荨麻疹性、结节性皮损 • 治疗：磺胺嘧啶 + 乙嘧啶	• 真皮浅中层血管周围淋巴组织细胞浸润，寄生虫位于巨噬细胞的细胞质内，假上皮瘤样增生
孢子虫病（sporozoa）		
巴贝虫病（babesiosis）	• 免疫抑制或脾切除患者 • 传播途径：蜱叮咬传播巴贝属血原虫 • 流感样症状，皮损罕见（可表现为环形红斑，与坏死游走性红斑相似）	• 可与坏死游走性红斑相似；角层下脓疱伴邻近的角化不全
其他		
肺孢子菌病（pneumocystosis）	• 不再被认为是一种原虫感染，而是真菌感染（见第 25 章） • 耶氏肺孢子菌（以往称为卡氏肺孢子虫）	• 血管周围蔓套样，双染性，泡沫至细小状圆点样物质（与肺部肺孢子菌病相似）

（刘宏杰 译　林秉奖 校　万川 审）

水母蛰伤（jellyfish stings）

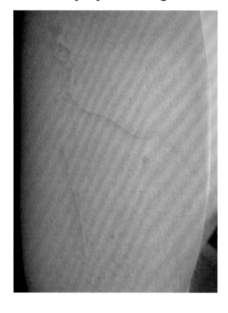

海水浴皮疹（seabather's eruption）

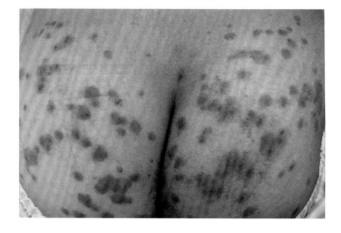

疾病名称	临床特征	图片及信息
刺胞动物 （cnidarians）	• 僧帽水母,箱水母,珊瑚虫 • 具有含有毒素的刺胞	葡萄牙僧帽水母
软体动物 （molluscs）	• 扇贝,牡蛎,蛞蝓,乌贼,芋螺,某些章鱼	
棘皮动物 （echinoderms）	• 海胆,海星,海参 • 海胆 　■ 刺断开,释放神经毒素,立即导致烧灼样疼痛,然后出现水肿和红斑 　■ 后期可形成肉芽肿	
海绵动物 （sponges）	• 特别是"火海绵"（*Tedania ignis*） 　■ 接触导致严重的水疱性皮炎 　■ 百慕大火海绵可导致接触性多形红斑	
海藻 （seaweed）	• 丝鞘藻种(蓝藻) 　■ 在水中释放毒素导致皮炎,表皮内水疱 • 软苔虫(苔藓动物) 　■ 形成的聚集体称为海洋山萝卜（sea chervil）或多格海滩苔藓（Dogger bank moss） 　■ 瘙痒性水疱大疱性皮炎("多格海滩瘙痒"见于渔民)	
毒鱼 （venomous fish）	• 有毒的棘刺可产生严重的,有潜在致死性的系统反应 • 石鱼(本群中最危险的)有烈性的神经毒素 • 石鱼和黄貂鱼能导致组织坏死	
游泳者瘙痒 （swimmer's itch）	• 淡水游泳(暴露区域) • 寄生虫:淡水尾蚴幼虫(血吸虫) • 宿主:水禽(人类偶尔被感染)	• 临床:由于皮肤被尾蚴穿入,暴露区域出现红色、瘙痒性丘疹;自限性(一周内) • 组织病理:真皮水肿,血管周围稀疏嗜酸性粒细胞和中性粒细胞浸润
海水浴皮疹 （seabather's eruption）	• 海水游泳(遮盖部位) • 寄生虫 　■ 顶针水母（*Linuche unguiculata*）的幼虫:佛罗里达海岸水体 　■ 海葵爱德华氏菌:长岛海岸水体	• 临床:在机械压力或渗透压改变等诱因下,受困的具有刺胞细胞(刺细胞)的幼虫在衣服覆盖区(泳衣下方)形成红色、瘙痒性丘疹;自限性(一周内) • 组织病理:真皮浅深层及间质中淋巴细胞,中性粒细胞和嗜酸性粒细胞浸润

（刘宏杰 译 林秉奖 校 万川 审）

第29章 寄生虫病

盘尾丝虫病（onchocerciasis）

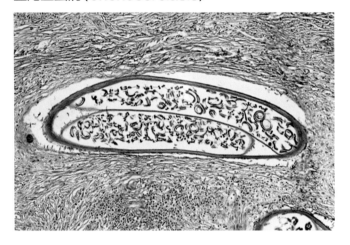

皮肤幼虫移行症（cutaneous larva migrans）

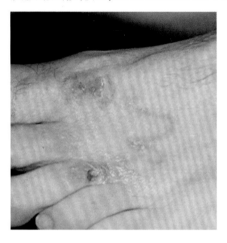

疾病名称	临床特征	组织病理学
吸虫感染[trematode (fluke) infestations]		

血吸虫病
（schistosomiasis）
	• 寄生虫：血吸虫的尾蚴幼虫
	• 水生蜗牛中的幼虫
	• 尾蚴挖掘隧道导致红色,瘙痒性丘疹；此后移行到静脉及好发部位；可在生殖器或肛周区域产生疣状结节或溃疡
	主要种群
	1. 曼森氏裂体吸虫（粪便中的虫卵具有幼虫棘刺）
	  ■ 罕见于生殖器外皮肤表现
	  ■ 好发于门静脉及肠系膜静脉
	  ■ 非洲,加勒比海,南美
	2. 埃及血吸虫（尿中有带尖刺的卵）
	  ■ 会阴皮损
	  ■ 好发于盆腔 / 膀胱静脉
	  ■ 非洲及近东
	3. 日本血吸虫（粪便中的虫卵没有棘刺）
	  ■ 荨麻疹样皮损
	  ■ 好发于小肠静脉
	  ■ 远东
	• 治疗：吡喹酮
		• 表皮内海绵水肿伴嗜酸性粒细胞和中性粒细胞外渗；生殖器 / 肛周皮损呈明显假上皮瘤样增生；真皮有大量（虫卵）（看不到成虫）和肉芽肿形成

绦虫感染 cestode (tapeworm) infestations		
猪囊虫病 （cysticercosis）	• 猪肉绦虫 • 意外感染 • 胸壁,上肢,股部 • 寄生虫：猪肉绦虫,头节有小钩及两对吸盘 • 传播媒介：未烹饪的猪肉 • 非对称性皮下结节,由白色囊状结构和外膜组成,内含透明液体及附于一端的囊虫幼虫	• 可见幼虫；皮下组织中纤维组织反应伴中度慢性炎细胞浸润（数目不定的嗜酸性粒细胞）；可有少量散在分布的巨细胞。 • 发现幼虫上的头节（小钩和两对吸盘）即可做出诊断
裂头蚴病 （sparganosis）	• 罕见的绦虫幼虫感染 • 热带 • 寄生虫：迭宫绦虫属（没有头节） • 缓慢移行的皮下结节	• 皮下组织纤维化及混合炎细胞浸润性炎症（包括嗜酸性粒细胞）；囊腔中的成虫或幼虫呈扁平结构,可见纵向或水平方向排列的肌束（棋盘格外观）,嗜碱性钙质小体（绦虫的典型特征）

疾病名称	临床特征	组织病理学
线虫感染 nematode infestations		
盘尾丝虫病（onchocerciasis）	• 组织内定居的线虫 • 热带非洲，也门 • 幼虫发育成熟为成虫，形成包含成虫的无触痛的皮下结节；微丝蚴在淋巴管内，并移行至真皮 • 可累及和导致 　■ 眼 　　▲ "河盲症"，第二位的失明病因 　■ 瘙痒性丘疹伴色素减退（"豹皮"） 　■ 色素沉着及苔藓样改变 　　▲ "蜥蜴"或"大象"皮 • 寄生虫：旋盘尾丝虫 • 传播媒介：黑蝇蚋 • 治疗：双氢除虫菌素	• 皮下结节伴致密纤维组织；嗜酸性粒细胞，虫体有双子宫；微丝蚴在雌性成虫体内或游离于真皮内
恶丝虫病（dirofilariasis）	• 犬恶丝虫 • 地中海地区 • 寄生虫：恶丝虫成虫 • 传播媒介：蚊子 • 虫体部位孤立的红斑和触痛结节	• 结节中央含退化的、被紧密缠绕的虫体，虫体囊壁厚，板层状；致密混合炎细胞浸润（包含嗜酸性粒细胞）

疾病名称	临床特征	组织病理学
皮肤幼虫移行症（cutaneous larva migrans）	● "匐行疹" ● 足，臀部，手 ● 寄生虫：巴西钩口线虫属钩虫（狗和猫），板口线虫属钩虫（人类）等 ● 匐行，移动的荨麻疹样斑块 ● 每日移动 1~2cm，但仅限于表皮（由于钩虫缺乏胶原酶使其无法迁徙得更远）	● 与幼虫隧道相对应的表皮内小腔伴浅表混合炎性浸润（有嗜酸性粒细胞）；海绵水肿；表皮内水疱伴嗜酸性粒细胞；水肿；通常见不到幼虫
肛周匐行疹（larva currens）	● 快速移动的幼虫（racing larva） ● 皮肤类圆线虫属（肠类圆线虫） 　■ 腹股沟/臀部，躯干匐行性荨麻疹样斑块，每小时移动 10cm（快速） 　■ 可导致广泛分布的瘀点，瘀斑 　■ 虫体为到达肺部，经皮肤移行到血管的过程中，常导致轻微的皮肤反应	

疾病名称	临床特征	组织病理学
龙线虫病 （dracunculiasis）	• 龙线虫病意思是"被小龙折磨" • "麦地那龙线虫病" • 线虫类：麦地那龙线虫（*dracunculiasis medinensis*） • 宿主：含桡足类的饮用水（"水蚤"） • 由于幼虫移行生物导致的水疱皮损，幼虫终将因水疱破裂而排出	• 龙线虫皮下移行的前端被含混合炎症浸润的肉芽组织包围；深部纤维化及炎症

（刘宏杰　译　林秉奖　校　万川　审）

节肢动物所致疾病

蜱（tick）

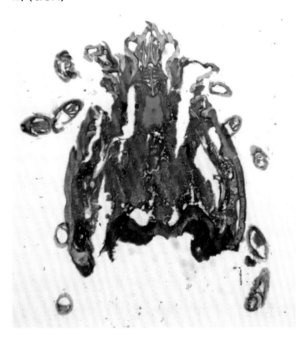

病名	临床特征	组织病理学
蛛形纲（arachnids）		
蝎螫伤 （scorpion bites）	• 通常在肢端部位 • 搏动性硬化皮损，可以形成紫癜，大疱，坏死等 • 可出现淋巴结炎、系统症状	• 中性粒细胞性血管炎伴出血，动脉壁坏死，形成焦痂覆盖的溃疡和坏死
跳蛛 （jumping spider）	• 疼痛，无系统症状 • 主要毒素：透明质酸酶 • "跳蛛跳得高（HIGH）"（high 与透明质酸酶的英文 hyaluronidase 谐音）	• 中性粒细胞性血管炎，可能伴出血，可形成溃疡伴有皮下坏死，通常见嗜酸性粒细胞
狼蛛 （wolf spider）	• 疼痛，淋巴结炎，焦痂，叮咬处常常继发感染 • 主要毒素：组胺 • "狼蛛毛茸茸的，发出嘘嘘声（HISSES）"（HISSES 与组胺的英文 histamine 谐音）	
黑寡妇 （黑寡妇蜘蛛） ［black widow （*latrodectus mactans*）］	• 疼痛（无坏死损害），由于神经毒素自由释放致抽筋、瘫痪 • 主要毒素：神经毒素乳毒素（lactotoxin） • "黑寡妇十分疯狂"（神经毒素毒力疯狂）	
隐居褐蛛 （褐皮花蛛） ［brown recluse （*loxosceles reclusa*）］	• "小提琴蛛"（背部的小提琴形状） • "红 - 白 - 蓝"征（红斑，缺血，坏死） • 主要毒素：鞘磷脂 -D • "褐皮花蛛在黑暗中 SPHING"（鞘磷脂（sphingomyelinase）引起溶血和坏死）	• 坏死性皮损，表皮和真皮浅层均坏死

病名	临床特征	组织病理学
蜱叮咬 (tick bites)	• 由于口器的叮入可能引起局部红斑,同时可能会传播疾病 	• 真皮内的口器,中度混合炎细胞浸润 • 如果是慢性损害,可能会形成肉芽肿伴浅层和深层炎细胞浸润 • 新鲜皮损常见明显的中性粒细胞
	• 软蜱(隐喙蜱科)	• 钝缘蜱会引起回归热,Q 热
	• 硬蜱(硬蜱科)	• 肩突硬蜱:黑脚,泪滴形 　■ 莱姆病,粒细胞埃立克体病,巴贝虫病(类似疟疾) • 矩头蜱类(木蜱)可能会引起蜱麻痹(移除蜱之后很快好转) 　■ 落基山斑疹热 　■ 通常附着在头颈部 • 美洲钝眼蜱(因雌性背部白斑又名"孤星蜱") 　■ 埃立克体病,落基山斑疹热,莱姆病 　■ 特征性附着于腿部

病名	临床特征	组织病理学
蠕形螨病 （demodicidosis）	- 通常指人蠕形螨 - 面部 - 常为玫瑰痤疮、睑缘炎和毛囊炎的并发症 - 寄生虫：蠕形螨 - 毛囊蠕形螨：存在毛发中 - 脂蠕形螨：存在皮脂腺中	- 毛囊扩张，螨虫周围致密均一嗜酸性物质；毛囊炎，毛囊周围炎

病名	临床特征	组织病理学

疥疮
(scabies)
	• 腋窝,腹股沟,指缝,乳头,躯干 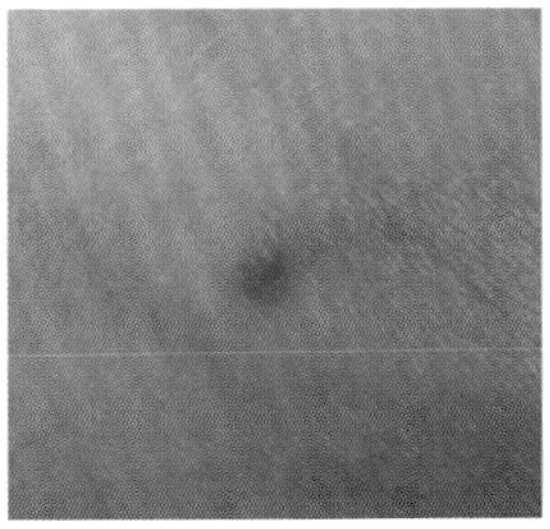
	
	• 极度瘙痒的丘疹,水疱或隧道(雌虫所凿用来产卵)
	• 寄生虫:疥螨(生命周期 30 天,产 60~90 个卵)
	• 临床形式
	  1. 丘疱疹损害
	  2. 持续存在的结节
	  3. 结痂性或"挪威"疥疮(如下图) 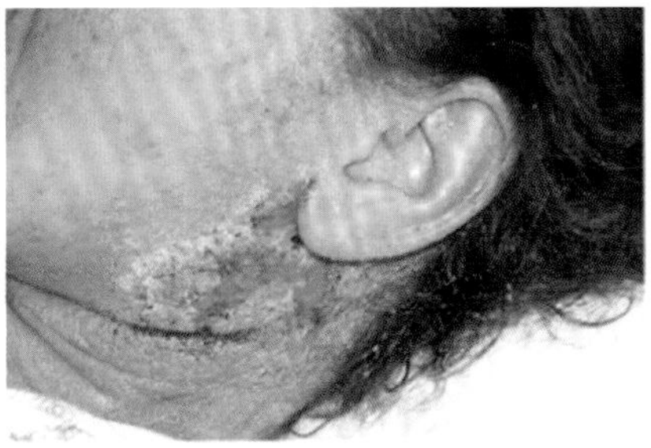 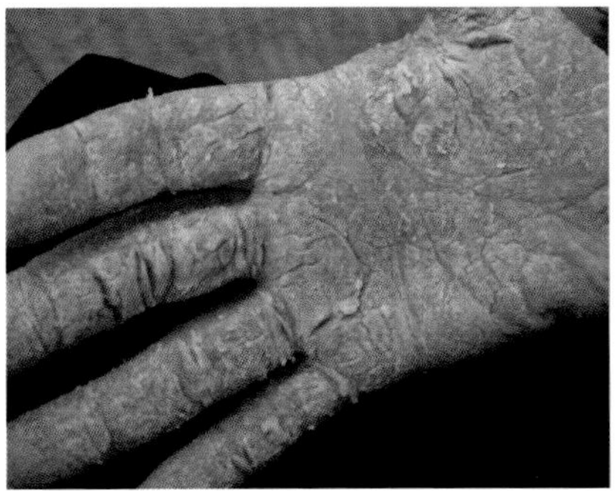
	
		• 在角质层中存在卵、虫体或硬粪块(褐色粪便);海绵形成;海绵水肿性小疱;表皮下大疱;浅层和深层伴嗜酸性粒细胞的混合炎细胞浸润;嗜酸性粒细胞和一些中性粒细胞外渗 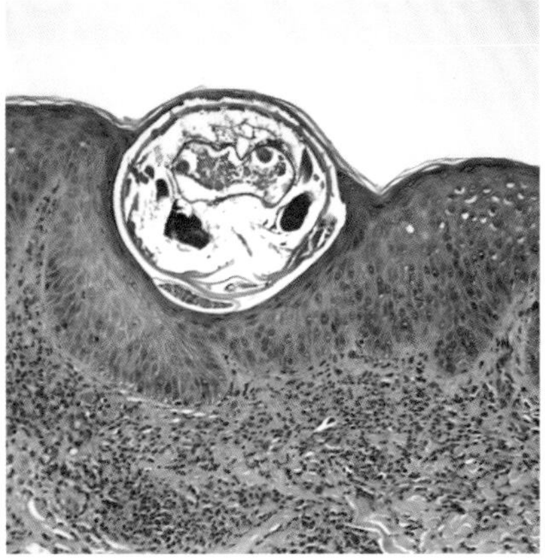
		
		• 角质层上层中的"粉红猪尾巴"(被认为是卵壳的残留物,如下图) 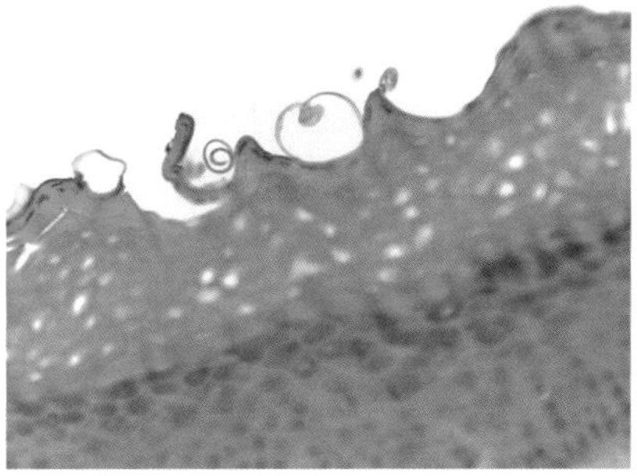
		
		• 结痂性或"挪威"疥(如下图) 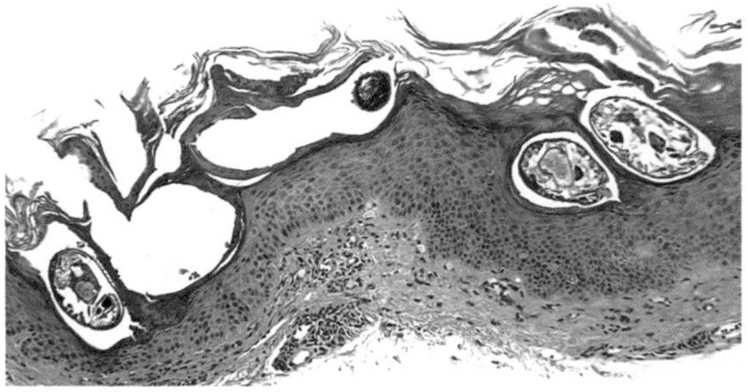

姬螨皮炎 (Cheyletiella dermatitis)	• 狗、兔、猫身上的非穴居螨(被称为动物身上"行走的头皮屑") • 胸部,四肢近端(密切接触宠物的部位) • 瘙痒性皮炎伴群集的红斑丘疹或丘疱疹	• 叮咬处灶性表皮海绵水肿;真皮浅层和中层混合炎细胞浸润(包括嗜酸性粒细胞)可能形成水疱

病名	临床特征	组织病理学
其他螨所致皮损 （小蛛形类）	• 食物螨和虱螨 • 杂货螨和干酪虫 • 纸螨（储藏于纸和旧书中） • 羌螨属（羌螨） • 家鼠螨（立克次体痘） • 各种螨可产生荨麻疹样红色丘疹	• 可能产生类似于轻微节肢动物叮咬反应的表现
昆虫纲（insects）		
人虱（虱病） [human lice （pediculosis）]	• 虱子吸血，并注入唾液，会引起过敏反应和瘙痒 • 可以传播 　■ 流行性斑疹伤寒（普氏立克次体） 　■ 回归热（回归热包柔氏螺旋体） 　■ 战壕热（五日热巴尔通体）	
	• 头虱（*pediculus humanus capitis*） 	• 感染头皮头发 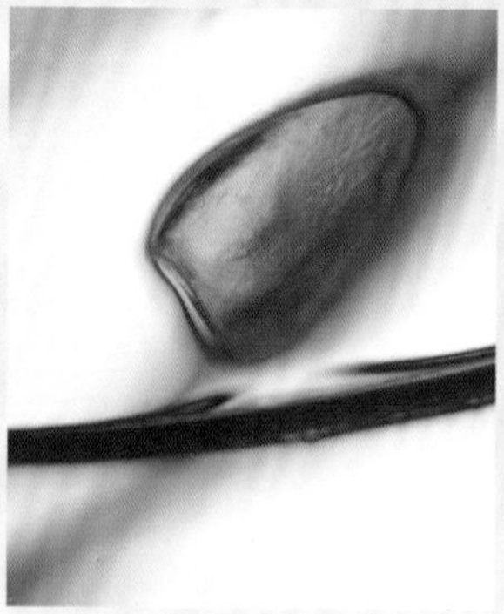 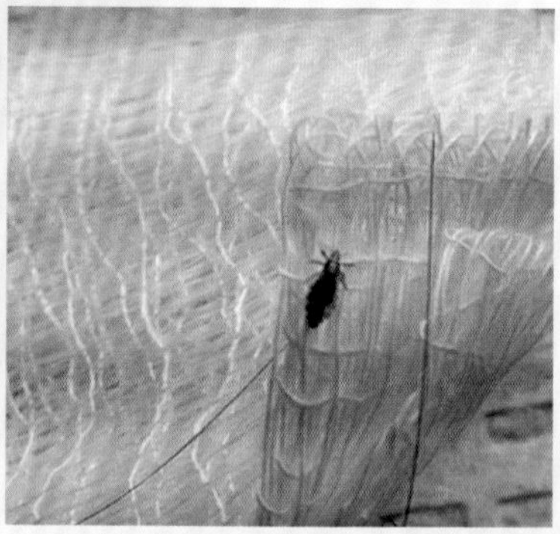 • 空的幼虫（如上图）
	• 体虱（*pediculus humanus corporis*）	• 寄居在人体和衣物上
	• 阴虱（*phthirus pubis*）	• "阴虱" • 感染阴毛、腋毛或眉毛

病名	临床特征	组织病理学
臭虫 （bedbugs）	• 身体呈扁平椭圆形的红褐色臭虫 • 温带臭虫 • 与不清洗床单和肮脏、破旧的房屋有关 • 荨麻疹样、水疱损害呈"早 - 午 - 晚餐"的线状叮咬模式 • 夜间进食 • 可能传播乙型病毒性肝炎、Chagas 病（美洲锥虫病）	• 真皮上层的不同程度的水肿、伴血管周围混合炎细胞浸润；间质见嗜酸性粒细胞
蝇蛆病 （myiasis）	• 蝇幼虫感染 • 足和前臂 • 随着幼虫的产出、脱落，出现疖肿样外观伴溃疡形成 • 寄生虫：蝇的幼虫（蛆虫）（双翅目） 	• 小的空腔内可能含有发育中的幼虫（包裹在厚厚的表皮中，表皮突间隔宽大）；大量炎症细胞浸润（包括嗜酸性粒细胞）

病名	临床特征	组织病理学
潜蚤病 （tungiasis）	• 中美洲和南美洲 • 好发于足部（因该跳蚤跳不高） • 结节或丘疹 • 寄生虫：受孕的雌性沙蚤（tunga penetrans）	• 角质层下表皮或真皮内见含甲壳和卵的跳蚤；混合的炎症浸润；角化过度；棘层肥厚；溃疡形成；角质层可以看到大量的虫卵 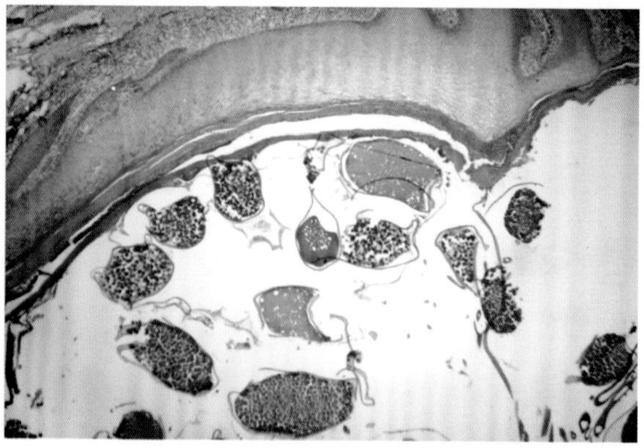
其他昆虫叮咬	• 许多昆虫都能引起皮肤反应 　■ 西班牙蝇（"西班牙苍蝇"）：南欧产斑蝥素的斑蝥 　■ 蚊子 　■ 叮人小虫（gnat） 　■ 跳蚤 　■ 飞蛾和蝴蝶 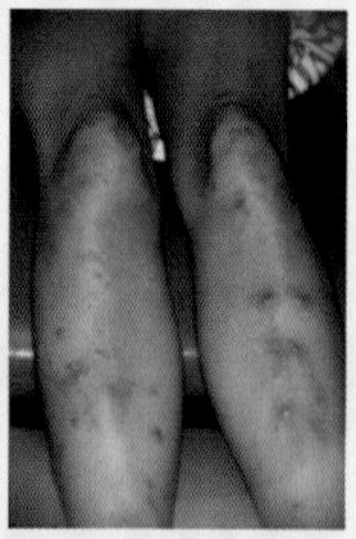 • 斑虻叮咬（如上图） 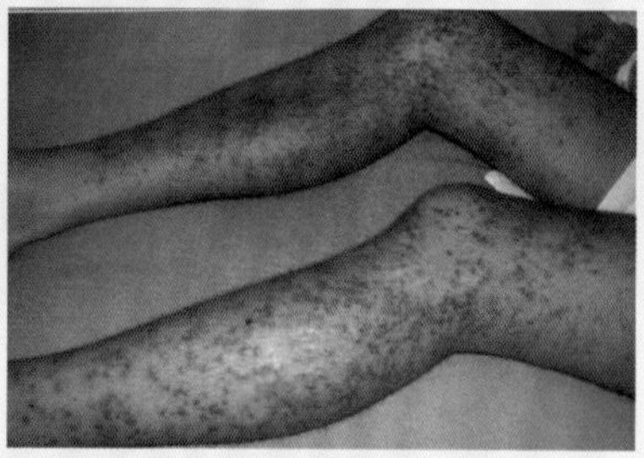 • 蚂蚁叮咬（如上图）	• "楔形"浸润（如下图） 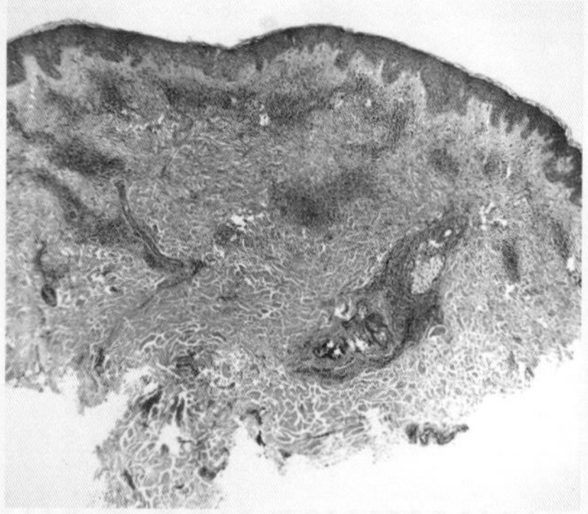 可能有明显的真皮乳头水肿 • 伴真皮浅层和深层炎细胞浸润（常见嗜酸性粒细胞）
叮咬超敏反应 （exaggerated bite reactions）	• 白血病患者（特别是慢性淋巴细胞性白血病） • 弥漫的丘疹，进而进展为水疱大疱 • 治疗：氨苯砜	• 嗜酸性海绵水肿；水疱形成；全层坏死；表皮内和表皮下水疱；浅层和深层炎细胞浸润

（党林 译　黄莹雪 校　万川 审）

表 皮 肿 瘤

疣状角化不良瘤（warty dyskeratoma）

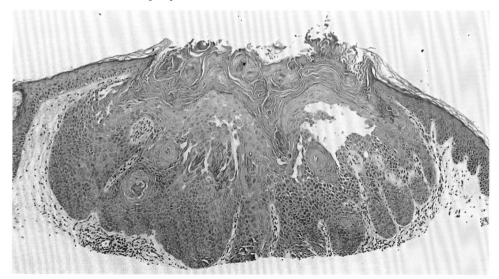

疾病名称	临床特征	组织病理学
表皮痣及其他痣样增生		

表皮痣
（epidermal nevus）
	● 发育畸形（先天性错构瘤）
	● 出生至儿童早期发病
	● 颈部、躯干及四肢
	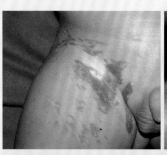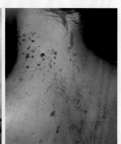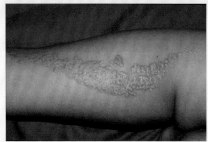
	● 呈线形的疣状棕褐色或浅色斑块
	● 表皮痣基础上可继发基底细胞癌或鳞状细胞癌
	● 与变形综合征、黑头粉刺痣相关
	● 亚型
	  ▪ "豪猪状鱼鳞病"：躯干双侧分布的多发性巨大损容性表皮痣，呈旋涡状外观
	  ▪ 表皮痣综合征：表皮痣（特别是炎性线状疣状表皮痣亚型）伴有神经系统、眼部或骨骼异常
		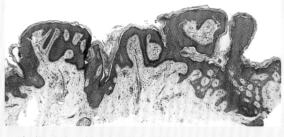
		● 角化过度；广泛的乳头瘤样增生；颗粒层增厚；棘层肥厚；基底层色素轻度增加；可见多种组织学亚型；常见"角化过度型脂溢性角化病样"表现
		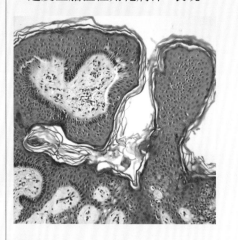

疾病名称	临床特征	组织病理学
炎性线状疣状表皮痣 （inflammatory linear verrucous epidermal nevus，ILVEN）	• 表皮痣的临床病理学亚类 • 早年发病 • 下肢 • 表现为瘙痒性线性发疹，沿 Blaschko 线分布 • 皮损在临床及病理上均类似线状银屑病 • 与表皮痣综合征及烧伤瘢痕有关	• 银屑病样增生；交替出现的角化不全（下方的颗粒层消失）和角化过度（下方颗粒层增厚，表皮凹陷呈"杯状"）；真皮浅层血管周围轻度炎性浸润；不同程度的海绵水肿
黑头粉刺痣 （nevus comedonicus）	• 毛囊漏斗部的罕见异常 • 出生到中年 • 面部、躯干、颈部（常单侧发病） • 单侧、群集或线性分布开口粉刺，（中央角栓） • Alagille 综合征：伴有肝动脉发育不良的常染色体显性疾病；可能与黑头粉刺痣相关	• 表皮内陷扩张，其内充满角质物；可能伴有毛囊皮脂腺结构的萎缩或存在小的毳毛

疾病名称	临床特征	组织病理学
家族性角化不良性黑头粉刺（familial dyskeratotic comedones）	• 常染色体显性遗传 • 儿童至青春期发病 • 躯干、四肢 • 大量黑头粉刺形成	• 表皮毛囊样内陷；充满层板状角质物；内陷囊壁见角化不良细胞（特别是基底部）

假上皮瘤样增生（pseudoepitheliomatous hyperplasia）
• 表皮不规则增生，毛囊漏斗部及末端汗管处棘层增厚并向下生长，可见细胞质丰富淡染的细胞，无明显异型性或核分裂象

疾病名称	临床特征	组织病理学
裂隙性肉芽肿（granuloma fissuratum）	• "眼镜架棘皮瘤" • 鼻梁侧面及耳后区域 • 可表现为基底细胞癌样，若在镜框接触对应点出现凹陷常提示诊断 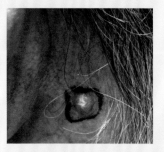 • 自发疼痛或压痛的皮色或淡红色坚实结节，在受力点或摩擦点的中央凹陷	• 灶性"慢性单纯性苔藓"样改变（而非肉芽肿性）；明显的棘层肥厚伴表皮突增宽、下延；轻度角化过度；中央凹陷处表皮变薄或溃疡形成；显著的颗粒层；毛细血管扩张伴炎细胞浸润 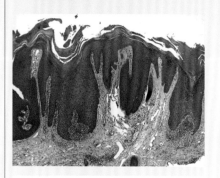 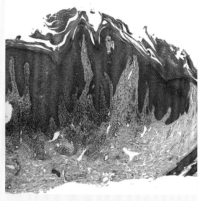

疾病名称	临床特征	组织病理学
结节性痒疹 （prurigo nodularis）	• "采摘工结节" • 手臂伸侧、躯干、面部（可"触及"到的区域） • 大量伴有持续性剧烈瘙痒的粉色、坚实、孤立性结节 • 可能有潜在病因	• 局灶性"慢性单纯性苔藓样"改变 • 显著的角化过度伴灶性角化不全；显著的不规则棘层肥厚（常呈假上皮瘤样）；颗粒层增厚；真皮乳头胶原纵行增生；血管周围淋巴细胞浸润

疾病名称	临床特征	组织病理学
棘皮瘤（acanthomas） ● 表皮角质形成细胞来源的良性肿瘤（"棘层肥厚性肿瘤"）		
表皮松解性棘皮瘤 （epidermolytic acanthoma）	● 任何年龄段 ● 单发疣状丘疹 ● 角蛋白 K1 和角蛋白 K10 减少	● 表皮松解性角化过度（如：角化过度、空泡变性）；蓝染的"虫蚀状"角质形成细胞，细胞边界不清，细胞质内空泡形成和嗜酸性包涵体

疾病名称	临床特征	组织病理学
疣状角化不良瘤 （warty dyskeratoma）	• 中老年发病 • 头颈部好发 • 光暴露部位的单发丘疹，中央有脐凹或孔样开口	• "单发杯状"的 Darier 病 • 表皮内陷向下生长呈杯状或粉刺样凹陷；角化过度；角化不全；角化不良细胞（包括圆体和谷粒）和棘刺松解

疾病名称	临床特征	组织病理学
棘层松解性棘皮瘤（acantholytic acanthoma）	● 老年人 ● 躯干部位 ● 单发、无症状角化性丘疹 / 结节 ● 肾移植患者皮损多发	● 灶状棘层松解，但无角化不良（与局限型 Hailey-Hailey 病类似） ● 病变外生性、角化过度、乳头瘤样增生和棘层松解

疾病名称	临床特征	组织病理学
脂溢性角化病（seborrheic keratosis，SK）	<ul><li>老年疣</li><li>首发于中年时期</li><li>胸部及除掌跖以外的几乎身体任意部位</li></ul>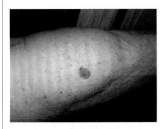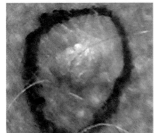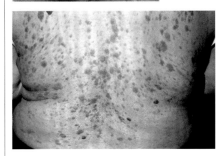<ul><li>境界清楚的棕灰色至黑色具黏附感的油腻性疣状丘疹</li></ul>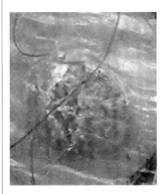<ul><li>刺激性脂溢性角化病（上图）</li><li>注：内皮素-1（角质形成细胞来源的细胞因子）刺激黑素细胞增生被认为是脂溢性角化病色素形成的原因</li></ul>	<ul><li>表皮增生（角化过度、乳头瘤样增生、棘层肥厚）；假性角囊肿；大量的色素；可有鳞状旋涡（鳞状细胞巢）；"线状征"（境界清楚与正常表皮基底齐平）</li></ul>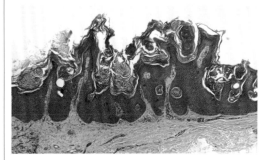<ul><li>刺激性脂溢性角化病（下图）</li></ul>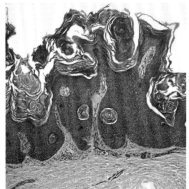<ul><li>网状脂溢性角化病（下图）</li></ul>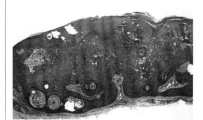<ul><li>克隆型脂溢性角化病（下图），类似 Borst-Jadassohn 现象，伴表皮内基底样细胞巢</li></ul>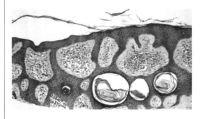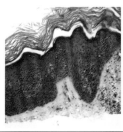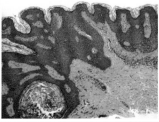
	<ul><li>Leser-Trelat 征<ul><li>脂溢性角化病皮损数量和体积突然增加；瘙痒并出现红肿（尤其是躯干部位）</li><li>提示潜在的内脏恶性肿瘤（胃肠道腺癌居首位）；淋巴增殖性疾病</li><li>可在肿瘤发生之前出现</li></ul></li></ul>	

疾病名称	临床特征	组织病理学
黑色丘疹性皮病（dermatosis papulosa nigra, DPN）	• 脂溢性角化病的亚型 • 黑人成年女性好发（10%~35% 的黑色人种） • 面颧部及颈部 • 多发的色素性小丘疹	• 呈"网状型脂溢性角化病"表现（角化过度、表皮突延长交织成网状伴基底层色素增加）
黑素棘皮瘤（melanoacanthoma）	• 脂溢性角化病的亚型 • 老年人 • 头、颈及躯干 • 缓慢生长的良性色素性损害；可类似脂溢性角化病或黑素瘤	• 由角质形成细胞和黑素细胞组成；具有脂溢性角化病的特征，有大量含成熟黑素小体的黑素细胞和丰富的色素

疾病名称	临床特征	组织病理学
透明细胞棘皮瘤（clear cell acanthoma）〔细胞中含糖原所以 PAS 阳性〕	• 中老年人 • 小腿 • 坚实的棕红色圆顶状丘疹或结节，表面结痂领圈状脱屑，创伤后易出血 • 磷酸化酶（降解糖原）缺乏导致细胞内糖原增加 • 多发性透明细胞棘皮瘤与鱼鳞病有关	• 境界清楚的银屑病样增生；角质形成细胞细胞质淡染；延长、增宽的表皮突；表面中性粒细胞性痂屑；真皮乳头血管增生；中性粒细胞外渗（可形成表皮内微脓肿）
透明细胞丘疹病（clear cell papulosis）〔特征性染色 GCDFP-15，PAS〕	• 可能是 Paget 病的良性亚型 • 年轻女性及男孩（亚洲人或西班牙裔常见） • 面部、胸部及腹部 • 多发白色丘疹；可能沿乳线分布	• 散在透明细胞主要存在于基底层细胞之间（个别在马尔匹基层）；轻度棘层肥厚 • 鉴别诊断：Paget 样角化不良（表皮上部含透明细胞）

疾病名称	临床特征	组织病理学
大细胞棘皮瘤（large cell acanthoma）	• 可能与日光性黑子或早期脂溢性角化病呈谱系关系 • 中老年人 • 光暴露部位皮肤 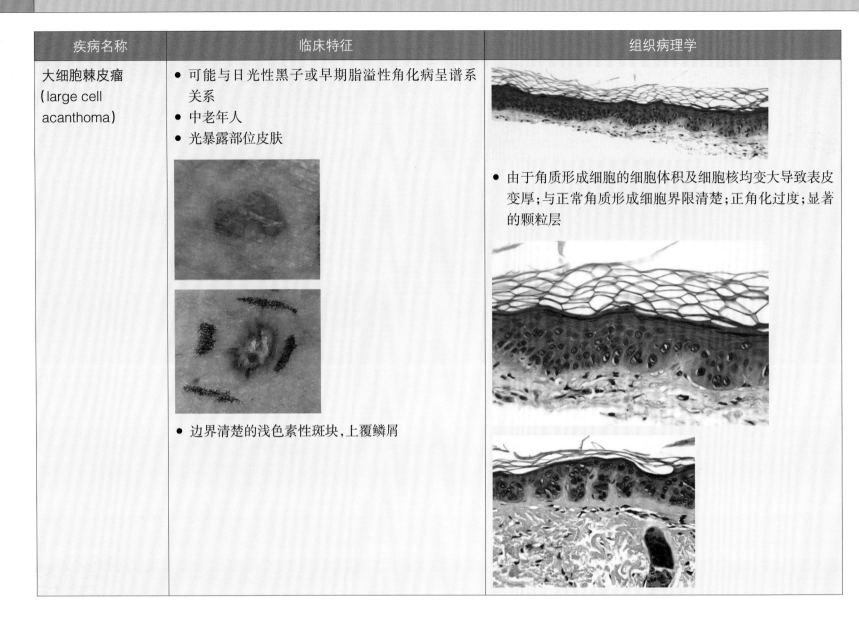 • 边界清楚的浅色素性斑块,上覆鳞屑	• 由于角质形成细胞的细胞体积及细胞核均变大导致表皮变厚;与正常角质形成细胞界限清楚;正角化过度;显著的颗粒层

疾病名称	临床特征	组织病理学
表皮不典型增生 ● 具有恶变潜能		
光线性角化病 （actinic keratosis， AK）	● "日光性角化病" ● 老年人 ● 面部、耳部及手臂（光暴露皮肤） 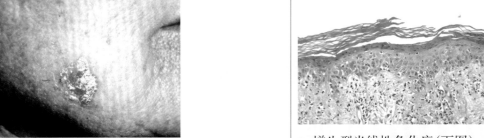 ● 肥厚型 AK（上图） 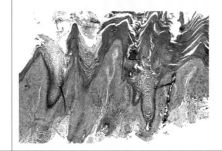 ● 局限性红斑丘疹，上覆鳞屑 ● 8%~20% 可转变为鳞癌（若不经治疗） ● 与 *p53* 突变和慢性光损伤相关 ● 治疗：冷冻（治愈率 99%）、氟尿嘧啶、咪喹莫特	● 角化过度；灶性角化不全下方非典型角质形成细胞；颗粒层消失；表皮层有序的层状排列特点消失；附属器表皮及末端汗管不受累，淋巴细胞围血管性 / 苔藓样浸润；日光弹力纤维变性 [组织病理图像] ● 萎缩型光线性角化病（下图） [组织病理图像] ● 增生型光线性角化病（下图） [组织病理图像]

疾病名称	临床特征	组织病理学
光线性唇炎 （actinic cheilitis）	• 口唇的光线性角化病 • 下唇唇红部 • 干燥性灰白色鳞屑性斑块，可能呈红斑、糜烂溃疡表现 • 病因为慢性光暴露；也可能和吸烟及慢性刺激有关	 • 交替出现的正角化过度和角化不全；不成熟的表皮细胞具有非典型性，核分裂象增加；显著的日光弹力纤维变性；中度炎性浸润（包括溃疡下方的浆细胞）
砷角化病 （arsenical keratoses）	• 可能接触含砷的饮用水或自然疗法药物 • 手掌和足跖部（角化病） • 罹患非黑素瘤性皮肤癌及内脏肿瘤（胃肠道腺癌和肺癌）的风险增加 • 皮肤弥漫性或"雨滴状"色素沉着伴掌跖角化 • 与甲板米氏线（Mees线）相关（累及多个甲板的单一白色横纹） 	• 显著的角化过度伴乳头瘤样增生，非典型角质形成细胞 • 可类似角化过度型脂溢性角化病、角化过度型光线性角化病或原位鳞状细胞癌

疾病名称	临床特征	组织病理学
PUVA 角化病 （PUVA keratosis）	<ul><li>长期接受 PUVA 治疗患者的非光暴露部位皮肤</li><li>罹患非黑素瘤性皮肤癌的风险增加</li><li>疣状隆起的丘疹，基底宽，上覆鳞屑</li></ul>	<ul><li>不同程度棘层肥厚，正角化过度和角化不全；可有乳头瘤样增生；个别非典型细胞，但无日光性弹力纤维变性（与光线性角化病的不同之处）</li></ul>
● 表皮内癌		
原位鳞状细胞癌或 Bowen 病 （SCC-in-situ or Bowen's disease）	<ul><li>8% 进展为鳞状细胞癌</li><li>浅肤色人群</li><li>面部、腿部（光暴露部位）</li></ul><ul><li>无症状、境界清楚、离心性扩大的鳞屑性红色斑块</li><li>与日光暴露、砷吸收及 HPV 相关</li></ul>	<ul><li>非典型角质形成细胞（核深染、多形、核分裂象）累及表皮全层；颗粒层消失；角化不全；"风吹样表皮"（有序的角化过程紊乱）；"翻转征"（表皮上部出现表皮下部表现，正常浅层表皮被成熟的、嗜伊红大细胞所替代）；血管周围炎症浸润；累及末端汗管（与光线性角化病不同）</li></ul><ul><li>一般不表达 S-100（黑素瘤）和 CEA（Paget 病）</li></ul>
Queyrat 红斑增 生症 （erythroplasia of Queyrat）	<ul><li>阴茎的原位鳞癌</li><li>10% 进展为侵袭性 SCC</li><li>未行包皮环切术的男性</li><li>阴茎龟头</li><li>局限性、无症状的鲜红色有光泽斑块</li></ul>	<ul><li>与 Bowen 病（原位鳞癌）类似</li></ul>

疾病名称	临床特征	组织病理学

Borst-Jadassohn
改变
（Borst-Jadassohn
changes）
	• Borst-Jadassohn 现象：表皮内鳞状、基底样或浅染的角质形成细胞聚集成不连续的巢或克隆状
	• 鉴别诊断
	  ■ 克隆型脂溢性角化病或刺激性脂溢性角化病
	  ■ 单纯性汗腺棘皮瘤
	  ■ 倒置性毛囊角化病
	  ■ Bowen 病
	  ■ 光线性角化病
	  ■ 表皮痣（少见）
		• 表皮内出现非典型角质形成细胞巢

• **恶性肿瘤**

| 基底细胞癌
（basal cell
carcinoma，BCC）
［bcl-2 和 Ber-EP4+
广泛阳性（与毛发上
皮瘤和 SCC 不同）；
间质 CD34 阴性，与
毛发上皮瘤不同］ | • 又称"毛母细胞癌"（译者注：二者其实为不同疾病）
• 居首位的皮肤癌（70%）
• 老年男性
• 头、颈部（80%）
• 与日光暴露（特别是 UVB 晒伤）及皮脂腺痣有关
• 突变
  ■ p53
  ■ PTCH（影响 Sonic Hedgehog/SHH 信号通路）：抑制 Gli-1 的跨膜蛋白
  ■ Smoothened（SMO）基因（与 PTCH 结合）
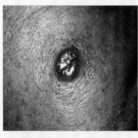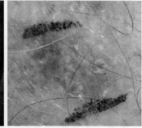
• 珍珠状红色斑疹、丘疹或结节；"鼠咬样"溃疡，边缘卷曲
• 转移的概率：0.05%
• 侵袭性亚型
  ■ 硬化型 / 硬斑病型
  ■ 小结节型
  ■ 基底鳞状型
  ■ 浸润型
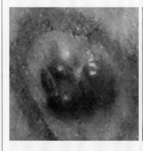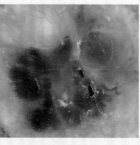
• 色素型 BCC（上图为临床及皮肤镜图像） | • 异常毛母细胞在形态学上的变异；结节性变异最常见（70%）
• 共同特点是核深染、细胞质稀少的基底样细胞团块被间质环绕；钙化；团块中央细胞排列杂乱，周边细胞呈栅栏状排列；间质可见收缩间隙；间质内可有钙质、淀粉样物质或纤维黏液样物质沉积；可出现毛囊分化

浅表型 BCC   硬化型 BCC
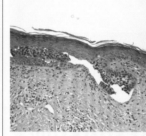
色素型 BCC   Pinkus 纤维上皮瘤
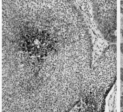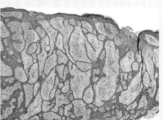
微结节型 BCC   硬斑病型 BCC
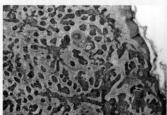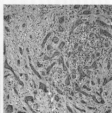
• 染色
  ■ bcl-2 广泛阳性（与毛发上皮瘤不同）
  ■ Ber-EP4+（与 SCC 不同）
  ■ 间质 CD34 阴性，与毛发上皮瘤不同（后者间质 CD34 阳性） |

疾病名称	临床特征	组织病理学
浅表型基底细胞癌 (superficial BCC)	● 基底细胞癌的早期亚型,界限清楚的红斑/丘疹,上覆少许鳞屑 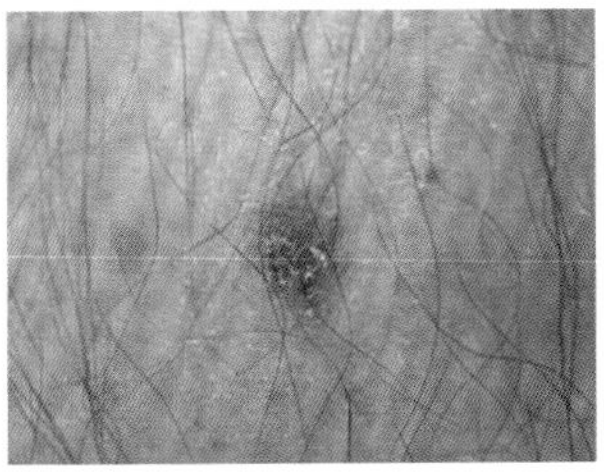 	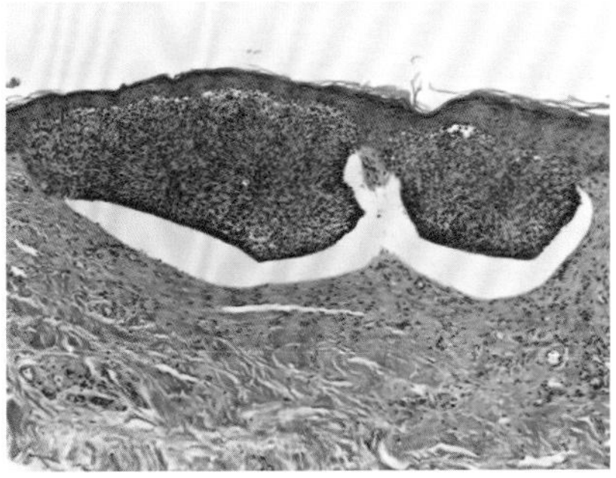 ● 类似于基底细胞癌组织学(上图),基底样细胞局限于表皮内
Pinkus 纤维上皮瘤 (fibroepithelioma of Pinkus)	● 基底细胞癌的亚型 ● 下背部 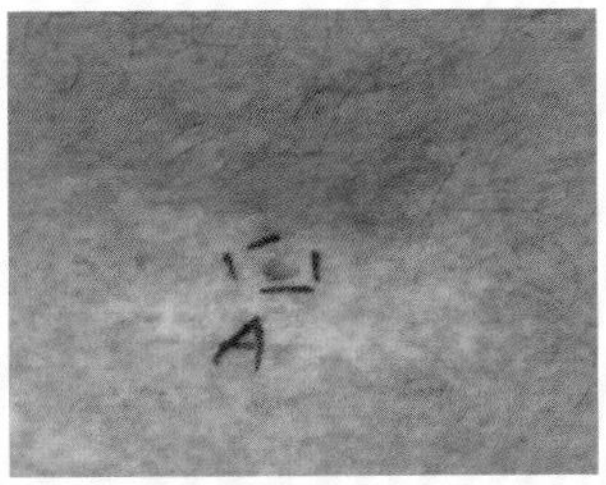 ● 质软的结节状损害,类似纤维瘤或乳头状瘤 ● 通常无色素	● 与表皮多个位点相连的、由基底样细胞构成的薄层条索,相互交织(网状模式)并向真皮延伸 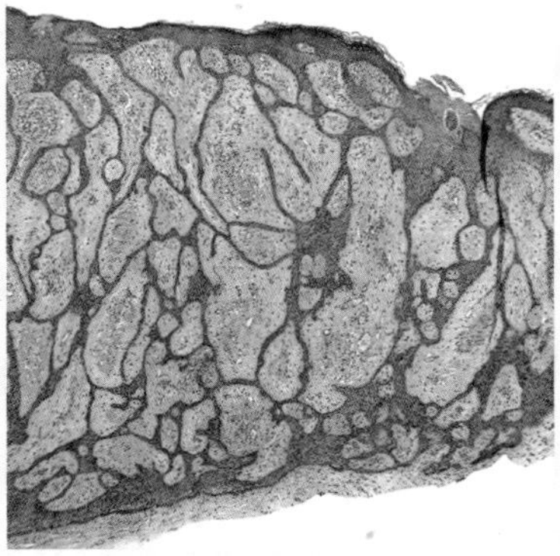
基底细胞综合征 (basal cell syndromes)	● 痣样基底细胞综合征(常染色体显性遗传):如下所述 ● Bazex 综合征(X 连锁显性遗传):多发性基底细胞癌 + 毛囊性皮肤萎缩(常为手背)+ 少汗(或多汗)+ 扭曲发 + 毛发稀少……但无手掌点状凹陷或牙齿缺陷 ● Rombo 综合征(常染色体显性遗传):基底细胞癌 + 面颊部虫蚀状皮肤萎缩(因毛周角化继发毛囊周围萎缩呈蜂窝状、"虫蚀状");粟丘疹 + 毛发上皮瘤 + 毛发稀少 + 末梢血管扩张伴发绀 ● Brooke-Spiegler 综合征(常染色体显性):*CYLD* 突变;多发基底细胞癌 + 圆柱瘤 + 毛发上皮瘤,螺旋腺瘤 ● 着色性干皮病(常染色体隐性遗传):多发性基底细胞癌 + 多发性雀斑 + 牙齿缺陷;突变:核苷酸剪切修复	

疾病名称	临床特征	组织病理学
痣样基底细胞癌综合征 （nevoid basal cell carcinoma syndrome）	• "Gorlin 综合征" • 常染色体显性遗传 • 20 岁以内出现多发基底细胞癌损害 • 突变：*PTCH1* 基因（编码 Sonic Hedgehog 跨膜受体蛋白的抑癌基因） • 两个或以上 BCC 损害；掌跖点状凹陷（65%~80%）；颌骨囊肿（90%）；牙齿缺陷；大脑镰钙化；眼距过宽；患髓母细胞瘤风险增加（可在皮肤症状之前出现）	• 基底细胞损害表现与典型基底细胞癌类似 • 皮肤囊肿通常为表皮囊肿 • 掌跖点状凹陷伴角蛋白及颗粒层缺失："浅表 BCC 样"外观 • 牙源性角化囊肿：纤维性囊壁的囊肿内衬波纹状复层鳞状上皮，伴基底样细胞可向上与表皮相连

疾病名称	临床特征	组织病理学
鳞状细胞癌（squamous cell carcinoma,SCC）［上皮膜抗原（EMA），细胞角蛋白（CK）］	<ul><li>SCC 总体特征<ul><li>慢性光损伤皮肤（UVB>UVA）</li><li>前额、面部、颈部及手背</li><li>与肾移植患者、免疫抑制状态及人类乳头瘤病毒（HPV）感染（特别是 HPV-16,HPV-18,HPV-5 或 HPV-8）有关；HPV 可使 Rb 基因失活</li><li>可发生于慢性损伤/瘢痕（Marjolin 溃疡）、烧伤、瘘管及化脓性汗腺炎等部位</li><li>与砷暴露相关（如：饮水污染）</li><li>常见突变：$p53$ 和 $p16$（肿瘤抑制基因）</li></ul></li></ul><ul><li>浅溃疡，常伴有角化性结痂及隆起硬化的边缘</li><li>转移风险最小的是发生在光损伤皮肤的肿瘤及直径小于 2cm 者</li><li>鳞状细胞癌转移风险一般约为 0.5%，但发生在非光暴露部位皮肤的 SCC 转移风险为 2%~3%。转移风险也因不同的亚型及部位各异</li></ul>	<ul><li>非典型的角质形成细胞巢（核深染、多形伴核分裂象）侵入真皮；鳞状涡（角珠）；可围神经侵犯并伴神经周围淋巴细胞浸润</li><li>EMA、CK、S-100、结蛋白和 Ber-EP4 阴性</li></ul><ul><li>棘刺松解型鳞状细胞癌（上图）</li></ul>

疾病名称	临床特征	组织病理学
梭形细胞鳞状细胞癌（spindle-cell squamous carcinoma）[CK903+]	<li>鳞状细胞癌亚型</li><li>器官移植患者</li><li>日光损伤或放射线损伤皮肤</li>	<li>梭形细胞，核大、空泡状，细胞质稀少，呈嗜酸性</li>
腺样鳞状细胞癌（adenoid squamous cell carcinoma）	<li>头、颈部</li>	<li>鳞状细胞巢中央棘刺松解，呈腺样外观</li>
假血管性鳞状细胞癌（pseudovascular squamous cell carcinoma）	<li>腺样鳞状细胞癌的罕见亚型</li><li>光暴露部位皮肤的溃疡性或结痂性结节；可能被误诊为血管肉瘤</li>	<li>假血管结构内衬条索状多角形或扁平肿瘤细胞</li><li>标记：EMA，CK 阳性，但 CD31、CD32 和Ⅷ因子阴性</li>

疾病名称	临床特征	组织病理学
疣状癌 （verrucous carcinoma）	• "疯狂的疣"：鳞状细胞癌的亚型 • 足跖损害（穿掘性上皮瘤），口腔 • 与咀嚼烟草及 HPV-6，HPV-11，HPV-16，HPV-18 感染有关 • 缓慢生长的疣状、外生性疼痛性肿物 • 因与 HPV 有关，不宜放疗	• 兼具外生性和内生性生长模式；鳞状上皮分化良好；核分裂少；棘层肥厚，表皮突增宽呈"球状"向下生长
腺鳞状细胞癌 （adenosquamous carcinoma） ［EMA、细胞角蛋白；阿新蓝 pH 2.5 黏蛋白染色、PAS］	• 罕见肿瘤，常具侵袭性 • 常常与唾液腺相关的肿瘤 • 老年人 • 阴茎可发生 • 隆起性斑块	• 肿瘤为鳞状细胞癌混杂腺样结构伴有黏液沉积，呈团块状或条索状侵犯深部

疾病名称	临床特征	组织病理学
黏液表皮样癌（mucoepidermoid carcinoma）	• 常见的唾液腺肿瘤 • 罕见于皮肤，但可累及其他器官（如肺、鼻窦） • 常为缓慢生长的无痛性结节	• 肿瘤界限清楚，与表皮不相连 • 由三种类型细胞构成，包括黏液细胞、鳞状细胞和透明细胞，所有细胞表达 CK7、广谱角蛋白（pan-CK）、CEA 和 EMA；黏蛋白染色可更好地显示黏液细胞
癌肉瘤（化生癌）（carcinosarcoma, metaplastic carcinoma）（细胞角蛋白、EMA；不表达 S100）	• 非常罕见的双相性肿瘤 • 老年人 • 面部、头皮（光暴露区域） • 溃疡性结节（1~15cm）	• 兼具上皮（SCC 或 BCC）和间叶（纤维肉瘤、软骨肉瘤和骨肉瘤）成分的双相性肿瘤 • 鳞状上皮分化、神经分化及软骨样分化
淋巴上皮瘤样癌（lymphoepithelioma-like carcinoma）	• 罕见肿瘤 • 头、颈部 • 单发结节或丘疹	• 真皮内或皮下小叶状分化良好的肿瘤，中央为大的上皮细胞，周边为致密淋巴细胞浸润；核分裂常见
其他"肿瘤"		
皮角（cutaneous horn）	• 面部、耳部及双手背 • 单发、质硬、棕黄色角化性"犄角"（高度 > 半径） • 最常继发于光线性角化病、脂溢性角化病、SCC 等	• 角化物；病变下方可出现不同类型原发疾病（光线性角化病、脂溢性角化病、SCC 和寻常疣等）

疾病名称	临床特征	组织病理学
角化棘皮瘤 (keratoacanthoma, KA)	• 分化良好的 SCC 亚型 • 老年男性 • 在温带气候地区,以面部常见;在亚热带气候地区,则四肢末端及双手背更常见 • 单发性、粉红色或肤色圆顶状结节,中央角质栓("火山口样");生长迅速(1~2 个月内生长 1~2cm) • 3~6 个月内有自发消退趋势 • 与过度日光暴露、创伤、免疫抑制、着色性干皮病和烧伤有关	• 损害兼具外生性和内生性生长模式 • 火山口内填满角化物,损害边缘呈"唇样"包绕火山口,细胞淡染呈嗜酸性,分化良好,轻度异型;鳞状涡(角珠);血管周围或苔藓样淋巴细胞浸润

疾病名称	临床特征	组织病理学
巨大型角化棘皮瘤（giant keratoacanthoma）	• 肿瘤直径 >2~3cm • 好发于鼻部及手背	
边缘离心性角化棘皮瘤（keratoacanthoma centrifugum marginatum）	• 罕见亚型 • 进行性离心性生长的同时中央愈合 • 可生长至直径达 20cm 或更大	• 中央消退，纤维化；周边"角化棘皮瘤样"
甲下角化棘皮瘤（subungual keratoacanthoma）	• 生长迅速，通常不能自行消退 • 通常引起末端指（趾）骨部位压迫性缺损疮，并可侵犯甲下骨骼	• 角化不良细胞较典型角化棘皮瘤更多见
多发性角化棘皮瘤（multiple keratoacanthoma）	Ferguson-Smith 多发性角化棘皮瘤 • "多发性自愈性鳞状上皮瘤" • 常染色体显性遗传 • 可能的突变：转化生长因子 $β_1$ 受体（*TGFbR1*）基因 • 随时间在暴露及非暴露部位出现 KA（不超过 12 个） • 青春期发病 • 愈合后遗留萎缩性瘢痕（可能毁形） Grzybowski 多发性发疹性角化棘皮瘤 • 数百个角化棘皮瘤 • 50~60 岁出现 • 可发生在掌 / 跖部位，具有瘙痒感 Muir-Torre 综合征：皮脂腺肿瘤 + 内脏恶性肿瘤（特别是结肠腺癌） • 损害可包括皮脂腺腺瘤 > 皮脂腺癌或 KA • 突变：*MSH-2*、*MLH-1*（DNA 错配修复基因）：*MSH-2* 标记缺失（阴性）具有诊断价值	

（黄莹雪 译　刘彤云 校　万川 审）

黑子、痣和黑素瘤

黑素瘤(melanoma)

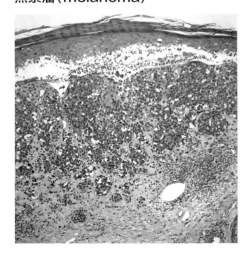

痣细胞类型	细胞特征	典型部位	组织病理学
A 型	上皮样(大而苍白的细胞核,细胞质更丰富);色素性细胞质	交界或真皮浅层	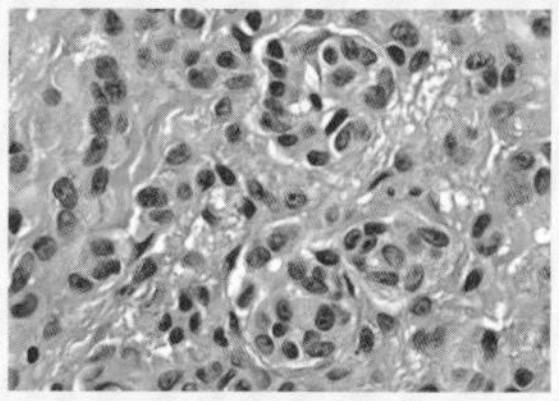
B 型	淋巴细胞样(小而深色的细胞核,细胞质少);非色素性或色素性	真皮中部	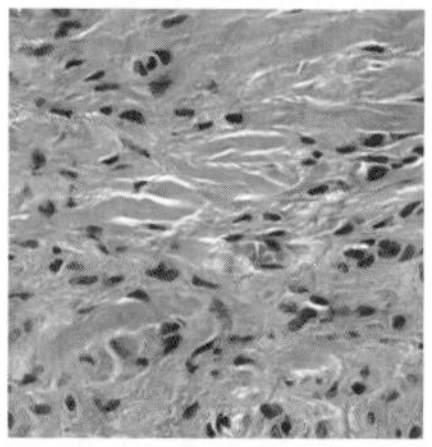
C 型	小梭形(粉红色细胞质) 可能形成神经样结构	真皮深部	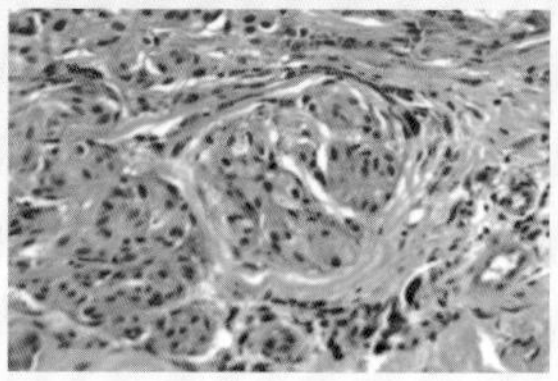

疾病名称	临床特征	组织病理学
基底层黑素细胞增生性损害		
单纯性黑子 (lentigo simplex, simple lentigo)	• 儿童和青少年 • 可发生在包括黏膜在内的任何部位 • 和日光暴露无关(或少许关联),不同于和日光暴露有关的雀斑(见第 10 章) 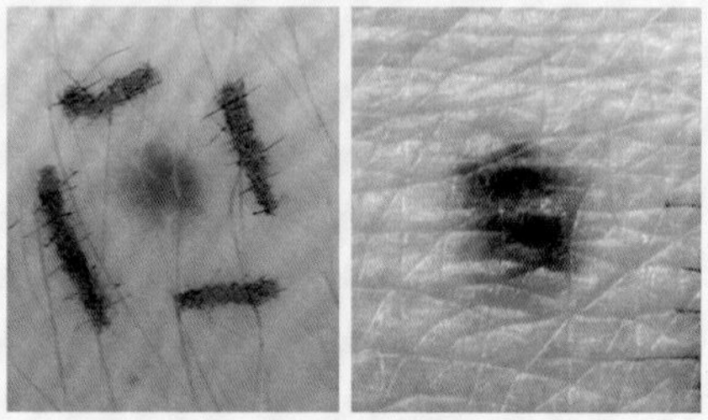 • 1~5mm,褐色至黑色,边界清楚的斑疹,可发展成交界痣 • 和 Peutz-Jeghers 综合征、LEOPARD 综合征、Carney 综合征等相关 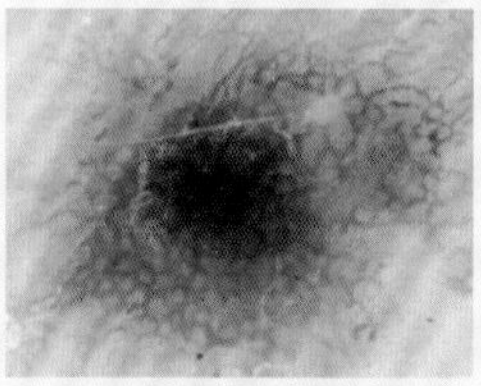 皮肤镜图像(上图)	• 黑素细胞的良性增生;程度不等的色素沉着伴有黑素细胞数量增多;皮突规则延长 • 无黑素细胞巢,无日光性弹力纤维变性 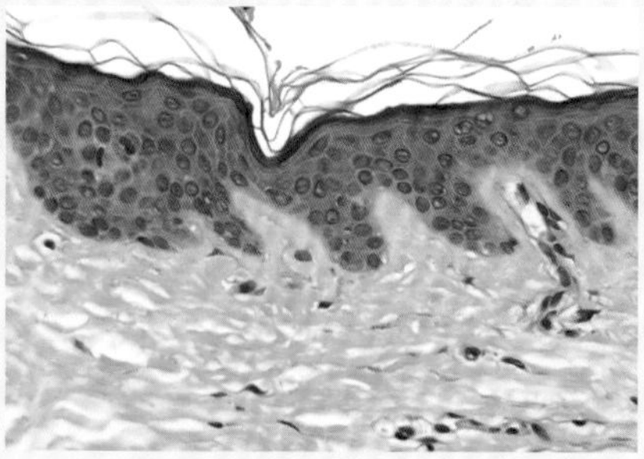

疾病名称	临床特征	组织病理学
多发性黑子 (multiple lentigines)	• LEOPARD 综合征 　▪ L：lentigines in infancy（婴儿期黑子） 　▪ E：EKG conduction defects（心电图传导异常） 　▪ O：ocular hypertelorism（眼距过宽，宽度增加） 　▪ P：pulmonary stenosis（肺动脉瓣狭窄） 　▪ A：abnormal genitalia（生殖器异常，隐睾） 　▪ R：retardation of growth（生长迟缓） 　▪ D：deafness（耳聋，神经性） • 常染色体显性 • 包括与多发性黑子相关的疾病及系统表现 • 突变：PTPN11（与 Noonan 综合征相同）	
	Peutz-Jeghers 综合征（遗传性肠息肉综合征） • 遗传性肠息肉综合征 • 常染色体显性 • 诊断时平均年龄：20 岁 • 肠套叠（可能是首发临床体征）；肠道错构瘤性息肉；皮肤黏膜色素斑 • 癌症风险增加（尤其是胃肠道、胰腺、肝） • 常见突变：STK11/LKB1（丝氨酸 / 苏氨酸激酶 11） • 组织学：基底层色素沉着；黑素细胞内色素可能增加	
	• Cronkhite-Canada 综合征：胃肠息肉 + 面部和掌跖单纯性黑子（唇部不受累，但可累及颊黏膜）；有蛋白丢失性肠病风险 • Bandler 综合征：单纯性黑子 + 胃肠道出血 / 血管瘤（非息肉）	
	Carney 综合征 　• 多发性黑子、蓝痣、黏液瘤、砂粒体黑素性神经鞘瘤和内分泌亢进 　• 睾丸癌风险 　• 突变：PRKAR1A 基因 　• Carney 综合征：NAME（或 LAMB）+ 内分泌亢进（如：甲状腺、库欣综合征等） 　• "NAME" 　　▪ N：nevi（痣：黑子、雀斑、蓝痣） 　　▪ A：atrial myxoma（心房黏液瘤） 　　▪ M：myxoid tumors of the skin（皮肤黏液样肿瘤） 　　▪ E：ephelides（雀斑） 　• "LAMB" 　　▪ L：lentigines（黑子，皮肤黏膜） 　　▪ A：atrial myxoma（心房黏液瘤） 　　▪ M：mucocutaneous myxomas（皮肤黏膜黏液瘤） 　　▪ B：blue nevi（蓝痣）	

疾病名称	临床特征	组织病理学
Laugier-Hunziker 综合征 (Laugier-Hunziker syndrome)	• 获得性良性色素沉着性疾病,不伴系统表现 • 黏膜斑 + 皮肤斑疹(无肠息肉风险);斑疹呈典型的褐色或黑色(但不是黑子) • 唇部、颊黏膜多发色素沉着性斑疹,也可见典型的甲纵行带 • 可记忆为:"唇和手"(lips and hands) • 不要和黑子相关的综合征混淆,如 Cronkhite-Canada 综合征和 Peutz-Jeghers 综合征(见第 585 页)	• 基底层色素沉着(组织学上与黑子不同);可能有色素失禁;黑素细胞不增多

唇和生殖器黑斑 (labial and gential melanotic macules)	• 部位
	  ■ 唇(尤其下唇唇红边缘)
	  ■ 阴茎 / 外阴
	
	• 棕褐色至褐黑色斑疹
	
		• 基底层显著的色素沉着(黑素),在表皮突尖端加重;表皮突增宽;黑素细胞轻度增多

疾病名称	临床特征	组织病理学
甲床/甲母质黑斑 (melanotic macules of nail bed/matrix)	• "甲黑线" • 甲母质黑素细胞正常,但常失活 • 黑肤色个体 • 甲床和甲母窄的纵行色素带;常境界清楚,宽度不超过 3mm	• 黑素细胞增多伴色素沉着
日光性(老年性、光线性)黑子 (solar,senile, actinic lentigo)	• 中年至老年 • 面部及手伸侧 • 与日光暴露有关 • 不规则、深棕色至黑色斑疹 • 可能发展成脂溢性角化病或苔藓样角化病	• 基底层色素沉着;黑素细胞增多,表皮突棒状延长,呈"脏足"样外观;可见日光性弹力纤维变性;无黑素细胞巢
墨斑黑子 (ink spot lentigo)	• 日光性黑子的亚型 • 黑色不规则斑疹(类似于"墨汁斑")	• 基底层色素增加

疾病名称	临床特征	组织病理学
雀斑样痣 （lentiginous nevus）	● 单纯性黑子演变成交界痣或复合痣 ● 成人 ● 躯干部位 ● 边界清楚的棕褐色至黑色斑疹或丘疹	● 进展性边缘类似于单纯性黑子（黑素细胞雀斑样增生），中央见黑素细胞巢（为交界处细胞巢，少数可能是成熟的真皮内细胞巢）

疾病名称	临床特征	组织病理学
斑点状雀斑样痣（斑痣）（speckled lentiginous nevus, nevus spilus）	- 一种先天性痣 - 出生至儿童期出现 - 棕褐色斑伴有深色的色素沉着性小斑点 - 与色素血管性斑痣性错构瘤病的亚型相关（色素异常＋血管畸形，如毛细血管畸形、蒙古斑、斑痣等）	"单纯性黑子＋痣"表现 - "背景区域"色素沉着，类似于单纯性黑子 - "斑点区域"色素沉着过度，类似于雀斑样痣，伴部分区域发展成交界痣或混合痣
PUVA 黑子（PUVA lentigo）	- PUVA 患者 - 臀部、掌跖（非光暴露部位）	- 表现多样，或类似于单纯性黑子，或在基底层中出现大而非典型的黑素细胞
瘢痕性黑子（scar lentigo）	- 色素性皮损发生在已被切除的色素性损害的部位	- 可表现为黑子样增生，即色素沉着但黑素细胞不增多；或者是黑素细胞增生而表皮不增生

疾病名称	临床特征	组织病理学
黑素细胞痣		
交界痣 （junctional nevus）	● 儿童期至青春期 ● "黑子"样外观 ● 边界清楚的褐色至黑色斑疹 ● 如果在甲母质内，可形成纵行黑甲（见第 587 页）	● 仅在真表皮交界处（尤其在表皮突）有散在的痣细胞巢；表皮突延长；罕见或没有核分裂象

疾病名称	临床特征	组织病理学
复合痣 （compound nevus）	• 随着痣细胞巢扩展（"滴入"）到真皮内，皮损隆起于皮面 • 儿童至青少年 • 棕褐色或暗褐色丘疹，可能轻微隆起成圆顶状或息肉样	• 既有交界痣（沿真表皮交界），又有皮内痣改变；表皮可能变平如脂溢性角化病，同时伴有角囊肿 • 根据部位不同，表现不一（比如：生殖器痣有扩大的交界巢伴黑素细胞 Paget 样扩散）

疾病名称	临床特征	组织病理学
皮内痣 （intradermal nevus）	• 最常见的黑素细胞痣 • 成熟的痣缺乏交界活性，只存在于真皮内，随着时间延长，色素进行性减少 • 成人 • 肤色至淡色素；圆顶状、结节样或息肉样损害；可有毛发长出	 • 细胞巢和条带状细胞团仅局限于真皮内 • 深部可形成"神经样"外观（如："神经痣"伴梭形和 Meissner 触觉小体样结构）
Nanta 骨痣 （osteo-nevus of Nanta）	• 皮内痣的继发改变，导致骨的形成（偶然发现）	• 良性痣伴骨化生（皮肤骨瘤）

疾病名称	临床特征	组织病理学
Clonal 痣 (Clonal nevi)	• 复合痣的良性亚型,伴细小点状色素沉着("微小斑点")	• 境界清楚的结节伴灶性非典型上皮样细胞,胞核不规则,含细小黑素颗粒

疾病名称	临床特征	组织病理学
Meyerson 痣（Meyerson's nevus）	• 痣被湿疹性晕环包绕 • 年轻人 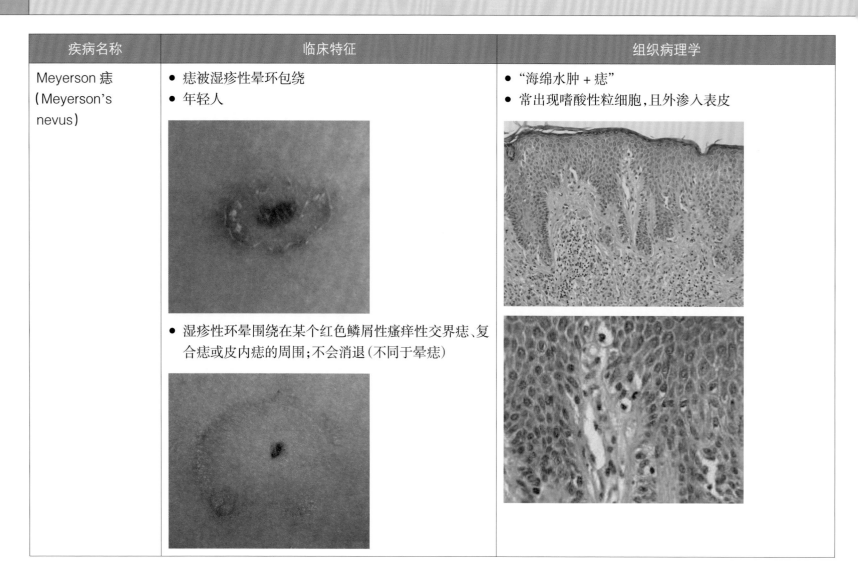 • 湿疹性环晕围绕在某个红色鳞屑性瘙痒性交界痣、复合痣或皮内痣的周围；不会消退（不同于晕痣）	• "海绵水肿 + 痣" • 常出现嗜酸性粒细胞，且外渗入表皮

疾病名称	临床特征	组织病理学
古老痣 (ancient nevus)	• 老年人 • 面部 • 圆顶状肤色或红褐色结节	• 黑素细胞巢有两群(核深染的多形性大细胞和单一形态的小细胞);细胞间质透明变性;常有血栓和出血

疾病名称	临床特征	组织病理学
深部穿通痣 (deep penetrating nevus) [S100, HMB-45]	<ul><li>"丛状梭形细胞痣"或"Seab 痣"</li><li>年轻人</li><li>面部、躯干上部和近端肢体</li></ul><ul><li>深的色素性结节</li></ul>	<ul><li>"细胞巢从深部穿通"</li><li>边界非常清楚的楔形结节;部分多形性;黑素细胞在垂直方向扩展到真皮深部;常达脂肪层;并常以梭形细胞为主</li></ul>
气球细胞痣 (balloon cell nevus)	<ul><li>临床上与普通痣无法区分</li><li>"气球样"是由于黑素小体装配错误所致</li></ul>	<ul><li>大而肿胀的(气球样)黑素细胞的细胞质透明发白,中央有细胞核(>50% 是气球样细胞);多核气球样细胞常见</li></ul>

疾病名称	临床特征	组织病理学
晕痣 （halo nevus） ［S100］	• 又称为"Sutton 痣" • 十几岁的青少年 • 躯干 • 可能累及一个或多个痣 • 色素脱失晕围绕在黑素细胞痣周围，常在淋巴细胞破坏及痣退化之前发生 	 • 通常复合痣伴致密的淋巴细胞苔藓样（CD8⁺）浸润；极少有"存活"的黑素细胞；色素脱失区缺乏黑素和黑素细胞
帽章痣 （cockarde nevus）	• 痣和周围晕之间隔以非色素区（"靶样表现"）	• 中央的痣类似于交界痣或复合痣 • 非色素区缺乏黑素细胞 • 周围晕内含交界细胞巢
汗腺中心痣 （eccrine-centered nevus）	• 痣的增殖与外泌汗腺导管密切相关	

疾病名称	临床特征	组织病理学
复发痣 （recurrent nevus）	• 身体的任何部位 • 发生于切削活检后仍存在的痣 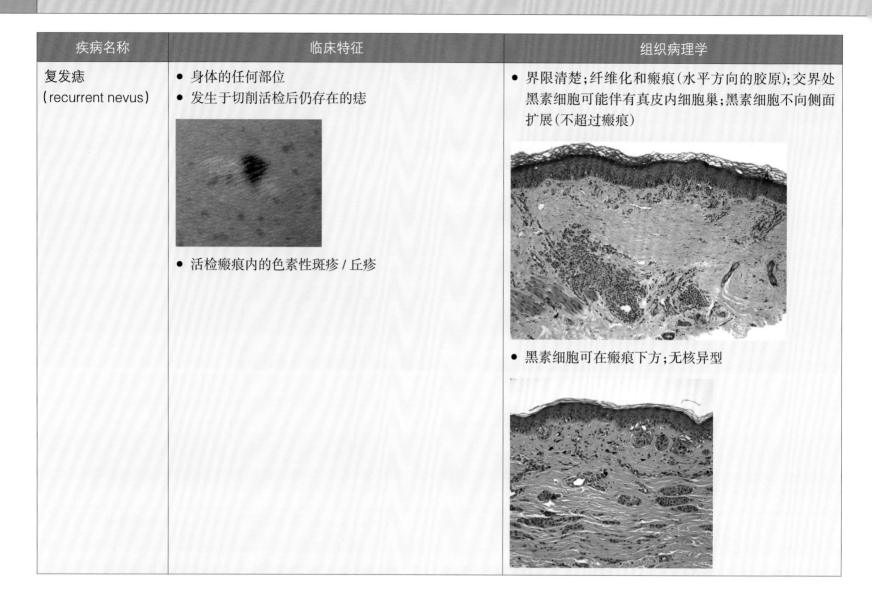 • 活检瘢痕内的色素性斑疹／丘疹	• 界限清楚；纤维化和瘢痕（水平方向的胶原）；交界处黑素细胞可能伴有真皮内细胞巢；黑素细胞不向侧面扩展（不超过瘢痕） • 黑素细胞可在瘢痕下方；无核异型

疾病名称	临床特征	组织病理学
Spitz 痣（Spitz nevus）[HMB-45（真皮深层染色不如浅层强）、S100；Ki-67（MIB-1）仅 2%~3% 细胞染色阳性，而在黑素瘤中 >15%]	<ul><li>儿童至年轻人</li><li>面部、躯干和下肢</li></ul><ul><li>75%：色素性丘疹；25%：红色非黑素性丘疹</li><li>经典的皮肤镜图像："星爆"模式</li></ul> 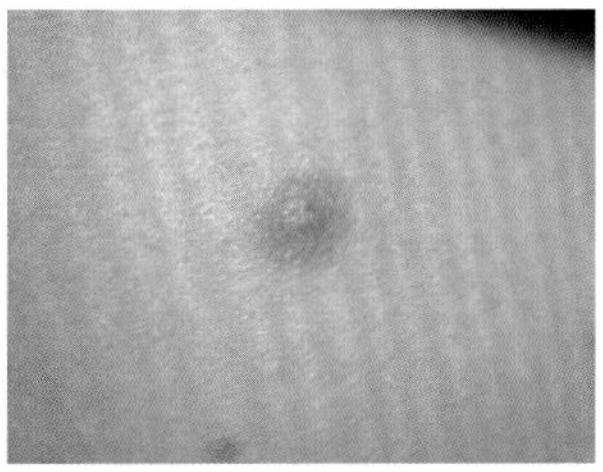 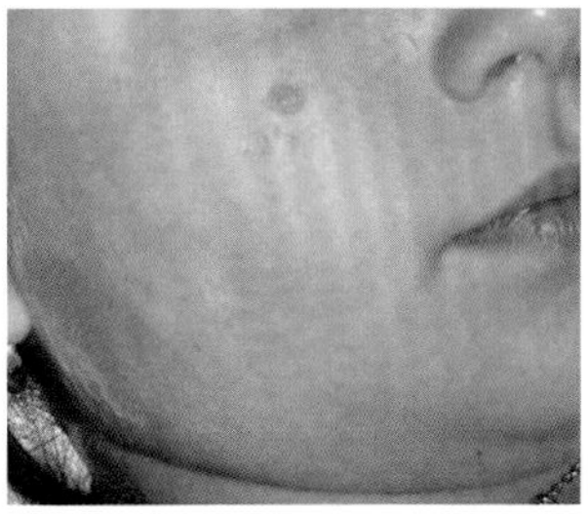 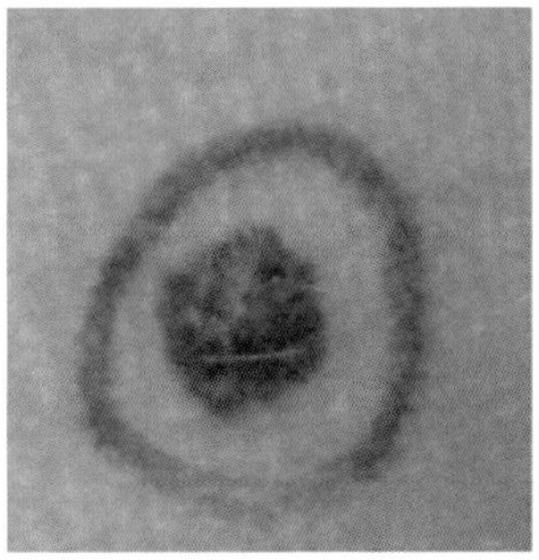	<ul><li>经典表现<ul><li>对称性边界清楚的损害</li><li>角化过度</li><li>梭形或上皮样细胞（罕见或无核分裂象）</li><li>真皮浅层细胞成熟现象</li><li>细胞巢被表皮突"抓着"（"香蕉串样"）</li><li>交界处黑素细胞周围纤维增生</li></ul></li></ul><ul><li>"香蕉串样"黑素细胞（下图）</li></ul><ul><li>Kamino 小体（上图）</li><li>主要诊断标准<ul><li>对称（通常）</li><li>细胞类型（上皮样或梭形）：梭形更常见</li><li>细胞成熟现象：深部为较小的普通痣细胞</li><li>无 Paget 样扩散</li><li>Kamino 小体（融合性嗜酸性小球）<ul><li>▲ 存在于真表皮交界处（非特异性）</li><li>▲ 含层粘连蛋白、Ⅳ型胶原、纤维连接蛋白</li></ul></li></ul></li></ul> 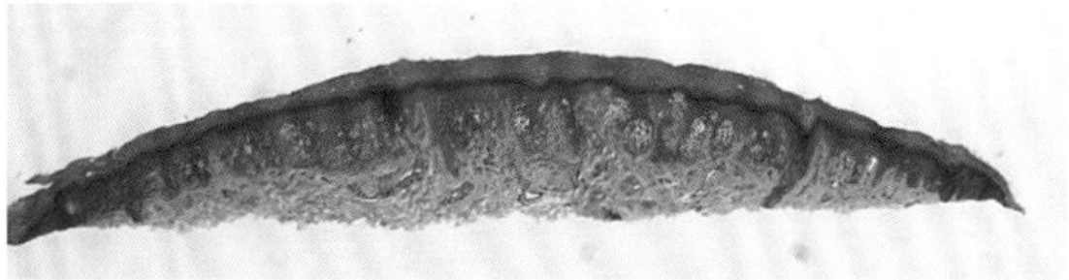 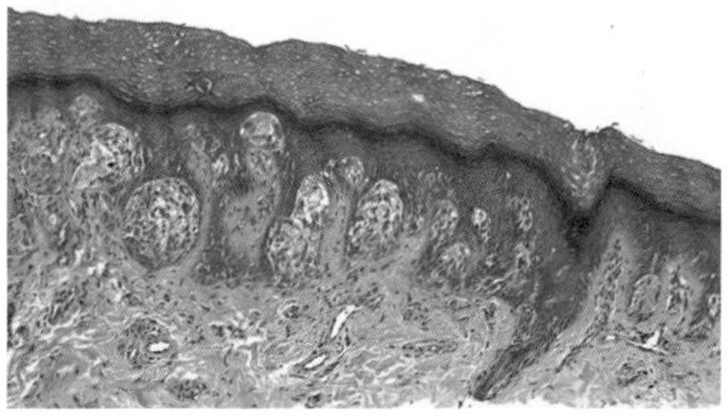 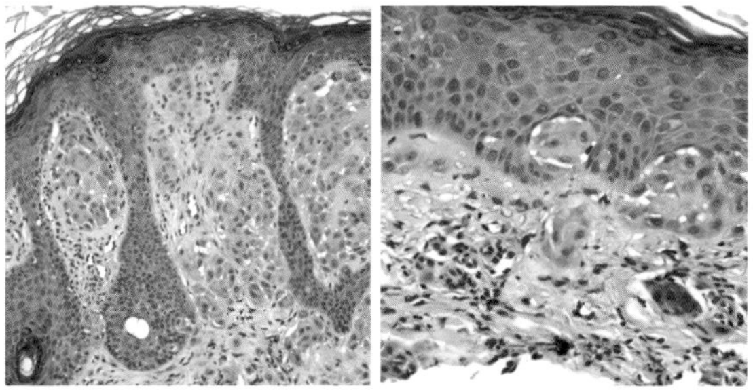

疾病名称	临床特征	组织病理学

非典型 Spitz 痣（atypical Spitz nevus）	• Spitz 痣亚型，也被称为"STUMP"（不确定潜在恶性 Spitz 痣样瘤）
	• 儿童至年轻人
	• 与"发育不良性 Spitz 痣"不同，其为发育不良痣的一种亚型
	• 本病为 Spitz 痣的亚型，其组织学特点与典型 Spitz 痣不同
	
	• 转移风险高
	  ■ 年龄 >10 岁
	  ■ 直径 >10cm
	  ■ 发生溃疡
	  ■ 皮下组织受累
	  ■ 核分裂象至少 6 个 /mm²
	• 一般手术切除，但也有可能需要做前哨淋巴结活检
		• 组织学表现与经典型不同，存在不确定的恶变可能

Spitz 晕痣（halo Spitz nevus）	• Spitz 痣的亚型 • 痣的外周有脱色性边缘	• 痣伴脱色性边缘，或痣伴重度淋巴细胞应答，类似于晕痣，但邻近基底层黑素细胞散在，临床上不形成晕

疾病名称	临床特征	组织病理学
结缔组织增生痣（desmoplastic nevus）	• 可能是 Spitz 痣的亚型 • 肤色或浅棕色丘疹；临床上可被误诊为纤维组织细胞性病变（如皮肤纤维瘤或上皮样组织细胞瘤）	 • 真皮硬化；散在色素；很少或无交界活性和细胞巢；黑素细胞束和小叶呈丛状排列
丛状 Spitz 痣（plexiform Spitz nevus）	• 增大的梭形至上皮样黑素细胞束和细胞小叶呈丛状排列	
恶性 Spitz 肿瘤（malignant Spitz tumor）	• Spitz 痣的恶性亚型 • 儿童 • 皮损大（>1cm） • 能向区域淋巴结转移，但不会往更远处转移（良性或长期生存）	• 结节性损害扩展至皮下脂肪层，核分裂象明显，细胞多形性，深部细胞相对欠成熟，细胞间粘附性较普通 Spitz 痣差

疾病名称	临床特征	组织病理学
色素性梭形细胞痣（pigmented spindle cell nevus）	• "Reed 痣" • Spitz 痣亚型 • 成年女性 • 大腿 • 边界清楚、深色素的黑色丘疹 临床图像 皮肤镜图像	• 对称的梭形细胞巢；色素明显；Kamino 小体；对称有序的生长模式；少量的 Paget 样细胞扩散至真皮下部；垂直方向的细胞巢和色素性角化不全 Kamino 小体（见上）

疾病名称	临床特征	组织病理学
先天性黑素细胞痣（congenital melanocytic nevus）	<ul><li>出生</li><li>1% 新生儿</li><li>躯干</li></ul> 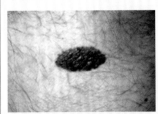 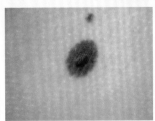 <ul><li>棕褐色丘疹、斑片；皮损处可能毛发增多</li><li>63% 的大小为 1~4cm</li><li>与 Carney 综合征、表皮痣综合征及 I 型神经纤维瘤病相关</li><li>根据皮损大小分类<ul><li>小 <1.5cm</li><li>中：1.5~19.9cm</li><li>巨大：超过 20cm，常分布于"泳衣"穿着区域<ul><li>▲ 黑素瘤风险(5%)，常常 <1 岁</li><li>▲ 累及皮肤及神经系统的风险</li></ul></li></ul></li></ul> 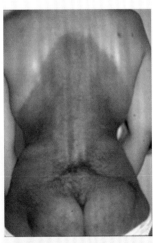 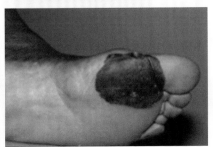	<ul><li>可能为交界痣、复合痣或皮内痣</li></ul> 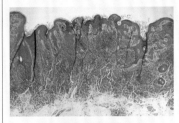 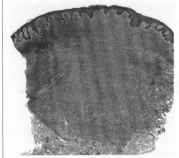 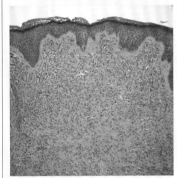 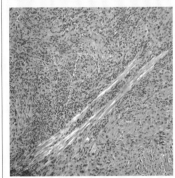 <ul><li>先天性痣的黑素细胞<ul><li>通常在真皮下 2/3 处</li><li>以单细胞出现在胶原之间</li><li>可在立毛肌中见到</li><li>累及外泌汗腺（见下）</li></ul></li></ul> 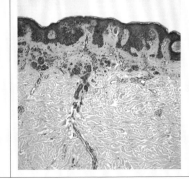

疾病名称	临床特征	组织病理学
真皮黑素细胞病变 （可能是由于胚胎发育过程中黑素细胞前体移行不完全所致）		
蒙古斑 （mongolian spot）	● 出生至生后不久发生 ● 东方种族 ● 骶区 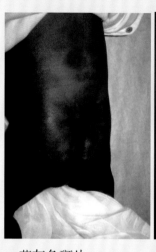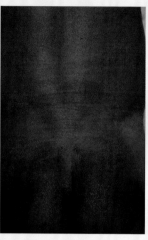 ● 蓝灰色斑片 ● 随年龄增长而消退 ● 常伴发色素血管性斑痣性错构瘤病	● 真皮下半部见含黑素的梭形黑素细胞；表皮大致正常 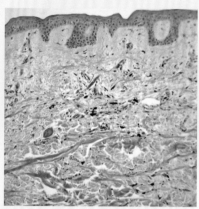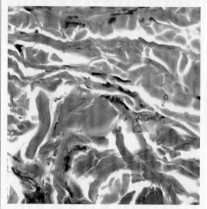

疾病名称	临床特征	组织病理学
太田痣 (nevus of Ota)	• 出生即有 • 女性,有色人种 • 三叉神经眼支和上颌支区(CN V) • 弥漫性较小斑点、斑片,蓝色至深褐色色素沉着;可能累及结膜/巩膜	• 类似于蓝痣的黑素细胞结节性簇集分布;真皮上部细长黑素细胞弥漫性浸润
伊藤痣 (nevus of Ito)	• 出生即有 • 与太田痣相似,但多位于锁骨和三角肌区(肱二头肌外侧神经的皮肤分支)	• 与太田痣相似

疾病名称	临床特征	组织病理学

蓝痣
(blue nevus)
[S100, Melan-A
(MART-1),
HMB-45 阳性; CEA
阴性]
	• 发生在婴儿期后
	• 女性
	• 四肢
	• 意味着黑素细胞迁移的停滞
	
	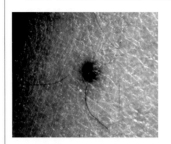
	
	• 主要亚型
	  1. 普通型(树突状)蓝痣(四肢)
	    ■ 石板蓝色或蓝黑色斑/丘疹
	  2. 细胞型蓝痣(通常位于臀部,也可见于头皮或四肢),
	    图片如下
	    ■ 结节大于普通型蓝痣
	    ■ 发生恶性蓝痣可能性更高
	
	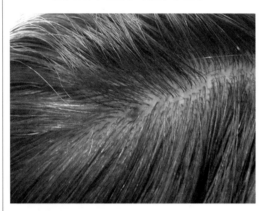
	
	• 其他亚型
	  ■ 上皮样蓝痣:类似普通蓝痣但具有圆形细胞且常与
	    Carney 综合征相关
	  ■ 结缔组织增生性(硬化性)蓝痣:萎缩亚型;树突状
	    黑素细胞和噬黑素细胞镶嵌于致密且透明的间质
	    中("皮肤纤维瘤状")。更多信息详见后文
		• 普通型(树突状)蓝痣(如下)
		• 真皮上、中部细长的(轻微延长的细"梭形")树突状
		黑素细胞;一些噬黑素细胞(吞噬黑素团块的巨噬细
		胞);表皮正常
		
		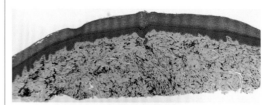
		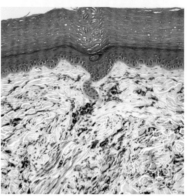
		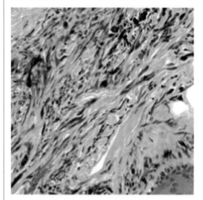
		
		• 细胞型蓝痣(下图)
		  ■ 沿附属器向下呈"哑铃状"生长,在脂肪组织内呈膨
		    胀状增生;"双相生长模式":细长的树突状细胞和丰
		    满、淡染的梭形细胞;可见噬黑素细胞;表皮正常
		
		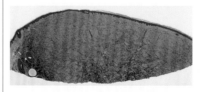
		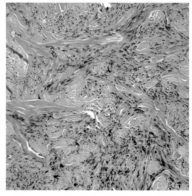

疾病名称	临床特征	组织病理学
联合痣 （combined nevus）	● 在单一皮损中存在两种或以上不同类型的黑素细胞痣 ● "真且蓝"的痣：皮内痣联合蓝痣（见下图）：联合痣的最常见类型 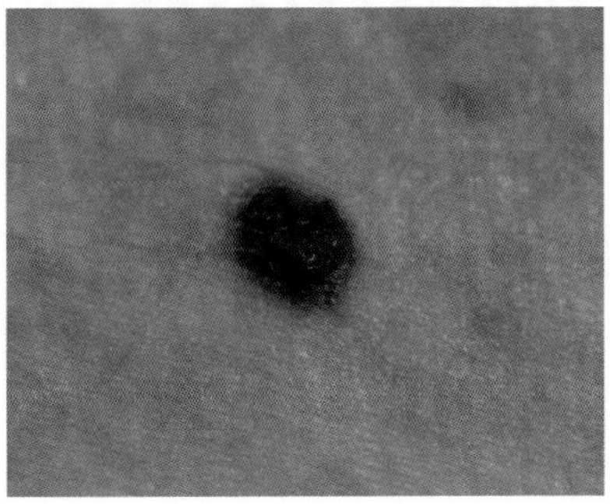 	● 单一损害中出现两种类型的黑素细胞痣；最常见的是皮内痣联合蓝痣（见下图） 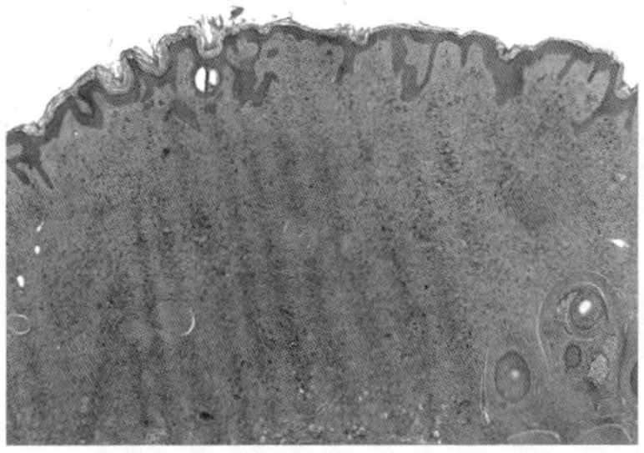 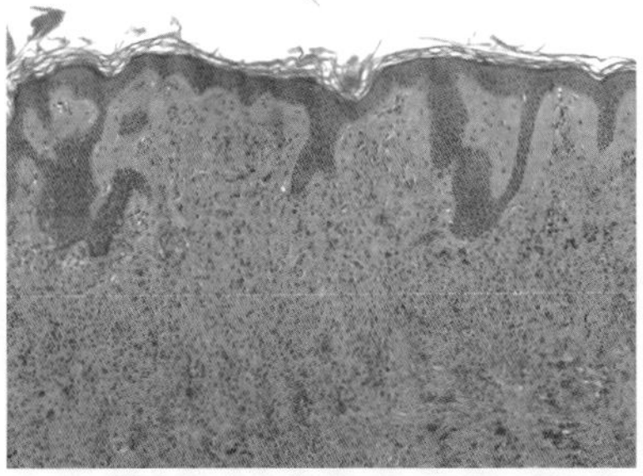 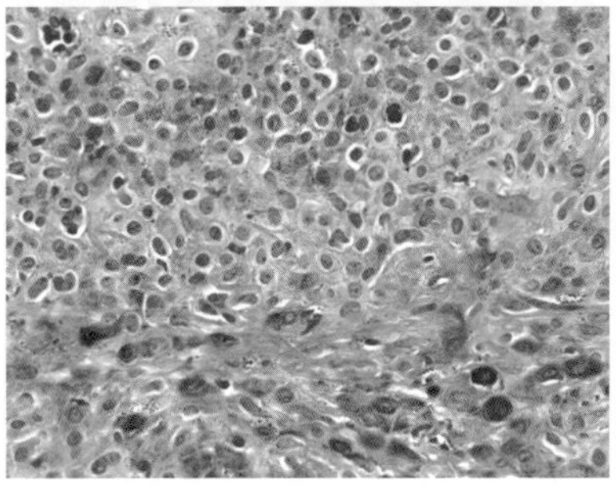

疾病名称	临床特征	组织病理学
结缔组织增生性（硬化的）蓝痣 [desmoplastic (sclerosing) blue nevus]	● 蓝痣的亚型	● 蓝痣样表现伴真皮纤维化（硬化）
蓝痣伴皮肤骨化 (blue nevus with osteoma cutis)	● 蓝痣的罕见亚型，伴骨形成 ● 注：Nanta 骨化痣是指皮内痣内出现骨形成（见第 592 页）	● 蓝痣伴骨形成

疾病名称	临床特征	组织病理学
恶性蓝痣 (mlignant blue nevus) [PCNA(增生性细胞核抗原),Ki-67 (MIB-1)]	• 也是黑素瘤亚型 • 极其罕见的侵袭性肿瘤 • 中老年 • 男性(稍多见) • 头皮、面部和臀部 • 多见于细胞型蓝痣 • 可能有淋巴结和远处转移(尤其是肺)	• 潜在性蓝痣;密集的细胞区域伴异常核分裂象和细胞异型性;坏死;侵犯皮下脂肪
真皮黑素细胞错构瘤 (dermal melanocyte hamartoma)	• 出生即有(罕见) • 大片蓝灰色色素沉着	• 树枝状黑素细胞散在分布于整个真皮中上部
色素血管性斑痣性错构瘤病 (phakomatosis pigmentova-scularis)	• 先天性综合征伴色素异常 + 血管异常 • 色素异常:斑痣、蒙古斑、无色素痣、蓝痣、太田痣 • 血管异常:所有类型均有鲜红斑痣(即"葡萄酒色斑"、毛细血管畸形) • 亚型 　■ I型:先天性黑素细胞痣 + 表皮痣 　■ II型:先天性黑素细胞痣 + 真皮黑素细胞增生症 ± 贫血痣 　■ III型:先天性黑素细胞痣 + 斑痣 ± 贫血痣 　■ IV型:先天性黑素细胞痣 + 真皮黑素细胞增生症 + 斑痣 ± 贫血痣 • 组织学类似于真皮黑素细胞错构瘤	
皮肤神经嵴错构瘤 (cutaneous neurocristic hamartoma)	• "毛发神经嵴错构瘤" • 出生即有 • 伴黑素细胞(痣)、色素性梭形和树突状细胞和Schwann细胞的神经嵴源性病变 • 临床上类似于蓝痣或先天性痣细胞痣	• 类似于伴有神经样特征的先天性痣;黑素细胞、Schwann细胞和树突状蓝痣细胞的混合形式 • 毛发神经嵴错构瘤(中)显示累及外泌汗腺的毛囊中心性损害

疾病名称	临床特征	组织病理学
非典型黑素细胞痣病变		
发育不良痣（非典型性痣、Clark 痣）[dysplastic（atypical, Clark's）nevus]	● 年龄较大的儿童和年轻人 ● 头皮、躯干 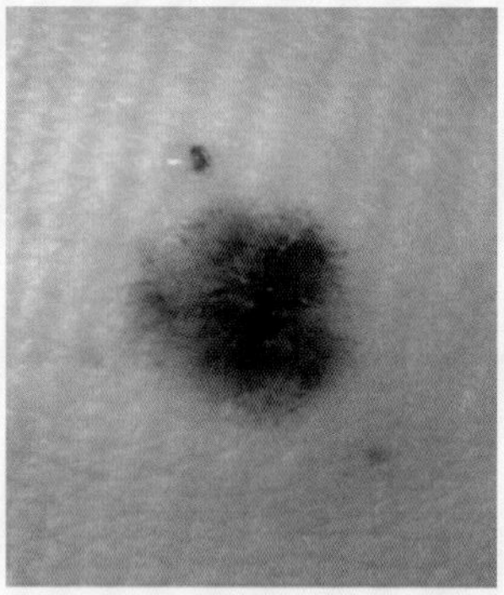 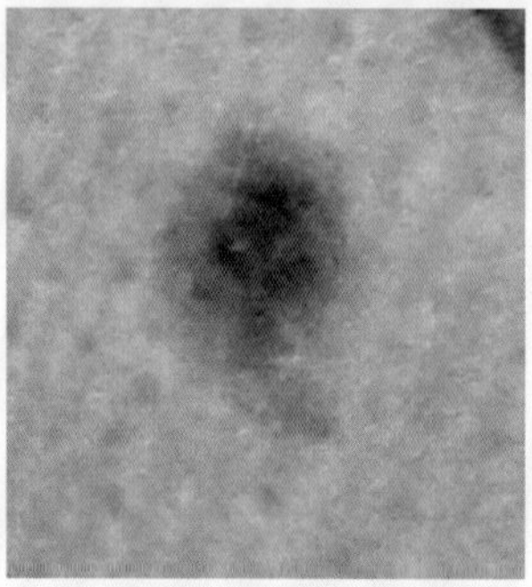 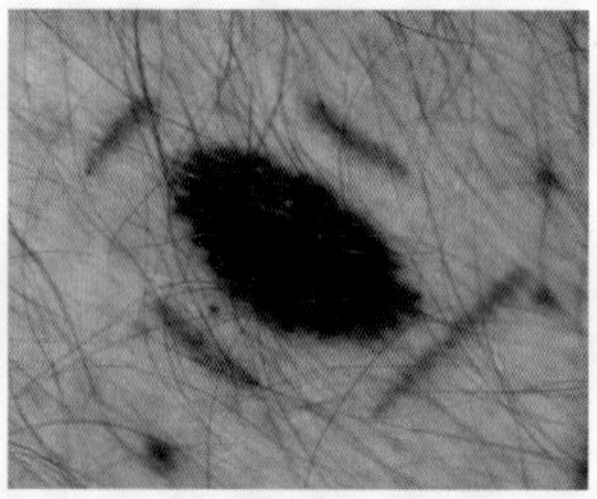 ● 色素性斑疹、丘疹或斑块，伴色素不均一和 / 或边缘不规则	● 主要特征 1. 表皮内雀斑样黑素细胞增生 　■ 单个黑素细胞增生；皮突细长伴桥接现象和真表皮交界界限不清楚的巢 2. 轻微的细胞非典型性 　■ 细胞核增大、深染 3. 间质反应 　■ 向心性（围绕皮突）和层状的真皮乳头纤维组织增生 4. 结构的非典型性 　■ "肩带现象"（指交界成分向外周延伸超出真皮成分） 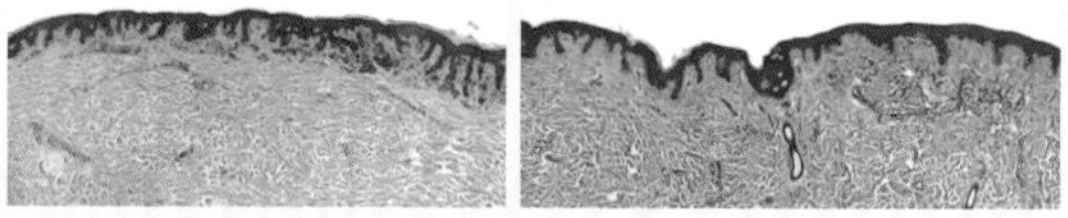 ● "肩带现象"（上图） 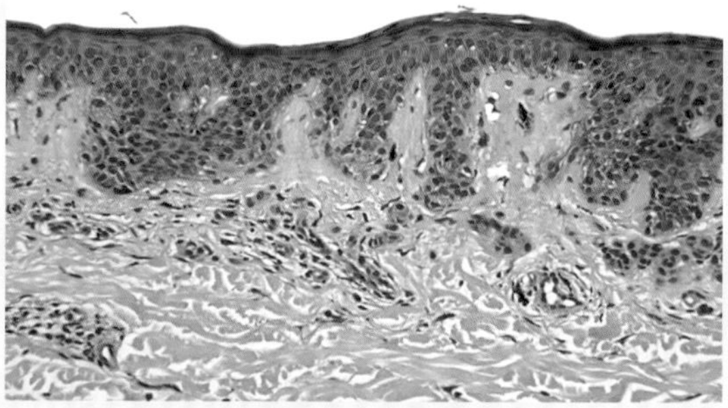 ● "皮突桥接"（上图） 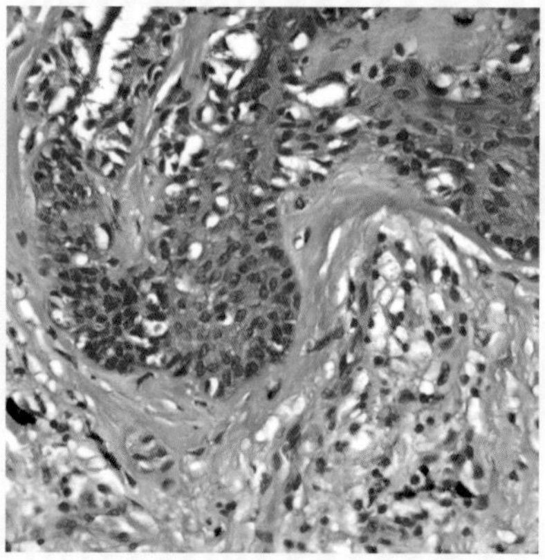 ● 围绕皮突"向心性纤维增生"（上图）

疾病名称	临床特征	组织病理学
发育不良痣综合征（dysplastic nevus syndrome）	• 家族性或散发 • 躯干（80 个或更多的痣） • 在儿童期，表现为正常的痣；在青春期至成人期后，痣出现异常 • 发生黑素瘤风险增加（10% 或以上） • 可伴发眼内黑素瘤、口腔原位黑素瘤、肿瘤（特别是胰腺的）和内分泌异常	
老年人雀斑样发育不良痣（lentiginous dysplastic nevus of the elderly）	• 老年人（>60 岁） • 背部（男性）；小腿（女性） • 可能为黑素瘤的前兆（尤其是浅表扩散型）	• 不均一的皮突延长；泛发的交界性痣细胞巢；真皮乳头周围层状纤维化；不同程度的淋巴细胞浸润

疾病名称	临床特征	组织病理学
恶性黑素细胞病变		

| 恶性黑素瘤概述（malignant melanoma overall）[S100 大多数敏感；HMB-45 和 MART-1 相对更特异；Ki-67（MIB-1），一种增殖标志物] | <ul><li>最常见于日光暴露部位</li><li>男性（背部）；女性（小腿）</li><li>2/3 为新发皮损；1/3 发生于原有的黑素细胞痣基础上</li></ul> 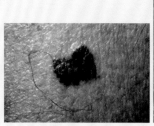 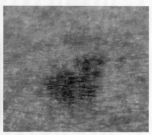 <ul><li>1/3 的病例可见部分消退</li><li>生长阶段<ol><li>放射生长：通常先于垂直生长</li><li>垂直生长<ul><li>真皮内的核分裂象</li><li>真皮内黑素细胞巢 > 交界性黑素细胞巢</li></ul></li></ol></li><li>危险因素包括<ul><li>15 岁前 2 次或多次日晒伤</li><li>间歇性强烈的阳光照射</li><li>大的先天性或非典型痣</li><li>遗传因素（见下文）</li><li>痣 > 6mm</li><li>浅色皮肤或毛发</li><li>容易晒伤</li><li>着色干皮病</li></ul></li><li>遗传因素<ul><li>*CDKN2A*（细胞周期蛋白依赖性激酶抑制剂），编码肿瘤抑制蛋白 p16（Rb 通路的一部分）和 $p14^{ARF}$（p53 信号通路的一部分）</li><li>*B-RAF* 基因（60%~70%）和 *NRAS* 基因，细胞信号传导和生长的部分</li><li>*PTEN*（50%），抑癌基因</li></ul></li></ul> 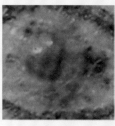 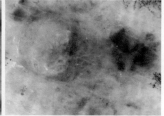 <ul><li>同一皮损的临床和皮肤镜图像（上图）</li><li>预后和 / 或分期因素<ol><li>肿瘤厚度（Breslow 深度）：从颗粒层到最深的肿瘤细胞</li><li>溃疡</li><li>原发损害的核分裂象数</li><li>淋巴结受累（显微镜下或肉眼观察）</li><li>远处转移与乳酸脱氢酶水平</li></ol></li></ul> | <ul><li>非典型黑素细胞的增生，单个和成巢</li></ul> 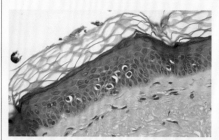 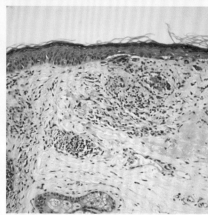 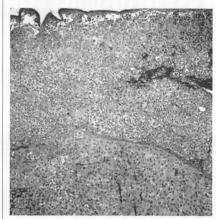 |

疾病名称	临床特征	组织病理学
恶性雀斑痣样黑素瘤 （lentigo maligna melanoma） （5%~15%）	• 老年人 • 面部、上肢 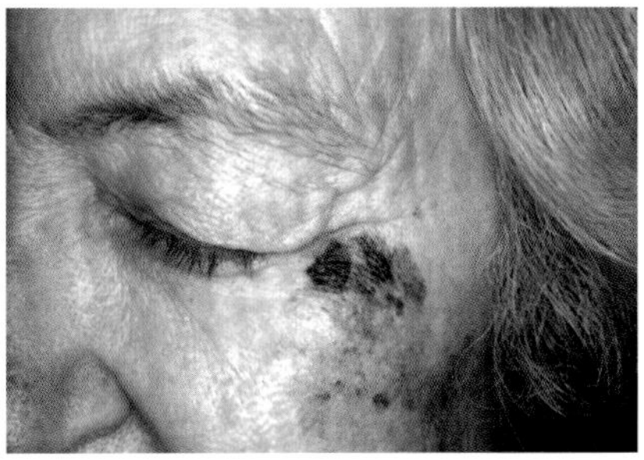 • 缓慢扩大、不规则色素性斑疹；以隆起性斑块或离散性结节为特征的侵袭性恶性肿瘤垂直生长；可能消退 • 原位早期病变：恶性雀斑样痣（见第 618 页）	• 表皮萎缩；基底层异型性黑素细胞单个或成巢分布；表皮内 Paget 样扩散；真皮内异型性黑素细胞；日光弹性组织变性；伴明显树枝状突起的多核黑素细胞（"星爆巨细胞"）；炎症 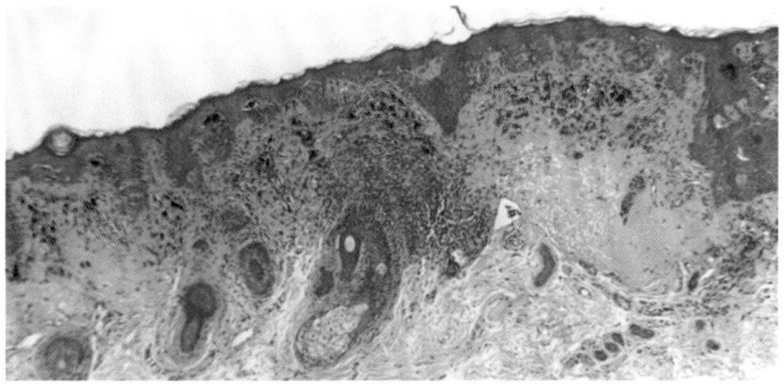 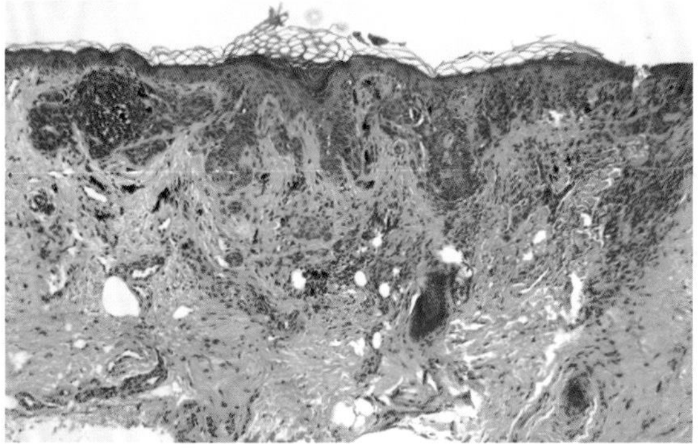 • "星爆巨细胞"（下图） 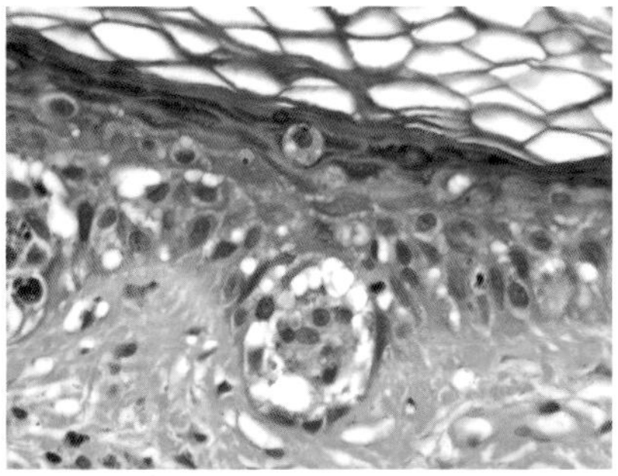 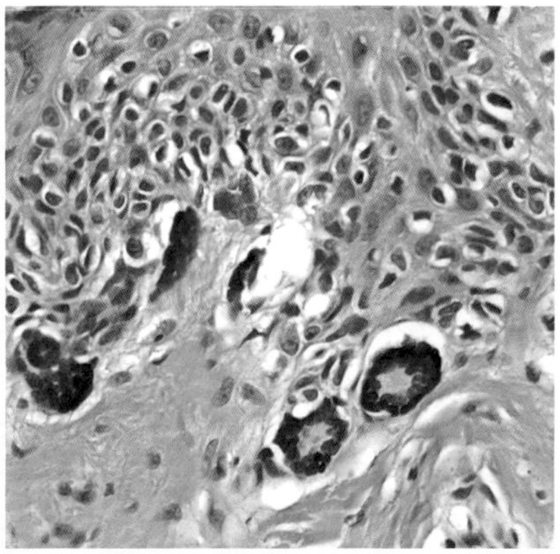

疾病名称	临床特征	组织病理学
浅表播散性黑素瘤（superficial spreading melanoma）（50%~75%）	• 任何年龄和部位（光暴露部位和非光暴露部位） • 躯干（男性）和小腿（女性）更为常见 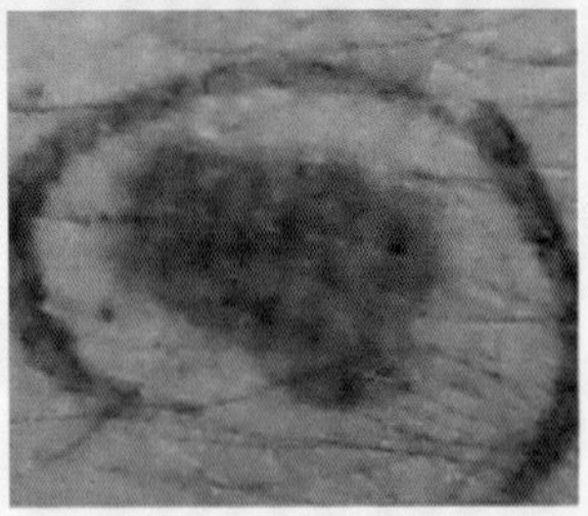 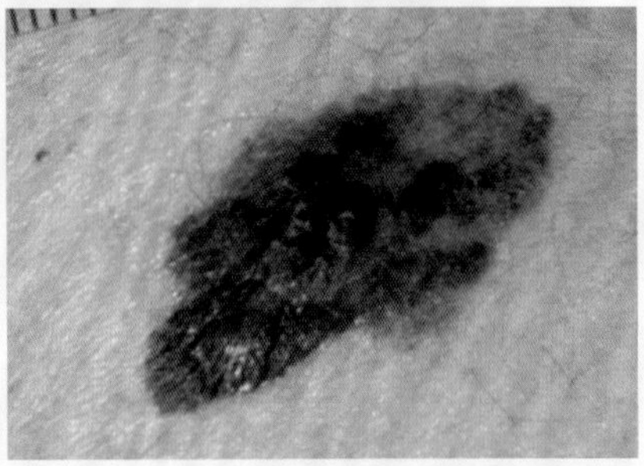 • 颜色不均一伴不规则扩展的边缘；可能消退	• 无日光弹性组织变性；Paget 样黑素细胞似"散射的铅弹"散布于表皮内；表皮全层可见异型黑素细胞单个或呈界限不清的巢样分布；常见苔藓样浸润 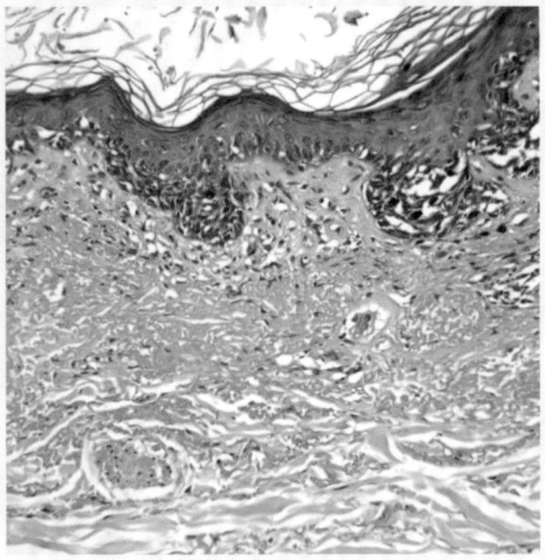 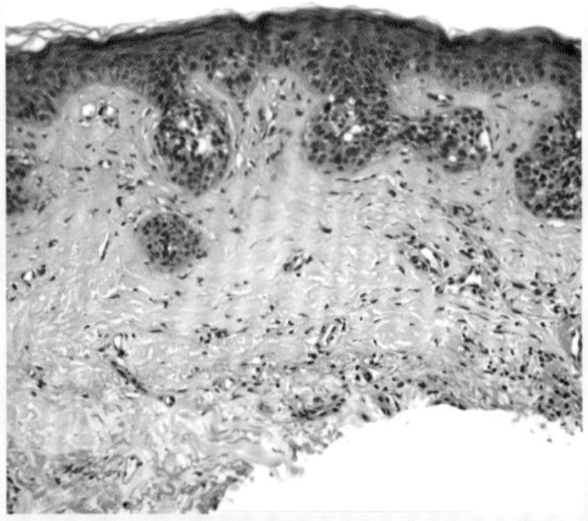 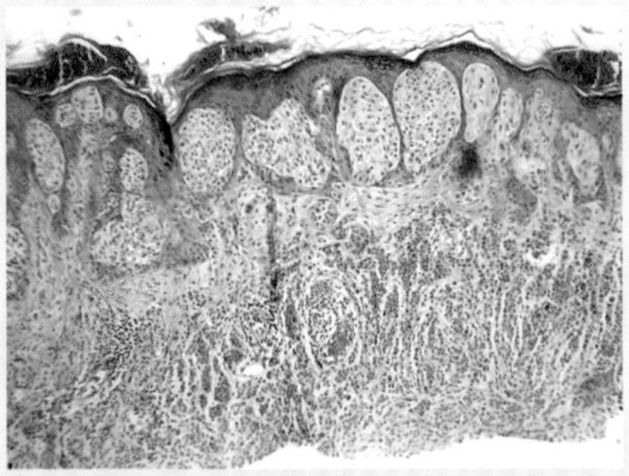 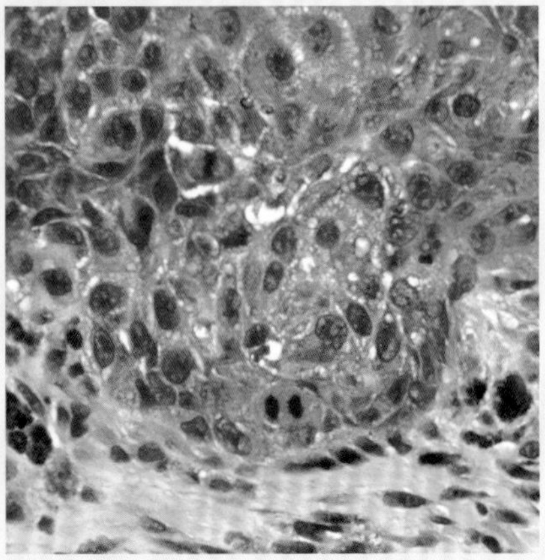 • 核分裂象细胞（上图）

疾病名称	临床特征	组织病理学
结节性黑素瘤 (nodular melanoma) (15%~35%)	• 任何年龄 • 起始即为垂直生长期,而无放射生长期 • 深棕色或蓝黑色结节、息肉状或带蒂损害;可能伴溃疡	• 非典型黑素细胞所形成的皮肤结节;无相邻的表皮内播散(<3 个皮突);炎症

疾病名称	临床特征	组织病理学
肢端雀斑样黑素瘤（acral lentiginous melanoma）（5%~10%）	● 老年男性 ● 黑色人种或亚洲人种 ● 手掌、足跖或甲下 ● 色素性斑块或结节；常有溃疡；甲下黑素瘤可表现为纵行黑甲	● 皮突雀斑样延长伴基底层非典型黑素细胞；表皮内黑素细胞易误诊为良性表现（仅轻微向上扩散）

疾病名称	临床特征	组织病理学
结缔组织增生性黑素瘤（desmoplastic melanoma）[S100;注意:HMB-45 和 Melan-A/MART-1 经常阴性!]	• 头颈部 • 常见于复发或转移灶 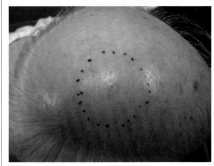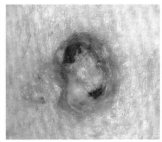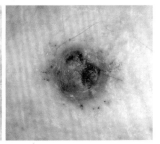 • 播散性、质硬的斑块或大的、坚实、肿胀性病变;经常无色素,复发率高(但常有更高的生存率)	• 梭形细胞 + 瘢痕样间质 • 细长的梭形细胞束位于纤维性间质中("瘢痕样");浸润至真皮深部;常缺乏色素;散在淋巴细胞和浆细胞浸润;可能存在神经转化("神经样"外观) 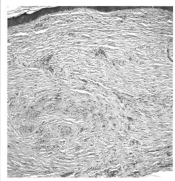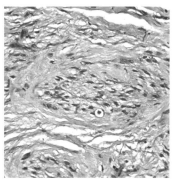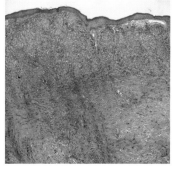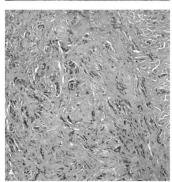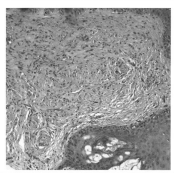

疾病名称	临床特征	组织病理学
其他类型黑素瘤		
疣状黑素瘤 (verrucous melanoma)	• 浅表播散性黑素瘤的罕见亚型 • 成年男性 • 背部、四肢	• 显著的表皮增生；皮突延长；角化过度；可与脂溢性角化病混淆
亲神经性黑素瘤 (neurotropic melanoma)	• 结缔组织增生性黑素瘤的亚型 • 如果存在亲神经性，则有高复发风险	• 梭形细胞增生伴"神经瘤"模式（神经转化）；缺乏色素；围绕神经呈圆周排列（亲神经性）
恶性雀斑样痣 (lentigo maligna)	• Hutchinson 黑素性雀斑 • 日光暴露部位的原位黑素瘤伴日光性弹性组织变性 • 头颈部 • 日光暴露部位的色素性斑疹 • 如果呈侵袭性生长，则称之为"恶性雀斑痣样黑素瘤（见第 613 页）	• 日光弹性组织变性；表皮萎缩；通常为梭形黑素细胞，少见 Paget 样细胞 • 延伸到附属器结构（上图） 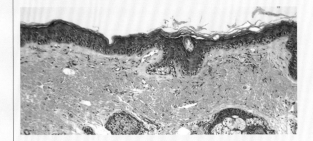

疾病名称	临床特征	组织病理学
气球细胞黑素瘤 （balloon cell melanoma）	● 发生在原发性或转移性黑素瘤	● 气球状黑素细胞和非典型黑素细胞；核多形性、核分裂象和细胞异型（不同于气球状黑素细胞痣）

疾病名称	临床特征	组织病理学
动物型黑素瘤 （animal-type melanoma）	● 头皮 ● 蓝色至乌黑色结节 ● 大量黑素产生,类似于动物黑素瘤(尤其是灰马,通常是良性的)	● 真皮含大量色素的上皮样细胞和树突状细胞并伴多数噬黑素细胞 ● 注:被称为"动物型"因为组织学上类似于白马和灰马的黑素细胞肿瘤

疾病名称	临床特征	组织病理学
痣样黑素瘤 （nevoid melanoma） ［S100，HMB-45， Ki-67］	● 黑素瘤亚型	● 呈良性表现的表皮内成分可能伴细胞成熟现象；病变深部存在细胞核分裂象；病变深部存在细胞异型性；小痣样细胞形成大小形态不一的巢和不同的排列形式 ● 由于肿瘤对称、排列有序的外观和浅部细胞类型，可能会被误诊为良性；但病变深部的核分裂象和细胞异型性可以有助于鉴别

疾病名称	临床特征	组织病理学
无色素性黑素瘤（amelanotic melanoma）	• 临床上无色素的黑素瘤 • 临床上可误诊为基底细胞癌或鳞状细胞癌	• 组织学上与黑素瘤相同（即结节型、肢端雀斑痣样型等）
其他黑素瘤亚型（other melanoma variants）	• 黏液样黑素瘤 • 印戒样黑素瘤 • 横纹肌样黑素瘤 • 成骨性黑素瘤 • 小细胞性黑素瘤 • 小直径黑素瘤 • 神经节样黑素瘤 • 血管瘤样黑素瘤 • 大疱性黑素瘤	

疾病名称	临床特征	组织病理学
透明细胞肉瘤 (clear cell sarcoma) [S100,HMB-45,Melan-A]	<ul><li>软组织黑素瘤</li><li>来源于神经嵴细胞的软组织肿瘤</li><li>少年和青年</li><li>真皮结节,可形成痛性溃疡</li><li>60% 的病例可发现染色体易位(12;22)</li></ul>	<ul><li>淡染的椭圆形或细长形细胞构成的巢和束被薄的胶原间隔所分离;2/3 的病例存在黑素和糖原;常见多核肿瘤细胞</li></ul>
鳞状黑素细胞肿瘤 (squamomelano-cytic tumor) [S100,角蛋白]	<ul><li>中老年人</li><li>面部</li><li>紫黑色结节</li></ul>	<ul><li>成纤维细胞间质所包绕的散在性真皮结节;无表皮受累</li><li>两种类型的细胞 1. 鳞状上皮细胞(形成角珠) 2. 非典型上皮样细胞</li></ul>

(刘彤云 陆威 译 陆威 刘彤云 孙凯律 校 万川 审)

疾病名称	临床特征	组织病理学
毛源性肿瘤		
痣样毛囊病变		
毛囊痣 （hair follicle nevus）	● 好发于头颈 ● 毛发丰富区域的小结节 ● "牧神尾"亚型 　■ 骶骨区上的片状毛发 　■ 可能为脊柱裂的皮肤特征性改变（神经管闭合不全）	● 集簇排列的成熟毳毛结构

疾病名称	临床特征	组织病理学
毛囊错构瘤综合征（follicular hamartoma syndromes）		
泛发性毛囊错构瘤（generalized hair follicle hamartoma）	● 面部的丘疹及斑块综合征，渐进性斑秃和重症肌无力（以及囊性纤维化）	
基底样毛囊错构瘤（basaloid follicular hamartoma）	● 许多亚型，包括孤立型，线状型，遗传型，线状痣样型，泛发型 	● 纤细而相互吻合的基底样细胞条索及分枝状条索，疏松的纤维化间质，累及大部分的毛皮脂腺单位 ● 增生性团块及间质间无收缩间隙（而在基底细胞癌中可见）

疾病名称	临床特征	组织病理学
线状单侧性基底细胞痣伴粉刺（linear unilateral basal cell nevus with comedones）	• 出生或早期出现的线状或带状皮损（部分可见粉刺性角栓） • 临床上似黑头粉刺样痣，但组织学上似基底细胞癌	
非生发细胞来源的良性毛源性肿瘤（benign nongerminative follicular neoplasms）		
扩张孔（dilated pore of Winer）	• 常见的附属器肿瘤 • 好发于老年人 • 常见于头、颈、躯干上部 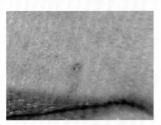 • 孤立，有开口的粉刺样结构 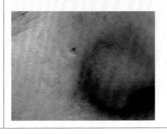	• 毛囊开口显著扩张；毛囊漏斗部角化，并见透明角质颗粒；棘层增厚伴有指状突起伸向真皮；囊中央可见角化栓；囊壁可出现显著的黑素沉着 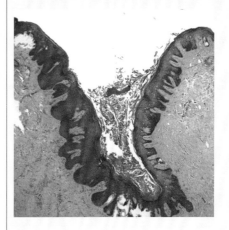

疾病名称	临床特征	组织病理学
毛鞘棘皮瘤 （pilar sheath acanthoma）	● 罕见的良性毛源性肿瘤（毛囊峡部起源） ● 好发于老年人上唇 ● 皮损小（5~10 mm），中央有开口，其内充满角质物	● 病变中央为囊性扩张的毛囊结构，其中可见角质物，并开口于表皮；周边的小叶结构由外毛根鞘上皮构成（部分细胞富含糖原），并从囊壁向外延伸（"球状突起"）；囊腔内无毛结构 ● 棘层肥厚较扩张孔更为明显

疾病名称	临床特征	组织病理学
倒置性毛囊角化病（inverted follicular keratosis，IFK）	• 可能是脂溢性角化病的一个亚型 • 好发于男性和老年人 • 常见于面颊，上唇，头及颈 • 孤立，皮色的结节状或丝状皮损	• "内生性脂溢性角化病"伴有显著的鳞状涡；内生性病变伴有向真皮内生长的大结节或指状突起；可见基底样细胞（周边）及鳞状细胞（靠近中央区域）；显著的鳞状涡（鳞状细胞呈同心圆状排列，形成旋涡状结构）；轻度浸润

疾病名称	临床特征	组织病理学
毛发腺瘤 （trichoadenoma）	• 良性毛囊肿瘤伴有毛囊结构（介于毛发上皮瘤及毛囊瘤之间） • 好发于面部，臀 • 孤立性无症状性结节	• 境界清晰的岛屿状上皮细胞团块，其中央呈囊性腔隙，其内为角化物；内衬多层鳞状细胞；通常无毛干结构，偶见少量基底样细胞岛屿（疣状毛发腺瘤可见囊内毳毛结构）

疾病名称	临床特征	组织病理学

外毛根鞘瘤
(trichilemmoma)
[CD34 阳性]
	• 好发于面部 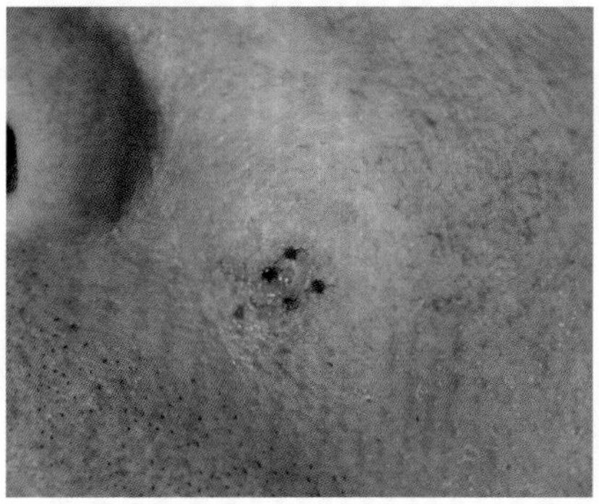
	
	• 小的孤立性,无症状性丘疹,表面光滑或呈疣状
	(见上图,出血是由于麻醉注射所致)
	• 可以伴发
	  ▪ Cowden 病
	  ▪ Bannayan-Riley-Ruvalcaba 综合征
		• 向下增生的界限清晰小叶性团块;透明角质形成细胞是由于糖原空泡化所致;可见鳞状涡;外周细胞为柱状细胞,呈栅栏状排列("眼线"征)
		• 高倍镜线索:形态模式像下垂的乳房和眼线,记忆方法:"trichole-mama"cow(即 Cowden 病) 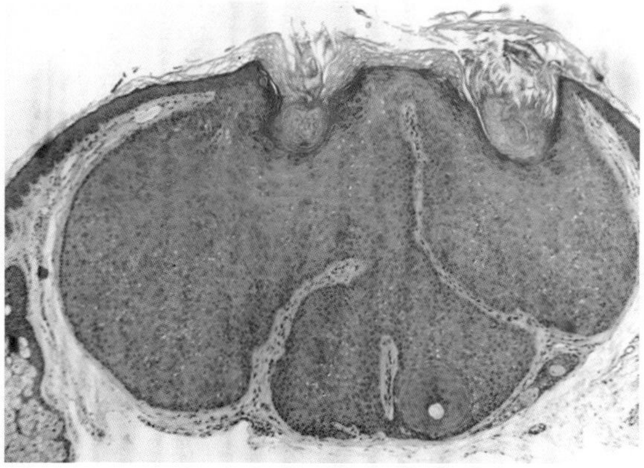 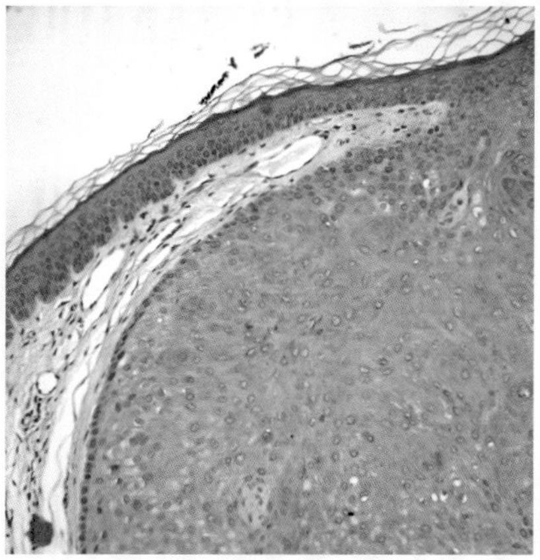 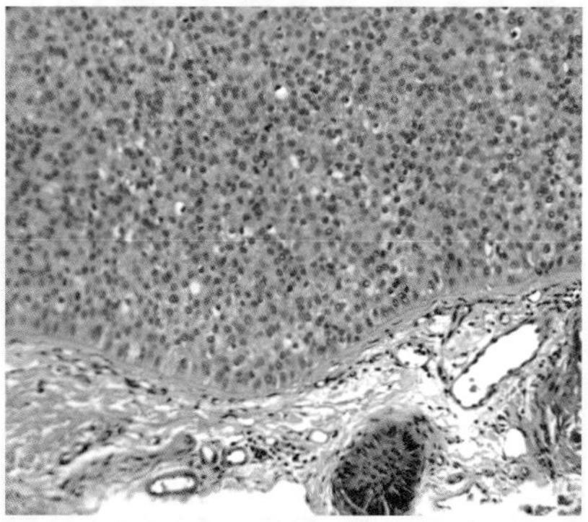

疾病名称	临床特征	组织病理学
结缔组织增生性外毛根鞘瘤（desmoplastic trichilemmoma）	• 外毛根鞘瘤的亚型 • 好发于面部，颈 • 皮损坚实，中央消退，边缘隆起 • 可伴发皮脂腺痣 　（不伴发 Cowden 病）	 • 小叶状外毛根鞘瘤模式 + 不规则的条索深入真皮，其周边由透明样间质包绕
Cowden 病（多发性错构瘤病）[Cowden's disease（multiple hamartoma disease）]	• 青少年发病 • 高风险罹患乳腺癌和甲状腺癌 • 基因突变：*PTEN* 基因（与酪氨酸磷酸酶与张力蛋白相关的肿瘤抑制基因） • 多发性外毛根鞘瘤，毛囊漏斗部肿瘤，黏膜乳头瘤病；硬化性纤维瘤及皮肤、黏膜、胃肠道，眼睛等部位错构瘤 • 可进展为 Lhermite-Duclos 病（小脑发育不良性神经节细胞瘤）	
Bannayan-Riley-Ruvalcaba 综合征（Bannayan-Riley-Ruvalcaba syndrome）	• 三联征：巨头 + 生殖器黑子 + 肠道息肉 • 典型皮肤黏膜病变包括多发性脂肪瘤，外毛根鞘瘤，多发性软纤维瘤和血管畸形 • 不增加罹患恶性肿瘤的风险（Cowden 病时风险增加） • 基因突变：*PTEN* 基因（最常见）	

疾病名称	临床特征	组织病理学
毛囊漏斗部肿瘤 （tumor of the follicular infundibulum，TFI）	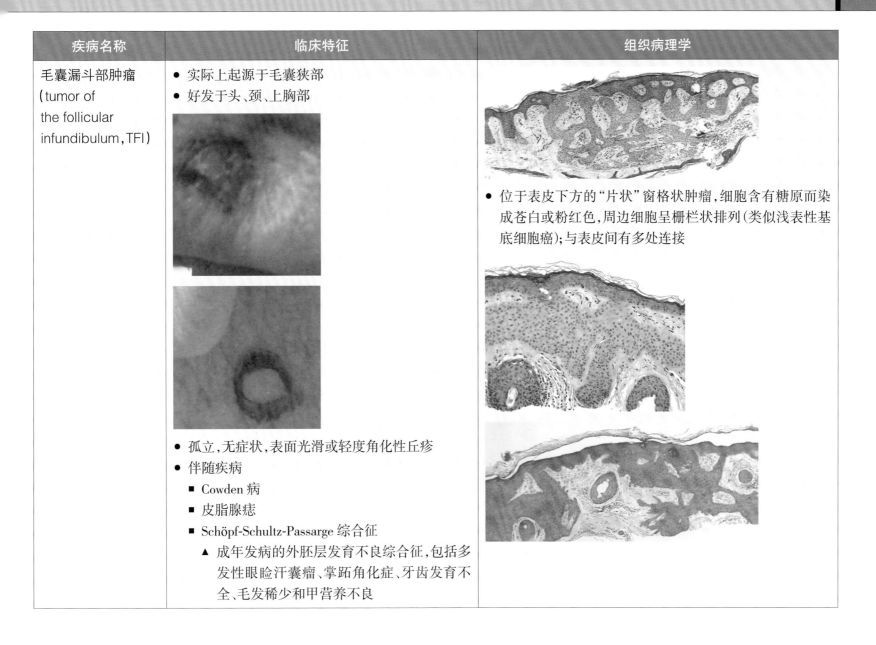 • 实际上起源于毛囊狭部 • 好发于头、颈、上胸部 • 孤立，无症状，表面光滑或轻度角化性丘疹 • 伴随疾病 　■ Cowden 病 　■ 皮脂腺痣 　■ Schöpf-Schultz-Passarge 综合征 　　▲ 成年发病的外胚层发育不良综合征，包括多 　　　发性眼睑汗囊瘤、掌跖角化症、牙齿发育不 　　　全、毛发稀少和甲营养不良	• 位于表皮下方的"片状"窗格状肿瘤，细胞含有糖原而染成苍白或粉红色，周边细胞呈栅栏状排列（类似浅表性基底细胞癌）；与表皮间有多处连接

疾病名称	临床特征	组织病理学
生发细胞来源的良性毛源性肿瘤（benign follicular neoplasms with germinative-type differentiation）		
毛囊瘤 （trichofolliculoma）	• 界限清晰的毛源性肿瘤 • 常见于成人 • 好发于面部、头皮和颈部 • 小的圆顶样结节，中央孔中可见小的毳毛结构伸出 • 伴有基因突变激活 β - 连环蛋白（*CTNNB1* 基因）；该蛋白在毛囊生长周期中起关键作用（此突变也可见于毛母质瘤）	• 中央可见扩张的毛囊（"母毛囊"），周边可见许多放射状排列的小的毛囊（"子毛囊"）；通常由血管纤维性的间质包裹 • 高倍镜线索：类似于圣诞树上垂下的装饰品，记忆方法 "fa-la-la-la-liculoma" 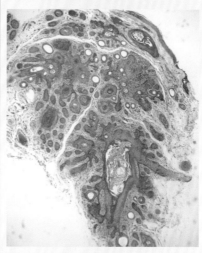 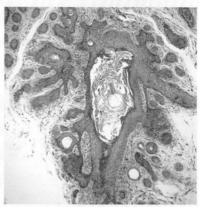
皮脂腺毛囊瘤 （sebaceous trichofolliculoma）	• 毛囊瘤亚型（类似于毛囊皮脂腺囊性错构瘤） • 常见于成人 • 好发于鼻部 • 深坑状，中央凹陷，可见瘘管样结构，其中有毛发 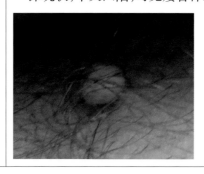	• 周边为大的皮脂腺 - 毛囊结构，与复层鳞状上皮为壁的"粉刺样"空腔相连，其内可见毛结构和角蛋白碎片 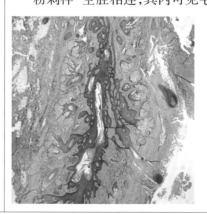

疾病名称	临床特征	组织病理学

毛发上皮瘤
（trichoepithelioma）
	• 起源于毛生发区的低分化错构性病变
	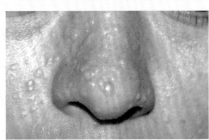
	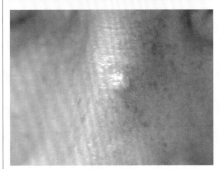
	• 三种亚型
	  1. 单发型：皮色丘疹（好发于鼻，上唇，面颊）
	  2. 多发型（Brooke 病）：常染色体显性遗传；儿童期发病；面中部多发性丘疹
	  3. 结缔组织增生型
	• 相关疾病
	  ■ ROMBO 综合征（常染色体显性遗传）
	    ▲ 毛发上皮瘤，基底细胞癌，虫蚀状皮肤萎缩（毛周角化病后毛周皮肤萎缩），粟丘疹，少毛症，外周血管扩张伴有发绀（手足发绀）
	  ■ Brooke-Spiegler 综合征（常染色体显性遗传）
	    ▲ Brooke 病 + 圆柱瘤 + 螺旋腺瘤
	    ▲ CYLD 突变：NF-kB 转录因子表达增加
	  ■ Rasmussen 综合征
	    ▲ 圆柱瘤 + 粟丘疹 + 毛发上皮瘤
		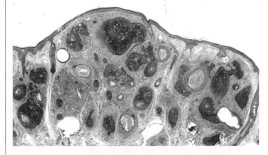
		• 肿瘤位于真皮，由基底样细胞小岛构成，中央为角囊肿，周边为鳞状上皮；可见毛囊结构；乳头间质体（顿挫的毛囊结构，基底样毛球结构周围可见梭形细胞、间质性成纤维细胞）；Merkel 细胞；裂隙位于间质内（基底细胞癌中裂隙位于增生的团块和间质之间）
		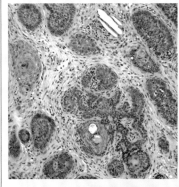 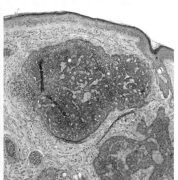
		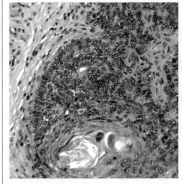 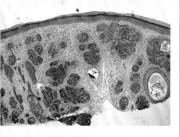
		• 免疫标记
		  ■ Ber-EP4 灶状阳性（基底细胞癌弥漫阳性）
		  ■ bcl-2 仅标记基底细胞层（周边）（BCC 弥漫阳性）
		  ■ CK20 标记 Merkel 细胞而表达（基底细胞癌阴性）
		  ■ 间质 CD34 阳性（基底细胞癌 CD34 阴性）
		  ■ CK7 阴性（毛母细胞瘤表达）

疾病名称	临床特征	组织病理学
结缔组织增生性毛发上皮瘤（desmoplastic trichoepithelioma）	• 毛发上皮瘤亚型 • 常见于女性，年轻人 • 好发于面部 • 无症状，孤立性，坚实，环状皮损，边缘隆起，中央凹陷（脐凹状） 	• 肿瘤境界清晰，位于真皮中上部，可见"中央凹陷"；Merkel细胞；角囊肿；在周边的纤维性间质中可见条索状及小巢状少细胞质基底样细胞；多发角质囊肿；异物肉芽肿；嗜酸性胶原护膜；钙化 • 阳性表达的免疫标记 　■ Ber-EP4 灶状阳性（BCC 中弥漫阳性） 　■ bcl-2 仅标记基底细胞层（周边）（BCC 中弥漫阳性） 　■ 间质 CD34 阳性（BCC 中阴性） 　■ CK20 标记 Merkel 细胞而表达（BCC 中阴性） 　■ 内披蛋白（involucrin）（汗管瘤中阴性） • 鉴别诊断：硬斑病型 BCC 中可见收缩间隙且真皮上部无"汗管瘤样"结构；汗管瘤中通常无角囊肿和钙化；微囊肿附属器癌浸润至真皮深部

疾病名称	临床特征	组织病理学
毛母质瘤 (pilomatricoma)	• "Malherbe 钙化上皮瘤"或"毛母质瘤(pilomatrixoma)" • 向毛囊母质分化的良性病变 • 常见于儿童 • 好发于头颈,四肢 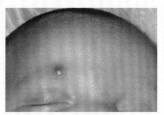 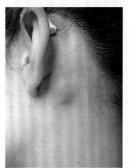 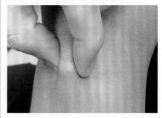 • 孤立,坚实,多分叶的丘疹,上覆正常皮肤;皮色至灰蓝色;"帐篷征"(皮肤拉伸而形成多面及多角形态);侵蚀区域可排出钙化物 • 多发皮损相关的疾病:肌强直性营养不良,结节病,Turner 病,Gardner 病和 Rubinstein-Taybi 综合征 • 基因突变:β-连环蛋白激活(75%),CTNNB-1 基因(连环蛋白,β-1);在毛囊生长周期中起关键作用	• 境界清晰,真皮深部结节类似囊肿;可见两种类型的细胞(基底样细胞位于周边,嗜酸性阴影区域内为苍白淡染的无核鬼影细胞);角蛋白碎片;钙化(2/3 病例);骨化性间质(13%);异物巨细胞;混合性炎症浸润 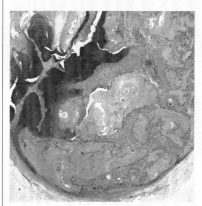 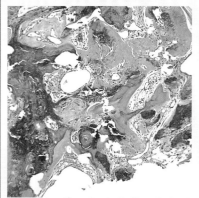 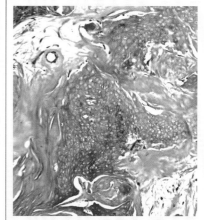 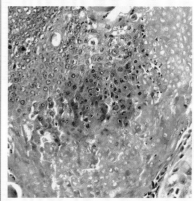 • 鬼影细胞是由母质细胞分化形成的异常毛干

疾病名称	临床特征	组织病理学
黑素细胞母质瘤（melanocytic matricoma）	● 好发于面部 ● 小的，境界清晰的丘疹	● 真皮内境界清晰的结节，不同程度含有色素，可见细胞多形性，母质区及前母质区细胞核分裂象活跃，可见影细胞岛；可见含有黑素的树突状细胞
毛母细胞瘤（trichoblastoma）［CK7，CK8 和 CK19 阳性；毛发上皮瘤中 CK7 阴性］	● 很有可能与毛发上皮瘤构成谱系病变（又称为不成熟性，孤立性，巨大型毛发上皮瘤） ● 罕见的起源于毛囊生发细胞的良性肿瘤 ● 好发于头皮，躯干，外阴 ● 位于真皮及皮下组织，缓慢生长，孤立，大的结节（直径 >1cm） ● 类似于牙源性肿瘤 ● 可伴发皮脂腺痣	● 肿瘤位于真皮，界限清晰，与表皮不连，罕见角囊肿结构；可见裂隙；纤维性间质；不规则的基底样细胞巢团；"顿挫的毛结构"到形成毛生发区 / 毛乳头结构；比毛发上皮瘤更深更大

疾病名称	临床特征	组织病理学
皮肤淋巴腺瘤 (毛母细胞瘤亚型) (cutaneous lymphadenoma)	• 毛母细胞瘤亚型 • 罕见的附属器肿瘤,肿瘤巢团内伴有显著的淋巴细胞浸润 • 好发于面部,小腿 • 小结节,病史数月至数年	• 多个由基底样细胞构成的圆形小叶,周边细胞栅栏状排列;纤维性间质;小叶内部可见致密的成熟淋巴细胞浸润 • [bcl-2 仅标记基底细胞层(周边);间质 CD34 阳性]

疾病名称	临床特征	组织病理学
全毛囊瘤 （panfolliculoma）	• 非常罕见的肿瘤 • 向毛囊的所有部分分化 • 与毛母细胞瘤和毛母质瘤有重叠	• 毛源性病变；通常为囊性病变，其内可见角质细胞；向毛囊的各个不同成分分化（母质细胞，毛透明颗粒，角质细胞，影细胞）

疾病名称	临床特征	组织病理学
向毛囊间质分化的肿瘤（neoplasms with differentiation toward follicular mesenchyme）		
纤维毛囊瘤 （fibrofolliculoma）	• 蔓套上皮的良性错构瘤（向皮脂腺导管/腺体的蔓套分化） • 同一肿瘤（毛囊瘤）的不同分化时期 • 三十多岁出现 • 面部 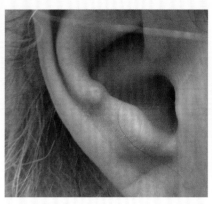 • 孤立，皮色丘疹 • 可伴发 Birt-Hogg-Dubé 综合征（见第 642 页）和脂肪瘤样痣（见第 713 页）	• 纤维毛囊瘤阶段：蔓套更明显。毛囊结构周围可见细的上皮条索（"鹿角"或"蝠翼样"）；纤维性间质；可出现皮脂腺导管 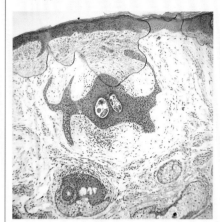 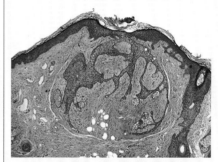 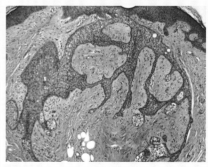

疾病名称	临床特征	组织病理学
毛盘瘤 （trichodiscoma）	• 蔓套上皮的良性错构瘤（向皮脂腺导管 / 腺体的蔓套分化） • 同一肿瘤（毛囊瘤）的不同分化时期 • 三十多岁出现 • 面部 • 多发，皮色丘疹 • 可伴发 Birt-Hogg-Dubé 综合征（见下）	• 毛盘瘤阶段：毛周鞘更明显。境界清晰，无包膜；在黏液样间质中可见束状排列的疏松纤维组织，不伴纤细扩张毛囊；显著的血管结构；毛囊结构被推向一边
Birt-Hogg-Dubé 综合征 （Birt-Hogg-Dubé syndrome，BHD）	• BHD 伴发纤维毛囊瘤和毛盘瘤 　■ 常染色体显性遗传病 　■ 纤维毛囊瘤 + 软纤维瘤 + 毛盘瘤（"FAT Hogg"） 　■ 有罹患肾细胞癌，甲状腺癌，结肠息肉及自发性气胸的风险 　■ 基因突变：*FLCN*（*BHD*）基因，编码 folliculin 蛋白	

疾病名称	临床特征	组织病理学
神经毛囊错构瘤 （neurofollicular hamartoma）	• 可能与毛盘瘤及纤维毛囊瘤构成谱系 • 面部（尤其是鼻周） • 孤立，苍白色丘疹	• 毛囊皮脂腺单位增生，伴梭形细胞穿插于间质中，梭形细胞形成宽带状，杂乱排列的束状结构；间质呈血管纤维瘤及神经纤维瘤样改变（可能与毛囊皮脂腺囊性错构瘤相关）
神经毛囊错构瘤 （neurofollicular	• 可能与毛盘瘤及纤维毛囊瘤构成谱系	• 间质中的神经样细胞（见上图）

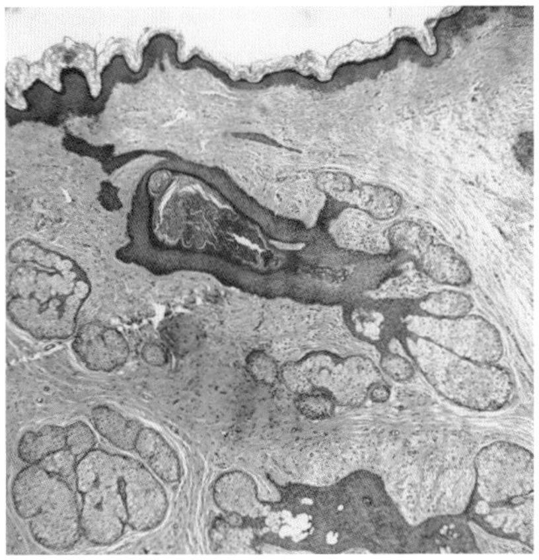

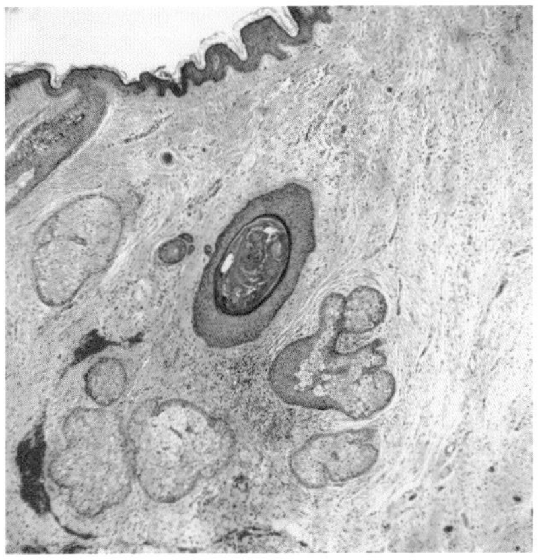

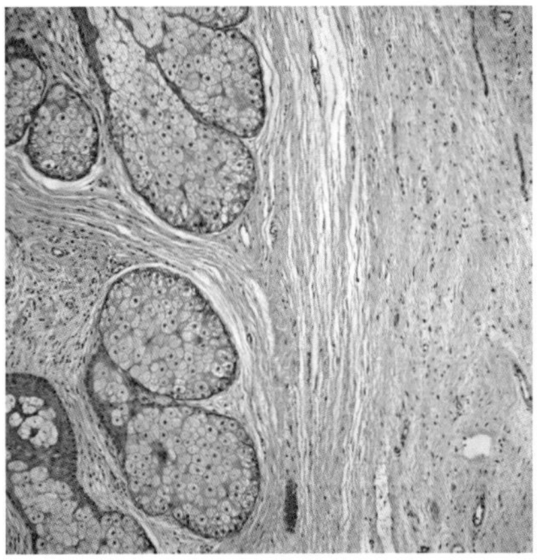

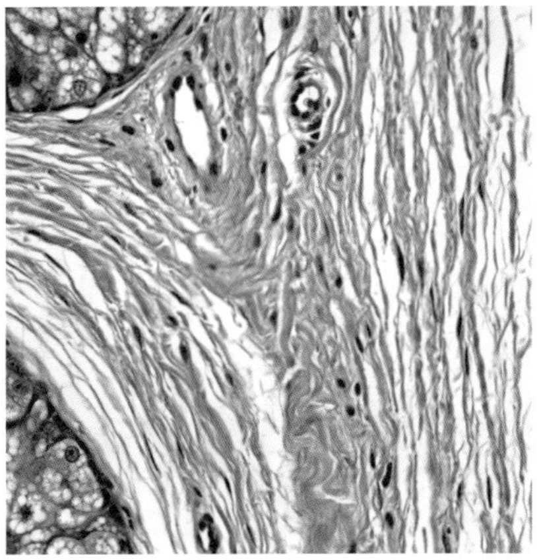

疾病名称	临床特征	组织病理学
恶性毛源性肿瘤（malignant pilar neoplasms）		
外毛根鞘癌 （trichilemmal carcinoma）	• 罕见，外毛根鞘瘤的恶变亚型 • 常见于老年人 • 好发于面部及四肢的日光暴露区域 • 临床上与基底细胞癌类似	• 多结节状，向真皮内生长，与表皮相连；可见透明细胞伴外毛根鞘角化及栅栏状排列的边缘
毛母质癌 （pilomatrix carcinoma）	• 可单独发生，也可由毛母质瘤恶变而来 • 常见于男性成人 • 好发于头皮，面 • 孤立性病变 • 局部复发常见，很少转移 • 基因突变：*CTNNB1* 基因（编码 β - 连环蛋白）	• 毛母质瘤中出现很多核分裂象，细胞异型，局部浸润；偶见血管及淋巴管浸润

疾病名称	临床特征	组织病理学
皮脂腺肿瘤		
● 参见第 360 页,皮脂腺基础知识		
皮脂腺异位(ectopic sebaceous glands)		
Fordyce 点及相关的异位性病变(Fordyce's spots and related ectopias)	● 不与毛囊相连的皮脂腺结构,腺体腔隙直接和表皮相连 ● 上唇,颊黏膜(Fordyce 点),乳晕(蒙氏结节),阴茎,小阴唇 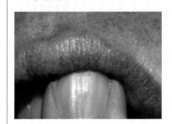 ● 小的黄色丘疹,在皮肤黏膜交界处尤其明显	● 皮脂腺直接开口于表皮,不与毛囊相连 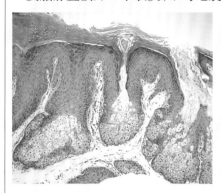 ● Fordyce 点(上图) 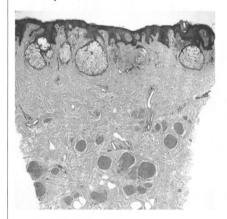 ● 蒙氏结节(上图)
假瘤性皮脂腺增生(pseudoneoplastic sebaceous proliferations)		
皮脂腺增生症(sebaceous hyperplasia)	● 常发生于 40 岁以后 ● 好发于额头,面颊 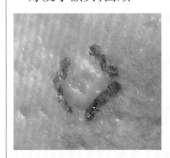 ● 小的,奶油色或黄色脐凹状丘疹 ● 常与日光暴露或使用环孢素治疗等有关	● 大的、成熟皮脂腺结构,中央导管扩张(其内可见碎片,细菌或毳毛结构),通常伴有日光性弹力纤维变性 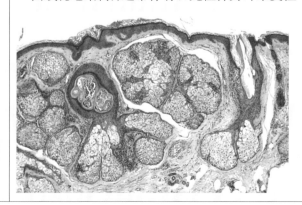

疾病名称	临床特征	组织病理学
锁骨旁串珠线（juxtaclavicular beaded lines）	• 皮脂腺增生症亚型 • 常见于深色皮肤人群 • 好发于颈部,锁骨上或锁骨下区域 • 相互靠近的小丘疹,线状排列,与皮肤张力线平行,伴或不伴毛囊口扩张	• 与皮脂腺增生症类似;真皮上部可见孤立的皮脂腺小叶,与毛囊无明显连接
皮脂腺囊瘤（steatocystoma）	• 常见于青年 • 好发于胸部 • 多发,淡黄色到皮色丘疹/囊肿 • 可单发,也可多发(多发型) • 亚型 　■ 单发型(罕见):孤立性囊肿 　■ 多发型:多发囊肿;可伴发于角蛋白 17 突变导致的 Jackson-Lawler 综合征(2 型先天性厚甲综合征)	• 真皮内空腔性囊肿(油性物质在制片中丢失),囊壁为波状起伏的线状排列的鳞状上皮;囊壁上可见皮脂腺结构;内壁可见嗜酸性小皮("红屋顶");可出现毳毛结构 • 记忆方法 "stea- at the Red Roof Inn"(即红色小皮)

疾病名称	临床特征	组织病理学
毛囊皮脂腺囊性错构瘤（folliculosebaceous cystic hamartoma）	• 罕见的错构瘤，包括毛囊，皮脂腺及间质成分 • 可能是毛囊瘤的晚期表现，伴有毛囊结构的退化 • 常见于成人 • 面中部，鼻 • 孤立性，对称的丘疹	• 许多放射状排列的皮脂腺结构；囊肿结构或粉刺；可见退化的毛囊或顶泌汗腺；间质纤维化，见梭形细胞 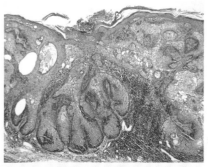
良性皮脂腺肿瘤（benign sebaceous tumors）		
皮脂腺腺瘤（sebaceous adenoma）	• 良性肿瘤 • 常见于老年人 • 头、颈部 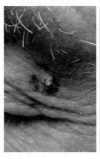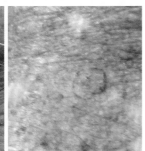 • 粉红色，皮色或黄色丘疹 / 结节；缓慢生长 • 可能伴发 Muir-Torre 综合征（见第 648 页）	• 境界清晰，分叶状肿瘤，周边为基底样细胞，成熟的皮脂腺细胞 >50%；开口于表皮 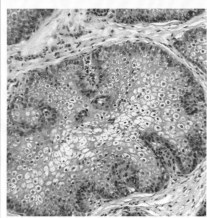

疾病名称	临床特征	组织病理学
皮脂腺瘤（sebaceoma）	• "基底细胞癌伴皮脂腺分化"或"皮脂腺上皮瘤"（旧称） • 面颈部 • 皮色到淡黄色丘疹 - 结节（直径 0.5~3.0cm） • 可伴发 Muir-Torre 综合征 	• 多发的基底样细胞巢团（基底细胞癌样），成熟的皮脂腺细胞 <50%（更多为基底样细胞），通常位于真皮中上部，可以和表皮基底层相连
Muir-Torre 综合征（Muir-Torre syndrome）	• Lynch 综合征亚型（遗传性非息肉性结肠癌），出现皮肤表现，如皮脂腺腺瘤、上皮瘤、多发性角化棘皮瘤等 • 皮脂腺肿瘤 + 内脏癌（通常为胃肠道恶性肿瘤，结肠腺癌最常见） • 皮肤病变可出现：皮脂腺腺瘤，皮脂腺瘤，皮脂腺癌，角化棘皮瘤或表皮囊肿 • 基因突变：*MSH-2*，*MLH-1*（DNA 错配修复基因）；*MSH-2* 染色阴性	• 其皮脂腺的肿瘤与经典的皮脂腺肿瘤类似，但不易归类。通常在部分小叶中基底样细胞呈实性片状分布；或基底样细胞与皮脂腺细胞相互混杂，而无规律性成熟分化。可见黏液沉积及囊性变区域；囊性变是此综合征中重要的组成部分

疾病名称	临床特征	组织病理学
蔓套瘤 （mantleoma）	• 皮脂腺蔓套的良性肿瘤,起源自未分化皮脂腺细胞,向皮脂腺分化 • 面部 • 小丘疹	• 从毛囊漏斗部一侧伸出,向真皮内悬垂的未分化基底样细胞条索,形态似"裙子" • 可见不同程度的细胞空泡化(向皮脂腺细胞分化) • "斗篷"状的"蔓套":遮盖在毛囊漏斗部与狭部连接区域下方的毛囊

疾病名称	临床特征	组织病理学
毛囊中心性基底样细胞增生（folliculocentric basaloid proliferation）	• 蔓套上皮增生而形成 • 面部 • 临床上外观正常	• 形态一致的基底样细胞增生形成多灶状，多形性增生性病变，常累及毛囊上皮（毛囊中心性）；可形成“风车样”外观或“美杜莎头样”外观，常垂直方向生长；周边细胞呈栅栏状排列；不直接与表皮相连；间质无异常；增生的基底样细胞和间质间无制片形成的收缩间隙（下图为冰冻切片） 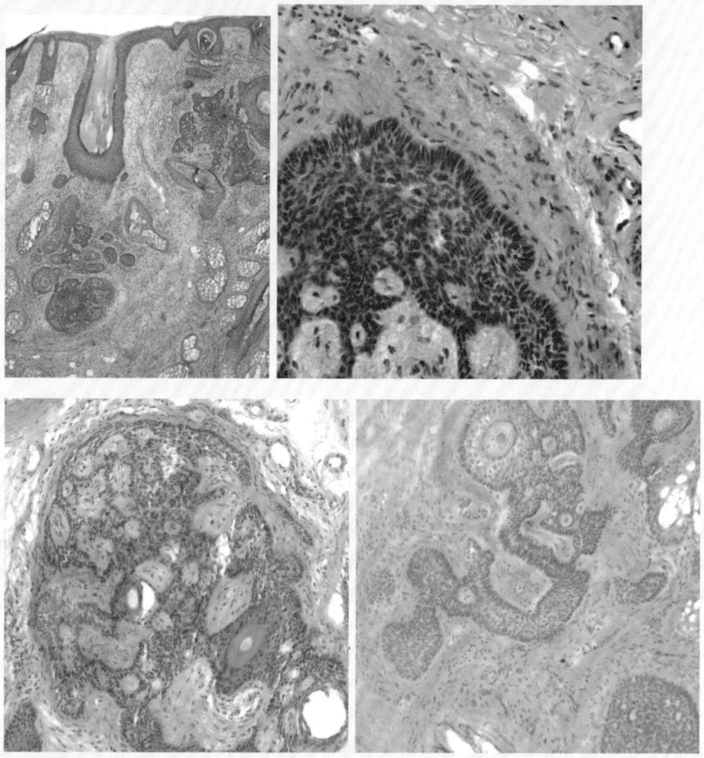 • 注意：需要和基底细胞癌相鉴别，尤其是 Mohs 手术的冰冻切片中；基底细胞癌中的假性收缩间隙位于黏液样间质和增生的基底样细胞间，并更常出现网状和杂乱排列的模式

（张韡 译　刘玲 校　张韡 审）

疾病名称	临床特征	组织病理学
恶性皮脂腺肿瘤（malignant sebaceous tumors）		
皮脂腺癌 （sebaceous carcinoma） ［油红 O 和苏丹黑染色可以显示空泡化细胞内的脂质］	• 女性略多发 • 两种类型 　1. 眼周型（75%） 　　■ 上眼睑 > 下眼睑 　　■ 起源于睑板腺或睑缘 Zeiss 腺 　　■ 睑板腺囊肿样外观 　2. 眼外型（25%） 　　■ 头部、颈部、躯干 　　■ 粉红至黄红色结节 • 可能淋巴结转移（1/3） • 很少与 Muir-Torre 综合征（见第 648 页），皮脂腺痣或肥大性酒渣鼻有关	• 肿瘤细胞由纤维血管间质分隔成小叶或片状；可深达肌肉层；皮脂腺分化呈泡沫样或空泡透明细胞；眼周型有 Paget 样皮脂腺细胞
外泌汗腺和顶泌汗腺肿瘤（eccrine and apocrine sweat gland tumors）		
• 见第 366 页外泌汗腺介绍 • 见第 364 页顶泌汗腺介绍		
汗腺痣和畸形（nevi and malformations of sweat glands）		
外泌汗腺痣 （eccrine nevus）	• 外泌汗腺错构瘤亚型 • 儿童至青少年 • 上肢 • 多汗的部位	• 外观正常的外泌汗腺腺体的体积和 / 或数量增加

疾病名称	临床特征	组织病理学
外泌汗腺血管错构瘤 （eccrine angiomatous hamartoma）	• 外泌汗腺错构瘤亚型（良性） • 四肢（尤其是腿） • 蓝紫色缓慢增大的结节；常疼痛，多汗	外泌汗腺和小血管增多，神经纤维、黏蛋白或脂肪可能增多
末端汗管痣 （acrosyringeal nevus） ［PAS 染色阳性］	• 与"外泌汗腺汗管纤维腺瘤"相似（见第 662 页），但是末端汗管痣 PAS 阳性且含有大量浆细胞	
汗孔角化症样外泌汗腺孔痣 （porokeratoitc eccrine ostial nevus）	• "手掌粉刺痣" • 外泌汗腺错构瘤亚型 • 出生至幼儿 • 手和足 • 多发性伴有粉刺样栓子的点状窝 / 丘疹	• 汗孔角化症样角质层内含扩张的外泌汗腺导管
顶泌汗腺痣 （apocrine nevus）	• 罕见肿瘤（常为皮脂腺痣的一部分） • 上胸部和腋窝	• 成熟的顶泌汗腺腺体数量增加

疾病名称	临床特征	组织病理学
外泌汗腺汗囊瘤（eccrine hidrocystoma）[CK7,CK8,CK19 阳性]	<ul><li>成年女性</li><li>眶周部位,面部,躯干</li></ul><ul><li>半透明或蓝色,圆顶形,囊性丘疹</li><li>体积可随出汗或环境温度而改变</li><li>罕见发展为鳞状细胞癌</li><li>与 Schopf-Schulz-Passarge 综合征（成年发生的外胚层发育不良伴多发眼睑汗囊瘤,掌跖角化病,牙发育不全,少毛症,甲营养不良）有关</li></ul>	<ul><li>单房囊肿的囊壁含有两层立方形嗜酸性细胞质的上皮细胞;常邻近外泌汗腺腺体;常单个扩张的导管或腺体;无"断头"分泌</li></ul>
顶泌汗腺囊腺瘤（apocrine cystadenoma）[Ki-67 阳性]	<ul><li>顶泌汗腺腺体囊性增生</li><li>可增生,不同于顶泌汗腺汗囊瘤</li><li>头部和颈部</li><li>孤立的,圆顶形半透明或蓝色皮损</li></ul>	<ul><li>囊腔内含有"断头"分泌的乳头状突起</li></ul>

疾病名称	临床特征	组织病理学
顶泌汗腺汗囊瘤（apocrine hidrocystoma）	• "顶泌汗腺囊肿" • 囊肿起源于顶泌汗腺分泌部（非增生性，囊肿样皮损） • 中老年人 • 头部和颈部 • 孤立的，圆顶形半透明或蓝色皮损 • 可能来自眼睑 Moll 腺 • 多发性囊肿与 Schöpf-Schulz-Passarge 综合征（常染色体隐性，掌跖角化病 + 眼睑顶泌汗腺汗囊瘤 + 牙发育不全 + 少毛症 + 甲发育不全）有关	• 多房收缩的真皮囊肿伴有"断头"分泌的柱状细胞（如"夹断"）；外层为细长的，扁平的肌上皮细胞 • 注：汗囊瘤是非增生性囊肿样皮损（不同于顶泌汗腺囊腺瘤，后者为增生性且具有纤维中心性的乳头状突起）

疾病名称	临床特征	组织病理学
良性汗腺肿瘤（benign gland tumors）		
汗管瘤 （syringoma） ［CEA，ferritin， EKH-6 阳性］	<ul><li>女性</li><li>眶周（下眼睑，面颊），生殖器</li><li>1/5 的唐氏综合征患者伴发</li></ul> 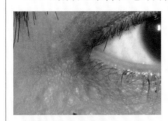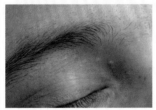 <ul><li>多发性，小丘疹</li><li>不同类型，如<ul><li>播散性汗管瘤</li><li>透明细胞汗管瘤：糖尿病相关</li><li>孤立性汗管瘤</li><li>发疹性汗管瘤（下图）：可能与 Nicolau-Balus 综合征（发疹性汗管瘤＋粟丘疹＋虫蚀状皮肤萎缩）有关</li></ul></li></ul> 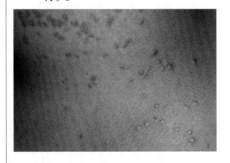	<ul><li>多发性，小的，不规则细胞团块伴中央"蝌蚪"样囊肿（"逗号样"）；纤维化间质</li></ul> 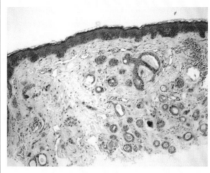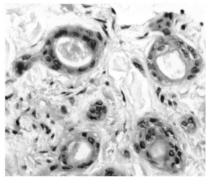 <ul><li>组织学鉴别：汗管瘤，微囊肿附属器癌，促结缔组织增生性毛发上皮瘤，硬化性 BCC</li></ul> 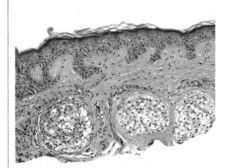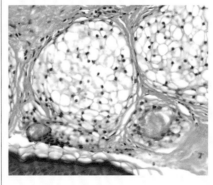 <ul><li>透明细胞汗管瘤（上图）</li></ul>

疾病名称	临床特征	组织病理学
圆柱瘤 (cylindroma) [CK7,CK8,CK18, CEA 阳性]	• 可能是外泌汗腺螺旋腺瘤亚型 • 中老年女性 • 头部和颈部 • 常孤立性,光滑,红色结节 • 多发性头皮肿瘤:"头巾瘤"	• 真皮内基底样细胞团块呈"拼图"样分布;两层基底样细胞(一种相对大而淡染);由透明物质包绕的"细胞团块"内含汗腺导管 • 透明基底膜样柱状物含有Ⅳ型胶原且 PAS 染色阳性

• Brooke-Spiegler 综合征(常染色体显性)
  ▪ 圆柱瘤 + 多发性毛发上皮瘤 + 螺旋腺瘤
  ▪ *CYLD* 基因突变(转录因子 NF-κB 表达增加)
• Rasmussen 综合征
  ▪ 圆柱瘤 + 毛发上皮瘤 + 粟丘疹

疾病名称	临床特征	组织病理学
螺旋腺瘤 (spiradenoma) [CEA 阳性]	• 可能是圆柱瘤的亚型 • 青年人 • 头部,颈部,躯干 • 孤立的,疼痛的,灰粉色结节 • 与 Brooke-Spiegler 综合征相关(见第 635 页和 656 页)	• 边界清晰,圆形嗜碱性真皮结节("真皮内蓝色球体");两型基底样细胞(深染基底样细胞和中央大的核淡染的细胞),常呈玫瑰花环样;导管样结构;血管基质
顶泌汗腺汗孔瘤 (apocrine poroma)	• 有顶泌汗腺特征的汗孔样肿瘤	均一小基底样细胞构成的吻合小叶形成具有嗜酸性护膜的小导管结构;常有毛囊和皮脂腺分化

疾病名称	临床特征	组织病理学
外泌汗腺汗孔瘤（eccrine poroma）[PAS 染色阳性，淀粉酶敏感，K1，K10 阳性]	• 起源于末端汗管 • 中年人 • 手掌和足跖，头皮 • 糜烂，紧实，有弹性，脆性粉红或红色外生性结节；化脓性肉芽肿样外观	• 由基底样"汗孔样"细胞条索和宽圆柱体构成的限局性肿瘤从棘层肥厚的表皮延伸至真皮；黑素；汗腺导管和小囊肿；常坏死；血管间质（导致红色外观）
真皮导管瘤（dermal duct tumor）[PAS 染色阳性]	• "真皮外泌汗腺汗孔瘤" • 起源于外泌汗腺导管的真皮内部分 • 中年至老年 • 下肢，头部/颈部 • 坚实结节	• 真皮内基底样立方形细胞团块（不与表皮相连）；大量导管

疾病名称	临床特征	组织病理学
单纯性汗腺棘皮瘤（hidroacanthoma simplex）	• "表皮内汗孔瘤" • 四肢，躯干 • 孤立的斑块	• 立方形／椭圆形基底样或透明细胞和导管开口均在表皮内；有糖原；细胞团块中少量导管样结构 • 组织病理表现类似于克隆型脂溢性角化病（缺乏糖原）或基底细胞癌
汗管纤维腺瘤（syringofibroadenoma）	• "外泌汗腺汗管纤维腺瘤"，"末端汗管痣" • 四肢 • 孤立，角化过度的结节，常较大 • 可能与有汗性外胚层发育不良的亚型有关 　1. Clouston 综合征：常染色体显性，连接蛋白 30 基因突变；全掌跖的掌跖角化病，小甲甲营养不良，毛发稀疏和并指／趾 　2. Schöpf-Schulz-Passarge 综合征：多发性汗管纤维腺瘤，掌跖角化病，外胚层发育不良（牙发育不全，甲营养不良），少毛症，眼睑汗囊瘤；青春期发生	• 吻合的上皮细胞条索构成"网格"且与表皮相连；汗腺导管；纤维血管间质；慢性炎细胞浸润
乳头状外泌汗腺腺瘤（papillary eccrine adenoma）[CEA，S100，CK8，CK14 阳性]	• 黑人女性 • 四肢 • 小的，缓慢生长的坚实结节	• 由扩张导管样结构形成的限局性真皮肿瘤；乳头状突起伸入管腔；纤维化间质；透明化胶原

疾病名称	临床特征	组织病理学
顶泌汗腺腺瘤（apocrine hidradenoma）[S100，CAM5.2，CEA 阳性]	• 以前被报道为外泌汗腺汗腺瘤和外泌汗腺末端螺旋瘤（见第 661 页） • 女性，任何年龄 • 无固定好发部位 • 孤立的结节（2~3cm），与外泌汗腺亚型在外观上无法区分	• 限局性，无包膜多叶性肿瘤；位于真皮层；可与表皮相连；导管样结构；小叶间纤维组织和透明化胶原 • 多边形，透明黏液性细胞（外泌汗腺来源性肿瘤无此现象，见第 661 页） • 双向分化的肿瘤细胞呈透明或嗜酸性细胞质 • 注：透明细胞型需要与转移性肾细胞癌鉴别

疾病名称	临床特征	组织病理学
汗腺瘤 (hidradenoma) (汗孔样汗腺瘤) (poroid hidradenoma)	• 过去,称为"外泌汗腺螺旋瘤","实性 - 囊性汗腺瘤","透明细胞汗腺瘤","外泌汗腺汗腺腺瘤",或"汗孔样汗腺瘤" • 外泌汗腺腺瘤亚型 • 中年女性多发 • 无固定好发部位 • 孤立,质硬或部分囊性,蓝 - 灰色结节(临床不能区分外泌汗腺型和顶泌汗腺型) • 目前,对该肿瘤及其亚型和外泌汗腺型或顶泌汗腺型的分类混乱(见 660 页)	• 限局性,有包膜的真皮肿瘤由汗孔样和上皮细胞组成;上皮细胞团块中有导管样结构;角质囊肿(缺乏像顶泌汗腺型中的多边形,透明和黏液性细胞;见第 660 页)
乳头状汗管囊腺瘤 (syringocystadenoma papilliferum) 〔GCDFP-15,CEA 阳性〕	• 少见良性肿瘤 • 出生至儿童 • 头皮和前额 • 增生性,结痂的,红色疣状斑块;可呈线状(如在头皮,脱发) • 与皮脂腺痣有关(33%)且可能并发基底细胞癌(10%)	• 乳头瘤样增生;内陷的囊腔开口于皮肤表面;鳞状上皮细胞位于上部而汗腺上皮位于下部(可能为杯状细胞),绒毛样;"断头"分泌;炎细胞浸润(肿瘤周围显著浆细胞) • 可见大量浆细胞(下图)

疾病名称	临床特征	组织病理学
管状顶泌汗腺腺瘤（tubular apocrine adenoma）	• "管状腺瘤"或"顶泌汗腺纤维腺瘤" • 腋窝,头皮 • 缓慢生长,孤立性结节 • 可能与皮脂腺痣有关	• 限局性真皮肿瘤由小叶性高分化管腔组成;顶泌汗腺"断头"分泌;含有间质成分的乳头状突起伸入管腔(类似"多层细胞")

疾病名称	临床特征	组织病理学
乳头状汗腺瘤（hidradenoma papilliferum）[PAS，胶体铁染色阳性]	<ul><li>顶泌汗腺腺瘤亚型</li><li>女性；中年</li><li>外阴，肛周</li><li>孤立，不对称的丘疹或结节（<1cm）；常中央破溃</li></ul>	<ul><li>由"迷宫样"腺体结构组成限局性真皮肿瘤；乳头状皱褶；顶泌汗腺"断头"分泌；常不与表皮相连；薄的肌上皮层</li></ul><ul><li>提示：汗腺瘤"隐藏"于表皮之下（不相连），或肉眼不可见（腹股沟）</li></ul>
顶泌汗腺混合瘤（apocrine mixed tumor）（顶泌汗腺软骨样汗管瘤）（apocrine chondroid syringoma）	<ul><li>"软骨样汗管瘤，顶泌汗腺型"</li><li>男性；中年至老年</li><li>头部和颈部孤立性，缓慢生长的结节</li><li>混合瘤外泌汗腺亚型（见第 664 页）</li></ul>	<ul><li>限局性真皮肿瘤由黏液样、软骨样和纤维间质中上皮成分构成；局灶钙化；透明上皮细胞；顶泌汗腺导管与肿瘤组织相连</li></ul>

疾病名称	临床特征	组织病理学
外泌汗腺混合瘤 (eccrine mixed tumor) (外泌汗腺软骨样汗管瘤) (eccrine chondroid syringoma) [CEA 阳性]	• "软骨样汗管瘤,外泌汗腺型" • 上皮细胞(外泌汗腺,顶泌汗腺)+ 间质(黏液,软骨样或纤维性)成分 • 中年至老年 • 面部,四肢 • 孤立性,缓慢生长的结节 • 顶泌汗腺混合瘤(见第 663 页)	• 黏液样和软骨样间质中限局性,小的,无分支导管(像汗管瘤)

肌上皮瘤 (myoepithelioma) [vimentin,S100, smooth muscle actin, EMA 阳性]	• 良性肿瘤
	 • 起源于外泌汗腺 / 顶泌汗腺腺体外周肌上皮细胞(收缩作用)
	 • 任何年龄
	 • 面部,四肢,躯干
	 • 圆顶形,外生性结节
	 • 可发生于唾液腺,深在软组织或其他器官
		• 限局性,无包膜真皮或皮下肿瘤
		 • 三种细胞类型
		   1. 梭形细胞
		   2. 上皮样细胞
		   3. 淡嗜酸性细胞质和单一卵圆形核的浆细胞样(透明)细胞

疾病名称	临床特征	组织病理学
特殊的顶泌汗腺肿瘤(tumors of modified apocrine glands)		
乳头糜烂性腺瘤病 (erosive adenomatosis of the nipple)	• 乳头良性肿瘤 • "乳头乳头状瘤" • 女性 • 乳头糜烂;可形成结痂性丘疹 / 斑块 • 可模仿 Paget 病	• 限局性,无包膜真皮肿瘤伴乳头状突起伸入管腔;顶泌汗腺"断头"分泌并背衬肌上皮细胞;可有浆细胞浸润;常与皮肤表面相连
耵聍腺瘤和腺癌 (ceruminous adenoma and adenocarcinoma)	• 罕见肿瘤 • 耵聍腺是一种特殊的顶泌汗腺 • 外耳道带蒂的结节或囊肿样皮损	• 两层细胞的局限性结节,内层为"断头"分泌的立方形至柱状上皮细胞,外层为肌上皮细胞

疾病名称	临床特征	组织病理学
复合性附属器肿瘤		
器官样痣 （organoid nevus）	• "Jadassohn 皮脂腺痣" • 出生即有（先天性皮损） • 靠近头部或颈部的头皮 • 黄色，疣状，线状斑块；受累区脱发 • 出生时为斑片（下图） 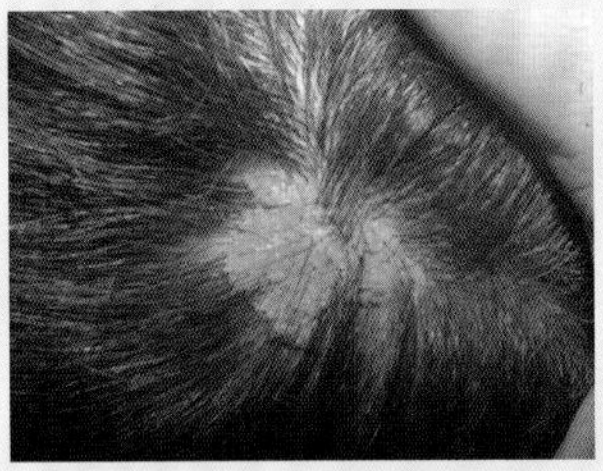 • 青春期：因雄激素而增大呈脑回状（下图） 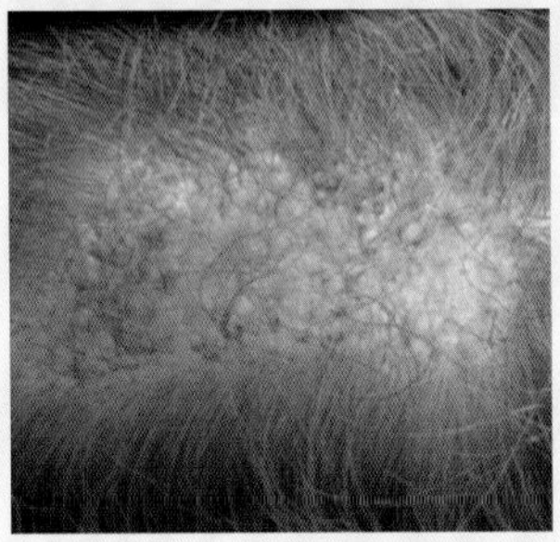 • 皮损处可以分化成毛母细胞瘤，乳头状汗管囊腺瘤，基底细胞癌或其他附属器肿瘤	• 乳头瘤样增生；表皮增生；皮脂腺（常与成熟毛干无关）；成熟毛囊；大量顶泌汗腺腺体；基底样细胞增生 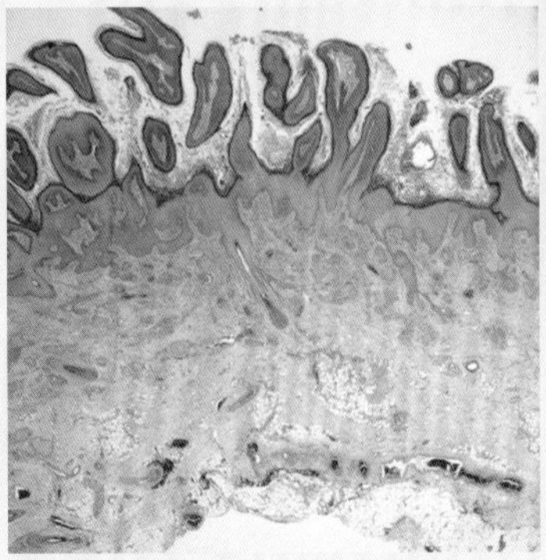 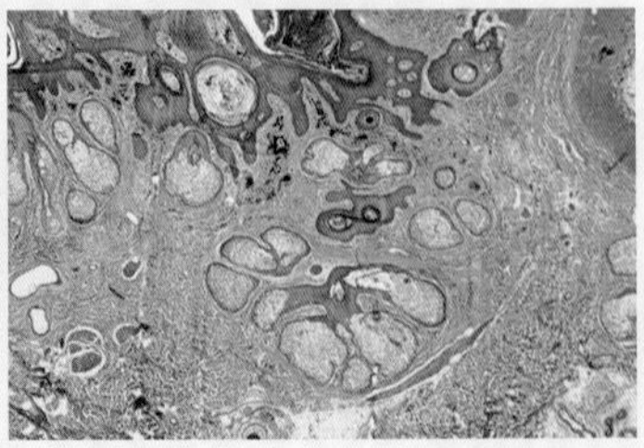 • 重要特征：上皮增生 + 不成熟毛皮脂腺单位 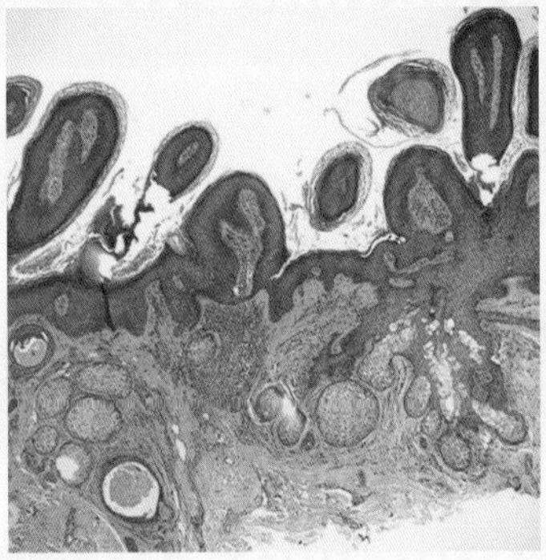 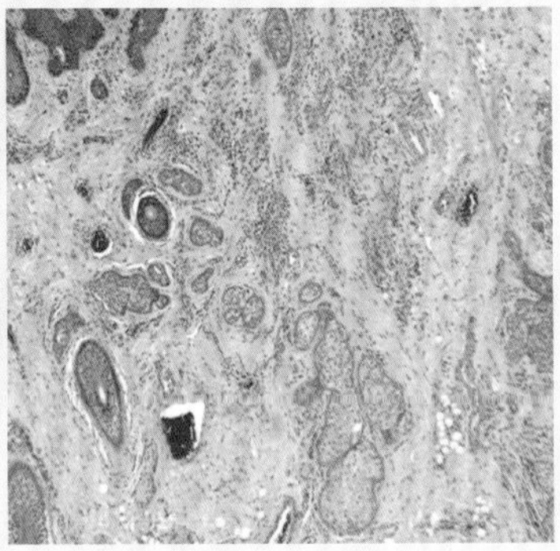
新生儿皮肤附属器息肉 （adnexal polyp of neonatal skin）	• 新生儿 • 乳晕 • 孤立性结节 • 新生儿出生后第一周脱落	• 含有毛囊，外泌汗腺腺体和残留的皮脂腺腺体
联合附属器肿瘤 （combined adnexal tumor）	• 皮脂腺 + 毛分化和汗腺导管结构	

疾病名称	临床特征	组织病理学
恶性汗腺肿瘤（malignant sweat gland tumors）		
具有相应良性同源肿瘤的附属器癌（adnexal carcinoma with benign counterparts）		
汗孔癌 （porocarcinoma） （或恶性外泌汗腺汗孔瘤） （malignant eccrine poroma） 〔PAS 染色阳性，CEA，PCNA，EMA 阳性〕	• 老年人 • 四肢远端 • 疣状斑块或息肉样增生；小的创伤后会出血 • 可能复发和转移（尤其是局部淋巴结） • 常和外泌汗腺汗孔瘤有关	• 表皮内小基底样细胞巢和团块；宽的，吻合的条索，致密柱状或巢状大细胞延伸至真皮；导管结构；真皮细胞巢内透明细胞区；与外泌汗腺汗孔瘤相似，但有坏死，形态不规则和细胞异型

疾病名称	临床特征	组织病理学
恶性混合瘤 （malignant mixed tumor） [软骨样区表达 S100]	• "恶性软骨样汗管瘤" • 非常罕见 • 躯干和四肢 • 可能转移至淋巴结或远处转移	• 外周上皮成分而中心区大量间叶成分构成小叶状；骨化；比良性型出现更明显的异型，坏死和侵袭
汗腺癌 （hidradeno-carcinoma）	• 也称为"恶性（结节性）汗腺瘤"和"恶性肢端汗腺瘤" • 老年人 • 面部和四肢 • 溃疡的，红色结节 • 透明细胞型常称为"透明细胞外泌汗腺癌"	• 肿瘤细胞具有含糖原的淡染细胞质和明显的细胞膜；局灶坏死；细胞质空泡化（重要特征）
恶性圆柱瘤 （malignant cylindroma）	• 起源于长期存在的圆柱瘤 • 多发性圆柱瘤患者 • 头皮 • 多发性光滑，红色结节	• 基底样细胞巢和条索常见核分裂象，局灶坏死
恶性螺旋腺瘤 （malignant spiradenoma） （螺旋腺癌） （spiradenocarcinoma）	• "螺旋腺癌" • 躯干，肘部，指 / 趾 • 常致死性转移（20%） • 临床：原有存在的皮肤结节快速增大	• 致密的肿瘤细胞团伴良性螺旋腺瘤成分（可能突然过渡） • 良性螺旋腺瘤可突然转变为癌性结节

疾病名称	临床特征	组织病理学
有特征性表现的附属器癌（adnexal carcinoma with distinctive features）		
黏液性（外泌汗腺）癌 ［mucinous（eccrine）carcinoma］ ［CK7 阳性；黏液 PAS 染色阳性；CK20 阴性］	• 中年至老年 • 眼睑（最好发），面部，头皮 • 缓慢生长，红色，无痛性结节 • 15% 转移	• "大量黏液中的细胞团块" • 具有大量嗜碱性黏液的真皮内肿瘤被纤维血管性间隔分割；黏液池中"漂浮的巢"或上皮细胞小团块 • CK7 阳性（与乳腺癌相同）；CK20 阴性（与结肠癌不同）；导致本病与乳腺癌转移进行鉴别可能并不容易
产黏液的内分泌汗腺癌（endocrine mucin-producing sweat gland carcinoma）	• 罕见 • 眼睑	• 致密的囊性真皮结节中含有黏液池，与黏液癌相似
腺样囊性癌（adenoid cystic carcinoma）［EMA,CEA 阳性］	• 罕见的皮肤肿瘤，常起源于唾液腺 • 头皮，胸部	• 具有筛状和管状区域的基底样细胞团块和条索；囊内大量嗜碱性黏液；核分裂象少见；常侵犯神经周围

疾病名称	临床特征	组织病理学
肢端乳头状腺癌（digital papillary adenocarcinoma）〔S100，CEA，细胞角蛋白阳性〕	<ul><li>"侵袭性肢端乳头状腺癌"</li><li>手指和足趾</li><li>孤立的，无痛的结节；大多呈囊性（90%）</li><li>可能发生转移</li></ul>	<ul><li>真皮和皮下肿瘤；境界不清；核分裂象；管状 - 腺泡状和导管结构伴乳头状突起伸入管腔；腺体分化可能少见；腺腔内可含有嗜酸性分泌物</li></ul>
微囊肿附属器癌（microcystic adnexal carcinoma，MAC）〔CEA，EMA，角蛋白（尤其是 CK7）阳性；硬化性 BCC 不表达上述标记〕	<ul><li>"野蛮生长的汗管瘤"</li><li>上唇，鼻唇沟（口周区）</li><li>硬化的，坚实的斑块或结节；缓慢生长</li><li>局部侵袭；复发（50%）</li></ul>	<ul><li>鳞状或基底样上皮细胞团块或条索伴导管分化；角囊肿；侵犯神经周围；深在性浸润累及真皮和皮下（"底部重"）；囊肿大小 / 形态多样</li></ul><ul><li>鉴别诊断包括硬化性 BCC（见第 572 页）</li></ul>

疾病名称	临床特征	组织病理学
其他汗腺癌 (other sweat gland carcinoma)		
Moll 腺腺癌 (adenocarcinoma of Moll's glands)	● Moll 腺是一种眼睑的特殊顶泌汗腺腺体 ● 结构和细胞学方面类似顶泌汗腺腺癌；细胞质中可能有铁颗粒	
顶泌汗腺腺癌 (apocrine adenocarcinoma) 〔 GCDFP-15，CEA， PAS，S100 阳性 〕	● 腋窝，肛门生殖器部位 ● 可能转移(40%)至局部淋巴结和内脏器官 ● 单发或多发性结节肿块(2~8cm)	● 形态多样；位于真皮深部和皮下组织的无包膜肿瘤；复杂多变的腺体排列；含嗜酸性细胞质的细胞

疾病名称	临床特征	组织病理学
乳房外 Paget 病（extramammary Paget's disease）[CK7,黏蛋白卡红,阿新蓝 pH2.5,CEA,GCDFP-15 阳性]	• 老年女性 • 外阴,肛门生殖器区,腋窝(顶泌汗腺密集区域) 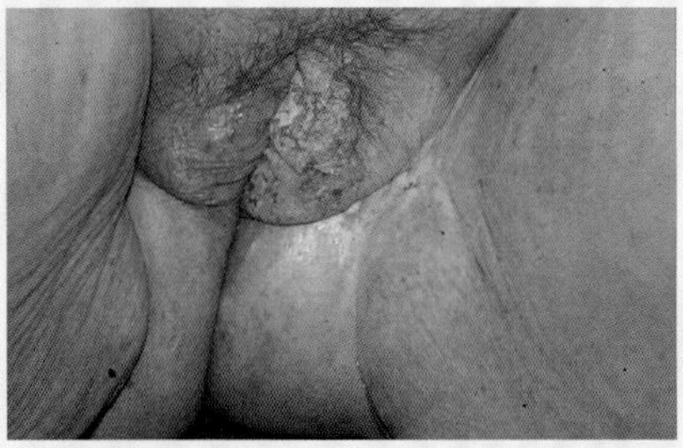 • 红斑,湿疹样,缓慢生长的斑块;顽固的瘙痒 • 典型病例无潜在内脏恶性肿瘤(如同乳房 Paget 病),但也可能有(尤其是肛周乳房外 Paget 病可能与内脏或附属器癌相关)	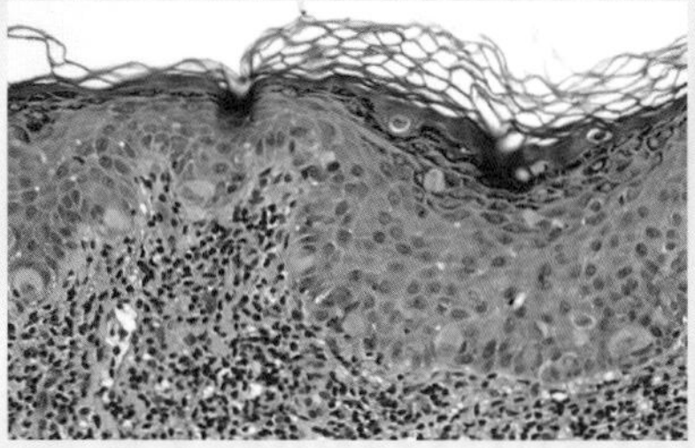 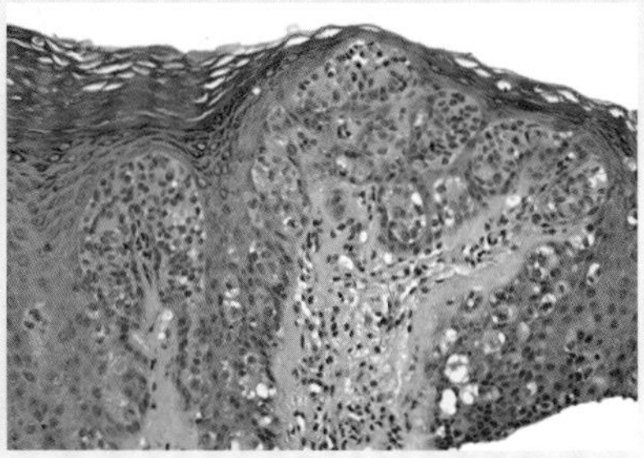 • 细胞具有丰富淡染的细胞质和大的多形性细胞核;可能为印戒样细胞;有核分裂象;慢性炎细胞浸润;大量黏液(与 Paget 病是不同的疾病) 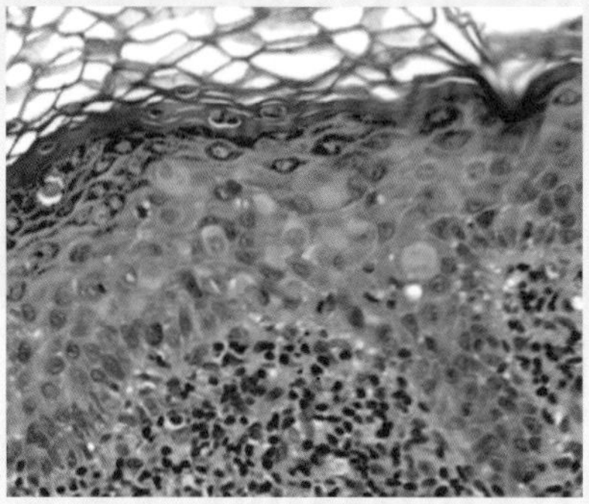 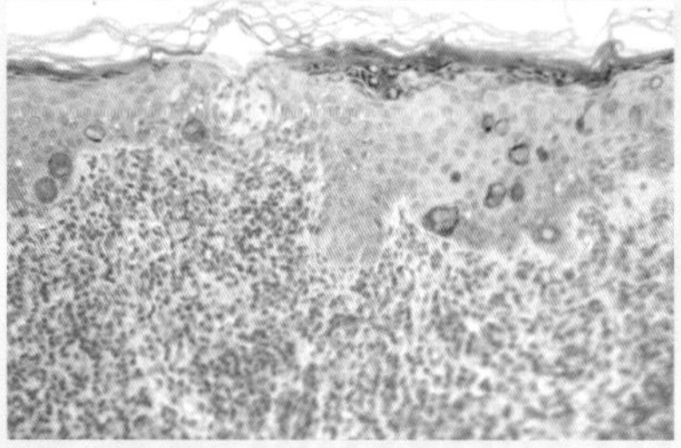 • 原发性乳房外 Paget 病 　■ CK7,GCDFP-15 阳性 　■ CK20 阴性 • 继发性乳房外 Paget 病 　■ 与内脏恶性肿瘤相关 　■ CK7,CK20,GCDFP-15 阳性 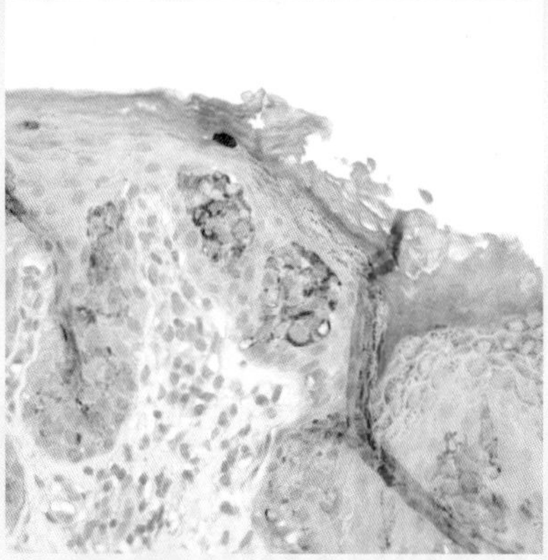 • CK7 染色(上图)

疾病名称	临床特征	组织病理学
多形性汗腺癌（polymorphous sweat gland carcinoma）	• 四肢 • 大的，缓慢生长的真皮结节	• 细胞增生活跃且生长模式多样，包括实性，小梁样，管状，假乳头状和圆柱瘤样
鳞状外泌汗腺导管癌（squamoid eccrine ductal carcinoma）	• "导管外泌汗腺癌伴鳞状分化" • 头部，颈部，四肢的结节	• 外泌汗腺导管分化 + 鳞状增生（异型，角囊肿，鳞状涡）

皮肤附属器常见肿瘤总结

生发细胞起源（"基底样"外观）	
毛囊瘤 （trichofolliculoma） 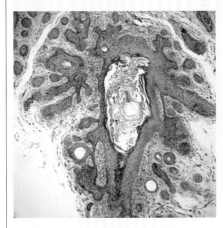 • 很多次级毛囊向外伸出 • 像圣诞树垂下的装饰品；像 "fa-la-la-la-liculoma"	毛发腺瘤 （trichoadenoma） 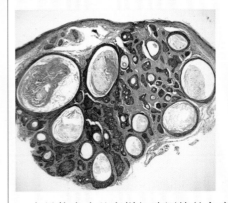 • 大量伴有小基底样细胞团块的角囊肿
基底样毛囊错构瘤 （basaloid follicular hamartoma） 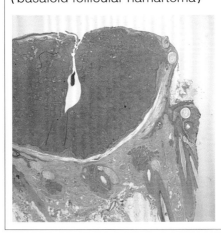	毛发上皮瘤 （trichoepithelioma） 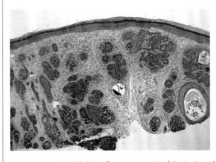 • CD34 阳性间质，CK20 阳性和细胞团块周边 bcl-2 阳性 • 与 Brooke-Spiegler 综合征和 Rombo 综合征有关

毛母细胞瘤
(trichoblastoma)

- 纤维化间质;筛状蓝色簇集团块
[CK7,CK 8 阳性]

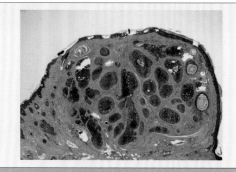

漏斗部起源

扩张孔
(dilated pore of Winer)

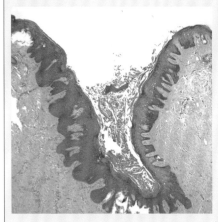

- 无毛囊

倒置性毛囊角化病
(inverted follicular keratosis,IFK)

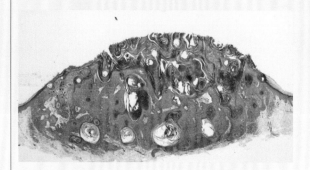

- "内生性脂溢性角化病"伴明显的鳞状涡

峡部起源
(淡染细胞和伴粉色角质层的小导管)

毛鞘棘皮瘤
(pilar sheath acanthoma)

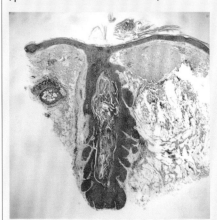

- "球根状突起",比扩张孔更显著的棘层肥厚

毛囊漏斗部肿瘤
(tumor of follicular infundibulum,TFI)

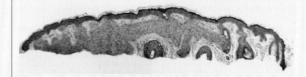

- "片样"结构与表皮多处相连,轻度淡染细胞
- 与 Cowden 病和 Schöpf-Schulz-Passarge 综合征有关

毛根鞘（外根鞘）起源

外毛根鞘瘤

（trichilemmoma）

［CD34 阳性］

- 分叶状的透明细胞团块,疣状,基底样细胞边缘"眼线征"
- 与 Cowden 病有关（"Le-mama"牛下垂的乳房）

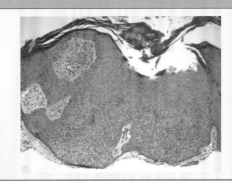

毛母质起源

毛母质瘤

（pilomatricoma）

- 基底样细胞 + 阴影 / 鬼影细胞 + 可能钙化

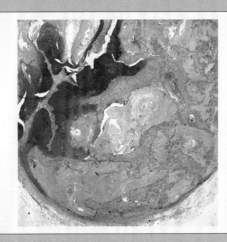

间质起源

毛盘瘤

（trichodiscoma）

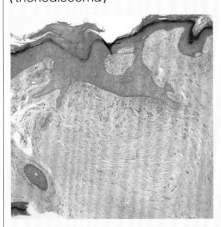

- 缺乏毛囊延伸;毛囊单位"被推挤到一旁";纤维化
- 与 Birt-Hogg-Dubé 综合征有关

纤维毛囊瘤

（fibrofolliculoma）

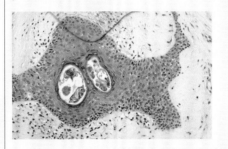

- "鹿角样"或"蝠翼样"毛囊细胞放射性生长;纤维化间质
- 与 Birt-Hogg-Dubé 综合征有关

错构瘤和增生

毛囊皮脂腺囊性错构瘤
（folliculosebaceous cystic hamartoma）

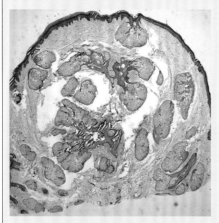

- 皮脂腺放射性分布,纤维化,不与表皮相连

皮脂腺增生
（sebaceous hyperplasia）

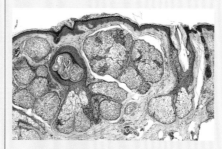

- 腺体中薄层基底样细胞;即上皮层"被压扁"
- 与日光暴晒,环孢素有关

皮脂腺肿瘤（与 Muir-Torre 综合征有关）

皮脂腺腺瘤
（sebaceous adenoma）

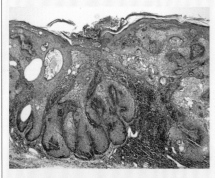

- 基底细胞包绕,内生性小叶,开口于皮肤表面且成熟皮脂腺细胞 >50%

皮脂腺瘤
（sebaceoma）

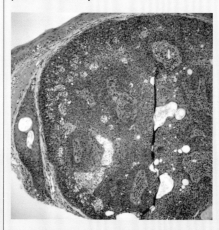

- 无内生性小叶,成熟皮脂腺细胞 <50%

顶泌汗腺肿瘤

顶泌汗腺汗囊瘤
（apocrine hidrocystoma）

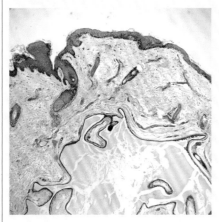

- "断头"分泌
- 与 Schöpf-Schulz-Passarge 综合征有关

乳头状汗管囊腺瘤
（syringocystadenoma papilliferum）

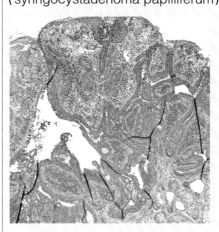

- 囊肿开口于表皮；"断头"分泌；浆细胞；上部为鳞状上皮而下部为腺上皮

圆柱瘤
（cylindroma）

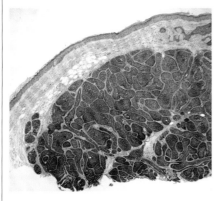

- 两种基底样细胞构成"拼图"样结构；一种更大且淡染
- 与 Brooke-Spiegler 综合征有关

螺旋腺瘤
（spiradenoma）

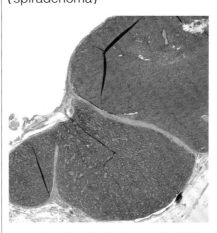

- 真皮内由两种细胞构成的"蓝色球"
- 与 Brooke-Spiegler 和 Schopf 综合征有关

乳头状汗腺腺瘤
(hidradenoma papilliferum)

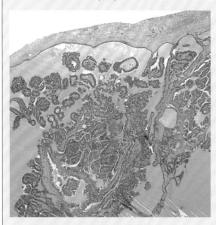

- "迷宫样"腺体；乳头状皱褶；"隐藏"于表皮

顶泌汗腺腺瘤（管状腺瘤）
(apocrine adenoma) (tubular adenoma)

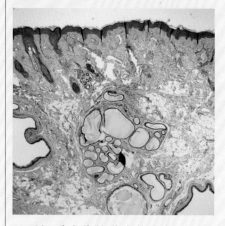

- 无间质成分的乳头状突起，"堆积的细胞"

黏液癌
(mucinous carcinoma)

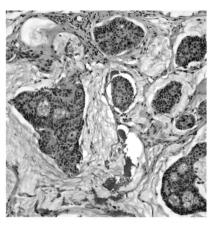

"黏液海洋中的细胞岛"

乳房外 Paget 病
(extramammary Paget's disease)

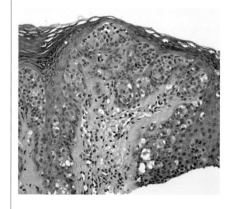

外泌汗腺肿瘤

外泌汗腺汗囊瘤
(eccrine hidrocystoma)

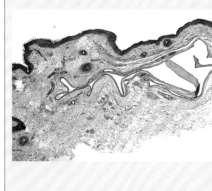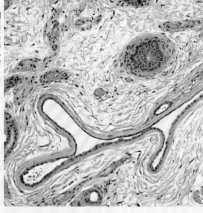

- 与 Schöpf-Schulz-Passarge 综合征相关

汗管瘤 （syringoma）	软骨样汗管瘤或外泌汗腺混合瘤 （chondroid syringoma or eccrine mixed tumor）
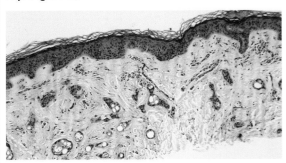	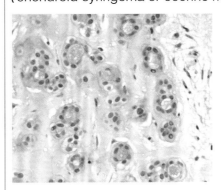
<ul><li>鉴别诊断：汗管瘤，微囊肿附属器癌，促结缔组织增生性毛发上皮瘤，硬化性 BCC</li><li>"蝌蚪样"囊肿</li><li>与唐氏综合征有关</li></ul>	<ul><li>外泌汗腺亚型（上图）</li></ul>

汗孔瘤

单纯性汗腺棘皮瘤 （hidroacanthoma simplex）	外泌汗腺汗孔瘤 （eccrine poroma）
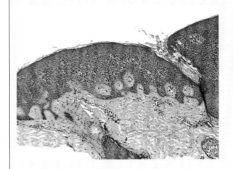	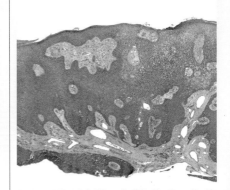
<ul><li>"表皮内汗孔瘤"</li></ul>	<ul><li>棘层肥厚下部"汗孔样"细胞 + 导管</li></ul>

真皮导管瘤 （dermal duct tumor） <ul><li>不与表皮相连的"真皮汗孔瘤"</li></ul>	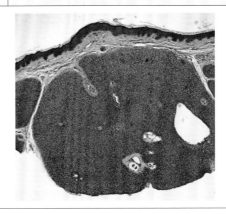

恶性外泌汗腺肿瘤

微囊肿附属器癌

(microcystic adnexal carcinoma)

- "野蛮生长的"汗管瘤
- 深在，"底部重"，浸润性皮损；侵犯神经周围；囊肿大小/形态多样

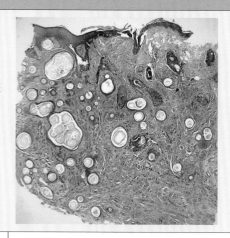

外泌汗腺癌或汗管样癌

(eccrine carcinoma or syringoid carcinoma)

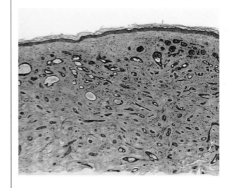

恶性外泌汗腺汗孔瘤(汗孔癌)

(malignant eccrine poroma) (porocarcinoma)

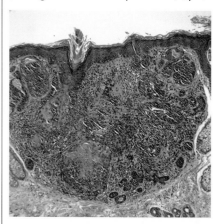

- 坏死，比外泌汗腺汗孔瘤更具侵袭性和异型

复合性附属器肿瘤

皮脂腺痣或器官样痣

（nevus sebaceous or organoid nevus）

- 增生 + 不成熟的毛囊皮脂腺单位
- 乳头瘤样增生；顶泌汗腺腺体，皮脂腺腺体，成熟的毛囊

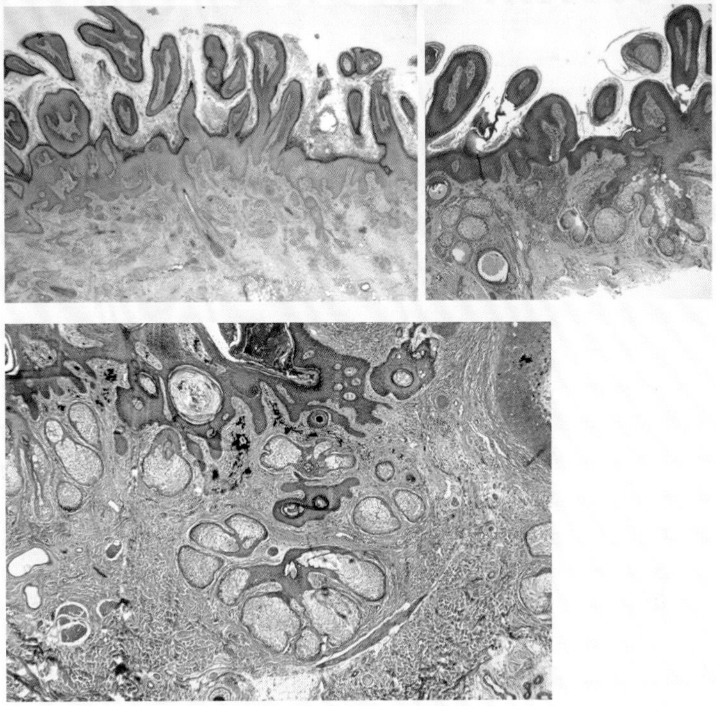

（任军　译　俞婉婷　刘玲　校　张韡　审）

隆突性皮肤纤维肉瘤（dermatofibrosarcoma protuberans，DFSP）

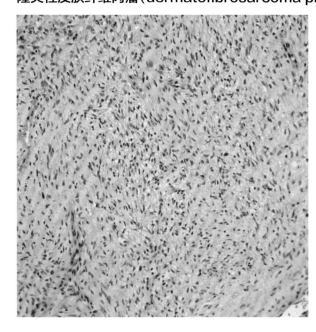

疾病名称	临床特征	组织病理学
肢端血管纤维瘤（纤维性丘疹）		

- 胶原垂直或围绕毛囊同心圆排列；少量血管；圆胖的成纤维细胞
- 真皮内树突状细胞可能XⅢa因子或CD34阳性
- 临床：小的，红色或肤色丘疹
- 相关疾病：面部血管纤维瘤；肢端纤维角皮瘤；面部纤维性丘疹；阴茎珍珠样丘疹（见下）

疾病名称	临床特征	组织病理学
面部血管纤维瘤（facial angiofibromas）[XⅢa因子和管腔CD31阳性]	<ul><li>所谓的"皮脂腺腺瘤"</li><li>面部蝶形区域，特别是鼻唇沟</li><li>儿童</li></ul>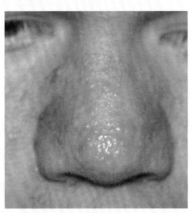<ul><li>粉红至黄褐色丘疹/结节（常伴发头皮/甲纤维瘤和"鲨革斑"）</li><li>可见于结节性硬化症，2型神经纤维瘤病和1型多发性内分泌腺病</li></ul>	<ul><li>外生性生长；表皮突变平伴片状黑素细胞增生；角化过度；血管增多</li></ul>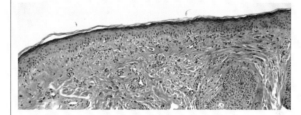<ul><li>常围绕毛囊和血管"洋葱皮"样排列</li></ul>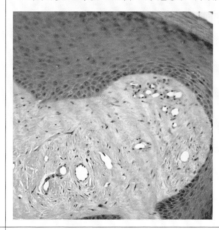
面部纤维性丘疹（fibrous papule of the face）	<ul><li>鼻部</li><li>中年人</li><li>孤立，圆顶形丘疹（3~5mm）</li></ul>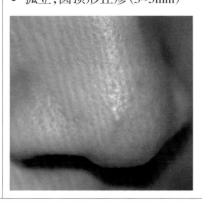	<ul><li>类似于面部血管纤维瘤，但可见血管扩张，较少同心圆性纤维化</li></ul>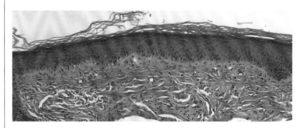

疾病名称	临床特征	组织病理学
阴茎珍珠样丘疹（pearly penile papules）	● 阴茎冠状沟 ● 无症状，珍珠白色小丘疹（1~3mm），成簇或线状排列	● 丘疹由成纤维细胞，大量血管和致密结缔组织组成
肢端纤维角皮瘤（acral fibrokeratoma）[ⅩⅢa 因子阳性]	● 中年人 ● 通常在外伤部位 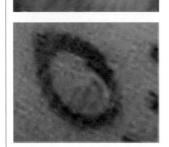 ● 孤立，圆顶形或纤细角状 ● 亚型 　■ 获得性指（趾）纤维角皮瘤（上图） 　■ 获得性甲周纤维角皮瘤 　■ "蒜瓣样"纤维瘤 　■ 结节性硬化症的甲下及甲周纤维瘤（常成簇；青春期后发生；见于 50% 患者）；也称为 Koenen 瘤（下图） 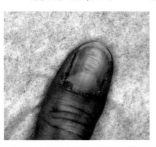	● 显著角化过度；中央粗大胶原束垂直排列；真皮乳头层小血管；无神经、外泌汗腺导管或软骨 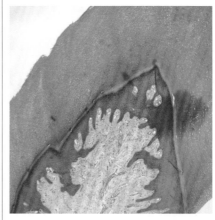 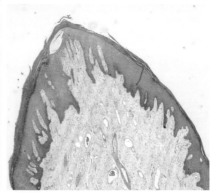 ● 获得性指（趾）纤维角皮瘤（上图）

疾病名称	临床特征	组织病理学
纤维过度增生及纤维瘤病等		
Peyronie 病 (Peyronie's disease)	• "阴茎纤维瘤病" • 男性,糖尿病患者中多发 • 阴茎体(常在背侧) • 纤维性斑块;导致阴茎勃起时弯曲;可有疼痛	• 弥漫性纤维增生
软纤维瘤(皮赘) [acrochordons (skin tags)]	• 皮肤最常见的纤维性肿瘤 • 肥胖女性 • 腋下,颈部,腹股沟,眼睑 • 临床亚型 　■ 皱褶性丘疹 　■ 丝状皮损 　■ 大的袋状突起 • 可能与糖尿病,血脂异常或结肠息肉有关 • 与 Birt-Hogg-Dubé 综合征相关(见第 642 页)	• 不同的临床类型其组织学表现不同 • 息肉样,伴疏松纤维间质,缺乏附属器结构 • 中央的纤维血管结构可能被脂肪组织替代

疾病名称	临床特征	组织病理学
多形性纤维瘤 (pleomorphic fibroma) [CD34 阳性;不表达 S-100(黑素瘤),CD68(皮肤纤维瘤)及 desmin 均阴性]	• 成人 • 躯干四肢 • 临床表现为类似息肉样皮赘(生长缓慢)	• 圆顶形结节,真皮内细胞稀疏,有多形核的梭形细胞;罕见核分裂象;组织细胞和圆胖、星状、不规则状多核的巨细胞(可能呈"小花状") 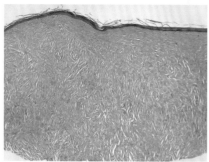
硬化性纤维瘤 (sclerotic fibroma) [vimentin,actin 阳性 > CD34 阳性]	• "席纹状胶原瘤"或"胶合板样"纤维瘤 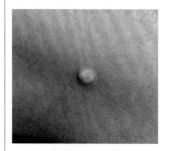 • 孤立或多发,肉色丘疹/结节(0.5~3cm) • 与 Cowden 病相关(常染色体显性遗传,多发错构瘤综合征,*PTEN* 突变;罹患乳腺、胃肠道、甲状腺癌风险)	• "胶合板样",局限,无包膜的真皮结节;嗜酸性胶原束板层状排列("胶合板"或"席纹"模式);细胞成分少 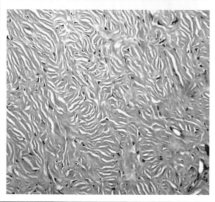

疾病名称	临床特征	组织病理学
胶原性纤维瘤 (collagenous fibroma)	• "结缔组织增生性成纤维细胞瘤" • 成年男性 • 坚实,无痛性结节(2~3cm)	• 类似"深在"多形性纤维瘤 • 境界清晰,位于皮下组织及肌肉层(罕见于真皮层)
指节垫 (knuckle pads)	• 浅表性筋膜纤维瘤病亚型 • 手部指间关节和掌指关节上方多发、形态良好的肤色结节 • Bart-Pumphrey 综合征:指节垫 + 白甲(白甲病)+ 耳聋	• 显著角化过度和表皮棘层肥厚
指厚皮症 (pachydermodactyly)	• 浅表纤维瘤病局限型,可能因创伤、摩擦造成 • 男性 • 近端指间关节侧缘纤维性增厚;拇指和小指不受累	• 粗大胶原束致真皮增厚;黏液沉积;没有炎症
咬合纤维瘤 (bite fibroma)	• 唇部 • 咬嚼黏膜表面造成 • 坚实,白色结节 	 • 黏膜上皮鳞化、增厚,黏膜下层纤维和血管增生

疾病名称	临床特征	组织病理学
咬颊症 （morsicatio buccarum）	• 非纤维性损害，但因其由习惯性创伤导致，与咬合纤维瘤一并论述（见上） • 颊黏膜白色粗糙区域，由创伤，如反复咬嚼颊部造成（常为双侧） 	• 粗糙区上皮高度角化不全 • 表面常见细菌定植 • 不同程度的海绵水肿和空泡形成 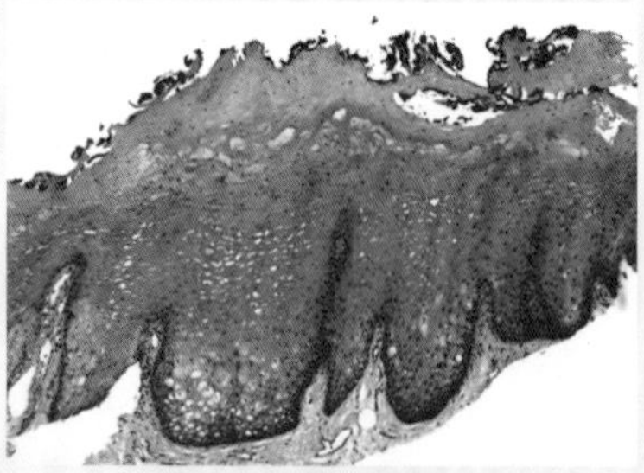
结节性筋膜炎 （nodular fasciitis） ［actin，vimentin， CD68，ⅩⅢa 因子阳性；上述标记在纤维肉瘤中为阴性］	• 肌成纤维细胞反应性增生，表现为"假肉瘤样"进程 • 年轻人及中年人 • 上肢 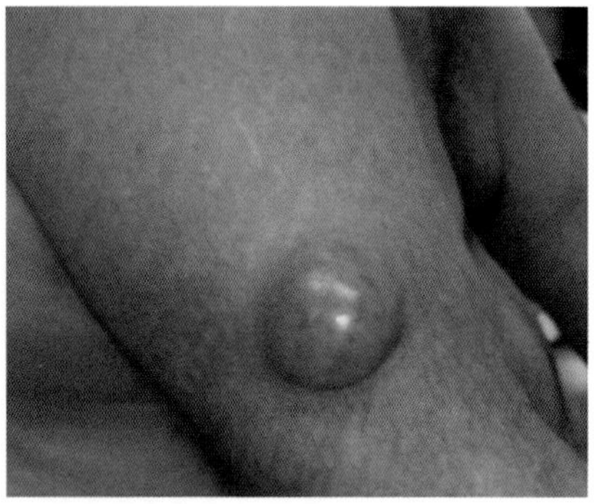 • 生长迅速，中位直径 1.5cm，具有自限性；可能为创伤所致（20%） • 亚型 　■ 颅骨筋膜炎（儿童，累及头皮和颅骨） 　■ 血管内筋膜炎（血管受累） 　■ 骨化性筋膜炎（伴骨样或骨组织） 　■ 增生性筋膜炎（神经节样细胞）	• 梭形至圆胖形成纤维细胞无序排列（"组织培养外观"）或成束形成"S 形"曲线；红细胞外溢 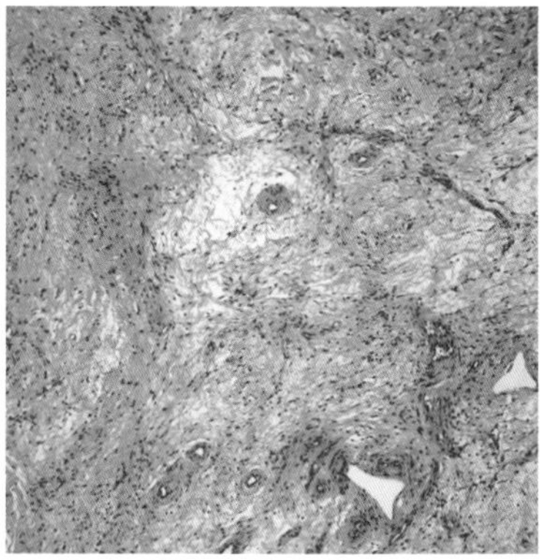 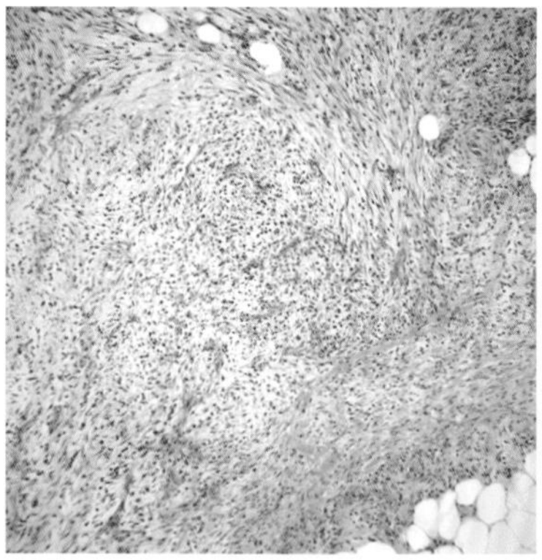 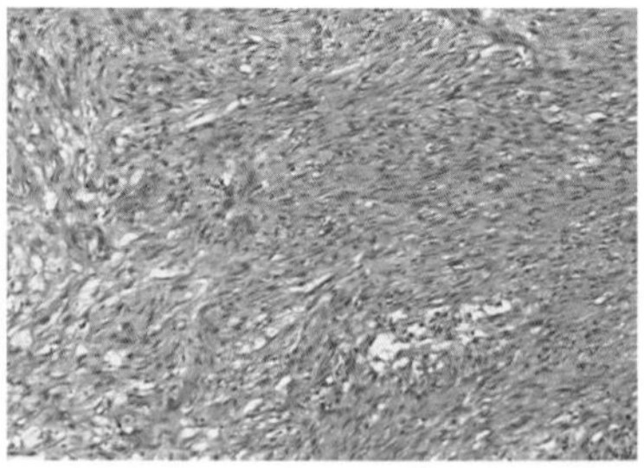 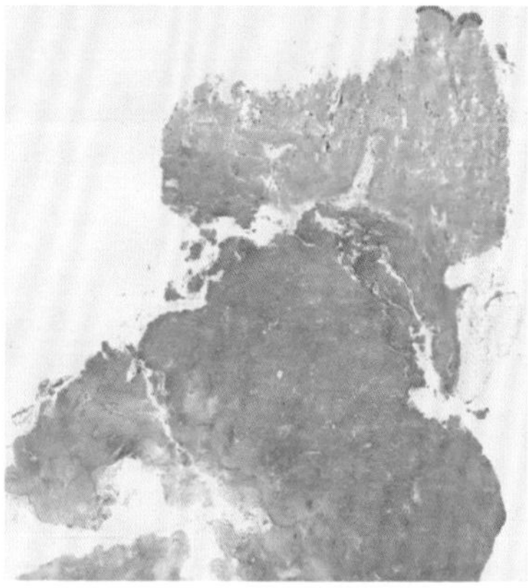 • "组织培养外观"（下图） 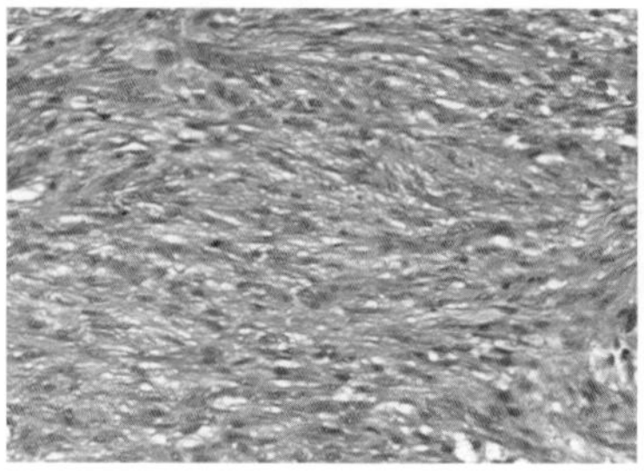 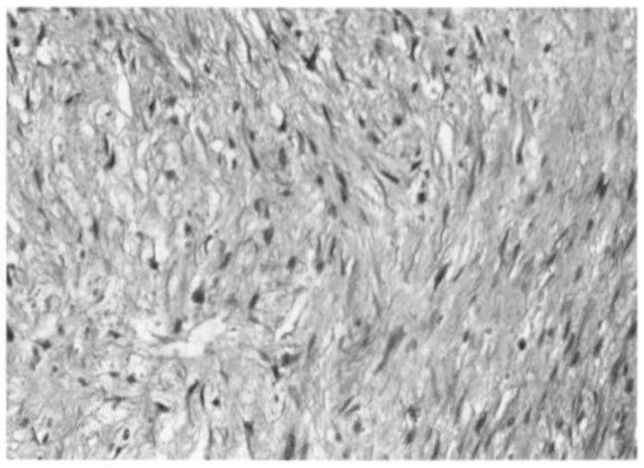

疾病名称	临床特征	组织病理学
非典型压疮性纤维增生 (atypical decubital fibroplasia)	• "缺血性筋膜炎" • 卧床或虚弱的患者 • 骨突部位的皮下团块	• 非典型成纤维细胞,伴坏死、反应性纤维化、新生血管,累及真皮深部,皮下组织和深筋膜
术后梭形细胞结节 (postoperative spindle-cell nodule)	• 外科手术后生殖器皮肤或泌尿生殖器系统	• 梭形细胞呈编织状、束状排列
孤立性纤维瘤 (solitary fibrous tumor) [CD34, vimentin 阳性]	• 罕见,间叶性,通常累及胸膜 • 头颈部 • 局限性结节(可呈囊肿样)	• 局限性;多细胞和少细胞区交替("无模式"生长);梭形细胞束状、席纹状或杂乱排列;瘢痕疙瘩样透明变性

疾病名称	临床特征	组织病理学
婴儿纤维错构瘤 (fibrous hamartoma of infancy) [vimentin, desmin, actin 阳性]	• 出生至 2 岁 • 男性(3:1) • 腋下,上臂 • 良性,肤色,皮下结节	• 位于皮下组织,界限不清 • 三种成分 　1. 束状排列的淡染、梭形细胞 　2. 黏液样间质中小圆细胞岛 　3. 成熟的脂肪组织
婴儿纤维错构瘤	• 出生至 2 岁	

疾病名称	临床特征	组织病理学
儿童指(趾)纤维瘤病 (digital fibromatosis of childhood) [actin,vimentin 阳性]	<ul><li>"婴儿指(趾)纤维瘤病"</li><li>出生至 1 岁</li><li>指(趾)背侧或侧面(拇指和拇趾不受累)</li><li>良性,圆顶形,坚实结节</li><li>常在 2~3 年内消退</li></ul>	 <ul><li>无包膜,延及真皮至皮下组织;梭形细胞伴有小且嗜酸性染色"红细胞样"的细胞质内的包涵体结构[Masson 三色染色呈"红色",PTAH 染色为"紫色",actin 阳性]</li></ul> <ul><li>需要与获得性肢端纤维角皮瘤鉴别,本病细胞成分更丰富,且临床呈非息肉样生长</li></ul>

疾病名称	临床特征	组织病理学
外阴血管肌成纤维细胞瘤 （angiomyofibro- blastoma of the vulva） ［间质细胞 actin， vimentin 阳性］	● 外阴 ● 孤立性真皮结节	● 间质水肿，不规则分布大量毛细血管；梭形细胞（部分圆胖）常聚集在血管周围

疾病名称	临床特征	组织病理学
皮肤肌纤维瘤（dermatomyo-fibroma）[actin, vimentin 阳性；CD34, S100, XⅢa 因子阴性]	<ul><li>年轻女性</li><li>肩部、腋下、腹部</li><li>肤色至红棕色，无症状斑块</li></ul>	<ul><li>无包膜，束状淡染梭形细胞平行表皮排列；外观类似瘢痕疙瘩；真皮内可见小的、圆形"肌束样"结构；附属器不受累；鉴别皮肤纤维瘤，本病没有"胶原窗"及表皮改变（见第 703 页）</li></ul>

疾病名称	临床特征	组织病理学
婴儿肌纤维瘤病（infantile myofibromatosis）	• 出生至 2 岁 • 男性 • 头、颈、躯干 • 可能累及骨（溶骨）或内脏器官（胃肠道、肾脏、肺、心脏） • 坚实至橡皮样，肤色至紫色结节，可多发	• "杂乱的平滑肌束"外观 • 局限，短束状，纤细胶原束；具有肌成纤维细胞特征的梭形细胞及更圆更小的细胞；"鹿角"样管腔；中央区见血管
肌周皮细胞瘤（myopericytoma）［actin，hcaldesmon 阳性］	• "血管周黏液瘤"的亚型 • 中年男性 • 四肢远端 • 真皮或软组织肿瘤	• 薄壁血管，卵圆形、圆胖或梭形至圆形肌样细胞围绕血管同心圆排列

疾病名称	临床特征	组织病理学
炎性肌成纤维细胞瘤（inflammatory myofibroblastic tumor）	• "炎性纤维肉瘤" • 常发生于肺、肠系膜；也可见于头、颈、四肢 • 报道的平均病史时间为 13 年	• "多结节状"外观，肌成纤维细胞和成纤维细胞呈短束状编织排列
纤维黏液样肉瘤（低度恶性）（fibromyxoid sarcoma）（low grade）［vimentin 阳性］	• "黏液样纤维肉瘤" • 年轻人 • 深部软组织 • 50% 可发生转移（常转移到肺部）	• 淡染梭形细胞，旋涡状或灶性线状排列；纤维或黏液间质相交替
黏液纤维肉瘤（myxofibrosarcoma）［vimentin 阳性，部分细胞可能 CD34 阳性］	• 既往认为是恶性纤维组织细胞瘤（MFH）的亚型 • 老年人 • 四肢 • 皮下结节	• 低度恶性区域呈黏液样外观，空泡状黏液样间质中出现散在梭形肌成纤维细胞样细胞和星状细胞；高度恶性区域类似于多形性 MFH • S100,desmin,EMA 及 CK 阴性

疾病名称	临床特征	组织病理学
黏液炎性成纤维细胞肉瘤 （myxoinflammatory fibroblastic sarcoma）	● 低度恶性肉瘤 ● 手足	● 类似黏液纤维肉瘤，但有很多炎症细胞；三种肿瘤细胞（梭形细胞，大的怪异神经节样细胞和黏液样间质中类似脂肪母细胞的多泡状细胞）
纤维肉瘤 （fibrosarcoma）	● 深部软组织成纤维细胞恶性肿瘤，极少发生于皮肤 ● 成人 ● 多见于下肢	● 均一的梭形细胞呈"鱼骨样"排列；常见核分裂象

疾病名称	临床特征	组织病理学
肌成纤维细胞肉瘤（myofibroblastic sarcoma）	<ul><li>低度恶性，梭形细胞肉瘤</li><li>成人</li><li>四肢</li><li>相比皮肤更多见于骨</li></ul>	<ul><li>肌成纤维细胞分化；黏液样间质</li></ul>

疾病名称	临床特征	组织病理学
纤维组织细胞肿瘤		
皮肤纤维瘤（dermatofibroma，DF） [ⅩⅢa因子,间质溶素3,金属硫蛋白和肌腱蛋白(表真皮交界区)阳性;CD34阴性,鉴别DFSP]	• "良性纤维组织细胞瘤" • 年轻人 • 下肢 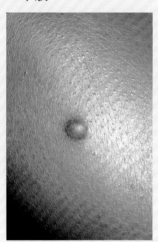 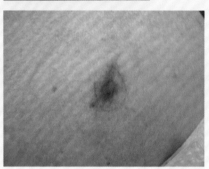 • 圆形、卵圆形,坚实真皮结节;中心常有白色瘢痕;"酒窝征" • 多发性发疹性DF与自身免疫性疾病(如SLE)、白血病、特应性皮炎;免疫抑制(HIV);应用高效抗反转录病毒药物等有关 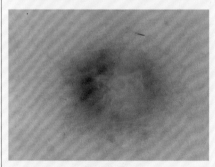 • 皮肤镜通常显示中心白色,瘢痕样区域和周围轻度网状色素(上图)	• 境界不清;真皮中部;无浸润带;表皮增生("脏手指");梭形,多样性成纤维细胞("飞镖");巨细胞;含铁血黄素 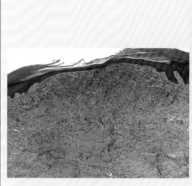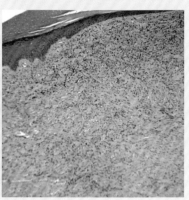 • 组织学多种亚型 • 肌成纤维细胞平行表皮;边缘处"胶原窗"可能含有色素(下图左)或诱导表皮基底层向下增生(下图右) 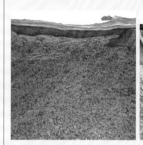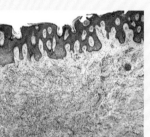 • ⅩⅢa因子染色(下图) 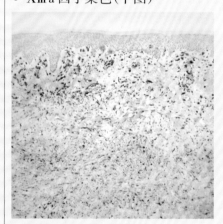 • 胶原窗(下图) 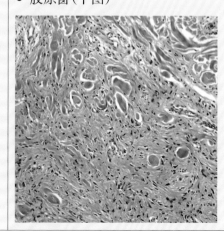

疾病名称	临床特征	组织病理学
含铁血黄素性皮肤纤维瘤（hemosideric dermatofibroma）	<ul><li>皮肤纤维瘤亚型</li><li>可能是动脉瘤亚型的早期阶段</li></ul><ul><li>皮损颜色较普通 DF 更红，直径可达 10cm</li></ul>	<ul><li>类似皮肤纤维瘤，但血管数量增加且含铁血黄素沉积</li></ul>
含巨怪细胞的皮肤纤维瘤（dermatofibroma with monster cells）[Ki-M1p 阳性]	<ul><li>"非典型纤维组织细胞瘤"</li><li>皮肤纤维瘤亚型</li><li>罕见发生远处转移</li></ul>	<ul><li>大的怪异细胞，丰富的泡沫样细胞质，核深染；可见非典型核分裂象</li></ul>

疾病名称	临床特征	组织病理学
上皮样组织细胞瘤 （epithelioid cell histiocytoma）	• 皮肤纤维瘤亚型（纤维组织细胞瘤） • 成人 • 四肢 • 隆起性结节	• 领圈样表皮；局限生长；成角的上皮样细胞片状分布，含丰富嗜酸性细胞质；大量血管

疾病名称	临床特征	组织病理学
丛状纤维组织细胞瘤 （plexiform fibrohistiocytic tumor） ［vimentin，actin 阳性；CD34 阴性，鉴别 DFSP］	• 软组织肿瘤 • 婴儿及儿童 • 上肢 • 可发生转移	• 真皮及皮下交界处结节，两类细胞 　1. 束状成纤维细胞 　2. 组织样细胞结节性增生 • 可见 3~10 个细胞核的"破骨样"巨细胞 • "丛状"外观（复杂网状）
巨细胞成纤维细胞瘤 （giant cell fibroblastoma） ［CD34，vimentin 阳性］	• "隆突性皮肤纤维肉瘤的青少年亚型" • 软组织肿瘤 • 青年男性 • 颈部、躯干 • 孤立，缓慢生长，肤色结节 • 可能复发或转化为 DFSP（见后文） • 与 t(17;22) 染色体易位有关，导致血小板源性生长因子（PDGF）和 I 型胶原基因融合	• 界限不清，真皮至皮下结节；疏松黏液样间质中梭形细胞浸润；单核及多核巨细胞 • 特征性表现为核深染的巨细胞沿分枝状窦状间隙（"假性血管"）排列

疾病名称	临床特征	组织病理学
隆突性皮肤纤维肉瘤（dermatofibrosarcoma protuberans，DFSP）[CD34，CD99 阳性；XⅢa 因子、间质溶素 -3、肌腱蛋白阴性，鉴别皮肤纤维瘤；S100 阴性，鉴别黑素瘤]	• 青年至中年男性 • 躯干和四肢近端（可能位于既往创伤部位） • 与 t（17；22）（q22；q13）染色体易位有关，导致 PDGF 和 Ⅰ 型胶原基因融合 • 缓慢生长结节；红色或肉色 • 常呈"感染性瘢痕疙瘩"外观 • 可转移（<5%），最可能是肺 • 可采取治疗方法：Mohs 手术（首选），周围 3cm 广泛性局部切除（WLE），可考虑 PDGF 抑制剂伊马替尼	• 真皮至皮下结节；浸润性生长并包绕小片脂肪细胞；无浸润带；核圆胖的均一小梭形细胞；可能蔓延至脂肪组织而导致"蜂巢"样外观

疾病名称	临床特征	组织病理学
Bednar 瘤 （bednar tumor） ［CD34 阳性］	● 隆突性皮肤纤维肉瘤的色素性亚型 ● 1%~5% 的隆突性皮肤纤维肉瘤 ● 青年女性 ● 躯干和四肢近端 ● 色素性结节 ● 无转移性病例报道 ● 隆突性皮肤纤维肉瘤中黑素细胞聚集产生色素	● 同隆突性皮肤纤维肉瘤，但树突状细胞含黑素颗粒（非含铁血黄素） ● 可表达 S100

疾病名称	临床特征	组织病理学

非典型纤维黄瘤（atypical fibroxanthoma, AFX）[CD10, CD68, α_1-抗胰蛋白酶, α_1-抗胰凝乳蛋白酶, I型前胶原, CD99, vimentin, CD74阳性；S100（黑素瘤）和CK（鳞癌）阴性]	• 多形性未分化肉瘤（既往命名恶性纤维组织细胞瘤）的浅表型
	• 老年人
	• 头颈部（光暴露部位）
	
	• 孤立，灰色至粉红、红色圆顶形结节，可有溃疡和出血
	• 可能复发或消退（低度恶性肉瘤）
	
		• 真皮上部局限、无包膜、细胞丰富的肿瘤
		• 包含三种细胞
		  1. 圆胖梭形细胞
		  2. 大的多角形细胞
		  3. 多核巨细胞
		
		• 如果查见多核巨细胞和梭形细胞，应考虑AFX
		• 多形性未分化肉瘤（或恶性纤维组织细胞瘤）位置更深且细胞形态"更丑陋"

疾病名称	临床特征	组织病理学
多形性未分化肉瘤（pleomorphic undifferentiated sarcoma）［CD10，CD68，CD74，Ⅰ型前胶原阳性；CD99 阳性<50%］	• 旧名称"恶性纤维组织细胞瘤"（MFH） • 老年人最常见的软组织肉瘤 • 50~70 岁 • 下肢（特别是大腿） 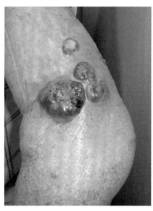 • 逐渐增大的无痛性结节 • 累及四肢近端深部软组织或横纹肌（罕见单纯皮肤损害） • 复发率高（可能的治疗包括截肢、WLE 联合放疗等）	• 类似非典型纤维黄瘤（见第 704 页），但位置更深，细胞及细胞核形态"更丑陋"；浸润性生长；出血；坏死；炎细胞 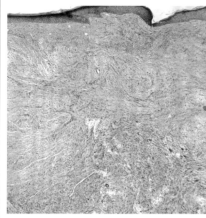 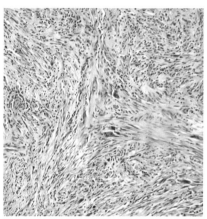 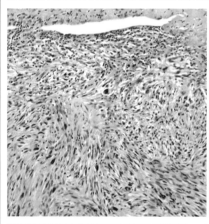 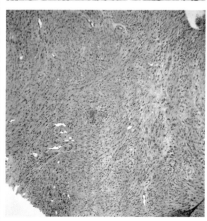

疾病名称	临床特征	组织病理学
滑膜和腱鞘肿瘤		
腱鞘纤维瘤 （fibroma of tendon sheath）	• 中年男性 • 手指、腕部 • 孤立、生长缓慢的皮下肿瘤，常附着于肌腱	• 局限生长的皮下结节，硬化区和细胞区两部分 • 皮下组织中致密纤维胶原间质内稀疏的梭形 / 星状细胞；透明变性 • 特征表现：裂隙样或扩张的血管腔 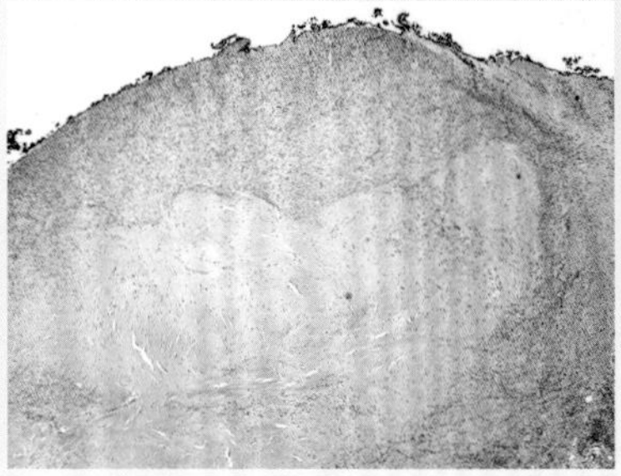 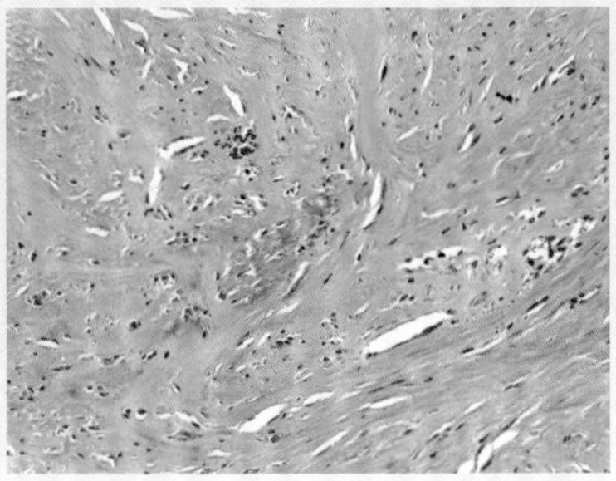 • 上图显示特征表现，扁平细胞沿裂隙样血管分布
腱鞘巨细胞瘤 （giant cell tumor of tendon sheath） ［CD68，vimentin 阳性］	• 手部最常见肿瘤 • 中青年女性 • 手及手指（背侧） 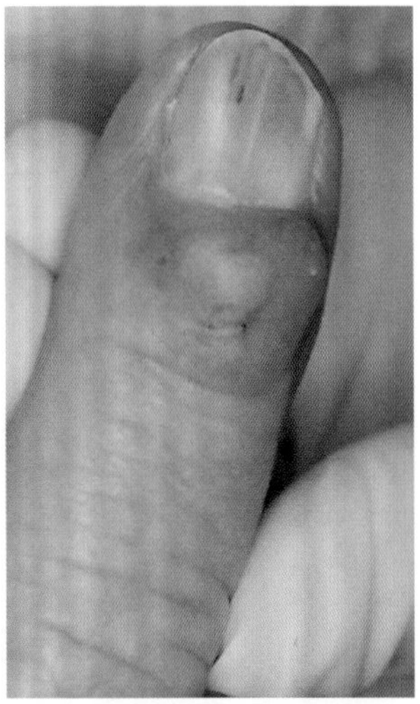 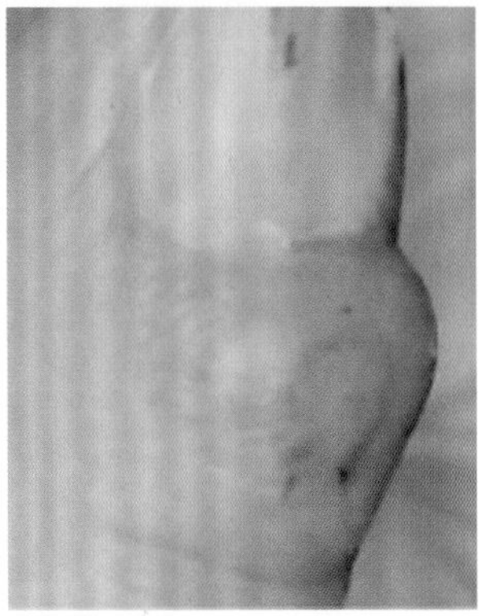 • 缓慢生长、无症状、坚实、固定的结节 • 良性，但 30% 局部复发	• "DF 样表现 + 巨细胞"，附着于肌腱部位 • 多叶状，嗜酸性胶原间质；充满脂质的组织细胞；含铁血黄素；多核巨细胞，其核数量可超过 60 个；常附着于肌腱 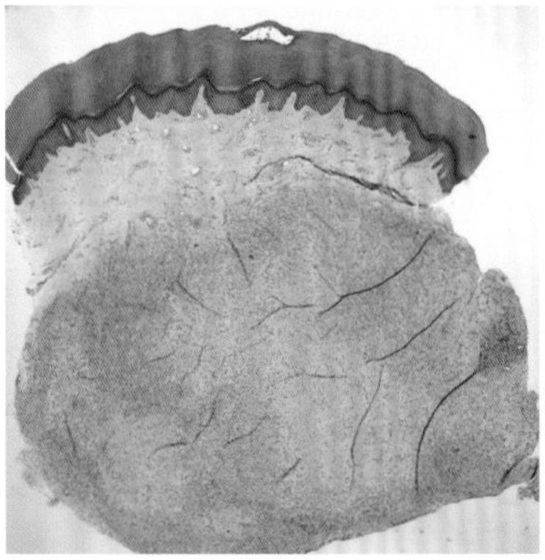 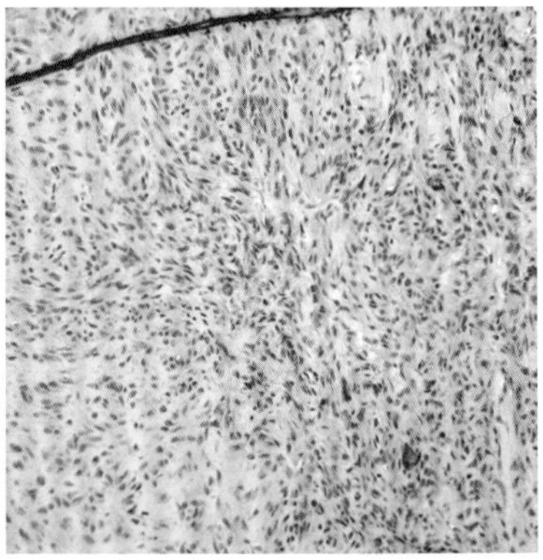 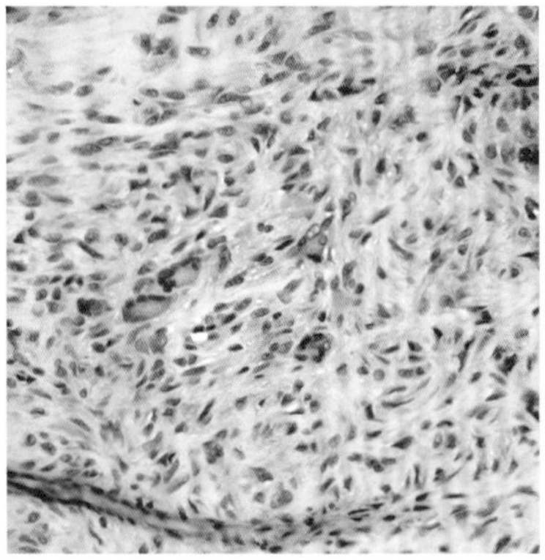 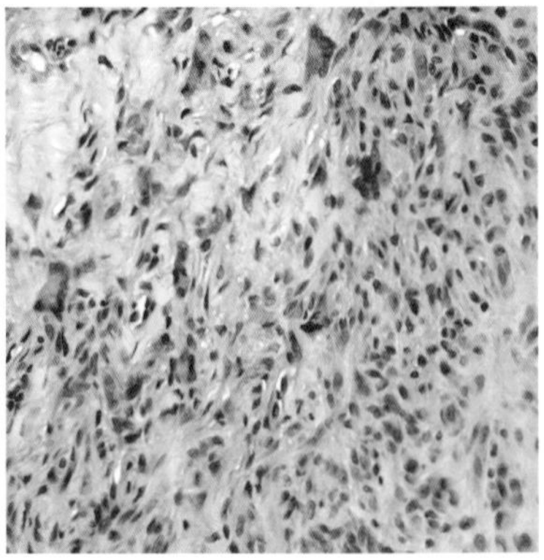

疾病名称	临床特征	组织病理学
上皮样肉瘤（epithelioid sarcoma） ［特征性三联阳性：CK、EMA 和 vimentin 阳性；S100、HMB45 和 CD31 阴性］	• 手 / 腕部最常见的软组织肉瘤 • 青年男性 • 四肢（尤其手及手指） 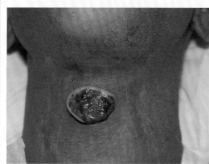 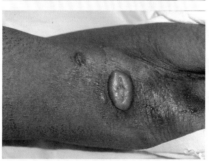 • 缓慢生长、褐白色结节；溃疡 • 沿四肢生长，临床可能表现为"孢子丝菌病样" • 常累及深部的皮下组织及其下方软组织 • 有转移风险（淋巴结和肺） • 5 年生存率为 50%	• 低倍镜下类似渐进性坏死或肉芽肿 • 真皮 / 皮下组织浸润性生长的细胞性结节；卵圆至多边形细胞和圆胖梭形细胞；含铁血黄素；中央"地图样"坏死和纤维化；可能表现为栅栏状"肉芽肿"样改变 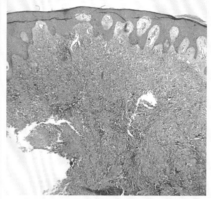 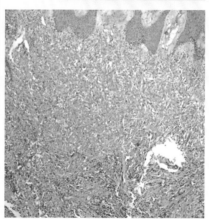 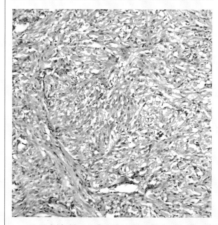 • 鉴别其他肿瘤需要免疫组织化学染色
滑膜肉瘤（synovial sarcoma） ［CK、EMA 阳性］	• 软组织肉瘤（很少累及皮肤） • 90% 有染色体易位 t(X;18) • 中青年 • 四肢	• 两个主要模式 　1. 梭形细胞束状排列的单相模式 　2. 梭形细胞及腺样结构的双相模式

疾病名称	临床特征	组织病理学
其他肿瘤		
骨化性纤维黏液样瘤（ossifying fibromyxoid tumor）[vimentin，S100 阳性]	• 男性 • 四肢 • 软组织肿瘤（平均 4cm）	• 局限生长，纤维包膜及不完整的新生骨外壳（骨更多见于中央部位）；束状、巢状及片状圆形和梭形细胞，间质血管丰富
幼年性透明纤维瘤病（juvenile hyaline fibromatosis）[actin，CK，vimentin 阳性]	• 婴儿至儿童 • 常染色体隐性遗传 • 头皮、耳、面部 • 白色、坚实、皮肤结节 • 肿瘤组织大（特别在头皮）；呈白色皮肤结节；伴牙龈肥大；屈曲性挛缩；溶骨性骨质侵蚀 • 反复感染可导致死亡 • 突变基因 *CMG2*（毛细血管形态发生蛋白 2）	• 真皮增厚，"软骨样"外观；无定形、透明样变的嗜酸性间质[PAS 染色阳性]中见含有丰富颗粒状细胞质的成纤维细胞样细胞

疾病名称	临床特征	组织病理学
多形性透明变性血管扩张性肿瘤（pleomorphic hyalinizing angiectatic tumor, PHAT）[CD34, vimentin 阳性]	• 间质肿瘤 • 四肢远端 • 软组织结节	• 部分类似恶性纤维组织细胞瘤和神经鞘瘤；可见纤维素渗出的扩张血管，其周围显著的透明样变；具有核内包涵体的梭形和多形性间质细胞，炎症程度不等
多形性透明变性血管扩张性肿瘤	• 间质肿瘤	• 部分类似恶性纤维组织细胞瘤和神经鞘瘤；可见纤维素渗出的扩张血管，其周围显著的透明样变；具有核内包涵体的梭

疾病名称	临床特征	组织病理学
皮肤黏液瘤 (cutaneous myxoma)	• 良性皮肤肿瘤 • 如与 Carney 综合征有关,损害常见于眼睑、乳头和臀部 • 单发常位于指 / 趾,并不伴有系统异常 • 50% 的 Carney 综合征患者有皮肤黏液瘤(见第 13 章) 	• 类似于局灶性黏蛋白病(见第 303 页),但毛细血管丰富,位于真皮深部;境界清楚,无包膜;黏液丰富;成纤维细胞数目不等

疾病名称	临床特征	组织病理学
肢端浅表纤维黏液瘤 （superficial acral fibromyxoma） ［CD34，EMA，CD99 阳性］	• 手指及足趾；常累及甲 • 孤立皮损 • 复发率超过 20%	• 真皮和皮下组织内梭形及星状细胞,无序疏松排列,席纹状或束状生长;黏液或胶原间质;常伴明显的血管增多,肥大细胞增多
浅表血管黏液瘤 （superficial angiomyxoma） ［间质细胞 vimentin 阳性,actin 局灶阳性］	• 含上皮成分的黏液瘤亚型 • 可发生于任何部位 • 缓慢生长、无痛结节	• 中心区域常在皮下组织,向真皮扩展;梭形及星状细胞位于丰富的有大量血管的嗜碱性间质中;可见上皮成分(上皮条索或充满角蛋白的囊肿)

（刘玲 译　任军　俞婉婷 校　张韡 审）

第 **35** 章 脂肪组织肿瘤

血管脂肪瘤（angiolipoma）

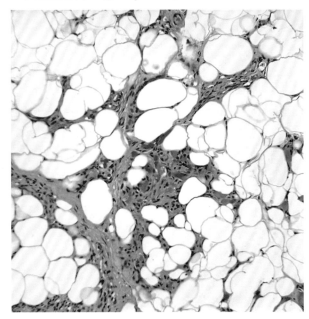

疾病名称	临床特征	组织病理学
浅表脂肪瘤样痣 （nevus lipomatosus superficialis）	• 罕见的结缔组织痣 • 发生于出生至 20~30 岁 • 骨盆带和躯干,通常为单侧 • 斑块型皮色或黄色丘疹;可线状或带状排列 • 通常为孤立皮损,也可泛发	• "脂肪多的皮赘" • 真皮内成熟脂肪细胞延伸至表皮下方;胶原束增厚;真皮乳头层内血管增多 • 组织学上很难与局灶性真皮发育不全相区别,但后者胶原减少,且临床表现与之不同

疾病名称	临床特征	组织病理学
压力性跖部丘疹 (piezogenic pedal papules)	• 后天或遗传因素造成足跟结缔组织缺陷,压力诱导皮下脂肪在此形成疝 • 足跟部 • 无痛或无症状,当足跟压力减轻时多发的小丘疹 / 结节会消失 • 与 Ehlers-Danlos 综合征 (1/3 的患者) 和 Prader-Willi 综合征有关 • 可在腕部出现类似皮损 (压力性腕部丘疹)	• 脂肪突出进入真皮;皮损边缘和脂肪小叶内常有黏蛋白沉积
婴儿跖部丘疹 (infantile pedal papules)	• 与压力性跖部丘疹类似 • 出生至婴儿期 • 足跟内侧面 • 无痛性对称结节	• 真皮中层和深层边界清楚的成熟脂肪小叶,主要分布于附属器周围
脂肪母细胞瘤 (lipoblastoma)	• 来自胎儿白色脂肪的良性肿瘤 • 婴儿期至儿童期 • 近端肢体、躯干、头颈部 • 浅黄至棕黄色肿瘤 (平均 5cm)	• 结缔组织间隔呈分叶状,薄而血供丰富;成熟脂肪细胞伴有梭形间叶细胞、脂肪母细胞;小叶内和片状黏液样间质中常有丛状毛细血管网;无核分裂象和异型性 (区别于脂肪肉瘤)
脂肪纤维瘤病 (lipofibromatosis)	• 儿童肿瘤 • 发生于出生至儿童期 • 手足 • 皮下组织和深部软组织结节	• 脂肪组织 (大于肿瘤的 50%) 和增厚的脂肪间隔中的梭形成纤维细胞
含铁血黄素沉着性纤维组织细胞脂肪瘤性肿瘤 (hemosiderotic fibrolipomatous tumor)	• 中老年 (不同于脂肪纤维瘤病的年龄) • 踝部和足部 • 皮下组织 "脂肪瘤样" 肿瘤 (1~13cm)	• 不同比例的成熟脂肪细胞和梭形成纤维细胞;在梭形细胞区域可见巨噬细胞内丰富的含铁血黄素沉积;炎症细胞分散于皮损中 • 梭形细胞 CD34 阳性

疾病名称	临床特征	组织病理学
脂肪瘤 （lipoma）	• 50~60 岁 • 躯干上部、上肢、大腿、颈部 • 无自觉症状的皮下肿瘤 • 可能的突变：*HMBA2* 基因（控制转录） • 多发性脂肪瘤可合并 Fröhlich 综合征和 PTEN（磷酸酶和张力蛋白）突变综合征，其中 PTEN 突变综合征包括 Bannayan-Riley-Ruvalcaba 综合征（脂肪瘤 + 血管瘤）、Cowden 病、Proteus 综合征	• 成熟脂肪细胞被薄的不完全纤维化的间隔分隔，间隔内有少量血管；可见纤维性包膜

疾病名称	临床特征	组织病理学
临床脂肪瘤综合征（clinical lipoma syndromes）	• Madelung 病（良性、对称性脂肪瘤病） 　■ 中年男性：酒精相关性肝病，代谢异常 　■ 颈部、背部、躯干上部 　■ 误诊为肥胖症（"视觉诊断"） 　■ 组织病理：无包膜的脂肪团；对称 • 家族性多发脂肪瘤病 　■ 常染色体显性遗传 　■ 发生于 30~40 岁 　■ 前臂、躯干、大腿 • Dercum 病（痛性肥胖症） 　■ 下肢、腹部、臀部 　■ 下肢疼痛性脂肪沉积 　■ 精神心理疾病 • 弥漫性脂肪瘤病 　■ 2 岁前出现 　■ 肢体或躯干：伴有结节性硬化 　■ 组织病理：成熟脂肪组织的浸润性团块 • 脑颅皮肤脂肪瘤病 　■ 头皮的皮下脂肪瘤伴秃发 　■ 颅骨和眼部异常 • 脂肿性头皮 　■ 增厚柔软的头皮，脱发 　■ 组织病理：增厚的头皮皮下脂肪	

疾病名称	临床特征	组织病理学
血管脂肪瘤 （angiolipoma）	● 青春期（青壮年） ● 前臂 ● 皮下坚实的局限性肿瘤伴轻度疼痛（常为压痛） ● 染色体组型正常（与细胞遗传学改变无关）	● 包膜薄，小叶间隔部分纤维化；脂肪组织和许多小血管（血管成分大于 5%）；血管内常形成纤维蛋白血栓

疾病名称	临床特征	组织病理学
血管黏液脂肪瘤 (angiomyxolipoma)	• "血管性黏液脂肪瘤" • 可能为树突状纤维黏液脂肪瘤的亚型 • 与脂肪瘤、梭形细胞/多形性脂肪瘤和黏液瘤相同的细胞遗传学改变(不同于血管脂肪瘤有正常的核型)	• 类似于伴有黏液间质的梭形细胞脂肪瘤(见第 719 页)
腺脂瘤 (adenolipoma)	• 大腿 • 质软、分叶结节	• 成熟脂肪小叶和正常外分泌腺混合
软骨样脂肪瘤 (chondroid lipoma) [vimentin, S100 阳性]	• 女性 • 下肢 • 深部坚实的肿瘤(平均 3~5cm)	• 软骨黏液样间质中可见分叶的有包膜的含有多个空泡的细胞;成熟脂肪细胞

疾病名称	临床特征	组织病理学
硬化性（纤维瘤样）脂肪瘤 [sclerotic (fibroma-like) lipoma]	• 脂肪瘤亚型 • 男性 • 手指和远端肢体	• 皮下组织内局限性结节伴明显硬化间质（有时有席纹状表现）和不同数量的脂肪
梭形细胞脂肪瘤（spindle-cell lipoma） [CD34，XIIIa 因子，vimentin 阳性]	• 皮下组织良性肿瘤 • 男性（50~80 岁） • 上背部和颈部 • 生长缓慢；无痛、质软、椭圆形分叶状团块 • 突变：常包含 16q 缺失或 16 号染色体单体	• "绳索样"胶原 + 黏液样间质 + 梭形细胞 + 肥大细胞 + 成熟脂肪 • 局限、无包膜；不出现脂肪母细胞或显著核异型（与脂肪肉瘤不同）；增厚的小梁样结构，伴有脂肪组织；"绳索样"胶原
硬化性（纤维瘤样）脂肪瘤	• 脂肪瘤亚型	• 皮下组织内局限性结节伴明显硬化间质

疾病名称	临床特征	组织病理学
多形性(巨细胞)脂肪瘤 [pleomorphic (giant-cell) lipoma] [CD34，XIIIa 因子阳性]	• 良性肿瘤 • 中年至老年男性 • 肩部、背部、颈部 • 质软的皮下包块(平均 5cm) • 突变:经常包含 16q 缺失	• 与梭形细胞脂肪瘤类似 + 多形性"花瓣状"细胞(核呈花瓣状排列的多核巨细胞)
冬眠瘤 (hibernoma)	• 良性的少见的来自棕色脂肪的肿瘤(棕色脂肪用于保暖) • 成人(30~40 岁) • 肩胛、腋窝、颈部 • 棕褐色分叶的肿瘤(平均 10cm);可能增强局部的保暖 • 突变:MEN1 基因缺失(11 号染色体)	• 深在性,有包膜和由薄的纤维间隔分隔的小叶;明显的血管;明显的核仁但无核分裂象 • "桑葚样细胞"(中心核仁和被线粒体充满的含有多个空泡的细胞);类似空泡细胞内有乒乓球

疾病名称	临床特征	组织病理学
脂肪肉瘤（liposarcoma）		
脂肪肉瘤概述 （liposarcoma overall）	● 最常见的软组织肿瘤 ● 老年人 ● 大腿和臀部 ● 通常表现为深部皮下包块	
高分化脂肪肉瘤 （well-differentiated liposarcoma）	● 预后良好 ● 类似正常脂肪；核多形性 ● 脂肪母细胞：不成熟、含有多个空泡的脂肪细胞，有深染、花边样的核	
梭形细胞脂肪肉瘤 （spindle-cell liposarcoma）	● 在黏液样间质中出现束状和旋涡状排列、增生的梭形细胞	

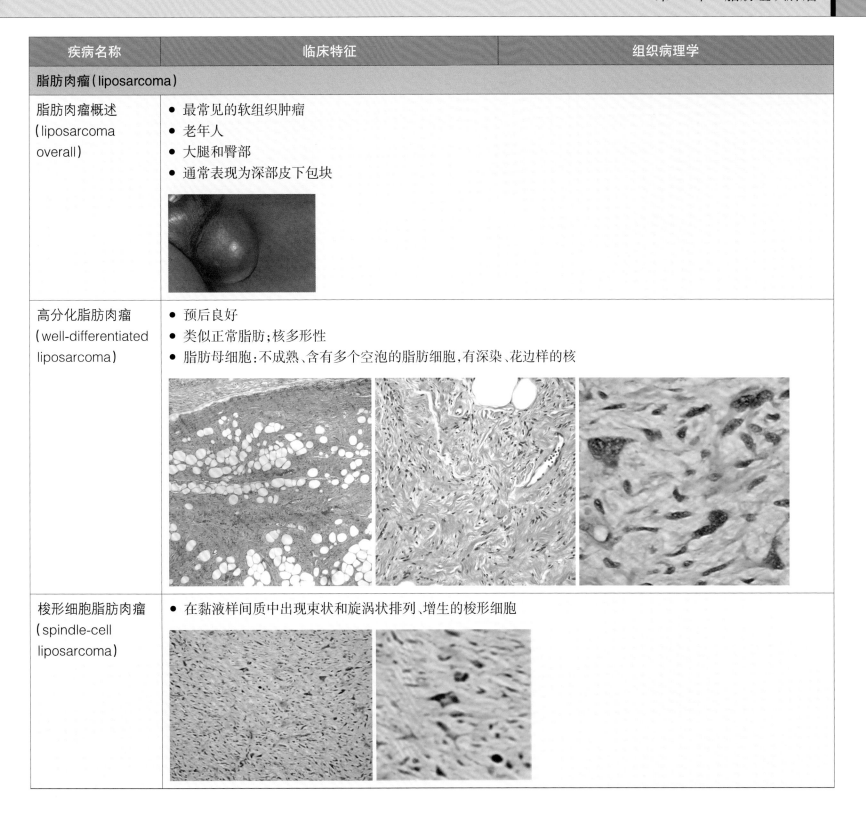

疾病名称	临床特征	组织病理学
黏液样脂肪肉瘤 （myxoid liposarcoma）	● 下肢 ● 转移到肺外的区域 ● 丰富的黏液样间质中出现梭形或星形细胞；纤细的丛状毛细血管网（"鸡爪"样或"细铁丝网"样血管）	
	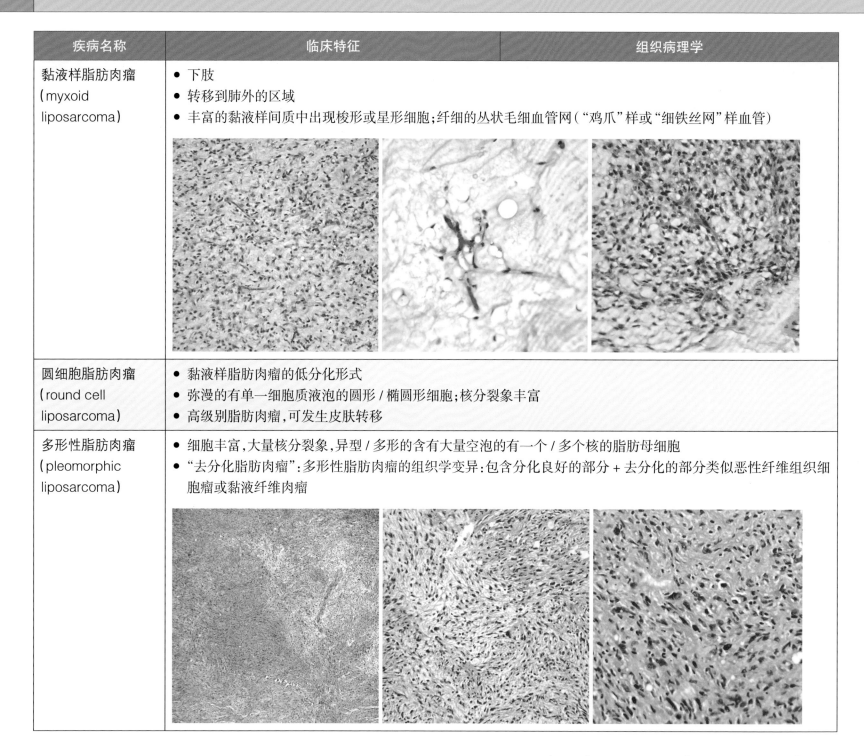	
圆细胞脂肪肉瘤 （round cell liposarcoma）	● 黏液样脂肪肉瘤的低分化形式 ● 弥漫的有单一细胞质液泡的圆形／椭圆形细胞；核分裂象丰富 ● 高级别脂肪肉瘤，可发生皮肤转移	
多形性脂肪肉瘤 （pleomorphic liposarcoma）	● 细胞丰富，大量核分裂象，异型／多形的含有大量空泡的有一个／多个核的脂肪母细胞 ● "去分化脂肪肉瘤"：多形性脂肪肉瘤的组织学变异：包含分化良好的部分＋去分化的部分类似恶性纤维组织细胞瘤或黏液纤维肉瘤	

（孙凯律 译　陈思远　俞婉婷 校　张犇 审）

肌肉，软骨和骨的肿瘤

平滑肌瘤(leiomyoma)
(雪茄样核的良性细胞)

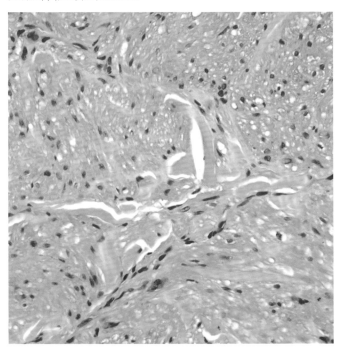

平滑肌肉瘤(leiomyosarcoma)
(核深染的怪异细胞)

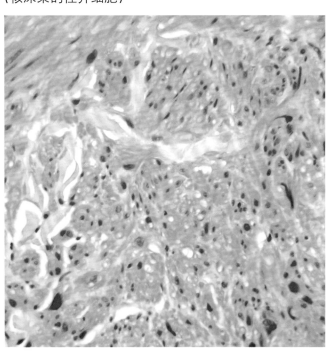

疾病名称	临床特征	组织病理学
平滑肌肿瘤		
平滑肌瘤或毛发平滑肌瘤 (leiomyoma or piloleiomyoma) [desmin,actin 阳性]	• 毛发平滑肌瘤 • 起源于立毛肌 • 年龄:20~40 岁 • 躯干或四肢伸侧 • 单发或多发,坚硬,疼痛(尤其是寒冷的天气时)红褐色丘疹结节 • 多发的平滑肌瘤与以下疾病有关 　■ 皮肤淋巴瘤 　■ HIV 感染 　■ Reed 综合征(见下文)	 • 真皮内无包膜的界限清楚的肿瘤;不累及表皮、与表皮之间有"无浸润带";旋涡状排列;细长核两端钝("雪茄形"核);核周空泡化 • 三色染色(上图)
阴囊(外阴)平滑肌瘤 (scrotal(vulval) leiomyoma)	• 阴囊(女阴皮损发生在大阴唇) • 坚硬、孤立的无症状结节,大小 1~14cm • 女阴皮损:1~5cm 结节(表达雌激素和孕酮受体,与毛发平滑肌瘤不同)	• 浸润边缘不清,比毛发平滑肌瘤细胞更多(女阴通常是梭形细胞型)
皮肤和子宫平滑肌瘤 (cutaneous and uterine leiomyomas)	• Reed 综合征 • 常染色体显性遗传疾病 • 多发的皮肤 + 子宫平滑肌瘤 • 突变:延胡索酸水合酶(线粒体克雷布斯循环酶) • 与乳头状肾细胞癌有关	• 同皮肤平滑肌瘤

疾病名称	临床特征	组织病理学
血管平滑肌瘤 （angioleiomyoma） ［vimentin，desmin， actin 阳性］	● 中年 ● 小腿 ● 孤立，缓慢生长，无自觉症状，坚硬的灰白色圆形／卵圆形结节	● 界限清楚，圆形、有纤维性包膜的深在结节；平滑肌多于血管 ● 三种亚型 　1. 实体型 　2. 海绵型 　3. 静脉型 ● 核周空泡化，"雪茄形"核（真皮深部）
血管平滑肌瘤 （angioleiomyoma）	● 中年 ● 小腿	● 界限清楚，圆形、有纤维性包膜的深在结节；平滑肌多于血管

疾病名称	临床特征	组织病理学
血管平滑肌脂肪瘤 （angiomyolipoma）	• 皮肤血管平滑肌瘤的亚型	• 血管平滑肌瘤 + 脂肪细胞（混合有血管、平滑肌和脂肪细胞）
血管平滑肌脂肪瘤	• 皮肤血管平滑肌瘤的亚型	• 血管平滑肌瘤 + 脂肪细胞（混合有血管、平滑肌和脂肪细胞）

疾病名称	临床特征	组织病理学
平滑肌错构瘤（smooth muscle hamartoma）〔CD34 阳性〕	<ul><li>婴儿（通常是先天性的）</li><li>四肢和躯干</li><li>躯干，四肢近端（不累及阴囊）</li><li>皮肤颜色或轻度色素性斑块（<10cm）；临床可见假性"Darier 征"</li></ul>	<ul><li>真皮层散在平滑肌束，毛囊数量正常（类似 Becker 痣，见第 256 页）</li></ul>
平滑肌肉瘤概述（leiomyosarcoma overall）	<ul><li>组织病理学：具有"雪茄形"细胞核的细长梭形细胞；多形性核；在细胞横切面可见空泡</li><li>平滑肌瘤样 + "丑陋的"有核分裂象的细胞</li><li>染色：vimentin，desmin（70%），actin 和 masson 三色染色（可见肌丝）</li></ul>	

疾病名称	临床特征	组织病理学
真皮平滑肌肉瘤 (dermal leiomyosarcoma)	• 60 岁以上的男性 • 四肢、头部和颈部伸侧 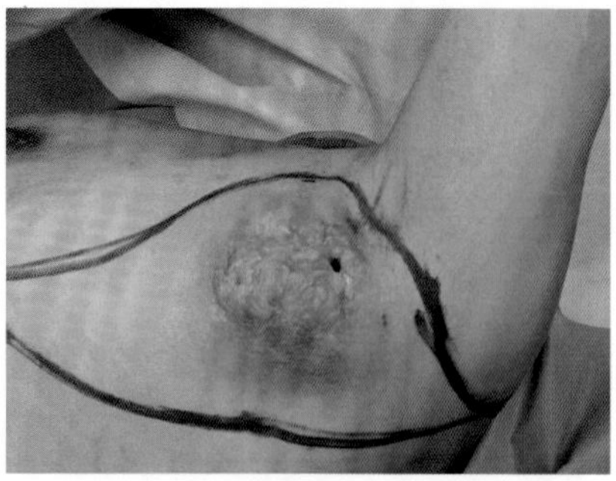 • 红斑或有色素沉着的孤立结节 • 可能复发(30%),但很少转移(比皮下平滑肌肉瘤预后好)	• 轮廓不规则,主要在真皮,表皮突变平 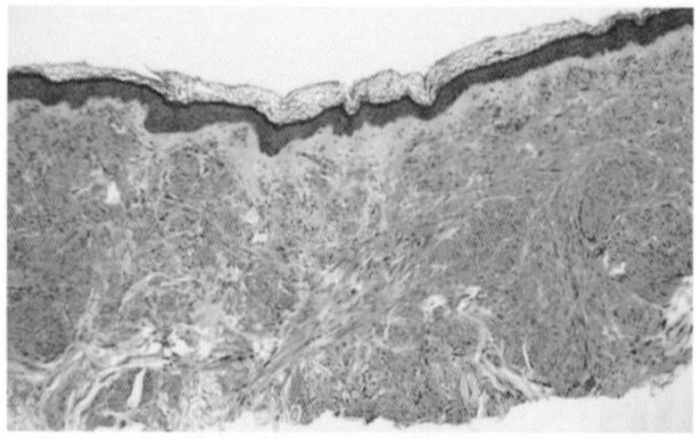 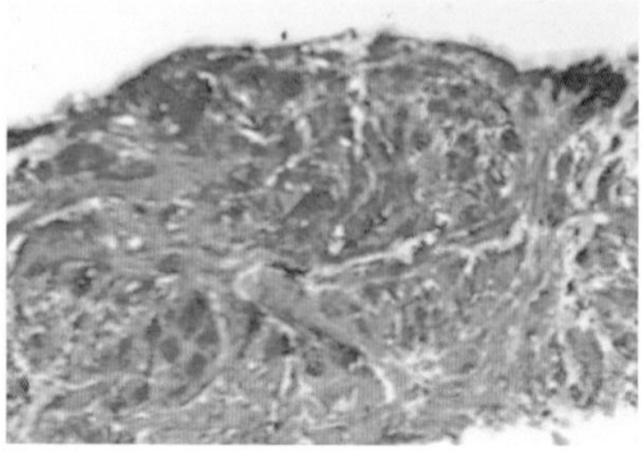 • Actin 染色(上图) 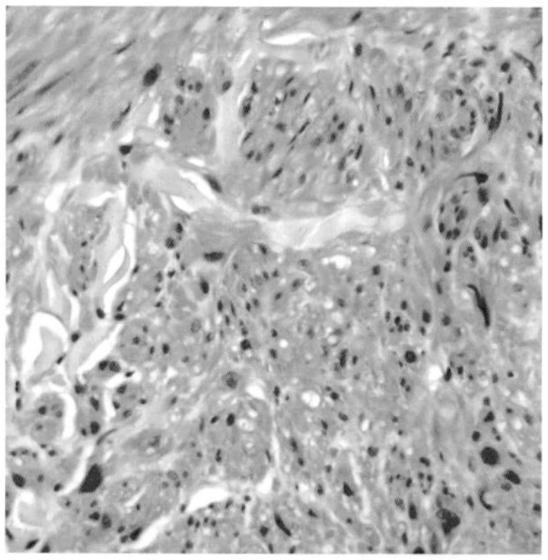 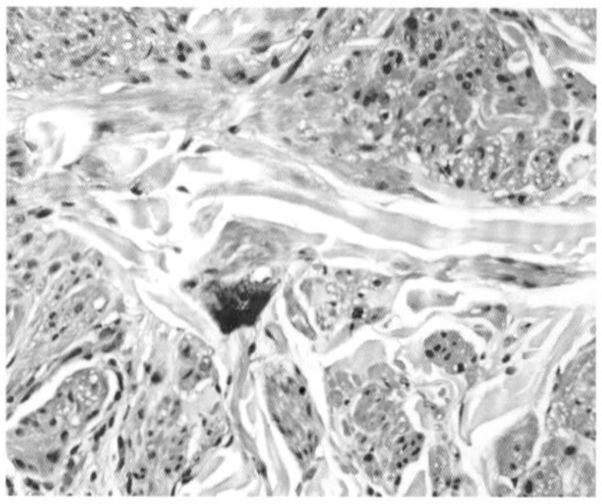
皮下平滑肌肉瘤 (subcutaneous leiomyosarcoma)	• 疼痛,边界清晰,深部肿瘤 • 可能复发(50%~70%) • 肺部、肝脏、骨的转移风险(1/3 的病例)	• 类似真皮平滑肌肉瘤,但是延伸至真皮下,明显的血管,可有坏死区域和侵袭血管
继发性平滑肌肉瘤 (secondary leiomyosarcoma)	• 来源于腹膜后和子宫原发病灶 • 头皮和背部 • 多发性球形肿瘤	• 通常多发,大体呈球形,有时出现在血管管腔内

疾病名称	临床特征	组织病理学
横纹肌肿瘤（tumors of striated muscle）		
横纹肌错构瘤 （striated muscle hamartoma）	• 新生儿 • 头颈部 • 在身体中线部位的息肉样病变	• 多发的横纹肌束被纤维脂肪组织包围，伴毛细血管扩张
横纹肌瘤（成人型） ［rhabdomyoma（adult type）］ ［myoglobulin，desmin 阳性］	• 良性肿瘤 • 头颈部（罕见于其他部位） • 边界清楚、柔软的红棕色肿瘤 • 还有一种胎儿型横纹肌瘤，可见于儿童和成人的多种器官	• 大的多边形细胞，颗粒状嗜酸性细胞质，"蜘蛛网"细胞和具有横纹的细胞（"小木片"，棒状条纹）
横纹肌肉瘤 （rhabdomyosarcoma） ［Myogen，myoglobulin，MyoD1，desmin 阳性］	• 排在第一位的儿童软组织肉瘤 • 头颈部，胃肠道，腹膜后 • 罕见表现为真皮结节	• 三个组织学亚型 　1. 胚胎型 　2. 腺泡型 　3. 多形型

疾病名称	临床特征	组织病理学
恶性横纹肌样瘤 （malignant rhabdoid tumor） 〔vimentin, CK 阳性〕	• 出生时即发病 • 丘疹结节性皮损 • 平均生存期 <6 周	• 成片的富含透明嗜酸性细胞质的多边形细胞,其核为偏向一侧的泡状核;可见明显活跃的核分裂象

疾病名称	临床特征	组织病理学
软骨肿瘤（tumors of cartilage）		
软骨瘤 （chondroma） ［S100 阳性］	• 皮肤软骨瘤无骨性连接；极为罕见 • 手指 • 坚硬的圆形结节	• 由软骨间质里的软骨细胞组成的界限清楚的膨胀性肿瘤；表皮突消失
甲下骨软骨瘤 （Subungual osteochondroma）	• 甲下外生骨疣是一种常见骨的良性增生，由于好发于远端指（趾）骨，常导致甲的异常 • 年轻或成年男性 • 远端指（趾）骨（尤其是踇趾） • 疼痛性肿瘤；诊断可通过 X 线检查确诊 	• 成熟小梁骨伴有成熟软骨形成的增殖帽；软骨内骨化形成骨
副脊索瘤 （parachordoma） ［S100，CK8/18，CK1/10，7，20 阳性］	• 生长缓慢的软组织肿瘤 • 四肢靠近肌腱、滑膜或骨 • 皮肤结节可能由肿瘤直接浸润或远处转移发展而来 • 与脊索瘤无关，但类似于脊索瘤，位于身体中轴部位，由神经管残余形成的骶尾部肿瘤	• 黏液样间质中条索状分布的空泡细胞（含空泡）

疾病名称	临床特征	组织病理学
骨肿瘤 (tumors of bone)		
骨肉瘤 (osteosarcoma) [vimentin 阳性; S100 和 CK 阴性]	• 原发病灶可能在骨 • 老年人 • 腿和之前受过辐射的区域 • 深部结节可伴溃疡 • 可能在局部复发并扩散到肺部或其他器官	• 真皮或皮下肿瘤;少量嗜酸性细胞质的梭形细胞,细胞核细长;经常发生溃疡 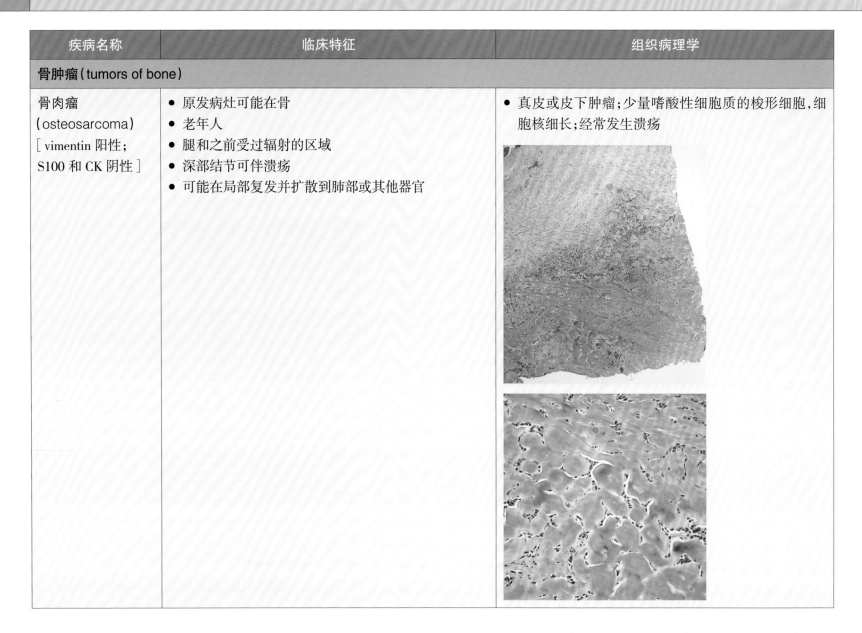

（党林 译　陈思远　俞婉婷 校　张韡 审）

神经鞘瘤 (schwannoma)

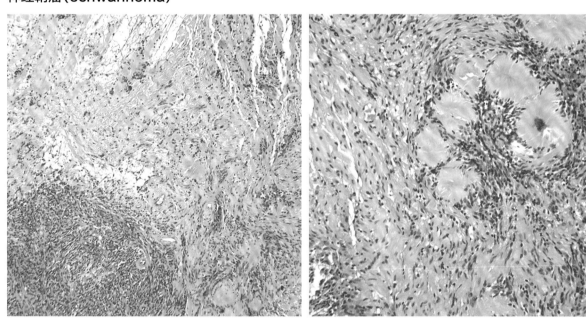

外周神经鞘三种主要细胞	免疫标记	电子显微镜	肿瘤
神经束膜细胞	EMA, vimentin 阳性（不表达 S100）	无基底膜	神经束膜瘤
Schwann 细胞	S100, vimentin 阳性（不表达 EMA）	基底膜（IV 型）	神经瘤，神经鞘瘤，神经纤维瘤（依据细胞的比例和排列进行区分）
成纤维细胞	vimentin 阳性		

疾病名称	临床特征	组织病理学
神经鞘肿瘤		
神经瘤 （轴突与 Schwann 细胞束之比为 1：1）		
创伤性神经瘤 （traumatic neuroma） ［S100，MBP（髓磷脂碱性蛋白）阳性； Bodian 染色阳性］	• 创伤，瘢痕或截肢部位 （通常位于肢端） • 坚实，皮色或红色，椭圆形，豌豆大小的结节	• "瘢痕 + 神经" • 界限清楚，在纤维瘢痕组织 / 鞘中不规则排列的神经束；神经束周围包绕着神经束膜细胞

疾病名称	临床特征	组织病理学
残留性多指症（rudimentary polydactyly）	• "残留的多指 / 趾" • 可发生于出生时至儿童期 • 第五指的根部尺侧 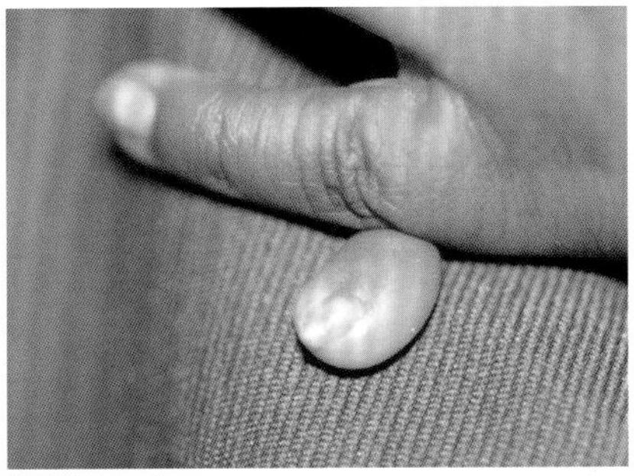 • 小的肉色丘疹或结节	• 真皮上部胶原内可见大量的神经纤维束；可见椭圆形小体（类似 Meissner 小体） 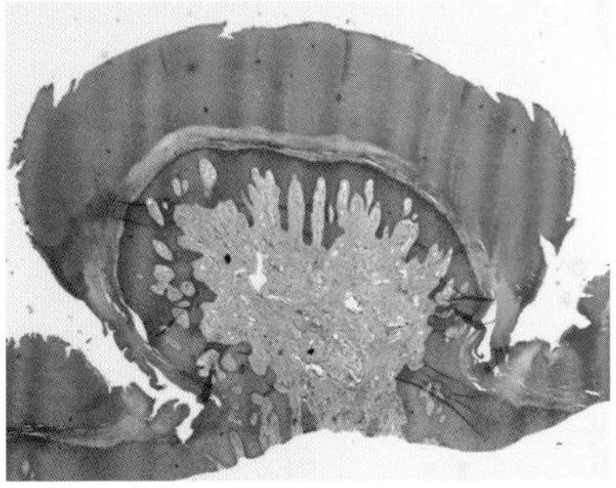 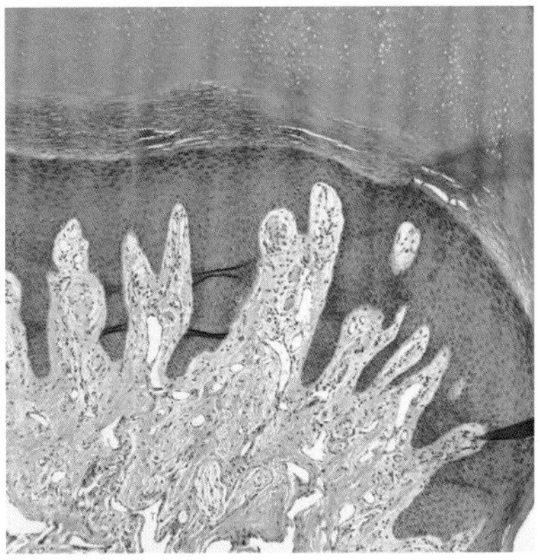 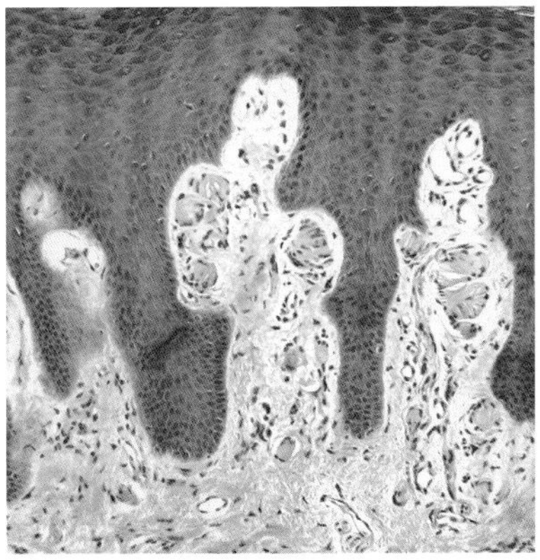 • 椭圆形, Meissner 样小体（上图） 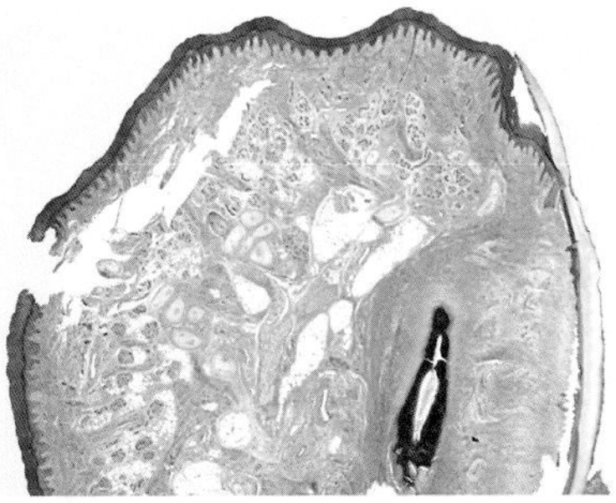 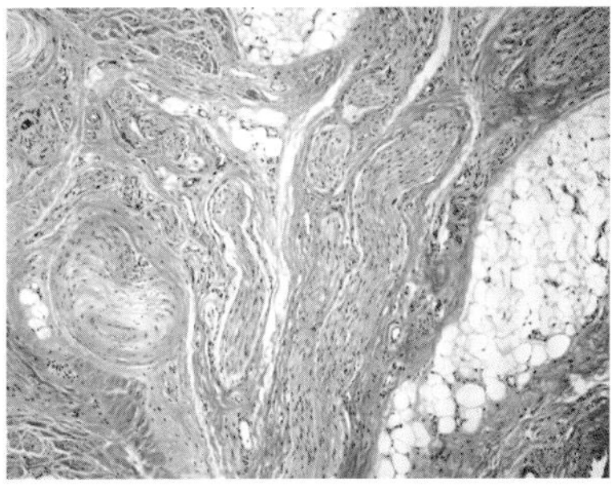

疾病名称	临床特征	组织病理学
孤立性局限性神经瘤 （solitary circumscribed neuroma） ［S100 阳性］	• "栅状有包膜神经瘤" • 中年人 • 面部 • 面部单发的生长缓慢无痛性结节（平均大小 0.5cm） • 可能是对创伤的反应	• 疏松的间质中可见发育良好，局限的神经束；肿瘤周围包绕有神经束膜组织鞘（假包膜）；肿瘤周围可见裂隙（不同于神经纤维瘤）；神经束周围无纤维组织鞘（不同于创伤性神经瘤）

疾病名称	临床特征	组织病理学
多发性黏膜神经瘤和相关的综合征（multiple mucosal neuromas and possible syndrome）	• 多发性内分泌肿瘤综合征（MEN syndrome），ⅡB 型（Sipple 综合征）或多发性内分泌肿瘤 　■ 常染色体显性遗传 　■ 突变：*RET* 原癌基因突变 　■ 马方综合征样体型（Marfanoid habitus）；多发性黏膜神经瘤 　■ 有患甲状腺髓样癌的高风险：实验室检查降钙素 　■ 嗜铬细胞瘤风险 　　▲ 肾上腺，高血压 　　▲ 实验室：尿香草基扁桃酸（VMA）	
神经节细胞瘤（ganglioneuroma）	• 罕见的原发性肿瘤 • 神经母细胞瘤和神经纤维瘤病的病史	• 神经纤维瘤 + 梭形细胞束间成熟的神经节细胞（典型的表现为一个神经节细胞被神经纤维瘤包绕）
上皮鞘神经瘤（epithelial sheath neuroma）	• 老年人 • 上背部 • 丘疹或结节	• 真皮上部鳞状上皮包绕增生的神经纤维

疾病名称	临床特征	组织病理学
神经束膜瘤 （perineurioma） ［EMA，vimentin 阳性； S100、CD34 和烯醇 酶阴性］	● 肿瘤只有神经束膜细胞 ● 中年人 ● 躯干和四肢 ● 坚实的结节 ● 和 NF-1 和 NF-2 相关	● 坚实的局限性无包膜的损害；"席纹状" 和细胞质位于两端的细长梭形细胞呈同心性洋葱状排列
硬化性神经束膜瘤 （sclerosing perineurioma） ［EMA，vimentin 阳性］	● 青年人 ● 手指和手掌 ● 与染色体 10 和 NF-2 基因（染色体 22）异常有关	● 丰富致密的胶原间可见小的上皮样细胞和梭形细胞，呈带状、小梁状和"洋葱皮"样排列（可与腱鞘纤维瘤或 Cowden 病的硬化性纤维瘤混淆）

疾病名称	临床特征	组织病理学
神经鞘瘤（schwannoma，neurilemmoma）[S100，vimentin，EMA 和基底膜Ⅳ型胶原阳性；髓鞘碱性蛋白阴性]	<ul><li>神经鞘的良性肿瘤（非神经细胞）</li><li>成人</li><li>肢体</li><li>单发的，粉红色至黄色，生长缓慢的肿瘤；可能有疼痛和感觉异常，90% 的孤立损害无相关综合征</li><li>与神经纤维瘤病（尤其是 NF-2）和家族性神经鞘瘤综合征相关</li><li>亚型<ul><li>细胞型神经鞘瘤</li><li>神经母细胞瘤样神经鞘瘤</li><li>上皮样神经鞘瘤</li><li>砂粒体型黑素性神经鞘瘤：和 Carney 综合征相关</li></ul></li></ul>	<ul><li>边界清楚，有包膜，真皮深部的肿瘤</li><li>真皮深部和皮下组织，有神经束膜形成的包膜，起源的神经沿着肿瘤周边排列（被推挤到周围）</li><li>可见两种组织类型</li></ul>1. Antoni A 区（多细胞区）：梭形 Schwann 细胞交织排列，可见 Verocay 小体（成排排列的细胞和细胞核形成的嗜酸性团块） 2. Antoni B 区（少细胞区）：Schwann 细胞散在分布于疏松的黏液样间质中 ● Verocay 小体（上图）

疾病名称	临床特征	组织病理学
丛状神经鞘瘤（plexiform schwannoma）	• 神经鞘瘤的良性亚型	• 丛状外观的多发性相互交织排列的纤维束和结节，主要由 Antoni A 区组织组成
砂粒体型黑素性神经鞘瘤（psammomatous melanotic schwannoma）［S100，HMB-45，MART-1，vimentin 阳性］	• Carney 综合征表现（包括黏液瘤、点状色素沉着和内分泌疾病） • 位于脊神经后根，胃肠道、骨和软组织 • 罕见发生于皮肤	• 边界清楚，部分有包膜，砂粒体，色素性黑素细胞

疾病名称	临床特征	组织病理学
神经纤维瘤和神经纤维瘤病（neurofibroma and neurofibromatosis）		
神经纤维瘤病概述（neurofibromatosis overall）	<ul><li>NF-1：85%~90% 患者；17 号染色体；常染色体显性遗传<ul><li>*NF-1* 基因突变；编码神经纤维瘤蛋白（肿瘤抑制功能）</li></ul></li><li>NF-2：22 号染色体；常染色体显性遗传<ul><li>听神经瘤、神经鞘瘤、颅内肿瘤，幼年后囊下晶状体混浊</li><li>*NF-2* 基因突变；编码 merlin 蛋白 / 神经纤维瘤蛋白 2</li></ul></li><li>NF-3：NF-1 和 NF-2 的混合型</li><li>NF-4：弥漫性神经纤维瘤和牛奶咖啡色素沉着斑</li><li>NF-5：节段型（单侧或双侧分布）<ul><li>可能的突变：合子后 *NF-1* 基因突变</li></ul></li><li>NF-6：仅有牛奶咖啡色素沉着斑</li><li>NF-7：迟发型</li><li>NF-8：其他类型</li><li>其他与 *NF-1* 基因突变有关的疾病<ul><li>Watson 综合征（常染色体显性遗传）：*NF-1* 基因突变：肺动脉瓣狭窄，牛奶咖啡斑、身材矮小、神经纤维瘤、Lisch 结节、腋窝雀斑</li><li>Noonan 综合征（常染色体显性遗传）：常有 *PTPN11* 基因突变，但可能有 NF-Noonan 重叠综合征（*NF-1* 基因突变）：特征性相貌，身材矮小，心脏缺陷（尤其是肺动脉瓣狭窄），痣</li></ul></li></ul>	

疾病名称	临床特征	组织病理学

经典型神经纤维瘤病（classic neurofibromatosis）（NF-1）	• "von Recklinghausen 病"
	• 常染色体显性遗传
	• 发生于出生时或儿童早期
	• 如果婴儿发生 6 个及以上牛奶咖啡斑,则要怀疑 NF-1
	• 临床特征可包括
	  ■ 神经纤维瘤（青春期和妊娠期间）
	  ■ 丛状神经纤维瘤
	  ■ 超过 6 个的牛奶咖啡斑（99% 的患者）
	  ■ 腋窝雀斑（"Crowe 征"）:非常特征性的标志和体征
	  ■ Lisch 结节（虹膜色素性错构瘤）
	  ■ 巨头畸形
	  ■ 智力迟钝
	  ■ 脊柱后侧凸
	  ■ 骨肥大
	  ■ 高血压的风险:可能是由于肾动脉狭窄或嗜铬细胞瘤
	  ■ 基因突变:神经纤维瘤蛋白缺陷（17 号染色体,肿瘤抑制功能）
	  ■ 有报道 NF-1 合并幼年黄色肉芽肿的患者发生青少年粒单核细胞白血病的风险增加了 20 倍
		临床图片 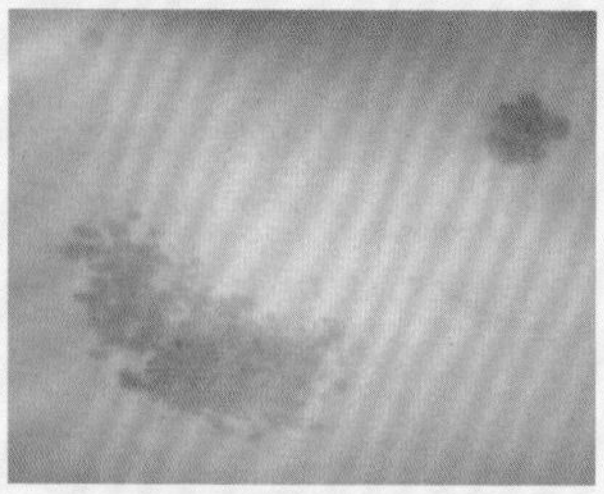
		
		• 牛奶咖啡斑（上图） 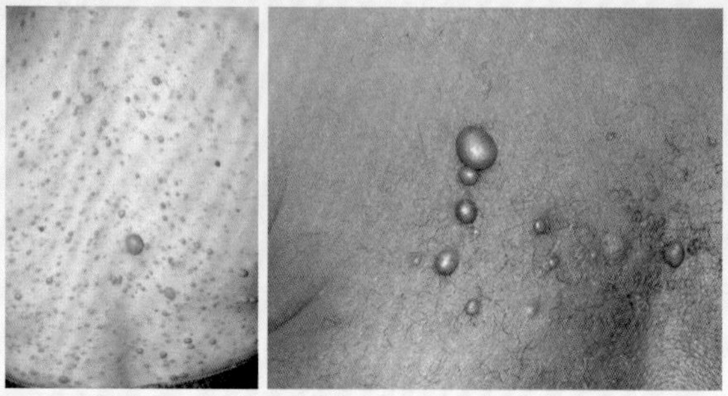
		
		• 神经纤维瘤（上图） 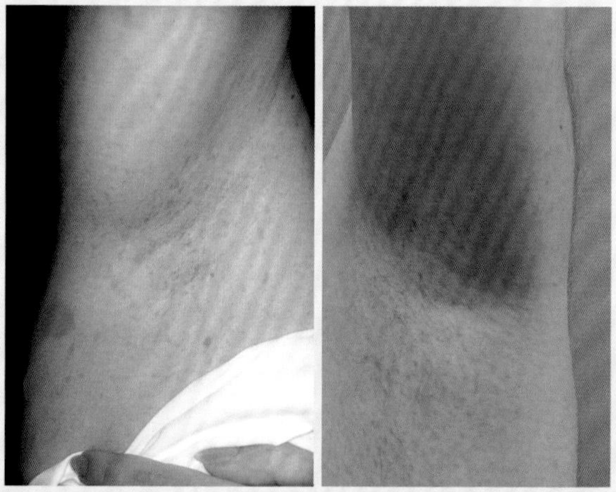
		
		• 腋窝雀斑或 "Crowe' 征"（NF-1 非常特异性的基本体征）,上图

"NF-1 样"综合征（"NF-1-like" syndrome）	• "Legius 综合征" • 牛奶咖啡斑,腋窝雀斑 • 基因突变:SPRED1 基因（功能丧失）	• 类似牛奶咖啡斑的组织病理学特点

疾病名称	临床特征	组织病理学
神经纤维瘤 （neurofibroma） ［S100,髓鞘碱性蛋白阳性;Bodian 染色显示轴突阳性］	• 周围神经肿瘤 • 躯干上部 • 柔软肉色丘疹 • "钮孔"征:按压皮损可感受到内陷疝囊感 • 和 NF-1 相关	• 真皮中部,细胞疏松排列的无包膜肿瘤;可见无浸润带;具有两头尖的"波浪形"、梭形或"S 形"细胞核的细胞构成细长细胞束,核分裂象罕见,"泡泡糖"样间质（"bubblegum" stroma）,可见肥大细胞

疾病名称	临床特征	组织病理学
丛状神经纤维瘤（plexiform neurofibroma）	• 皮下或深部神经不规则圆柱状或梭形增大 • 柔软、大的"袋装蠕虫"状肿瘤，通常色素沉着过度 • NF-1 特征性损害	• 组织学特点类似于神经纤维瘤 • 大量大的神经束嵌入在含有黏蛋白的细胞间质中；细胞具有梭形，"S"形核，两端尖锐
环层小体瘤（pacinioma）	• 骶尾部（与隐性脊柱裂相关） • 疼痛性结节 • 罕见与 NF-1 相关	• 成熟的 Vater-Pacini 环层小体过度增生形成的错构瘤
环层小体神经纤维瘤 / 神经瘤（pacinian neurofibroma/ neuroma）	• 手足部 • 多发性结节	• 多层同心圆状排列的圆形或卵圆形小体（类似于 Vater-Pacini 小体）

疾病名称	临床特征	组织病理学
神经鞘黏液瘤 （nerve sheath myxoma） [S100, vimentin 阳性]	• 外周神经的 Schwann 细胞鞘膜肿瘤 • 中年女性（四十多岁） • 手部、膝关节和四肢 • 孤立的、无痛的,缓慢生长的结节性肿块 • 复发常见,特别是切除不完全	• 界限清楚的纤维束,分叶状,无包膜,少细胞的黏液间质（主要成分硫酸软骨素 -4 或硫酸软骨素 -6）中梭形细胞旋涡状、层状或同心圆状排列,周围有纤维性组织包绕

疾病名称	临床特征	组织病理学
Neurothekeoma [NK1/C3, PGP9.5, vimentin 阳性] (译者注:目前已经倾向将 neurothekeoma 分类到纤维源性肿瘤,为了避免歧义,不译为中文)	● "细胞型神经鞘黏液瘤" ● 组织起源未知(不再被认为神经鞘分化)(译者注:目前认为是纤维源性肿瘤) ● 年轻女性(20~30 岁) ● 面部,四肢 ● 无症状的圆顶状结节 ● 皮损与 NF 无关	● 界限不清的分叶状纤维束,主要由上皮样细胞和梭形细胞涡纹状排列,可发生营养不良性钙化和骨化 ● NK1/C3 染色阳性 ● S100 或结蛋白染色阴性

疾病名称	临床特征	组织病理学
颗粒细胞瘤（granular cell tumor）[S100 阳性（鉴别黄瘤）；CD68 阳性；颗粒在耐淀粉酶 PAS 染色阳性；髓鞘碱性蛋白阳性]	• 良性肿瘤 • 女性和深色皮肤 • 40~60 岁 • 舌部，头部和颈部区域 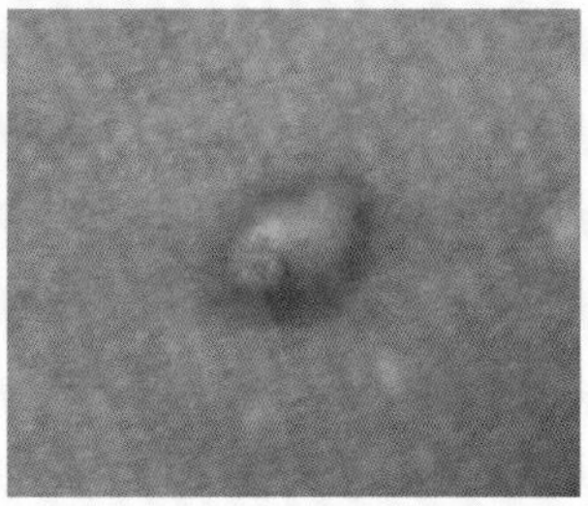 • 无症状的，单发的，皮肤色，坚实的结节（<2cm） • 神经起源的肿瘤（Schwann 细胞） • 多发性颗粒细胞瘤与神经纤维瘤病和 Hodgkin 病相关 • 注：先天性牙龈瘤（牙龈巨细胞瘤）是一种形态相似的病变 　■ 常发生在女性新生儿的前牙槽嵴上 　■ 不如获得性牙龈瘤常见 　■ 常自行消退	• 表浅的无包膜肿瘤，肿瘤细胞由大的多边形细胞不规则排列构成，细胞中央见深染的圆形细胞核，细胞质内有粗大的嗜酸性颗粒。肿瘤可诱导其上方的表皮假上皮瘤样增生。大的细胞质颗粒（溶酶体）周围可见透亮的晕（"Milan 脓疱样卵圆小体"） 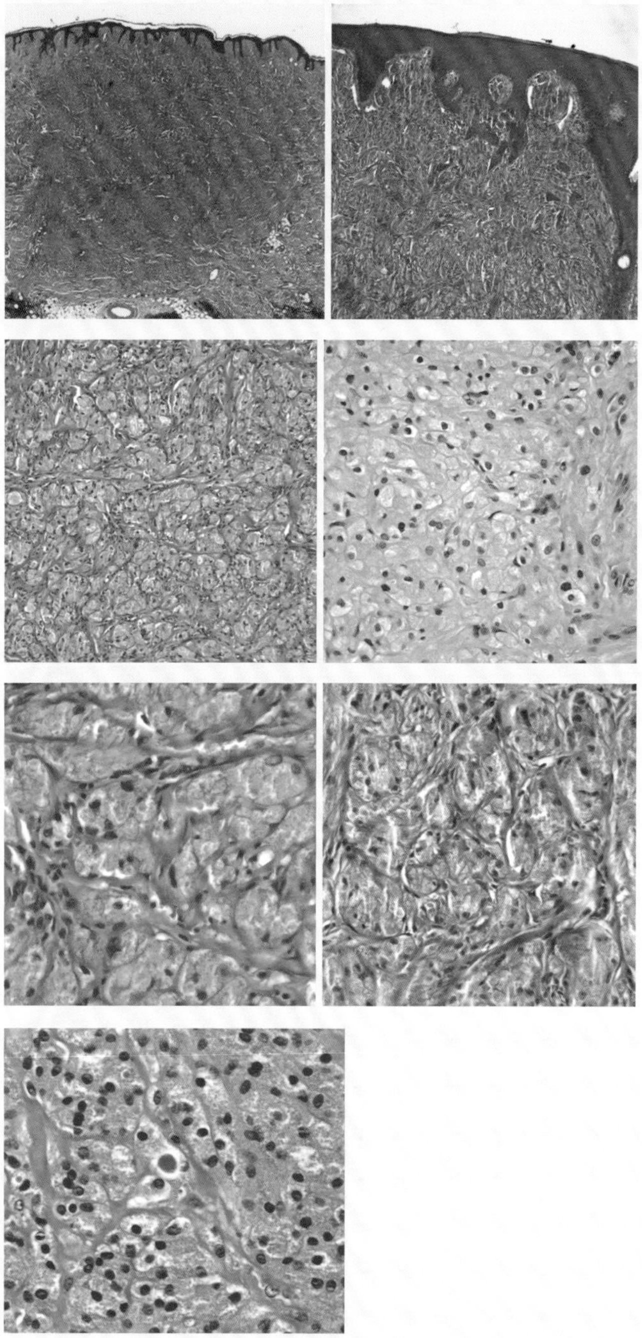 • "Milan 脓疱样卵圆小体"指嗜酸性细胞质内颗粒，其周围有透亮晕（上图）

疾病名称	临床特征	组织病理学
恶性颗粒细胞瘤（malignant granular cell tumor）	• 占颗粒细胞瘤的 1%~3% • 可转移至区域淋巴结	• 大的颗粒细胞瘤（>5cm），血管浸润、坏死和生长快速；可见核分裂象和核异型

疾病名称	临床特征	组织病理学
恶性外周神经鞘瘤（malignant peripheral nerve sheath tumor, MPNST）[S100, 烯醇酶, 骨形态发生蛋白, 神经丝阳性]	• 大多数是由神经纤维瘤恶变而来（NF-1 中有 10% 风险） • 神经纤维瘤病患者（占 50% 的病例）；青中年人 • 好发于肢体近端（深部, 软组织） • 软组织肿块 • 平均生存期：2~3 年	• 通常增生的梭形细胞排列致密或呈交织状；有时可见细胞致密区和疏松区交替排列；可见核分裂象

疾病名称	临床特征	组织病理学
疝与异位（herniations and ectopias）		
鼻神经胶质瘤和神经异位 （nasal glioma and neural heterotopias） ［S100 和 GFAP（胶质纤维酸性蛋白）阳性］	• 在胚胎发育过程中，残留的异位神经（脑）组织形成的错构瘤 • 发生于出生时及婴儿早期 • 鼻部和头皮 • 鼻梁附近或头皮部红蓝色坚实的光滑肿瘤；"毛领征"（黑色、粗的毛发环绕着头皮的先天性病变，可能预示着异位的神经组织）	• 皮下组织"大脑"样的间质中见岛状分布的神经（星形胶质细胞）组织和纤维血管组织； • 可与颅内相连（活检或手术前应行 MRI 影像学检查）

皮肤脑膜瘤
（cutaneous meningioma）
［S100，vimentin 和 EMA 阳性］
	• 头皮，前额和脊柱旁区域
	• 出血性囊肿、结节或斑块；可能与潜在的骨缺损有关
	• Ⅰ型皮损
	  ■ 出生时发生（异位蛛网膜细胞）
	  ■ 头皮，前额，脊柱旁
	  ■ 神经管闭合问题
	• Ⅱ型皮损
	  ■ 成人发生
	  ■ 发生于感觉器官周围：沿着脑神经分布
	• Ⅲ型皮损
	  ■ 颅内肿瘤直接累及皮肤或转移
		• 常见砂粒体；其他组织学特点取决于不同皮损类型
		• Ⅰ型
		  ■ 局限于皮下组织
		  ■ 在胶原间质中可见不规则排列的脑膜上皮细胞条索
		• Ⅱ型和Ⅲ型
		  ■ 也可累及真皮
		  ■ 局限并且细胞成分多于Ⅰ型

疾病名称	临床特征	组织病理学
神经内分泌癌（neuroendocrine carcinomas）		
Merkel 细胞癌（Merkel cell carcinoma）[CK20，EMA，烯醇酶和 CK 显示核周点状或球状阳性；S100 和甲状腺转录因子阴性（区别于肺小细胞癌）]	<ul><li>老年人</li><li>阳光暴露的头部、颈部和四肢</li><li>和多瘤病毒相关</li></ul><ul><li>生长快速的红色至紫罗兰结节（平均 2cm 大小）</li><li>50% 的 Merkel 细胞癌表现 6- 三体综合征</li><li>可分泌神经肽（如，肠血管活性肠多肽，降钙素，促肾上腺皮质激素，胃泌素和生长抑素）</li><li>可能的治疗方案：局部广泛切除术（3cm 的边界），淋巴结清扫术，放疗和 / 或化疗</li></ul> 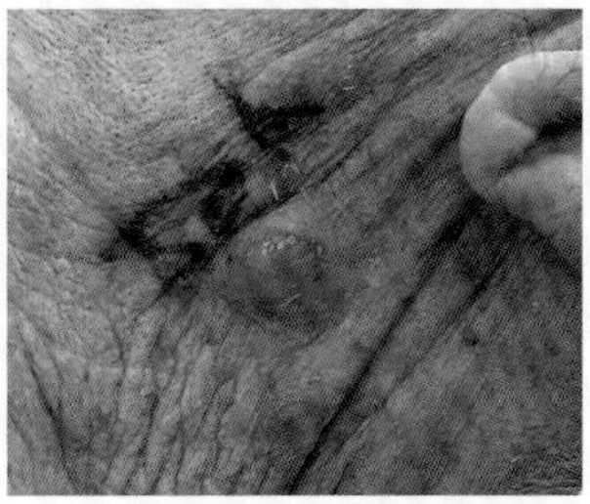 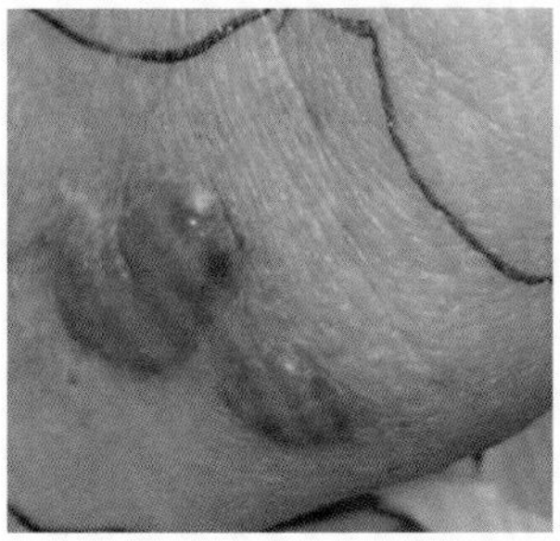 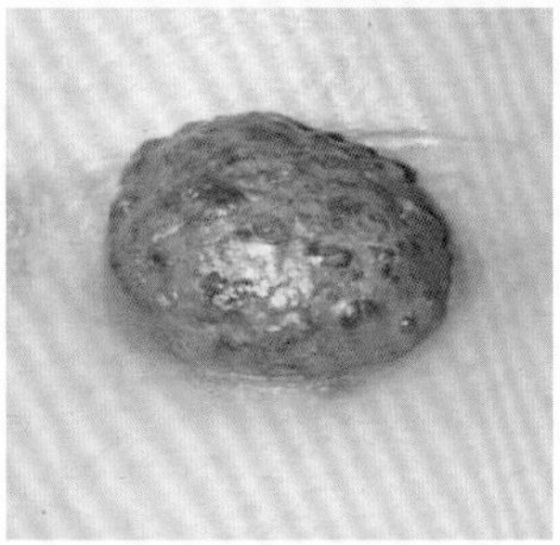	<ul><li>组织学表现为"蓝色的肿瘤"</li><li>肿瘤细胞为大小均一的圆形、卵圆形细胞，有小泡状细胞核和多个小核仁；可见核分裂象；"椒盐"样核</li></ul><ul><li>均一细胞中"椒盐"样核</li></ul><ul><li>CK20 染色（下图）</li></ul> 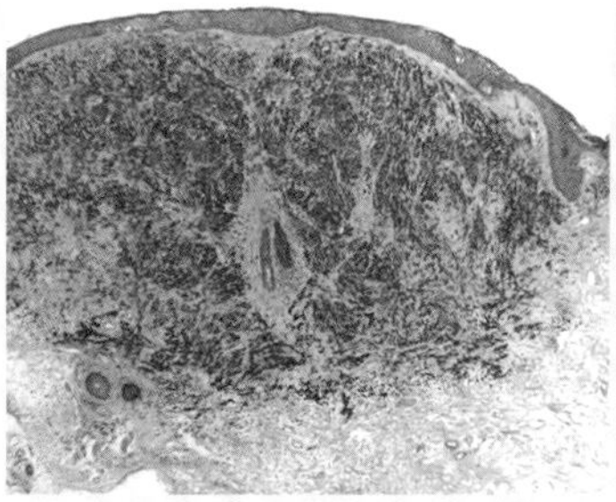 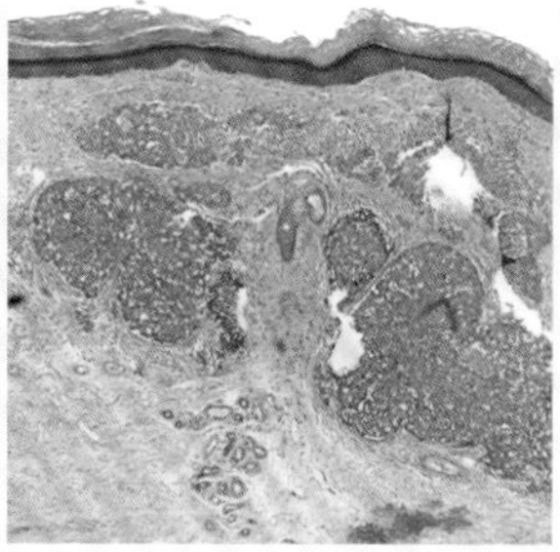 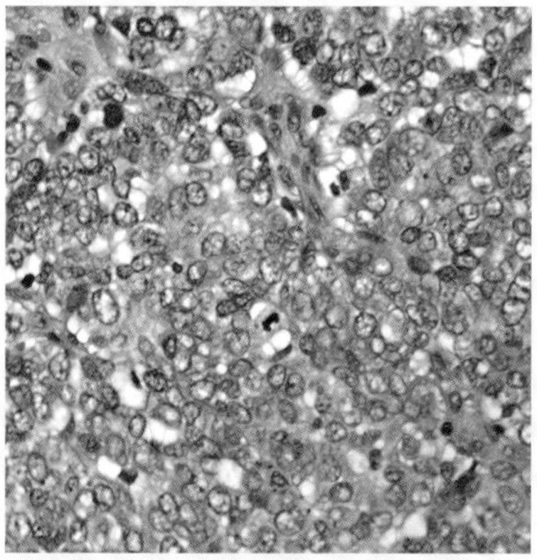 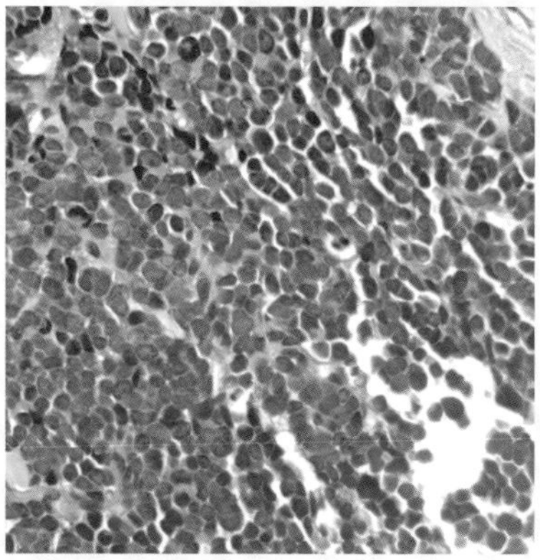

疾病名称	临床特征	组织病理学
恶性原始神经外胚层肿瘤（malignant primitive neuroectodermal tumor，MPNET）［CD99，烯醇酶阳性］	<ul><li>皮肤小细胞恶性肿瘤，高侵袭性并易发生转移</li><li>发病高峰年龄为 20~30 岁，男性稍多见</li><li>好发于躯干和下肢</li><li>深部软组织肿物</li><li>认为是骨外 Ewing 肉瘤病谱性疾病；均有染色体易位 t（11:22）</li></ul>	<ul><li>肿瘤细胞为大量深染、细胞质少的蓝色小细胞（类似于 Merkel 细胞）；Homer Wright 玫瑰花形（可见细胞排列成玫瑰花样结构）；可含有糖原</li><li>不表达上皮细胞膜抗原（EMA）或 CK20（像 Merkel 细胞癌）</li></ul>
骨外 Ewing 肉瘤（extraskeletal Ewing's sarcoma）［细胞膜 CD99 阳性］	<ul><li>发病高峰年龄为 20~30 岁，男性稍多见</li><li>好发于躯干和下肢</li><li>深部软组织肿物</li><li>认为属于恶性原始神经外胚层肿瘤病谱性疾病；均有染色体易位 t（11:22）</li></ul>	<ul><li>肿瘤细胞为大片深染、细胞质少的蓝色小细胞（类似于 Merkel 细胞）；Homer Wright 玫瑰花形（可见细胞排列成玫瑰花样结构）；细胞常含有糖原</li><li>不表达上皮细胞膜抗原（EMA）或 CK20（像 Merkel 细胞癌），S100 阴性</li></ul> 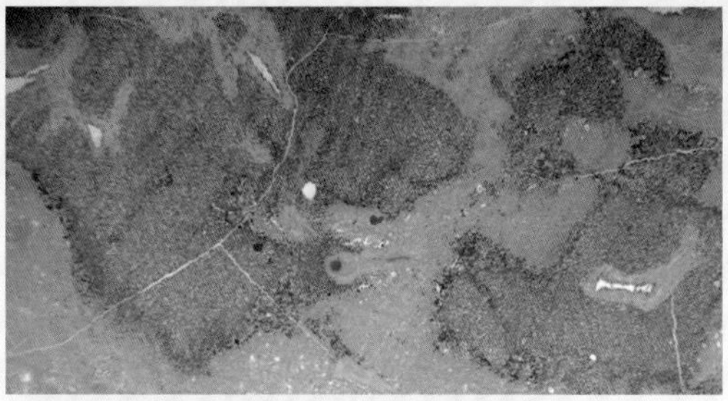 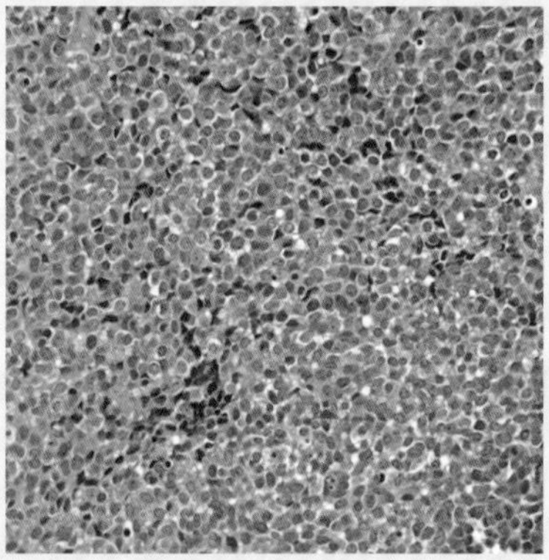 <ul><li>Homer Wright 玫瑰花样结构（下图）</li></ul> 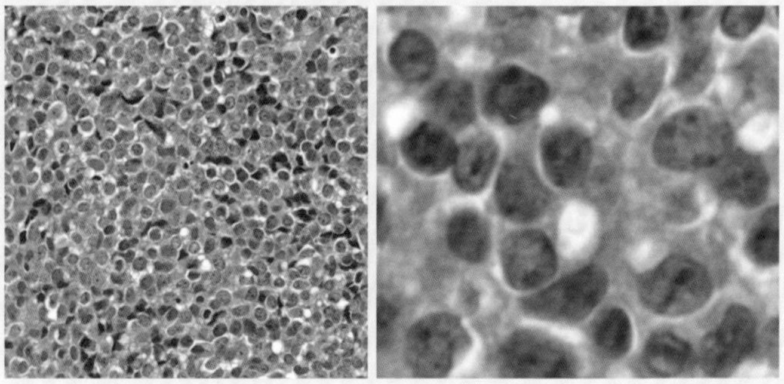

（陈思远 译　党林　俞婉婷 校　张韡 审）

血管组织肿瘤

血管球瘤（glomangioma）

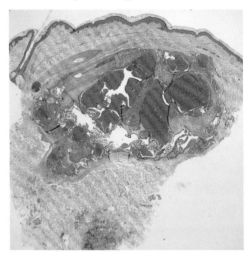

	血管 / 淋巴管内皮		仅淋巴管肿瘤
染色	CD31；CD34；PAL-E；Ⅷ因子；Ulex		VEGFR-3（血管内皮细胞生长因子）；poloplanin；LYVE-1；Prox-1；D2-40；血栓调解素
电镜	内皮细胞的 Weibel-Palade 小体 ● "棒状"细胞器 ● 存储细胞器及 vWF，P 选择素，内皮素 -1，TPA 等		

疾病名称	临床特征	组织病理学
错构瘤和血管畸形		
外泌汗腺血管瘤性错构瘤（eccrine angiomatous hamartoma）	● 罕见，小血管及汗腺数量增多的畸形	
色素血管性斑痣性错构瘤病（phakomatosis pigmentovascularis）	● 同时存在血管错构瘤（鲜红斑痣形式）及黑素细胞性皮损 　■ 通常是蒙古斑或斑痣 　■ 遗传模式：双突变（一群普通细胞背景下出现两种相邻的不同克隆的细胞）	

疾病名称	临床特征	组织病理学
鲜红斑痣 （nevus flammeus）	• 通常称为"脉管畸形"或者"葡萄酒色痣" • 先天性畸形（新生儿） • 前额，面部，颈部 • 鲜肉色 - 红色的斑片 • 合并 Sturge-Weber 综合征（软脑膜；三叉神经 V_1 支受累；青光眼风险）；Klippel-Trenaunay-Weber 综合征（肢体）；及 Cobb 综合征（下背部） • 不会随时间消退（永久性） • 亚型 　■ "葡萄酒色痣"（仅单侧 V_1/V_2） 　■ "鲑鱼斑"（后颈部，眼睑及眉间） 　■ 焰色痣（眉间疹伴颈后疹）	• 多种形态的薄壁血管扩张；进行性扩张；红细胞淤积；在儿童随身体成比例生长；不会自然消退

疾病名称	临床特征	组织病理学
静脉畸形 (venous malformations)	• "海绵状血管瘤" • 先天性 • 婴儿 • 蓝紫色的丘疹,结节 • 无增生期,不会随时间自然消退(如毛细血管瘤) • 常伴发 　■ "蓝色橡皮疱样痣":多发皮肤及胃肠道的可压缩性蓝色,橡胶状血管瘤(静脉性);局部多汗症 　■ Maffucci 综合征:骨性内生软骨瘤;软骨肉瘤风险;梭形细胞血管内皮瘤;某些病例可因甲状旁腺受体突变所致	• 真皮深层及皮下组织中大的扩张性血管,内衬扁平的内皮细胞;血栓形成;管壁钙化
先天性毛细血管扩张性大理石样皮肤 (cutis marmorata telangiectatica congenita,CMTC)	• 先天性(散发的,常染色体显性遗传) • 新生儿 • 躯干、四肢 • 节段性网状血管模式伴真皮萎缩;暗紫蓝色血管;蜘蛛痣样毛细血管扩张;青光眼风险伴眼周受累 • 通常 2 岁后病情有所改善 • 可能合并 　■ Adams-Oliver 综合征(CMTC+ 先天皮肤发育不全) 　■ V 型色素血管性斑痣性错构瘤病 　■ Cornelia de lange 综合征 　　▲ 通常是 NIPBL 基因突变(50%) 　　▲ 身材矮小,生长迟缓,一字眉(连眉),长睫毛,多毛症,小头畸形,低声哭泣	• 多形性改变,包括真皮及皮下组织的扩张性毛细血管及静脉 • 鉴别诊断:新生儿狼疮可以表现为 CMTC 样外观,对伴 CMTC 的婴儿在随访时须考虑狼疮血清学检测

疾病名称	临床特征	组织病理学
血管球静脉畸形 （glomulovenous malformation） 〔SMA, vimentin 阳性〕	• "血管球瘤" • 过去认为它是血管球瘤的一种亚型 • 散发或家族性（肾小球蛋白基因突变） • 四肢及躯干 • 无痛性, 蓝紫色斑疹, 结节或斑块	• "多血管＋少血管球" • 境界/包膜欠清；典型的血管周围几层少量的血管球细胞（圆形, 单一的细胞）

疾病名称	临床特征	组织病理学
局限性淋巴管瘤（lymphangioma circumscriptum）	• 皮肤淋巴管囊性畸形 • 出生至婴儿期 • 近端肢体,肢带肌 • 部分呈紫红色的群集性水疱／丘疱疹（"蛙卵样"） • 局部可发展为皮肤鳞癌;表皮增厚伴真皮乳头内扩张的淋巴管	• 真皮上部多发的淋巴管;扁平的内皮细胞
深部淋巴管瘤（deep lymphangiomas）	种类 • 海绵状淋巴管瘤 • 囊性水囊瘤 　■ 颈部及腋下 　■ 伴发 Turner 综合征 (45,XO),唐氏综合征,Noonan 综合征 　■ 皮肤柔软肿胀,表皮正常	• 真皮深层扩张的淋巴管
淋巴管瘤病（lymphangiomatosis）	• 儿童 • 原发于骨、实质及软组织,但也可能累及皮肤	• 真皮／皮下扩张的淋巴管,内衬单层扁平内皮细胞

疾病名称	临床特征	组织病理学
疣状血管瘤 (verrucous hemangioma)	• 出生到儿童期 • 腿部 • 蓝红色的柔软丘疹,疣状斑块或结节;可以出现卫星灶 • 因病变深在,即使切除也容易多次复发	• 真皮及皮下组织大量大小不一的血管;不规则的乳头瘤样增生;表皮显著疣状增生

疾病名称	临床特征	组织病理学
血管扩张（毛细血管扩张）		
遗传性出血性毛细血管扩张症（hereditary hemorrhagic telangiectasia）	<ul><li>"Osler-Rendu-Weber 病"</li><li>青春期或儿童期</li><li>突变 　■ *HHT1*（内皮素）:TGF-β 结合蛋白 　■ *HHT2*（ALK-1）:激活素受体样激酶</li></ul><ul><li>皮肤,口鼻黏膜多发的点状毛细血管扩张;异位显性（常有临床表现）;随年龄及妊娠而增多</li><li>可累及呼吸道,胃肠道或泌尿生殖道</li><li>合并肺部（*HHT1* 突变）,肝脏（*HHT2* 突变）及脑部动静脉瘘</li></ul>	• 真皮乳头部位扩张的薄壁血管,内衬单层内皮细胞
泛发性特发性毛细血管扩张症（generalized essential telangiectasia ）	<ul><li>儿童期</li><li>女性</li><li>下肢好发,其次为躯干及手臂</li><li>毛细血管扩张性斑疹及由网状扩张的血管组成的弥漫性红斑区</li></ul>	• 真皮浅层的薄壁血管腔,由浅层水平血管丛中的毛细血管后微静脉扩张所致

疾病名称	临床特征	组织病理学
遗传性良性毛细血管扩张症 （hereditary benign telangiectasia）	• 常染色体显性遗传 • 发生于儿童期 • 泛发的皮肤毛细血管扩张，妊娠期更为显著	• 真皮乳头下方的水平静脉丛扩张
单侧痣样毛细血管扩张症 （unilateral nevoid telangiectasia）	• "单侧皮节区的浅表毛细血管扩张" • 女性 • 先天性或获得性（尤其在青春期和妊娠期） • 面部和躯干上部（如三叉神经区域或第三和第四颈神经皮节区） • 单侧群集的毛细血管扩张 • 可能和雌激素过剩有关（青春期，妊娠期），慢性肝病	• 真皮浅层扩张的血管；局部的雌激素及孕激素受体可增加
共济失调性毛细血管扩张症 （ataxia-telangiectasia）	• "Louis-Bar 综合征" • 常染色体隐性 • 儿童期 • 球结膜，面部，耳郭，颈部，四肢 • 11 号染色体（*ATM* 基因） • 毛细血管扩张 • 共济失调通常是第一表现；有患白血病及淋巴瘤风险	• 进行性小脑性共济失调（小脑皮质萎缩）；细胞免疫的及体液免疫失调；胸腺发育不全或发育不良

疾病名称	临床特征	组织病理学
"蜘蛛"痣 ("spider" angioma)	● 见于 10%~15% 普通成人(慢性肝病及妊娠时数量增加) ● 面部,颈部,躯干上部,手臂(即脐上区域);在儿童,常发生于手部,手指 ● 中央凹陷的环状红斑,伴放射状细"腿"	● 中央为螺旋上升的厚壁小动脉,最终在表皮下形成薄壁壶腹;大部分小动脉产生血管分支

疾病名称	临床特征	组织病理学
静脉湖 （venous lake）	● 老年人 ● 耳，面部，口唇，颈部 ● 深蓝色，多发丘疹；轻微创伤易出血	● 真皮浅层大的单个扩张血管；薄的纤维性管壁，内衬扁平的内皮细胞；血栓；晒伤处皮肤

疾病名称	临床特征	组织病理学
Mebelli 型血管角皮瘤 (Mibelli variant of angiokeratoma)	• 女性,儿童期到青春期 • 手部,足部,肘部,膝盖的骨性突起上的疣状皮损	• 真皮乳头血管扩张,组成大的多孔状管腔;表皮不规则海绵水肿伴表皮突向下延伸包绕血管("管腔拽紧表皮突");看起来像"表皮的小丘疹" • 血管角皮瘤不表达 CD34
Fordyce 型(阴囊)血管角皮瘤 [Fordyce (scrotal) variant of angiokeratoma]	• 最常发生于老年男性(可以在 20~40 岁发展) • 红 - 黑色丘疹沿阴囊浅表静脉排列(也包括外阴)	
单发或多发血管角皮瘤 (solitary or multiple angiokeratoma)	• 下肢或其他部位 	
局部型血管角皮瘤 (angiokeratoma circumscriptum variant of angiokeratoma)	• 儿童 • 单侧斑块伴小且不连续的或角化过度的丘疹	
弥漫性躯体性血管角皮瘤 (angiokeratoma corporis diffusum variant of angiokeratoma)	• 泳裤遮盖区分布 • 多发丘疹,通常成簇 • 伴有 Anderson-Fabry 病(溶酶体酶 - 半乳糖苷酶 A 缺陷导致溶酶体积聚;X 连锁隐性遗传),岩藻糖苷贮积症和其他酶代谢障碍	• 皮肤镜:暗黑色陷窝
肋缘毛细血管扩张症 (costal fringe)	• 老年男性的获得性皮损 • 前胸带状分布的毛细血管扩张	• 扩张的毛细血管呈带状分布

疾病名称	临床特征	组织病理学
Milroy 病 （Milroy disease）	• 先天性淋巴水肿（常染色体显性）形成原发性淋巴水肿 • 出生即有（75% 女性） • 一个或多个肢体水肿，或者身体其他部位 • 淋巴管形成障碍 • 突变：*VEGFR3*（淋巴管特异性酪氨酸酶受体）	• 淋巴管扩张和 / 或极少淋巴管形成
Meige 病 （Meige disease）	• "早发淋巴水肿" • 出生后到 35 岁的原发淋巴水肿	• 和 Milroy 病相似
迟发性淋巴水肿 （lymphedema tarda）	• 发生于 35 岁以后 • 肢体水肿	• 和 Milroy 病相似

疾病名称	临床特征	组织病理学
疣状非丝虫性象皮肿 （elephantiasis nostra verrucosa）	• "苔藓足" • 由于慢性淋巴阻塞所致 • 下肢 • 增粗的下肢伴非凹陷性水肿；角化过度伴泛发性苔藓样变，具有恶臭味；鹅卵石样丘疹；疣状改变 • 与手术, 超重, 淋巴水肿相关	• 假上皮瘤样增生伴扩张的淋巴管；慢性炎症及成纤维细胞增生

疾病名称	临床特征	组织病理学
血管增生(增生及良性肿瘤)		
婴儿血管瘤 (infantile hemangioma) [GLUT-1 阳性]	• 最常见的婴儿肿瘤 • "婴儿期血管瘤"或者"草莓痣" • 出生后头几周(2% 新生儿);常见于早产儿 • 女性 • 头部,颈部,躯干,腮腺部位 • 亮红色,突起的丘疹或斑块 • 大部分的皮损在 5~7 岁消退	• 富含细胞;裂隙状血管腔和小而肿胀的内皮细胞;每个小叶中央可见明显的引流血管
迅速消退型先天性血管瘤 (rapidly involuting congenital hemangiomas, RICH) [GLUT-1 阴性]	• 出生即充分发育的婴儿血管瘤,头几个月内迅速消退 　■ 婴儿可出现短暂的血小板减少,纤维蛋白原减少,纤维蛋白降解产物升高。与 Kasabach-Merritt 现象不同 　■ 很少需要治疗 　■ 临床上,皮损表现为红、白、蓝色调	• 该肿瘤较其他婴儿血管瘤的血管壁厚,内皮有钉突样外观
不消退型先天性血管瘤 (non-involuting congenital hemangioma, NICH) [GLUT-1 阴性]	• 血管瘤的亚型,随婴儿成比例生长	• 该肿瘤较其他婴儿血管瘤的血管壁厚,内皮有钉突样外观

疾病名称	临床特征	组织病理学
新生儿弥漫性血管瘤（diffuse neonatal hemangiomatosis）	<ul><li>出生到婴儿期</li><li>通常是致命的——总是死于高输出量的心力衰竭（因为动静脉分流，尤其是肝脏），中枢神经系统受累或者合并 Kasabach-Merritt 综合征而引起的出血</li><li>多发皮肤毛细血管瘤和内脏血管瘤</li><li>伴 PHACES 综合征（颅后窝畸形，血管瘤，动脉异常，主动脉缩窄及心脏缺陷，眼部异常，胸骨裂）</li></ul>	
窦状血管瘤（sinusoidal hemangioma）	<ul><li>获得性，成人良性皮损</li><li>成年女性</li><li>躯干，胸部，肢体</li></ul><ul><li>累及皮下、真皮的结节</li></ul>	<ul><li>真皮及皮下的薄壁血管交联形成窦性结构，分叶状外观；间质很少</li></ul>
"樱桃状"血管瘤（"cherry" angioma）	<ul><li>青春期之后（四十多岁）</li><li>躯干及四肢近端</li></ul><ul><li>亮红色丘疹</li></ul>	<ul><li>息肉状皮损伴充血性，扩张的血管及少量间质；皮突消失，表皮萎缩；周围可有领圈征</li></ul>

疾病名称	临床特征	组织病理学

肾小球样血管瘤
(glomeruloid hemangioma)
	• 日本裔
	• 躯干和四肢
	• 暴发,多发,红/紫色丘疹
	• POEMS 综合征或多中心 Castleman 病的标志(巨大淋巴结增生)
	• POEMS 综合征
	  ■ P:多发性神经病
	  ■ O:脏器肿大(肝大,脾大)
	  ■ E:内分泌病(甲状腺功能减退)
	  ■ M:单克隆丙种球蛋白症(浆细胞瘤或多发性骨髓瘤引起的异型球蛋白血症)
	  ■ S:皮肤病变(色素沉着过度是最常见的皮肤表现)
		• 扩张的(窦性)真皮血管伴葡萄样小血管聚集("肾小球样"外观)
		• 肿胀的内皮细胞(PAS 染色阳性嗜酸性颗粒)

疾病名称	临床特征	组织病理学
动静脉血管瘤 (arteriovenous hemangioma)	• "肢端动静脉肿瘤" • 中老年男性 • 好发于口唇,口周皮肤,鼻部,眼睑 • 单发,红 / 紫色丘疹 • 伴发慢性肝病,表皮痣综合征和其他血管畸形	• 真皮上部或中部境界清楚,无包膜的大且厚壁的血管聚集;黏液样间质 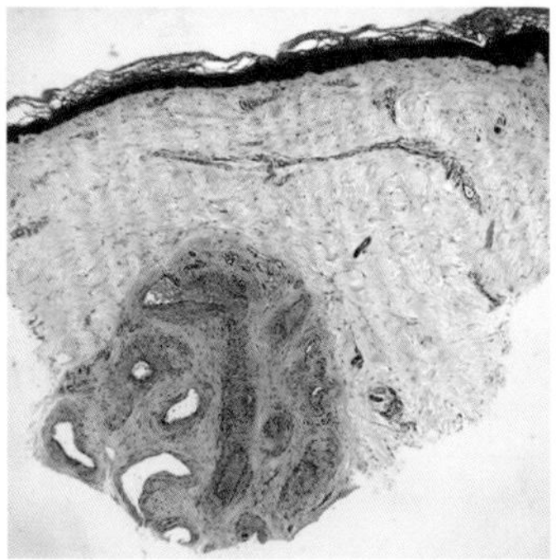 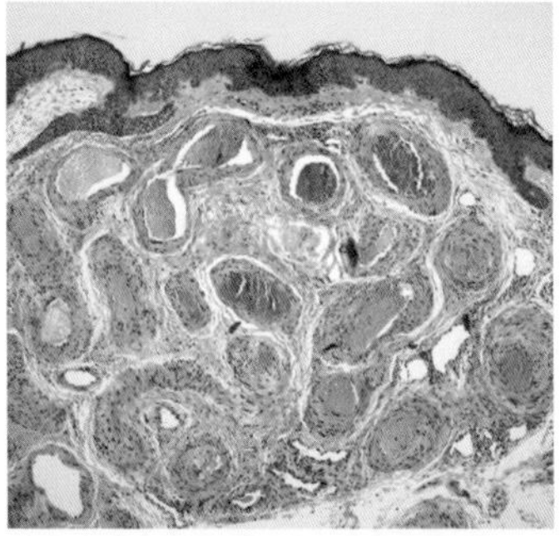 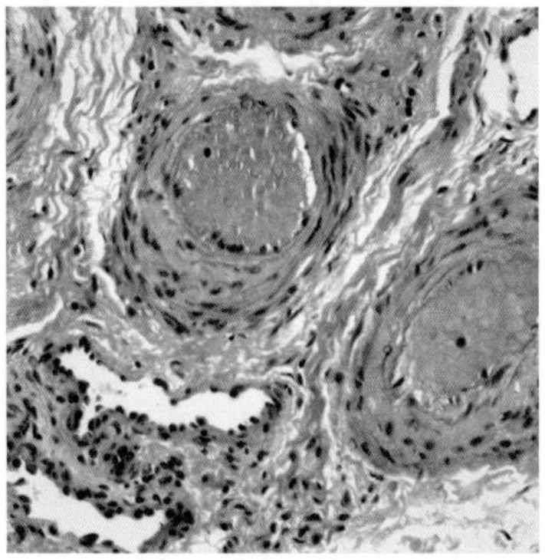 • 肢端动静脉血管瘤(下图) 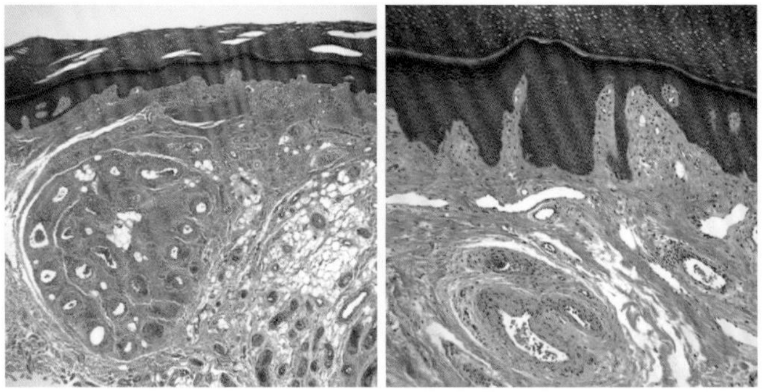

疾病名称	临床特征	组织病理学
微静脉血管瘤（microvenular hemangioma）（Ⅷ因子，CD34，CD31，Ulexeuropaeus-1 凝集素阳性）	<ul><li>获得性血管瘤</li><li>青年到中年人</li><li>前臂，躯干，四肢</li><li>单发，缓慢生长的紫／红色丘疹或结节</li></ul> 	<ul><li>真皮内薄壁、一致的塌陷样分支血管，管腔不显著；黏液样间质；内皮细胞较平常肿胀，但没有非典型性</li></ul>

疾病名称	临床特征	组织病理学
靶样含铁血黄素血管瘤 （targetoid hemosiderotic hemangioma）	• "钉突"样血管瘤 • 青年到中年男性 • 躯干及四肢 • "靶"中央的紫红色丘疹伴周围苍白和棕色环	• 扩张的真皮浅层血管伴肿胀的"钉突"样内皮细胞（突出至管腔）；纤维蛋白血栓；含铁血黄素 • "钉突"细胞的鉴别（"DR HAPpy"） D：Dabska 瘤 R：网状血管内皮瘤 H：钉突样血管瘤（靶样含铁血黄素血管瘤） A：伴嗜酸性粒细胞增多的血管淋巴样增生 P：PILA（乳头状淋巴管内血管内皮瘤）

疾病名称	临床特征	组织病理学
梭形细胞血管内皮瘤 (spindle-cell hemangio-endothelioma) [CD31,Ⅷ因子阳性]	• "梭形细胞血管瘤" • 良性皮损 • 儿童到年轻人 • 手部和足部 • 可能是反应性血管化过程,和局部异常血流有关 • 多发,坚实,红 - 蓝,出血性结节 • 可见于 Maffucci 综合征和 Klippel-Trenaunay 综合征 • 60% 病例在切除后会复发	• 真皮 / 皮下的 3 种成分 　1. 血管:薄壁海绵状管腔 　2. 实体区域见梭形细胞伴裂隙状血管腔 　3. 肿胀内皮细胞

疾病名称	临床特征	组织病理学
匐行性血管瘤 (angioma serpiginosum)	• 青春期前(女性) • 四肢(不累及手掌/足跖/黏膜部位) • 多发,针尖大小斑点,随年龄扩大	• 真皮乳头见扩张的充血性薄壁毛细血管
伴嗜酸性粒细胞增多的血管淋巴样增生 (angiolymphoid hyperplasia with eosinophilia)	• 青年至中年人 • 耳,前额,头皮附近 • 粉红至棕红色的丘疹/结节;疼痛,瘙痒或搏动性的 • 可在切除后复发(1/3) • 可能和动静脉分流有关	• 部分肿胀、空泡化的内皮细胞(看起来像"钉突"或"鹅卵石");局限的血管及炎性细胞聚集,包括淋巴细胞和嗜酸性粒细胞(也可见肥大细胞,浆细胞);血管周围间质水肿

疾病名称	临床特征	组织病理学
木村病 (Kimura's disease)	• "嗜酸性粒细胞性淋巴细胞肉芽肿" • 年轻的亚洲男性 • 靠近耳或在腮腺部位 • 大的皮下肿块	• 反应性淋巴滤泡伴致密的嗜酸性粒细胞浸润;可形成嗜酸性粒细胞脓疡;肥大细胞增多;血管增多,内皮细胞平坦

疾病名称	临床特征	组织病理学
化脓性肉芽肿 (pyogenic granuloma) [CD31,CD34,Ⅷ因子阳性]	• 小叶性毛细血管瘤的亚型 • 任何年龄;男女比例3∶2,男性为主 • 牙龈,口唇,手指,面部 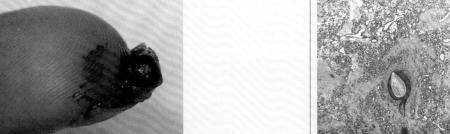 • 红色或红棕色的息肉状或带蒂皮疹,数周发展而来 • 和创伤,药物(维A酸,英地那韦,OCP),妊娠("妊娠肿瘤",尤其是牙龈或者口腔黏膜)有关	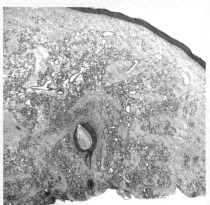 • 伸长的表皮突形成领圈包绕苍白水肿的间质(肉芽组织粒样);领圈 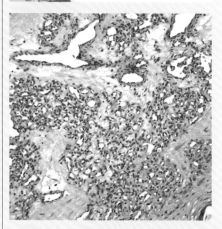 • 鉴别诊断:杆菌性血管瘤病与本病表现相似,但其内有中性粒细胞浸润不伴溃疡形成(见第477页)

疾病名称	临床特征	组织病理学
静脉内化脓性肉芽肿（intravenous pyogenic granuloma）	• 发生在静脉内的分叶状毛细血管瘤的亚型 • 颈部，手臂，手部 • 生长缓慢，皮下结节	• 在纤维黏液间质背景上的分叶状毛细血管增生；纤维血管茎连接着瘤体和静脉内膜

疾病名称	临床特征	组织病理学
丛状血管瘤 (tufted angioma)	• "Nakagawa 血管母细胞瘤" • 小叶性毛细血管瘤的亚型 • 通常是获得性的,但也可以先天发生 • 儿童至青年 • 颈部和躯干上部 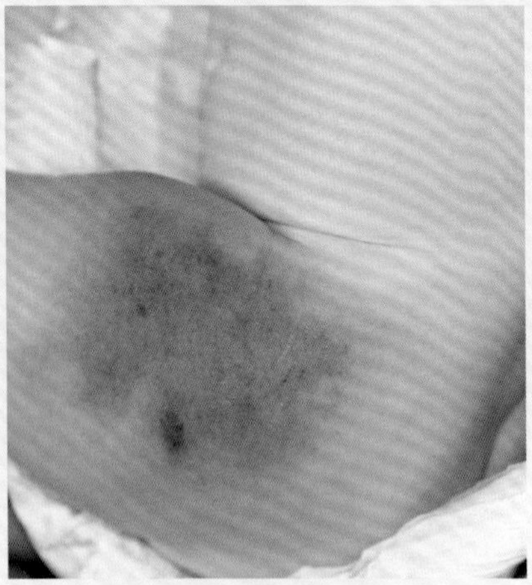 • 缓慢播散的红斑,丘疹,可能会疼痛 • 临床线索:皮疹表面多毛提示可能是丛状血管瘤 • 血小板积聚可能产生 Kasabach-Merritt 综合征(见下图) 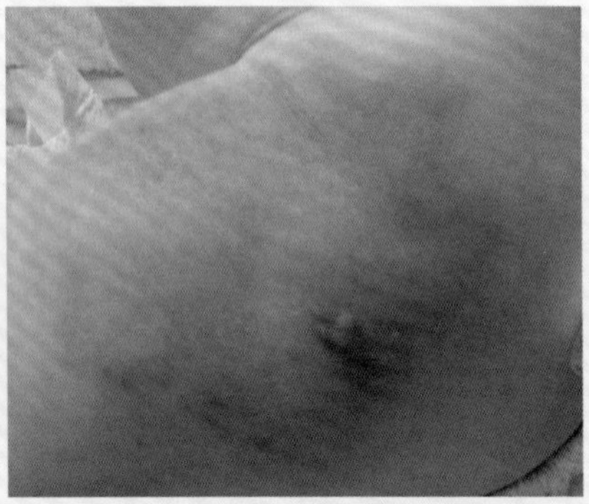 	• 细胞丛压迫血管形成"散弹"样外观;多发,分隔状细胞小叶;半月形血管外观;梭形及多角形的细胞 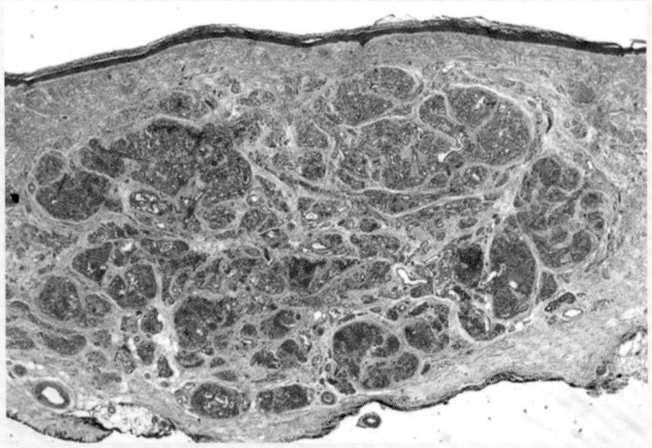 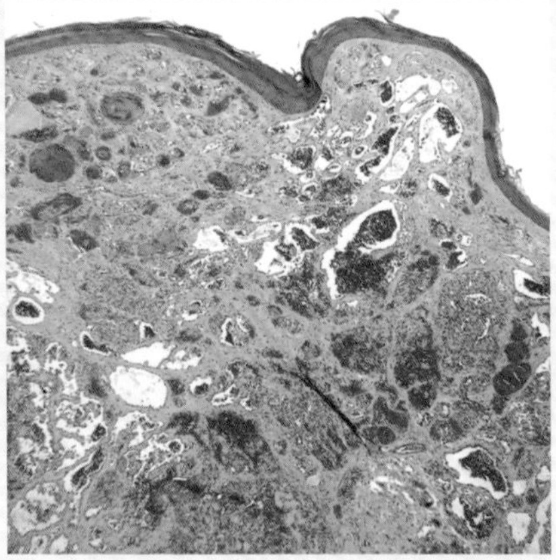 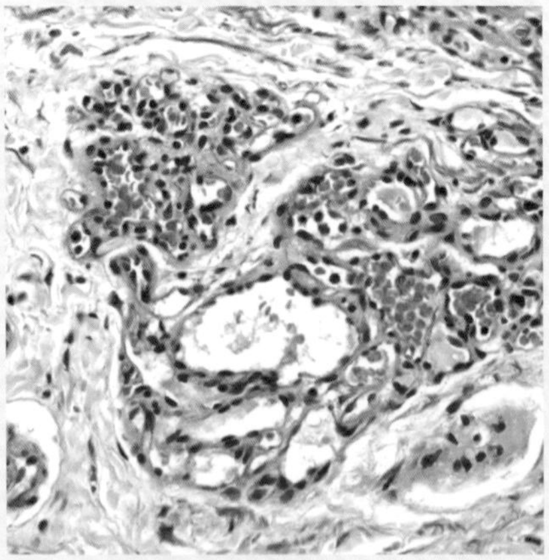 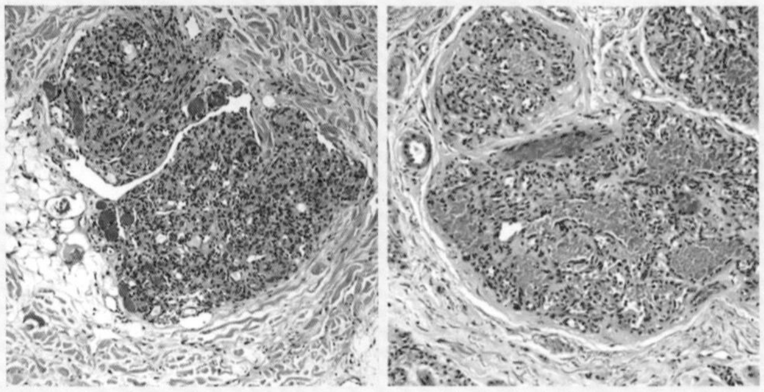

疾病名称	临床特征	组织病理学
血管球瘤 （glomus tumor） ［SMA，vimentin， CD34 阳性］	• 成人 • 四肢（指 / 趾）；甲下 • 疼痛的，单发，紫色真皮结节 • 血管球功能：控制动静脉吻合，也称为 Sucquet-Hoyer 管 	• "多量血管球 + 少量血管" • 境界清楚 / 有包膜的真皮肿瘤；少量血管由片状血管球细胞包绕（圆形，单一的细胞，嗜酸性细胞质和圆形 / 卵圆形的核） • 平滑肌肌动蛋白（SMA）染色（如下）

疾病名称	临床特征	组织病理学
多核细胞血管组织细胞瘤（multinucleate cell angiohistiocytoma）[vimentin 阳性]	• 40 岁以上女性 • 腿（尤其是小腿和大腿）；手部 • 缓慢生长，群集，红 - 紫色丘疹 • 类似 Kaposi 肉瘤（见第 784 页），但和 HHV-8 无关	• 两种成分 　1. 狭窄的真皮血管增多 　2. 大而成角的多核巨细胞伴栅样细胞核和嗜酸性细胞质（典型特征） • 多核巨细胞伴栅样细胞核和嗜酸性细胞质（见上）

疾病名称	临床特征	组织病理学
反应性血管内皮细胞增生症 （reactive angioendo-theliomatosis） [CD31，CD34，Ⅷ因子阳性]	● 可因血管 "堵塞" 引起 ● 发生于身体任何部位 ● 红 - 蓝色的斑片 / 斑块；可以发生坏死和溃疡 ● 可合并 DIC，感染，血液透析，动静脉瘘 ● 通常切除或治疗原发病后可缓解	● 良性的血管内的内皮细胞增生，可能堵塞管腔；血管扩张；内皮细胞可能变大并有轻度异型性，但是不会恶变；轻度炎症

疾病名称	临床特征	组织病理学
肢端血管皮炎 （acroangiodermatitis） ［CD34 阳性］	• "假性 Kaposi 肉瘤" • 男性 • 下肢（主要是第一、第二趾） • 紫色丘疹／结节伴多变的鳞屑；淤积性皮炎 • 伴慢性静脉功能不全，肢体瘫痪，截肢，先天性动静脉畸形	• 真皮水肿，其中小血管增生；成纤维细胞增加；内皮细胞肿胀；含铁血黄素

疾病名称	临床特征	组织病理学
血管内乳头状内皮细胞增生症（intravascular papillary endothelial hyperplasia）[CD34 阳性]	• "Masson 肿瘤" • 成年女性 • 手指，头部，颈部的静脉 • 坚实的，蓝/紫色结节；有时疼痛	 • 可当作一种不寻常模式的静脉血栓 • 扩张的管腔内存在血管腔；血栓；管腔内乳头状增生；单层肿胀的内皮细胞覆盖乳头 • 和血管肉瘤不同，血管肉瘤可见汇合的血管，核分裂象，不发生于管腔内（见第 786 页）
杆菌性血管瘤病（bacillary angiomatosis）[Warthin-Starry 或 GMS 染色可见微生物]	• 接触过猫（64%）；HIV/器官移植患者 • 多发的暗红色，带蒂皮疹，可能出血/质地柔软	• "化脓性肉芽肿样 + 中性粒细胞"（见第 477 页）
秘鲁疣（verruga peruana，"peruvian wart"）[Romanowsky-Giemsa 染色：内皮细胞内的红色颗粒，吞噬体内的微生物]	• Carrion 病的暴发期（巴尔通体病）由杆菌状巴尔通体引起 • 海拔 800~2 500m 的南美 • 多发，粟粒大的血管瘤样皮损 • 由白蛉传播	• 真皮乳头部位毛细血管瘤样血管增生形成领圈样；炎症浸润（浆细胞/淋巴细胞） • Rocha-Lima 包涵体（内皮细胞内细胞质颗粒聚集；Romanowsky-Giemsa 染色为红色）；核分裂象常见

疾病名称	临床特征	组织病理学
获得性进行性淋巴管瘤 (acquired progressive lymphangioma)	• "良性淋巴管内皮瘤" • 成人 • 可发生于身体各处 • 红色斑片 / 斑块，随年龄增长而扩大	• 真皮 / 皮下水平排列的薄壁交通血管；慢性炎症细胞；可见"岬征"（和 Kaposi 肉瘤的斑片期类似）
表现多样或性质不确定性肿瘤		
Kaposi 肉瘤 (Kaposi's sarcoma，KS) ［HHV-8（PCR）阳性，CD31 阳性，PAS 染色阳性］	**类型** 1. 经典型 　• 50~60 岁老年男性 　• 犹太人，东欧，地中海 　• 四肢 　• 先水肿？ 2. 非洲型（地方性） 　• 热带非洲 　• 和 EBV、HHV-8（编码 IL6 同系物，可能是生长因子）相关 3. 免疫抑制型 　• 肾移植；化疗；长期使用激素 4. 流行型（HIV 相关） 　• 黏膜，躯干，头部，颈部，手臂 　• 可能累及内脏器官（胃肠道，肺部），可不出现皮疹 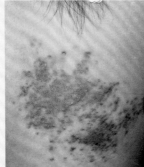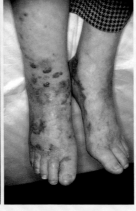 • 早期皮损是棕红色斑疹 / 丘疹，后变成蓝紫色	• 管周淋巴细胞和浆细胞聚集；红细胞溢出；嗜酸性透明颗粒；水平排列的血管；梭形细胞平行排列，其间捕获红细胞（"鱼群"样结构） • "岬征"（参差不齐的管腔包绕已经存在的血管，其内皮细胞肿胀，斑片期尤其显著）；可见"Dorf 球"（血管中粉色无定型的小球） • 分期 　1. 斑片期（"岬征"） 　2. 斑块期（"裂隙状"血管） 　3. 结节期

疾病名称	临床特征	组织病理学
血管周皮细胞瘤 (hemangiopericytoma)	• 有些学者归类为"单发纤维性肿瘤" **两种组成** 1. 先天性或婴儿型 　• 出生至生后第一年;男孩 　• 头颈部,四肢,躯干 　• 目前认为和婴儿的肌纤维瘤病一样 2. 成人型(更常见) 　• 成人 　• 起于深部软组织 　• 下肢,骨盆	1. 先天型和成人型类似,但是呈多叶状,由主瘤体外的管周和管内肿瘤部分构成 2. 成人型中见紧密压缩、富于细胞区域,周边由内衬内皮细胞的分支状血管围绕;具有圆形/卵圆形核的肿瘤细胞,与内皮细胞间由基底膜分隔,周边由网状纤维构成的网围绕
Kaposi 样血管内皮瘤 (Kaposi form hemangioendothelioma)	• 儿童(<2 岁) • 累及深部软组织的单发皮损,可发生于四肢、胸壁、头皮和颈部 • 和 Kasabach-Merritt 综合征或者淋巴管瘤病有关 • 照片中的患者是婴儿期出现 Kasabach-Merritt 综合征合并 Kaposi 样血管内皮瘤	• 结节状/束状排列的裂隙状或新月体形血管,内衬梭形内皮细胞 • 和 Kaposi 肉瘤鉴别,本病特点包括 　■ 短束状、窄束状 　■ 含铁血黄素 　■ 不表达 HHV-8 　■ 深部组织受累
乳头状淋巴管内血管内皮瘤或 Dabska 瘤 [papillary intralymphatic angioendothelioma (PILA) or Dabska tumor]	• "儿童期血管内乳头状血管内皮瘤" • 低级别血管肉瘤(可能向淋巴管分化的肿瘤) • 婴儿期到儿童期(4 个月至 15 岁) • 皮肤的弥漫性肿胀或真皮内肿瘤 • 转移风险低	• 真皮/皮下不规则的血管;内衬形状各异的内皮细胞("钉突")形成管内乳头状突起,形成"玫瑰花样"或"火柴棍样"模式

疾病名称	临床特征	组织病理学
恶性肿瘤		
血管肉瘤 （angiosarcoma） ［CD31,CD34,Ⅷ 因子,CK 阳性, 30%EMA 阳性］	**分型** 1. 特发型皮肤血管肉瘤 • 男性 • 面部 / 头皮 • 蓝紫色结节 / 斑块（"玫瑰痤疮样"或非消退型"挫伤样"）;有转移风险 2. 血管肉瘤伴淋巴水肿（Stewart-Treves 综合征） • 合并乳房切除术后淋巴水肿;术后 12.5 年 • 紫红色斑疹或息肉样肿物 3. 放射后血管肉瘤 • 合并良 / 恶性疾病放疗后:治疗后 12~21 年 4. 混合型 • 之前存在的良性血管瘤,葡萄酒样痣或淋巴管瘤等 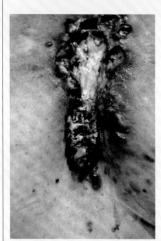 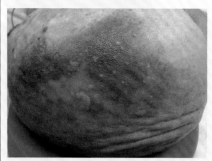	• 血液 + 真皮细胞成分密集 + 血管（血管细胞相互"堆积",呈拱形或相互桥接） • 真皮内肿瘤境界不清;不规则的血管内衬群集各异的血管内皮细胞;肥大细胞增多;乳头状突起延伸到腔内;血管往往向下生长 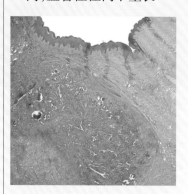 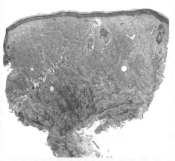 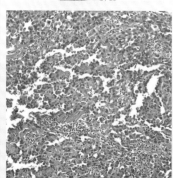 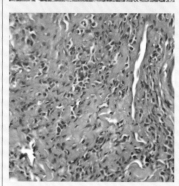 • 染色 ▪ 有丝分裂原激活蛋白激酶（MAPK）阴性,或微囊蛋白可鉴别其与良性血管瘤 ▪ AE1 抗体染色阴性,可鉴别癌 ▪ CEA 阴性,可和 Paget 病或转移性腺癌鉴别

疾病名称	临床特征	组织病理学
淋巴管肉瘤 (lymphangiosarcoma)	• 和血管肉瘤相鉴别困难 　■ 使用 VEGFR3(血管内皮细胞生长因子受体 3 型):仅淋巴管内皮 　■ 染色:VEGFR3, poloplanin, LYVE-1, D2-40	
上皮样血管内皮瘤 (epithelioid hemangioendothelioma)	• 最多见于软组织 / 脏器组织;但是皮肤也可发生 • 合并潜在的骨损害	• 在纤维黏液间质中肿胀的内皮细胞呈巢状或条索状增生;其细胞质内可见空泡,含有红细胞
网状血管内皮瘤 (retiform hemangioendothelioma)	• 缓慢生长,外生性或斑块样肿瘤 • 青年到中年人的四肢和躯干	• 血管分叉似睾丸网,内衬"钉突"样内皮细胞;淋巴细胞为主的浸润
恶性非典型性血管 球瘤 (malignant and atypical glomus tumors)	• 恶性与非典型性 / 良性血管球瘤的鉴别 　■ 大小 >2cm 　■ 核分裂率高 　■ 核异型 　■ 细胞密度增加	
伴有明显血管成分的肿瘤		
血管纤维瘤 (angiofibromas)	• 临床表现各异,包括面部的纤维丘疹,皮脂腺瘤,阴茎珍珠状丘疹,肢端纤维角化瘤 • 详见第 683 页	• 外生性生长;表皮突扁平,伴有灶状黑素细胞增生;角化过度;血管增多
血管平滑肌瘤 (angioleiomyoma)	• 下肢 • 单发结节 • 详见第 723 页	• 境界清楚的皮损,脉管周围或之间交织排列的平滑肌束
血管脂肪瘤 (angiolipoma)	• 四肢,尤其是前臂 • 疼痛性结节 • 详见第 724 页	• 皮下肿瘤含脂肪小叶及毛细血管,占皮损的 5%~50%
梭形细胞脂肪瘤(血管瘤样亚型) [spindle-cell lipoma (angiomatoid variant)]	• 老年男性 • 上半背部和颈部 • 无痛的,柔软的,卵圆形结节 • 详见第 719 页	• 境界清楚的无包膜肿瘤,含脂肪组织和扩展的、杂乱排列的梭形细胞
血管黏液瘤 (angiomyxoma)	• 良性,黏液肿瘤伴血管 • 外阴,阴茎 • 可复发 • 详见第 711 页	• 黏液瘤 + 血管 • 黏液瘤间质中可见梭形细胞,并见血管
其他血管成分肿瘤 (other vascular- component tumors)	• 血管肌成纤维细胞瘤 • 皮肤纤维瘤(动脉瘤亚型) • 血管浆细胞增生症	

(孙婧茹 译　汪旸　俞婉婷 校　张韡 审)

乳腺小叶转移癌
("列队哨兵样"或"堆积的钱币"样)

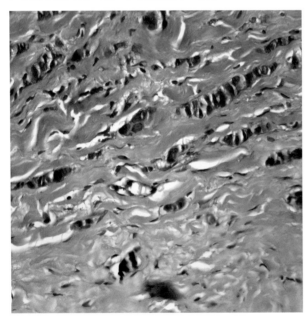

未分化肿瘤的标志物

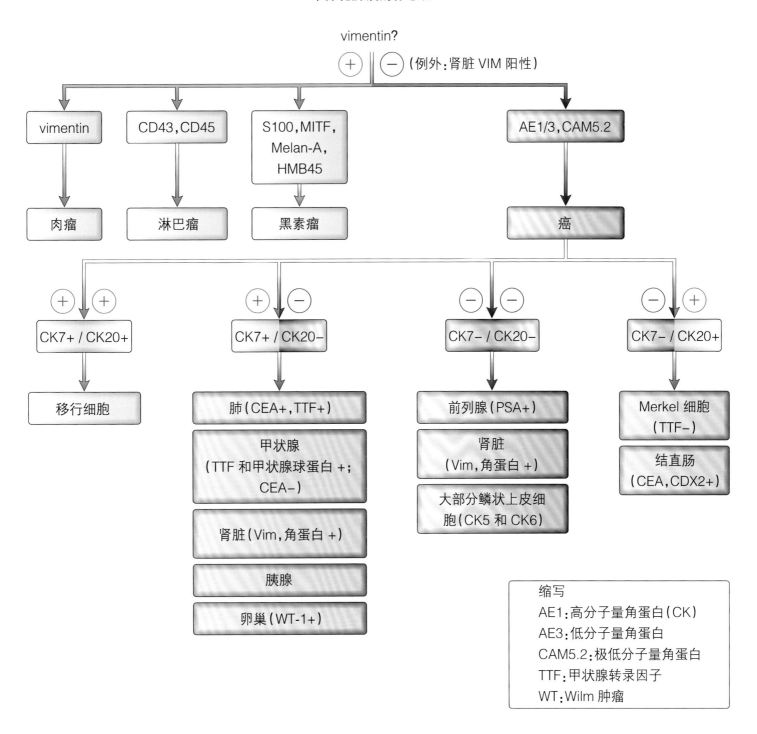

vimentin?

+　－（例外：肾脏 VIM 阳性）

vimentin	CD43,CD45	S100,MITF,Melan-A,HMB45	AE1/3,CAM5.2
肉瘤	淋巴瘤	黑素瘤	癌

癌

+ + ｜ + － ｜ － － ｜ － +

CK7+ / CK20+　　CK7+ / CK20－　　CK7－ / CK20－　　CK7－ / CK20+

CK7+ / CK20+
移行细胞

CK7+ / CK20－
肺（CEA+,TTF+）
甲状腺（TTF 和甲状腺球蛋白 +；CEA－）
肾脏（Vim,角蛋白 +）
胰腺
卵巢（WT-1+）

CK7－ / CK20－
前列腺（PSA+）
肾脏（Vim,角蛋白 +）
大部分鳞状上皮细胞（CK5 和 CK6）

CK7－ / CK20+
Merkel 细胞（TTF－）
结直肠（CEA,CDX2+）

缩写
AE1：高分子量角蛋白（CK）
AE3：低分子量角蛋白
CAM5.2：极低分子量角蛋白
TTF：甲状腺转录因子
WT：Wilm 肿瘤

早期转移：皮肤转移是内脏癌症的首发表现（尤其是肾脏、肺脏、甲状腺、卵巢）
异时转移：原发肿瘤诊断数月或数年后发生皮肤转移（尤其是乳腺、肾脏和黑素瘤）
同步转移：同时诊断原发肿瘤和皮肤转移癌（尤其是乳腺和口腔）

	男性	女性
原发肿瘤发生率	1. 肺脏（24%） 2. 结肠（19%） 3. 黑素瘤（13%） 4. 口腔鳞状细胞（12%）	1. 乳腺（69%） 2. 结肠（9%） 3. 黑素瘤（5%） 4. 卵巢（4%）

疾病名称	通常转移部位	组织病理学
特定的转移癌		
乳腺 （breast） ［CK7，GCDFP-15，雌激素和孕激素受体阳性］	● 前胸（第一位）和头皮 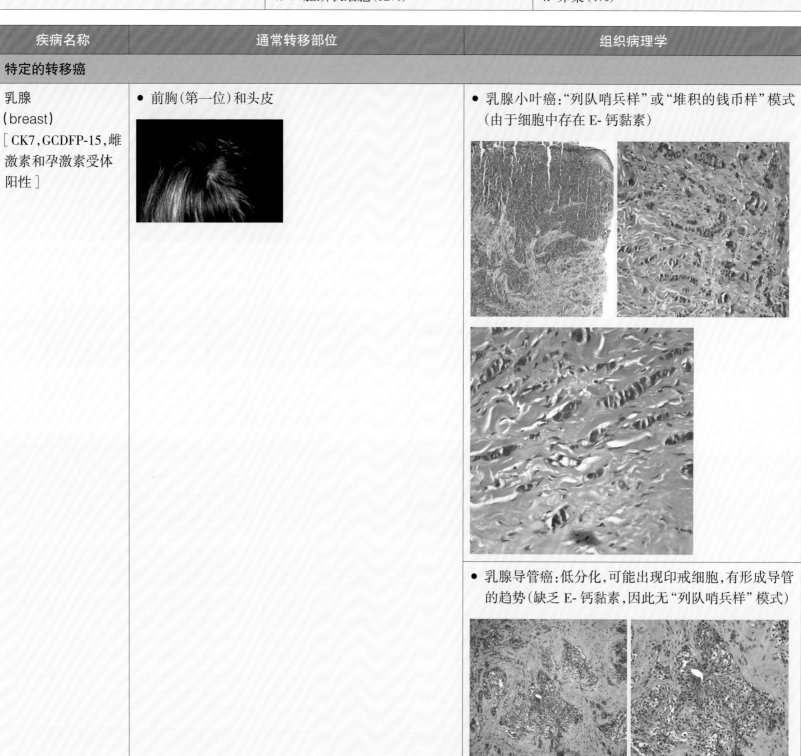	● 乳腺小叶癌："列队哨兵样"或"堆积的钱币样"模式（由于细胞中存在 E- 钙黏素） ● 乳腺导管癌：低分化，可能出现印戒细胞，有形成导管的趋势（缺乏 E- 钙黏素，因此无"列队哨兵样"模式）

疾病名称	通常转移部位	组织病理学
肺部 (lung) [CK7,CEA,TTF 阳性]	• 胸壁,腹部;或燕麦细胞,背部 • 注:与 Merkel 细胞相似,但 TTF 阴性表达	• 鳞状细胞癌最常见(40%),腺癌(20%)或未分化癌(40%)

疾病名称	通常转移部位	组织病理学
口腔鳞状细胞 （oral cavity squamous cell） [CK 5, CK 6 阳性]	● 面部或颈部；也可直接蔓延 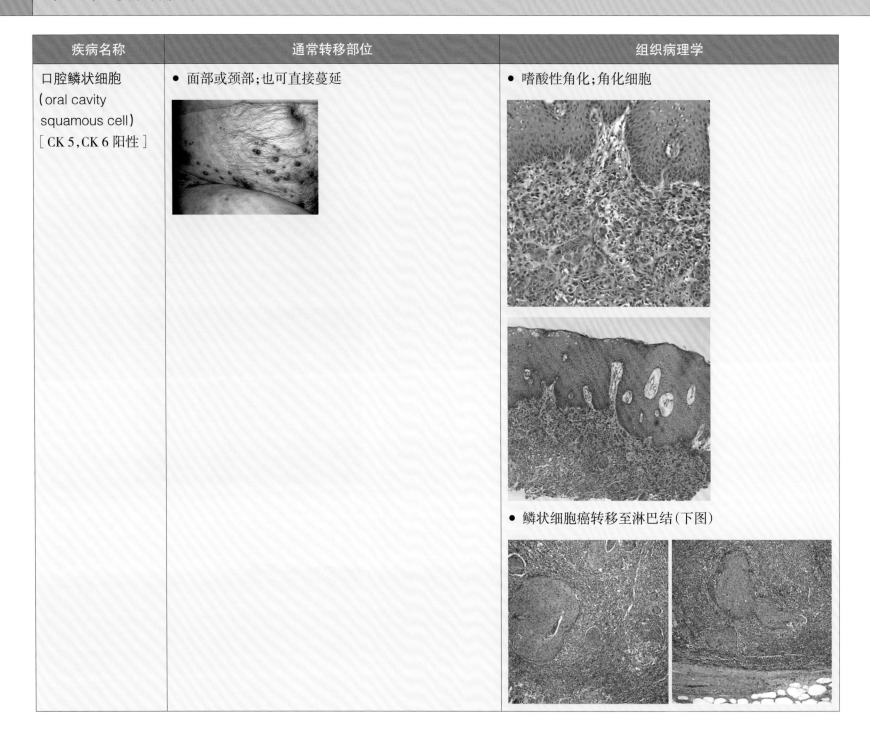	● 嗜酸性角化；角化细胞 ● 鳞状细胞癌转移至淋巴结（下图）

疾病名称	通常转移部位	组织病理学
结直肠 （colorectal） ［CK20，CDX2，CEA 阳性］	• 腹壁或会阴区 • 可有 Sister Mary Joseph 结节 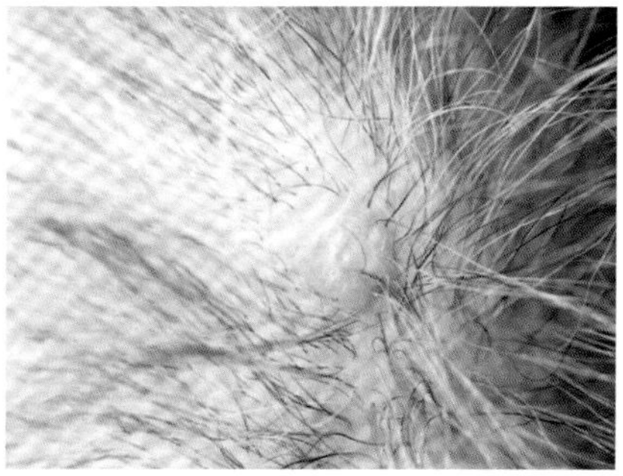 	• 通常为高分化腺癌；柱状细胞形成腺体 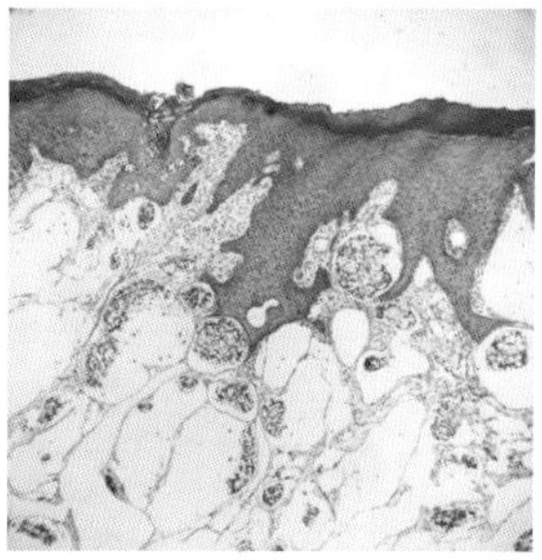 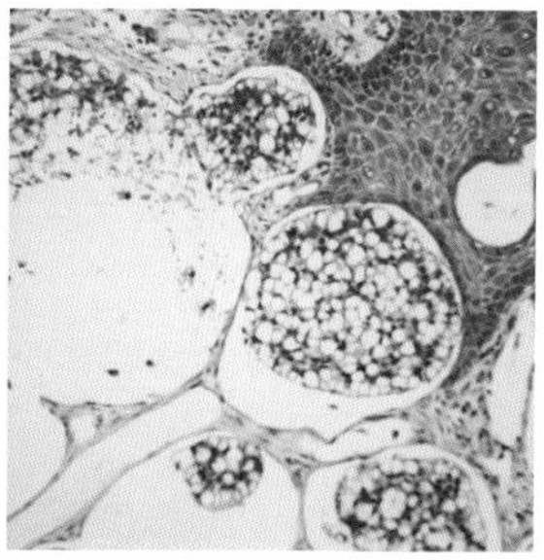 • "杯状细胞" 或 "印戒细胞"（细胞内黏蛋白空泡将细胞核推向一侧） 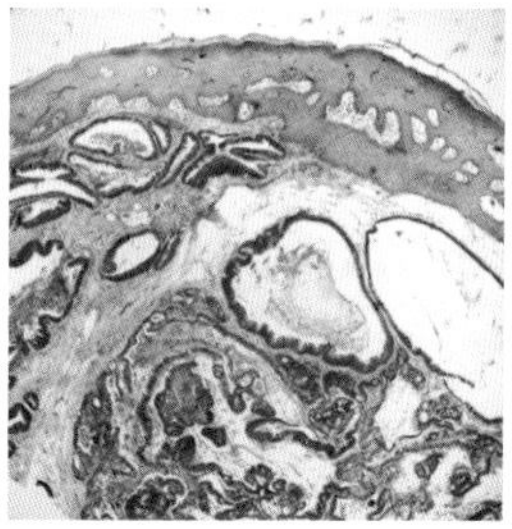 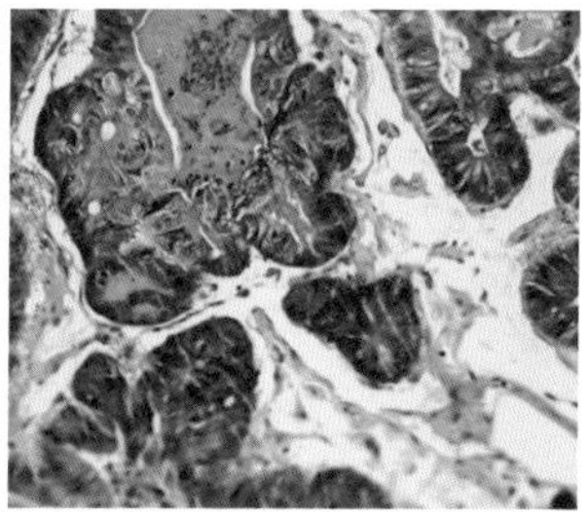 • 腺腔内 "肮脏" 的黏蛋白物质 • Sister Mary Joseph 结节（下图）因胃、大肠、卵巢、胰腺、胆囊、子宫内膜或乳腺的原发性腺癌转移至脐部所致 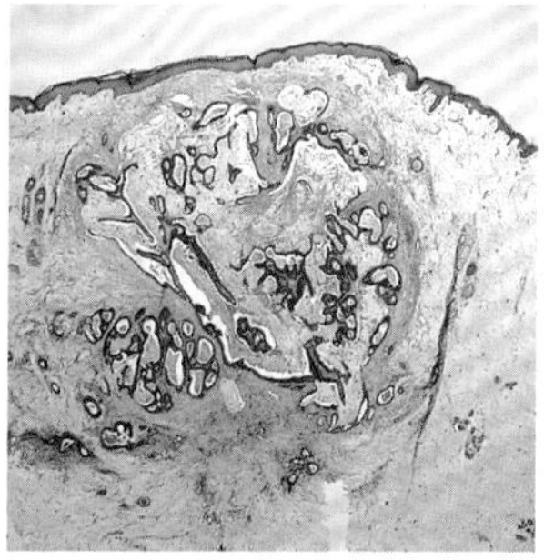

疾病名称	通常转移部位	组织病理学
肾脏 (renal) ［vimentin, CK 阳性］	● 头皮 / 头部；肾切除术后瘢痕；外生殖器 	● 簇状分布的透明细胞（黏液细胞）；血管出血
膀胱 (bladder) ［CK7, CK29, CK20 阳性］	● 罕见 ● 上肢、躯干、阴茎 ● 通常在某一部位出现多发性损害（呈带状疱疹样或疱疹样分布）	● 移行细胞癌或未分化癌，部分区域可显示鳞状上皮分化

疾病名称	通常转移部位	组织病理学
前列腺 （prostate） ［PSA 染色阳性］	• 腹股沟区 • 坚实的紫红色结节	• 坚实的紫红色结节；腺癌常见
卵巢 （ovary） ［CK7 阳性］	• 胸部或腹部 • 常在某一部位出现多发性结节 • 常为晚期并发症（预后不良）	• 高分化腺癌；有时可见伴砂粒体的乳头状结构 •［除了黏蛋白可能表达 CK20 阳性外，CK20 均表达阴性］

疾病名称	通常转移部位	组织病理学
甲状腺 （thyroid） ［CK7，TTF 阳性］	● 头皮	● 立方形上皮细胞围绕嗜酸性物质（滤泡）；多发，边界清楚的团块；砂粒体
类癌瘤 （carcinoid tumor） ［NSE 阳性］	● 躯干 ● 多发结节	● 孤立性肿瘤团块，单一细胞组成，肿瘤团块内有纤细的胶原纤维分隔。 ● ［CK5/CK6，CK7，CK20，p63 均阴性］
神经母细胞瘤 （neuroblastoma） ［NSE 阳性］	● 最常见的儿童肿瘤 ● 肾上腺起源 ● 新生儿变异更常见的是皮肤转移 ● 皮肤热结节 ● 可与"蓝莓松饼样婴儿"类似	● 细胞小，核深染，玫瑰花环形成

疾病名称	通常转移部位	组织病理学
黑素瘤 （melanoma） ［S100，MITF， melan-A，HMB45 阳性］	● 皮肤，皮下组织（可出现局部淋巴结结节）	● 真皮网状层胶原束间可见肿瘤细胞浸润；炎症性浸润

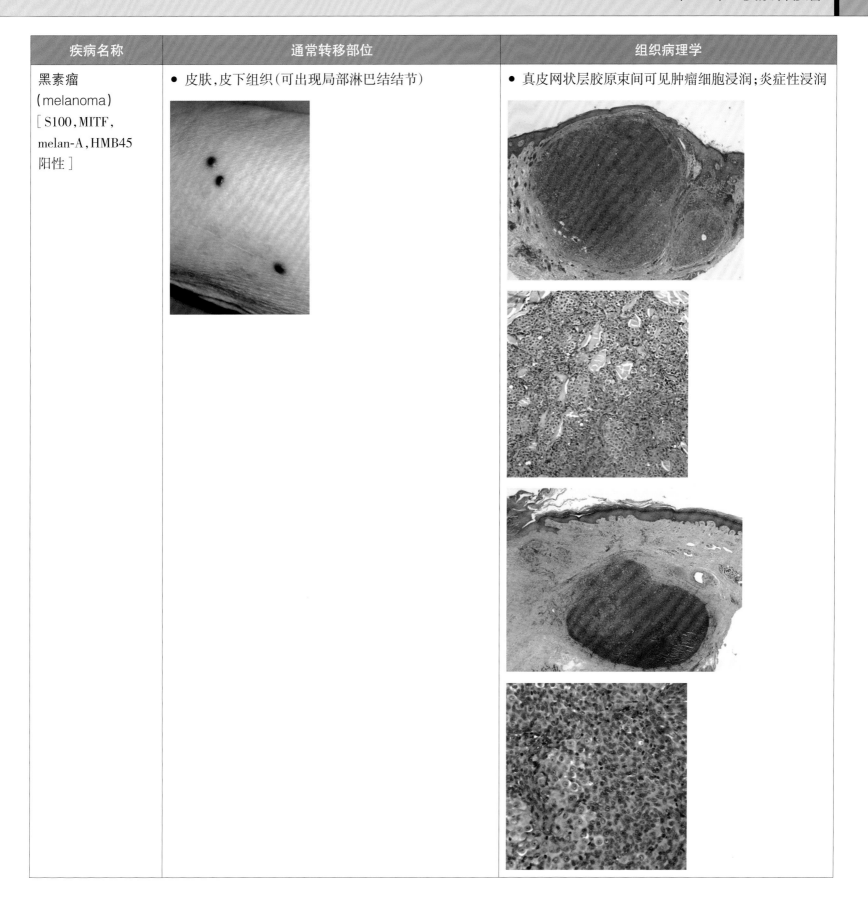

疾病名称	通常转移部位	组织病理学
嗜酸细胞腺瘤 （oncocytoma）	• 皮肤受累罕见 • 最常见的肾脏良性肿瘤 • 可发生于唾液腺和甲状腺	• 肿瘤细胞（嗜酸性大细胞，核圆形）
骨肉瘤 （osteosarcoma）	• 四肢，头皮（可能为原发皮损） • 更常见于肺、骨骼、肾脏	• 非矿化骨（粉红色物质），周围包绕骨细胞 • 陷窝细胞（骨细胞）：白晕包绕的细胞

（张德志 译　关杨　俞婉婷 校　张斝 审）

皮肤非淋巴细胞浸润

Wells 综合征的火焰征(Well's syndrome flame figures)

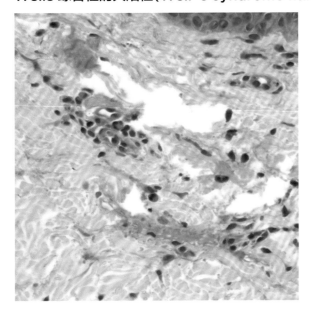

注：火焰征亦可见于其他嗜酸性粒细胞浸润性疾病（如：节肢动物叮咬、寄生虫感染、大疱性类天疱疮、内脏肿瘤）。

疾病名称	临床特征	组织病理学
中性粒细胞浸润		

- 骨髓起源
  - 7~10 天成熟
  - 在组织内具有 1~2 天活性
- 基本功能是吞噬和释放储存于细胞质颗粒中的多种酶
- 细胞核分 2~5 叶,细胞质内含有 2 种独特类型的颗粒
  - 大颗粒:嗜甲苯胺蓝颗粒,内含髓过氧化物酶、溶菌物质、弹性蛋白酶
  - 小颗粒:内含乳铁蛋白、溶菌酶、胶原酶、碱性磷酸酶

疾病名称	临床特征	组织病理学
表皮中性粒细胞浸润 (epidermal neutrophilic infiltrates)	可见于 ● 脓疱疮和中毒性休克综合征 ● 羊痘 ● 脓疱型银屑病和急性泛发性脓疱病 ● 胰高血糖素瘤 ● 疣状黄瘤	
真皮中性粒细胞浸润 (dermal neutrophilic infiltrates)	可见于 ● 感染和传染性疾病 　■ 深脓疱疮 　■ 软下疳和腹股沟肉芽肿 　■ 放线菌病和足菌肿 ● 嗜中性皮病 　■ Sweet 综合征 　■ 肠道疾病相关性皮病关节炎综合征 ● 急性泛发性脓疱病 　■ Behçet 综合征 　■ 坏疽性脓皮病 ● 表皮下水疱性疾病 　■ 疱疹样皮炎 　■ 瘢痕性类天疱疮 ● 毛囊炎 　■ 细菌性和真菌性毛囊炎 　■ 二期梅毒 ● 其他 　■ 嗜中性荨麻疹 　■ 多形性日光疹	
皮下组织中性粒细胞浸润 (subcutaneous neutrophilic infiltrates)	● 可见于 　■ 感染性脂膜炎 　■ α_1- 抗胰蛋白酶缺乏	

疾病名称	临床特征	组织病理学
嗜酸性粒细胞浸润		

- 骨髓起源
- 由主要碱性蛋白(引起嗜碱性粒细胞释放组胺)和含有强效毒素的其他颗粒(特别对寄生虫,被覆 IgE)组成
- 可由 IL-5、GM-CSF 和 IL-3 激活

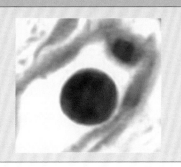

| Wells 综合征
(Wells' syndrome) | - "嗜酸性蜂窝织炎"
- 任何年龄
- 四肢和躯干

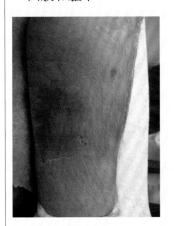

- "蜂窝织炎样"
- 水肿性浸润性斑块,常伴水疱/大疱;深在性荨麻疹样;随后可发展为岩灰色硬斑病样,并逐渐消退(4~8周)
- 常为特发性,但可能与节肢动物叮咬、寄生虫、药物、破伤风疫苗有关 | - 嗜酸性颗粒状物质形成"火焰征"(部分区域周边的组织细胞或巨细胞排列呈栅栏状);真皮水肿,大量嗜酸性粒细胞浸润

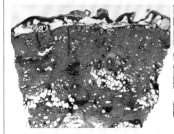 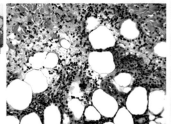

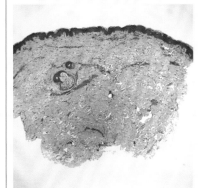

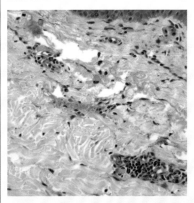

- 火焰征是由于嗜酸性颗粒中所含的主要碱性蛋白附着于胶原纤维表面所形成(并非 Wells 综合征的特异性表现,亦可见于其他情况,如节肢动物叮咬、寄生虫感染、大疱性类天疱、内脏肿瘤) |

疾病名称	临床特征	组织病理学
嗜酸性粒细胞增多综合征（hypereosinophilic syndrome）	● 特发性系统性疾病，累及 1 个或多个器官，无明确诱因外周血嗜酸性粒细胞持续升高（>1.5×10⁹/L） ● 瘙痒性红色丘疹或结节；黏膜溃疡 ● 可伴嗜酸性粒细胞白血病、Löffler 综合征；可有心脏受累 ● 可能与 IL-3、IL-5 和 GM-CSF 的调节异常有关	● 血管周围嗜酸性粒细胞浸润；真皮水肿
厚皮性嗜酸细胞性皮病（pachydermatous eosinophilic dermatitis）	● 可能是嗜酸性粒细胞增多综合征的一种变型 ● 在皮肤肥厚的基础上出现泛发性瘙痒性丘疹，生殖器部位肥厚性皮损，外周血嗜酸性粒细胞增多	● 富含嗜酸性粒细胞的淋巴组织细胞浸润，伴不同程度的真皮纤维化
嗜酸性脓疱病（eosinophilic pustulosis）	● "婴儿嗜酸性脓疱性毛囊炎" ● 新生儿（出生后数天） ● 头皮和面部 ● 瘙痒性脓疱，分批发生，常复发	● 毛囊周围和间质内淋巴细胞、中性粒细胞及大量嗜酸性粒细胞浸润；无原发性毛囊炎

疾病名称	临床特征	组织病理学
浆细胞浸润		

- 起源于激活的 B 淋巴细胞
- 可存活 2~3 天
- 可针对特异性抗原产生和分泌抗体
- 细胞嗜碱性,细胞核偏于细胞质一侧,其内可见粗大的染色质颗粒
- Russell 小体:圆形、嗜酸性,细胞质内包涵体(免疫球蛋白/糖蛋白聚集而成),可替代细胞核

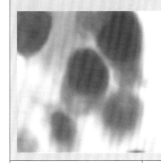

疾病名称	临床特征	组织病理学
浆细胞瘤 (plasmacytoma) [浆细胞抗体 PC-1、 CD79a 阳性,甲基绿 派洛宁染色(浆细胞 细胞质红染)]	• 可原发于皮肤或继发性于其他疾病 • 少数情况下,单克隆增生的浆细胞往往与多发性骨髓瘤、髓外浆细胞瘤或浆细胞白血病相关 • 躯干 • 暗红色或紫色圆顶状结节(1~5cm)	• 真皮网状层致密的浆细胞浸润,边界清楚、无包膜;Russell 小体(替代浆细胞核的粉红色小球);表皮被拉伸变薄 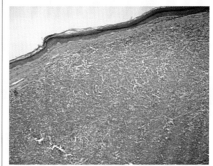 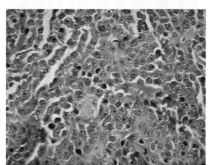 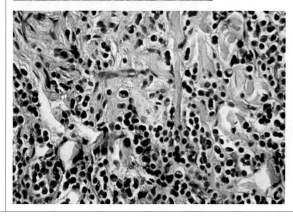

疾病名称	临床特征	组织病理学
副球蛋白血症相关的皮肤病（cutaneous disorders associated with paraproteinemias）	包括 ● 渐进坏死性黄色肉芽肿 ● POEMS 综合征 　■ 多发性神经病、器官肿大、内分泌病、M- 蛋白和皮肤病变 　■ 伴有肾小球样血管瘤（见第 38 章） ● Schnitzler 综合征 　■ 慢性荨麻疹伴巨球蛋白血症	
Waldenström 巨球蛋白血症（Waldenström macroglobulinemia）［IgM 阳性］	● 淋巴组织增生性疾病（产生 IgM 的淋巴浆细胞样细胞） ● 老年人 ● 面部、躯干或四肢近端；也可出现体重下降、虚弱、贫血（出血） ● 半透明丘疹、淡紫色斑块 / 结节（血黏度增高和出血倾向）	● 真皮内填满了嗜酸性透明沉积物；人工裂隙
Zoon 龟头炎（Zoon's balanitis）	● 黏膜部位浆细胞增生 ● 老年人龟头："Zoon 龟头炎"（外阴：Zoon 外阴炎） ● 孤立、无症状、边界清楚的红棕色斑片，表面光亮（1~3cm） ● 治疗方法：包皮环切术、外用激素或其他局部治疗	● 真皮浅层密集、带状的炎性细胞浸润，主要是多克隆的浆细胞；血管明显；溃疡形成

疾病名称	临床特征	组织病理学
Castleman 病（Castleman's disease）	<ul><li>"巨大淋巴结增生"</li><li>淋巴结病</li><li>青年至中年人的纵隔</li><li>非特异性（黄色瘤和血管炎）</li><li>与 IL-6 和 HHV-8 相关</li></ul>	<ul><li>淋巴结套区呈"洋葱皮"样外观，被透明变性的毛细血管大小的血管横向分割；边界清楚的结节</li></ul>

肥大细胞增生症 / 肥大细胞浸润

- 起源于骨髓干细胞
- 释放组胺、白三烯、前列腺素 D_2 和肥大细胞生长因子（能刺激黑素细胞，引起色素沉着）
- 突变：*c-kit* 原癌基因（*CD117*），编码 KIT 蛋白（酪氨酸激酶和肥大细胞生长因子受体）
- 实验室检测：血清类胰蛋白酶水平；尿组胺、尿 N- 甲基组胺（NMH）及尿 N- 甲基咪唑乙酸水平
- 染色：类胰蛋白酶、*CD117*（c-kit 受体）、Giemsa 染色（异染颗粒）、甲苯胺蓝

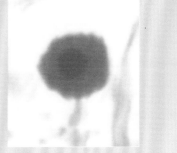

疾病名称	临床特征	组织病理学
色素性荨麻疹（urticaria pigmentosa，UP）	• 世界卫生组织（WHO）分类中的斑丘疹样皮肤肥大细胞增生症 • 肥大细胞增生症中最常见的皮肤亚型（80%） • 常于 4 岁前发病（75% 病例） • 躯干多见 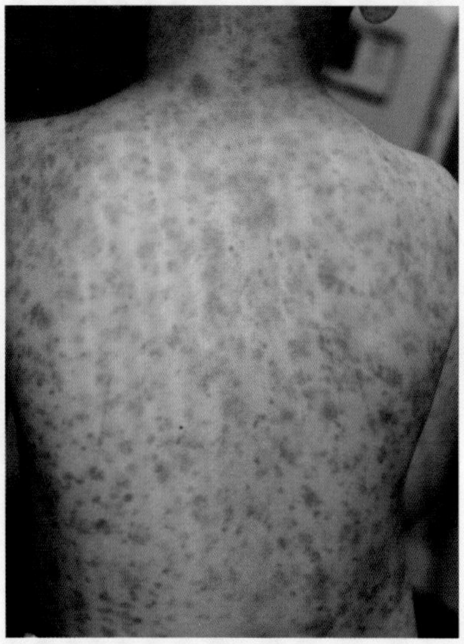 • 泛发的红棕色斑疹或丘疹，数目从数个至数百个不等 • Darier 征（摩擦后出现风团和潮红） • 本病如成年起病，皮损常持续不退，易出现系统受累（40%）	• 真皮上 1/3 层数量不等的肥大细胞浸润；嗜酸性粒细胞浸润；无亲表皮性（亦见于组织细胞增生症）；基底层色素增加 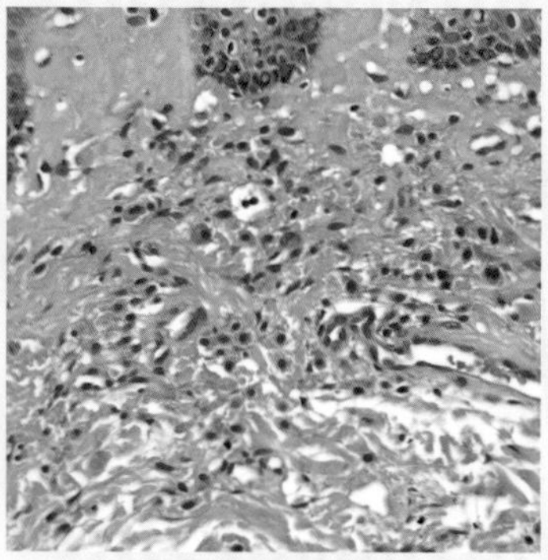 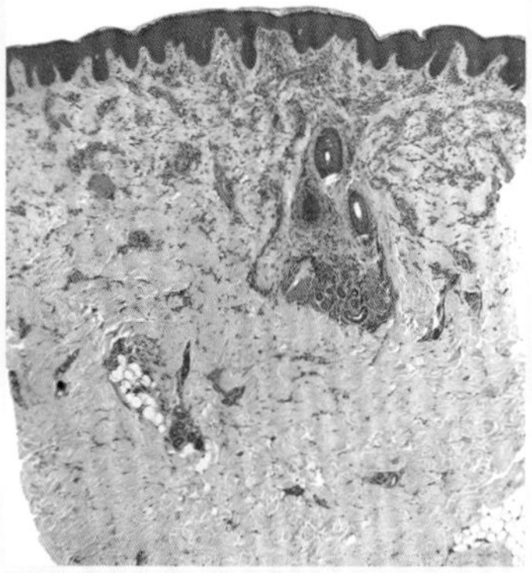 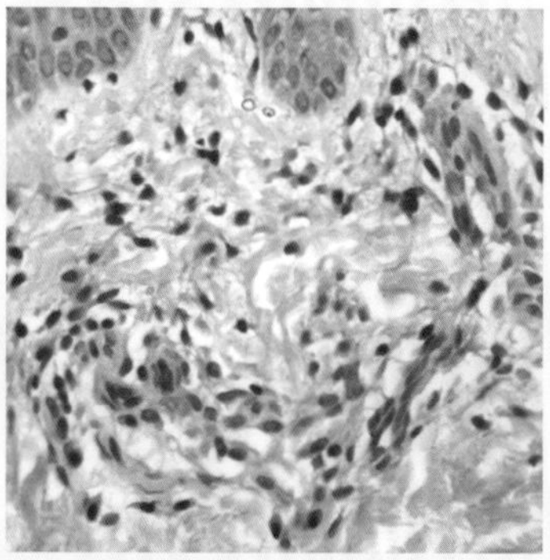 • 肥大细胞不进入表皮（上图） 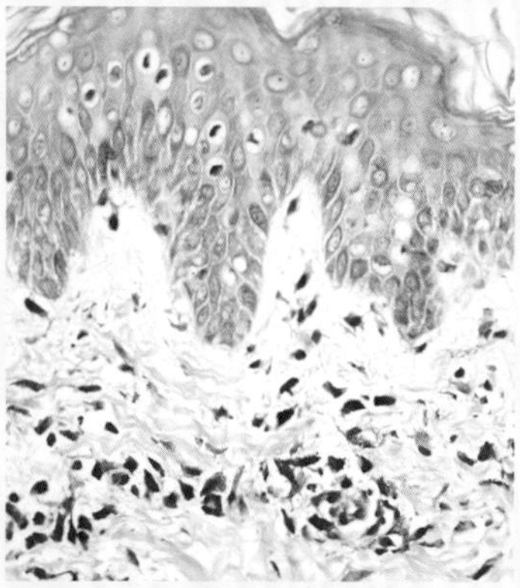 • Giemsa 染色（上图）

疾病名称	临床特征	组织病理学
孤立性肥大细胞瘤（solitary mastocytoma）	<ul><li>占儿童皮肤肥大细胞增生症的 10%</li><li>儿童常见</li><li>好发于躯干和腕部</li></ul> <ul><li>孤立的红棕色斑疹或斑块，常自行消退<ul><li>"肥大细胞痣"：较小的皮损</li><li>"肥大细胞瘤"：皮损 >3cm</li></ul></li><li>可伴有皮损外症状，包括瘙痒、面部潮红、头痛</li></ul>	<ul><li>真皮内密集的肥大细胞浸润；组织学改变类似于色素性荨麻疹</li></ul>

疾病名称	临床特征	组织病理学
弥漫性皮肤肥大细胞增生症（diffuse cutaneous mastocytosis）	• 肥大细胞增生症的罕见皮肤类型 • 婴儿早期发病 • 皮肤增厚；常伴瘙痒和水疱 • 系统受累常见	• 组织学表现与其他类型肥大细胞增生症相似 • 肥大细胞可在真皮全层散在排列；可见纤维化
持久性发疹性斑状毛细血管扩张（telangiectasia macularis eruptiva perstans，TMEP）	• 成人型系统受累程度高 • 躯干、四肢近端 • 在轻微色素沉着、棕褐色斑疹基础上出现皮肤潮红及毛细血管扩张，Darier 征通常阴性 • 罕见合并多发性骨髓瘤 • 皮肤镜图像（上图）	• 肥大细胞伴毛细血管扩张；肥大细胞数量的增加可能轻微；肥大细胞往往呈纺锤形，散布于扩张的浅表血管丛周围
系统性肥大细胞增生症（systemic mastocytosis）	• 除皮肤外，肥大细胞在各种组织内增生；骨髓受累最常见（其次为肝脏、脾脏、胃肠道、淋巴结）；可进展为恶性肥大细胞增生症[抗类胰蛋白酶抗体 G3]或肥大细胞白血病	
肱桡瘙痒症（brachioradial pruritus）	• 热带皮肤病 • 生活在热带地区的高加索人种 • 肘部肱桡肌区域强烈的瘙痒，慢性间断性发作 　■ 常伴烧灼感，夜间加重 　■ 冰敷可减轻症状	

疾病名称	临床特征	组织病理学
组织细胞浸润（非朗格汉斯细胞） （无 Birbeck 颗粒出现）		
幼年黄色肉芽肿 （juvenile xanthogranuloma，JXG） 〔CD68、ⅩⅢa 因子、HAM-56、HHF35 阳性；ac387、S100 和 CD1a 阴性〕	<ul><li>最常见的组织细胞增生症</li><li>6~9 月龄婴儿（2/3 病例）</li><li>男性</li><li>头颈部、躯干上部、四肢近端</li><li>病因不明</li></ul>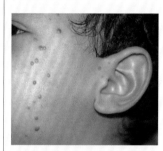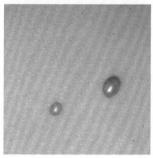<ul><li>孤立、圆顶、红棕色丘疹 / 结节（1~10mm 及以上）；可自行消退</li><li>常出现牛奶咖啡斑，眼部受累可能导致失明（眼睛是除皮肤外最常受累的器官）</li><li>儿童自发性前房积血的最常见原因（眼的前房积血）</li><li>可与Ⅰ型神经纤维瘤病和慢性粒细胞白血病伴发</li><li>如果幼年黄色肉芽肿和Ⅰ型神经纤维瘤病同时发生，则罹患幼年粒单核细胞白血病风险升高 20 倍</li></ul>	<ul><li>小的、泡沫样组织细胞在真皮内密集浸润，呈结节状，边界不清；细胞圆胖；Touton 巨细胞；嗜酸性粒细胞</li></ul>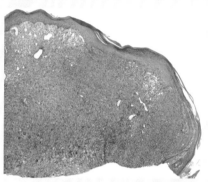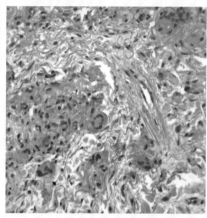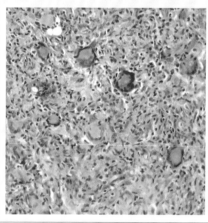

疾病名称	临床特征	组织病理学
成人黄色肉芽肿（adult xanthogranuloma）[CD68、XIIIa 因子、HAM-56、HHF35 阳性]	• 青少年至成人均可发生 • 类似幼年黄色肉芽肿，但不发生于出生后 6~9 月龄 • 数月至数年可自行消退 • 红棕色结节 • 皮肤镜图像（上图）	• 与幼年黄色肉芽肿类似（见第 809 页）

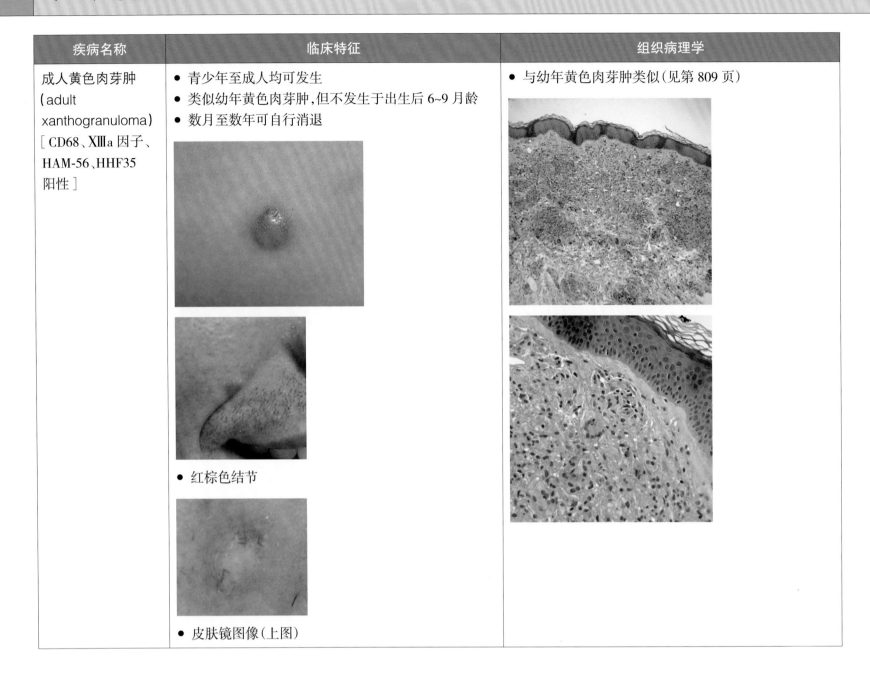

疾病名称	临床特征	组织病理学
良性头部组织细胞增生症（benign cephalic histiocytosis）[CD68、XⅢa 因子、CD11b、HAM-56 阳性；CD1a、S100 阴性]	• 非脂质、非朗格汉斯细胞组织细胞增生 • 小于 1 岁的婴儿 • 头颈部 • 无症状的红棕色斑丘疹（直径 2~5mm 以上）；自限性；可自行消退,遗留萎缩性色素沉着斑	• 真皮上部组织细胞弥漫性浸润;卵圆形泡状细胞核;细胞质内无脂质,无 Touton 巨细胞(亦见于幼年黄色肉芽肿) • 电镜:"逗点状"小体,无 Birbeck 颗粒

疾病名称	临床特征	组织病理学
进行性结节性组织细胞增生症（progressive nodular histiocytosis）[ⅩⅢa 因子、CD68、HAM-56 阳性；S100、CD1a 阴性]	• 皮肤、黏膜 • 多发性黄棕色丘疹（皮肤纤维瘤样）	• 组织细胞、泡沫细胞、梭形细胞，间质很少；通常无炎性细胞浸润，如嗜酸性粒细胞或浆细胞
播散性黄瘤（xanthoma disseminatum）[ⅩⅢa 因子、CD68、CD11b 阳性；S100、CD1a 阴性]	• 任何年龄均可发病 • 患者血脂正常 • 曲侧部位、四肢近端、躯干 • 皮肤和黏膜的黄瘤 + 尿崩症 • 红棕色丘疹或结节，可逐渐变成黄色；黏膜受累；骨骼受累罕见（朗格汉斯细胞组织细胞增生症中更常见） • 黏膜受累和尿崩症有助于与幼年黄色肉芽肿鉴别	• 组织病理类似幼年黄色肉芽肿（见第 809 页） • 组织细胞、泡沫细胞、梭形细胞、Touton 细胞及炎性细胞浸润（不同于丘疹性黄瘤）；细胞间可有铁质沉积（铁质沉着症） • 电镜：无 Birbeck 颗粒
海蓝组织细胞综合征（sea-blue histiocyte syndrome）[Giemsa 染色、CD68 阳性]	• 是一种遗传性系统性组织细胞增生症；以 Giemsa、甲苯胺蓝和 May-Gruenwald 染色在组织细胞的细胞质内有深蓝色颗粒为特征 　■ 合并贮积病的继发表现，如 Niemann-Pick 病（B 型） 　■ 可能与鞘磷脂酶部分缺乏有关 • 皮损罕见：面部结节状损害及棕色色斑	
泛发性发疹性组织细胞瘤（generalized eruptive histiocytoma）[ⅩⅢa 因子、CD68、CD11b 阳性；S100、CD1a 阴性]	• 成人多于儿童 • 躯干、四肢伸侧对称性分布 • 复发性、成批出现、数百个小的红色丘疹（对称性） • 可自行消退，常遗留色素沉着	• 真皮上/中层组织样细胞浸润；围绕血管周围成巢分布；细胞质淡染，核卵圆形 • 无 Touton 细胞（幼年黄色肉芽肿可见） • 电镜：无 Birbeck 颗粒；可见"逗点样"小体
进行性黏液样组织细胞增生症（progressive mucinous histiocytosis）	• 常染色体显性遗传 • 面部和四肢 • 红棕色的皮损	• 真皮内上皮样和梭形组织细胞浸润；大量肥大细胞浸润 • 电镜：细胞质内可见斑马小体和髓样小体

疾病名称	临床特征	组织病理学
多中心网状组织细胞增生症（multicentric reticulohistiocytosis）[CD68、CD11b、CD45、HAM-56 阳性；S100、Mac387 阴性]	• 手的指间关节、面部、黏膜（口腔、鼻腔和咽部） • 广泛的丘疹结节样损害；残毁性关节病 • 系统病变（心脏、骨髓等） • 可能与内脏实体恶性肿瘤、皮肤结核菌素试验阳性、自身免疫性疾病相关	• 真皮和滑膜内边界清楚、无包膜的多核组织细胞浸润，细胞质嗜酸性，呈"毛玻璃样"

疾病名称	临床特征	组织病理学
网状组织细胞瘤 (reticulohistiocytoma) 〔CD68、CD11b、HAM-56 阳性〕	• "孤立性网状组织细胞瘤" • 类似于多中心网状组织细胞增生症,但皮损孤立,且无关节炎或系统损害 • 成人 • 头颈部 • 黄红色结节,常可自行消退 • 可有黏膜损害	• 类似于多中心网状组织细胞增生症,可见细胞质呈"毛玻璃样"的组织细胞

疾病名称	临床特征	组织病理学
家族性组织细胞性皮病关节炎（familial histiocytic dermatoarthritis）	• 儿童 / 青少年 • 面部和四肢 • 面部 / 四肢的丘疹结节样损害；对称性残毁性关节炎；眼部受累	• 真皮内单核组织细胞、淋巴细胞和浆细胞浸润
渐进坏死性黄色肉芽肿（necrobiotic xanthogranuloma，NXG） ［CD68、Mac387 阳性］	 • 老年人（多见于六十多岁） • 眶周、面部、躯干、四肢 • 多发的边界清楚的淡紫色至红色结节 / 丘疹，一定程度上有黄瘤样色泽 • 伴有副蛋白血症（IgG）；眼部并发症（巩膜炎、角膜炎）；浆细胞病	• 透明坏死带和肉芽肿性灶，后者由组织细胞、泡沫细胞和大量多核巨细胞组成 • 多核巨细胞分为 Touton 型和异物型；胆固醇裂隙

疾病名称	临床特征	组织病理学
未定类组织细胞增生症 （indeterminate cell histiocytosis） ［CD1a、S100、CD68 阳性］	• 自限性疾病 • 任何年龄均可发病 • 多发的红棕色至黄色丘疹 • 临床上，类似于泛发性发疹性组织细胞瘤（见第 812 页）	• 形态一致的单核组织细胞中混杂着成群的淋巴细胞浸润（细胞染色既像朗格汉斯细胞组织细胞，又像非朗格汉斯细胞组织细胞） • 真皮内可见树突状细胞，其类似于表达 S100 和 CD1a 的朗格汉斯细胞；然而，这些细胞电镜下缺乏 Birbeck 颗粒，且组织细胞标记阳性，如 CD68

疾病名称	临床特征	组织病理学
Rosai-Dorfman 病（Rosai-Dorfman disease）〔S100 阳性；CD1a 阴性〕	● "窦组织细胞增生伴巨大淋巴结病" ● 眼睑、面颊部 ● 20 岁之前好发 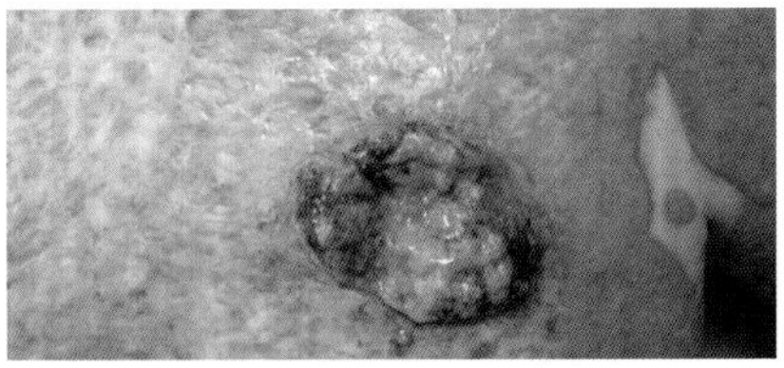 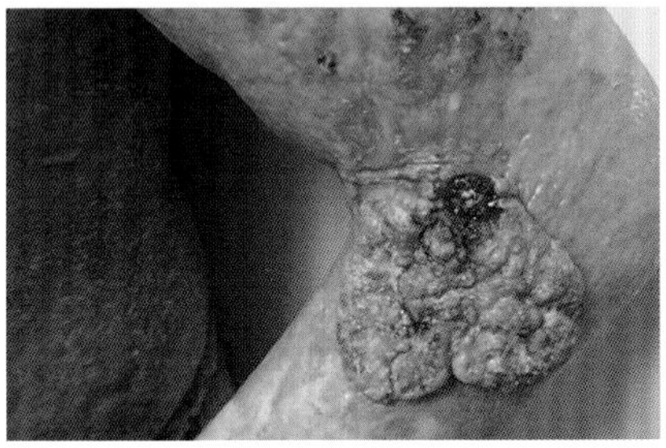 ● 皮损表现多样；常为直径 4cm 或 4cm 以上的多发性结节；红色或黄瘤样丘疹；脓疱、色素沉着性斑疹或斑块 ● 典型表现：颈部无痛性淋巴结病、发热、贫血、血沉加快和高 γ 球蛋白血症（IgG）	● 真皮内致密的组织细胞浸润，这些细胞体积大，细胞质丰富、嗜酸性，细胞核呈空泡状；可能有间隔性和小叶性脂膜炎；伸入运动（吞噬炎性细胞） 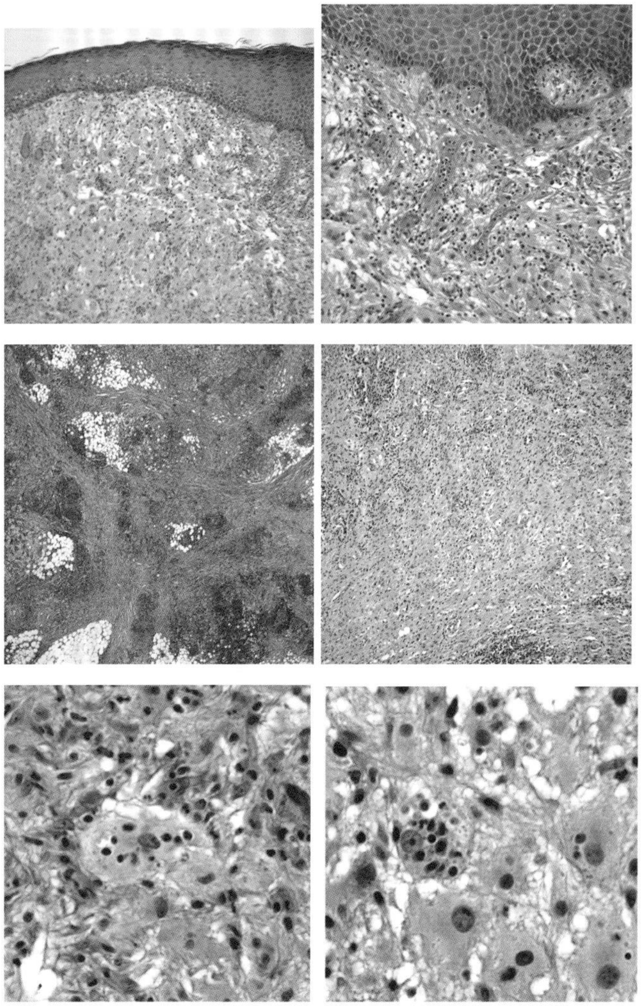 ● 伸入运动：巨噬细胞内有吞噬的炎性细胞（上图）
反应性组织细胞增生症（reactive histiocytosis）	与皮肤感染有关（组织胞浆菌病、弓形体病、布鲁氏菌病、结核、麻风、风疹、EB 病毒）	

疾病名称	临床特征	组织病理学
黄瘤样浸润（xanthomatous infiltrates）		

	脂质代谢	高脂蛋白血症

	• 甘油三酯（triglyceride，TG）为主：乳糜微粒和极低密度脂蛋白（very low-density lipoprotein，VLDL）升高
	• 胆固醇为主：低密度脂蛋白（low-density lipoprotein，LDL）和高密度脂蛋白（high density lipoprotein，HDL）升高
	• 脂蛋白脂肪酶（肝脏）：通过载脂蛋白C-Ⅱ调节VLDL的水解
	• 载脂蛋白B-100（VLDL、IDL、LDL）：LDL的主要蛋白
	• 载脂蛋白C-Ⅱ（乳糜微粒、VLDL、IDL、HDL）：活化脂蛋白脂肪酶
	• 载脂蛋白E（残余物、VLDL、IDL、HDL）：与LDL受体结合
	• HMG辅酶A还原酶（肝脏）：胆固醇合成限速酶
		（除Ⅰ型和Ⅲ型为常染色隐性遗传，余为常染色体显性遗传）
		• Ⅰ型（家族型）：脂蛋白脂肪酶缺乏
		  ■ 乳糜微粒、TG升高；但胆固醇水平正常
		  ■ 罹患冠状动脉疾病风险不增加
		• Ⅱ型（高胆固醇血症）：LDL受体缺陷
		  ■ LDL和胆固醇水平升高
		• Ⅲ型（血β脂蛋白异常）：载脂蛋白E缺陷（清除能力差）
		  ■ 胆固醇和TG升高
		• Ⅳ型（高甘油三酯血症）：VLD和TG升高；葡萄糖耐受不良
		• Ⅴ型：乳糜微粒、VLDL和TG升高

疾病名称	临床特征	组织病理学
发疹性黄瘤 （eruptive xanthoma） ［CD68阳性］	• 见于Ⅰ、Ⅳ、Ⅴ型高脂蛋白血症 • 臀部、大腿伸侧 • 多发性、小的、红色至黄色丘疹（分批出现）；边缘有红晕；可自行消退（数周） • 伴血浆乳糜微粒水平升高（如糖尿病、乙醇、外源性雌激素）	• 真皮上部"泡沫细胞"和炎性细胞浸润；脂质在胶原束间沉积，表现为花边状的嗜酸性物质（"漏"出）

疾病名称	临床特征	组织病理学
结节性黄瘤 (tuberous xanthoma)	• 最具特征性的是伴有Ⅲ型高脂蛋白血症（家族性高脂蛋白血症） • 亦可见于肝脏胆汁淤积症、β-谷固醇血症 • 肘、膝和臀部 • 黄色结节 • 治疗高脂血症，皮损可自行消退 • 胆固醇和甘油三酯升高	• 真皮内大量泡沫细胞浸润；成纤维细胞增生；胆固醇裂隙
腱黄瘤 (tendinous xanthoma)	• 常见于Ⅱ型高脂蛋白血症；可能起因于脑腱黄瘤病（*CYP27A1* 基因、植物甾醇代谢）；肝胆汁淤积症 • 手、足伸肌腱及跟腱 • 坚硬的、肤色结节 • LDL 水平升高（常由 LDL 受体缺陷引起）	• 除了组织间质以外，腱黄瘤的病理表现类似结节性黄瘤（真皮内泡沫细胞浸润；成纤维细胞增生；胆固醇裂隙）

疾病名称	临床特征	组织病理学

扁平黄瘤
（planar xanthoma）
	• 可发生在不同部位
	• 脂质代谢可正常
	扁平黄瘤亚型
	1. 睑黄瘤
	  ■ 仅 50% 患者有高脂蛋白血症
	  ■ Ⅱ、Ⅲ型高脂蛋白血症
	  ■ 眼睑、眶周区域
	  ■ 黄色、柔软的斑疹或丘疹 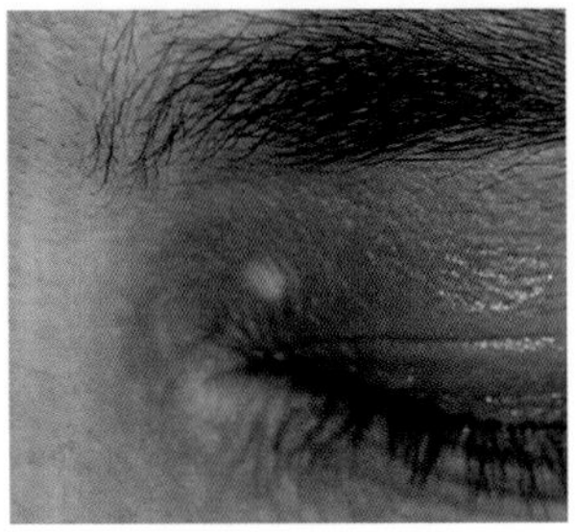
	
	2. 间擦性扁平黄瘤
	  • 肘窝、手指蹼处
	  • Ⅱ型高脂蛋白血症的特殊病征（纯合子家族性高胆固醇血症）
	3. 掌纹黄瘤
	  • 用于Ⅲ型高脂蛋白血症的诊断（血 β 脂蛋白异常）
	  • 皮损多位于手掌及手指掌侧面
	4. 弥漫性扁平黄瘤
	  • 成人
	  • 躯干和颈部
	  • 黄斑，皮肤颜色变黄
	  • 常伴发淋巴网状系统肿瘤（如多发性骨髓瘤、成人 T 细胞淋巴瘤 / 白血病）
		• 血管和毛囊周围少量泡沫细胞浸润；无纤维化或炎性细胞 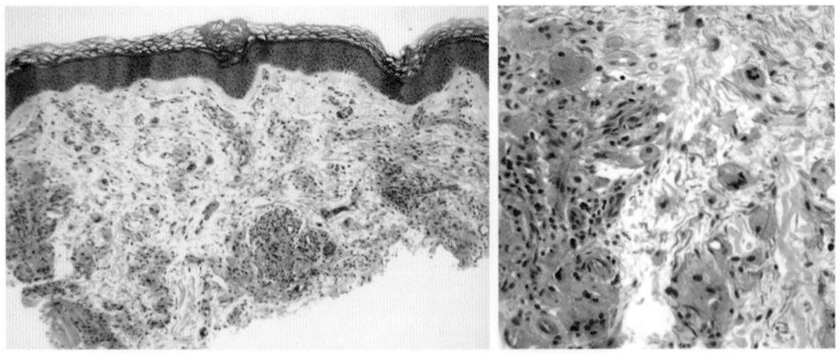
		
		• 扁平黄瘤（上图） 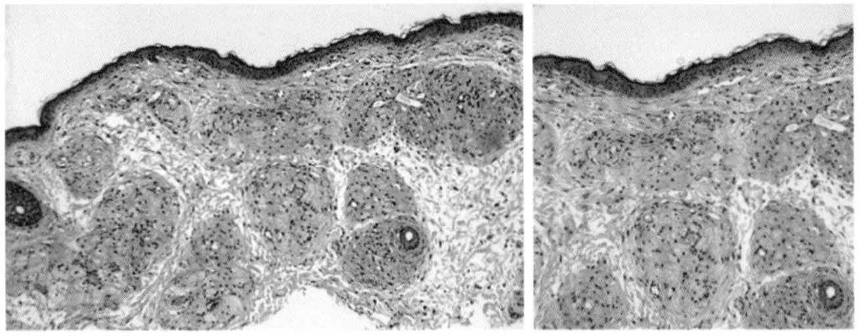
		
		• 睑黄瘤（上图）

疾病名称	临床特征	组织病理学
疣状黄瘤 （verruciform xanthoma） ［CD68 阳性，角蛋白和XIII a 因子弱阳性；S100 阴性］	<ul><li>血脂正常</li><li>口腔、生殖器部位</li><li>孤立性、无自觉症状、扁平的粉红色至黄色的斑块或疣状损害</li><li>可见于淋巴水肿、大疱性表皮松解症、GVHD 综合征、CHILD 综合征等疾病</li></ul>	<ul><li>疣状结构；角化过度，灶性角化不全，棘层肥厚，疣状增生；真皮内黄瘤细胞浸润</li></ul><ul><li>CD68 染色（下图）</li></ul> 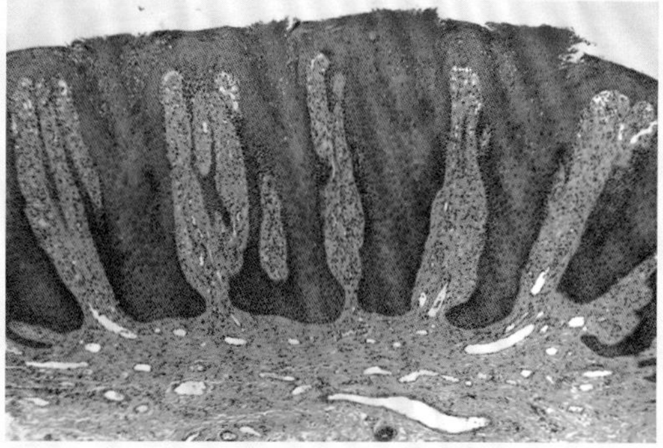 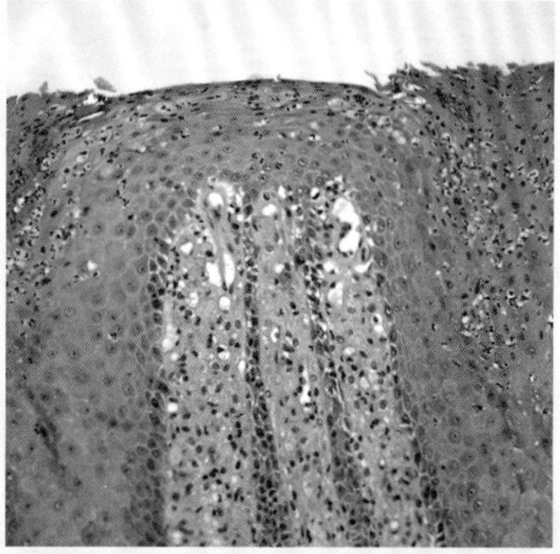 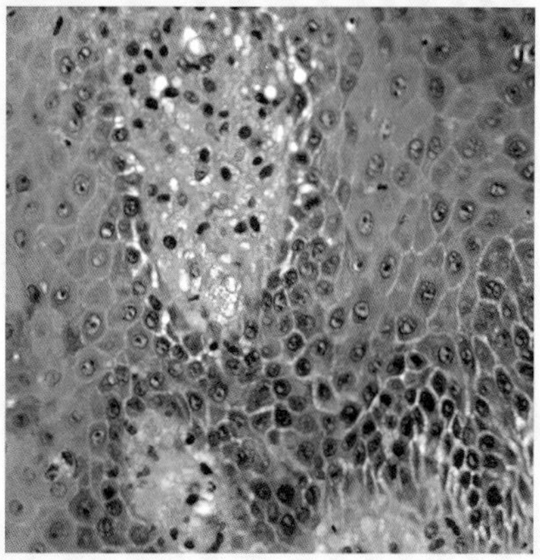 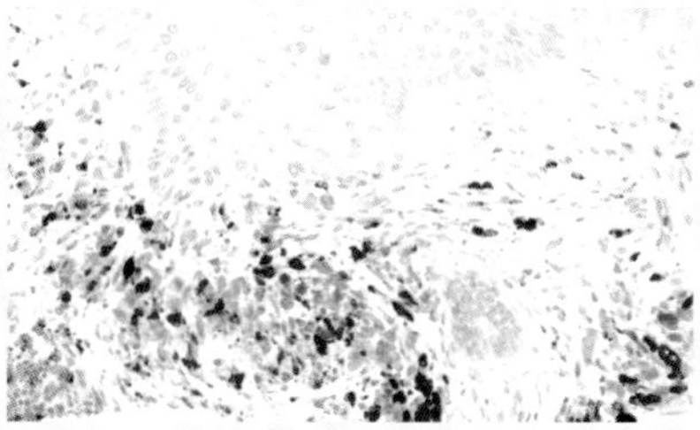
丘疹性黄瘤 （papular xanthoma）	<ul><li>任何年龄均可发病</li><li>面部、躯干、黏膜</li><li>多发的黄红色丘疹，散在分布</li></ul>	<ul><li>真皮内泡沫细胞浸润，可见 Touton 巨细胞；含铁血黄素沉积</li><li>炎性细胞极少（可与播散性黄瘤、发疹性黄瘤和幼年黄色肉芽肿相鉴别）</li></ul>

疾病名称	临床特征	组织病理学

朗格汉斯细胞浸润

- 朗格汉斯细胞
  - 起源于卵黄囊、胎肝和骨髓
  - 朗格汉斯细胞是一种能够捕捉和处理抗原并递呈给淋巴细胞的树突状细胞
  - 免疫组化染色 CD1a、S100、CD45、CD101、HLA-DR 和 Lag(Birbeck 颗粒的膜标记) 表达阳性
  - 朗格汉斯细胞高密度区:面部、躯干;朗格汉斯细胞密度降低因素:掌 / 跖、肛门生殖器部位、慢性紫外线(UV)、年龄增长

疾病名称	临床特征	组织病理学
朗格汉斯细胞组织细胞增生症 (langerhans cell histiocytosis,LCH) 〔CD1a、HLA-DR、S100 阳性;CD68、Mac387 阴性〕	● 儿童(1~3 岁);男孩 ● 病因可能与病毒感染和免疫学异常有关 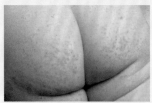 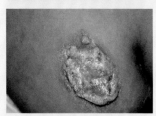 ● 结痂、鳞屑性的丘疹 / 水疱或溃疡性损害 ● 增生影响皮肤、骨、肺、肝、淋巴结(可影响器官功能) ● 罹患恶性肿瘤的风险增高(尤其是实体肿瘤和白血病) ● 血清 S100-B 水平可用于监测疾病进展 **已不使用的旧分类(见下)** ● Letterer-Siwe 病 　■ 2 岁前发病 　■ 头皮、面部、躯干、臀部 　■ 棕黄色鳞屑性丘疹或水疱 　■ 可伴发热、贫血、淋巴结病、溶骨性病变 ● Hand-Schüller-Christian 病 　■ 2~6 岁发病 　■ 三联征:溶骨性病变,尿崩症(垂体后叶浸润)和眼球突出 ● 嗜酸细胞肉芽肿 　■ 伴有骨骼病变的局限型 　■ 口腔、生殖器及耳后区域的结节溃疡性损害	● 浸润细胞往往只位于表皮下方,细胞大,卵圆形,细胞质丰富,细胞核有凹痕或呈肾形("咖啡豆");多种炎性细胞浸润;亦见亲表皮性(与肥大细胞增生症不同) ● 电镜:细胞内 Birbeck 颗粒("网球拍") 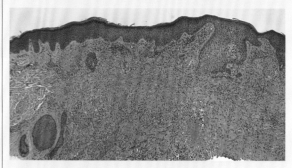 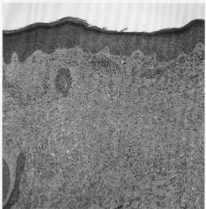 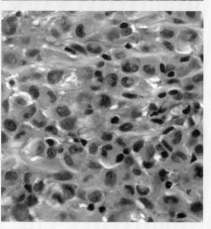

疾病名称	临床特征	组织病理学
先天性自愈性网状组织细胞增生症（congenital selfhealing reticulohistiocytosis）[CD1a 阳性，S100 常阳性]	• "Hashimoto-Pritzker 病" • 朗格汉斯细胞组织细胞增生症的自限型 • 出生时发病（持续数周至 3 个月） • 仅皮肤受累 • 迅速消退的鳞屑性丘疹 / 结节；常遗留色素沉着 • 罕见系统受累（肝脏、全血细胞计数、骨骼）	• 常不能与朗格汉斯细胞组织细胞增生症区分 • 真皮中深层密集的、大的组织细胞浸润 • 细胞核呈肾形或卵圆形 • 常见多核巨细胞和泡沫细胞

（关杨 译 万川 俞婉婷 校 张韡 乔建军 审）

第 41 章　皮肤淋巴瘤与白血病的浸润

原发性皮肤 B 细胞淋巴瘤鉴别
(注:下列淋巴瘤通常 CD20 和 CD79a 阳性)

	滤泡中心淋巴瘤	边缘区 B 细胞淋巴瘤	弥漫性大 B 细胞淋巴瘤,腿型	弥漫性大 B 细胞淋巴瘤,其他型
阳性抗体标记	CD10 和 bcl-6 • 记忆方法:"follicular" 中有 10 个字母	bcl-2	bcl-2	取决于亚型(血管内、浆母细胞等)
阴性抗体标记	CD5、CD23	CD10、bcl-6、CD5、CD23、cyclin D1(bcl-1)	CD5、cyclin D1(bcl-1)	bcl-2

注:
• Cyclin D1(bcl-1)在套细胞淋巴瘤中表达阳性
• CD5 和 CD23 在 CLL/SLL 中表达阳性:CD5 是一种正常 T 细胞标记,在成熟 B 细胞淋巴瘤中可出现异常表达
  ■ 记忆方法:CD5 在 CLL/SLL 中表达阳性("s-m-a-l-l" 中有 5 个字母)

肿瘤名称	临床特征	组织病理学
皮肤 T 细胞和 NK 细胞淋巴瘤		
蕈样肉芽肿 (mycosis fungoides,MF)	<ul><li>占所有原发性皮肤淋巴瘤的 50%</li><li>皮肤归巢 T 细胞肿瘤</li><li>除色素减退性 MF(CD8$^+$)外,通常为 CD4$^+$T 细胞</li><li>染色:CD3、CD4、CD45RO 阳性</li><li>CD7 和 CD30 常阴性</li><li>临床分三期(如下) 　1. 斑片期 　2. 斑块期 　3. 肿瘤期</li><li>注:MF 样表现可能与药物有关,如卡托普利、卡马西平、氟西汀、苯妥英钠</li><li>分期(和常规治疗方法)<ul><li>ⅠA 和ⅠB 期:临床的斑片期或斑块期<ul><li>ⅠA 期 <10% BSA</li><li>ⅠB 期 >10% BSA</li><li>治疗方法:局部外用糖皮质激素、PUVA</li></ul></li><li>Ⅱ期:肿瘤和 / 或淋巴结受累<ul><li>治疗方法:电子束、PUVA、放疗</li></ul></li><li>Ⅲ期:红皮病<ul><li>治疗方法:血浆置换、IFN-α</li></ul></li><li>Ⅳ期:淋巴结、内脏受累<ul><li>治疗方法:CHOP 方案化疗、IL-12、地尼白介素</li></ul></li></ul></li></ul>	

肿瘤名称	临床特征	组织病理学
斑片期蕈样肉芽肿（patch stage MF）	• 髋部、臀部（对于日光的"双重保护"区域） • 湿疹样，边境不清的斑片，常覆以细薄的鳞屑	• 非典型淋巴细胞的亲表皮性；常呈苔藓样或弥漫性浸润 • Pautrier 微脓肿（表皮内非典型细胞巢） • 沿基底膜带"串珠"样排列；细胞周围空晕；微脓肿少见
斑块期蕈样肉芽肿（plaque stage MF）	• 躯干下部、大腿 • 红色至紫红色边境清楚的斑块，表面常有鳞屑；往往呈环形或弧形排列	• 50% 病例可见 Pautrier 微脓肿 • 显著卷曲、凹陷的细胞核

肿瘤名称	临床特征	组织病理学

肿瘤期蕈样肉芽肿（tumor stage MF）	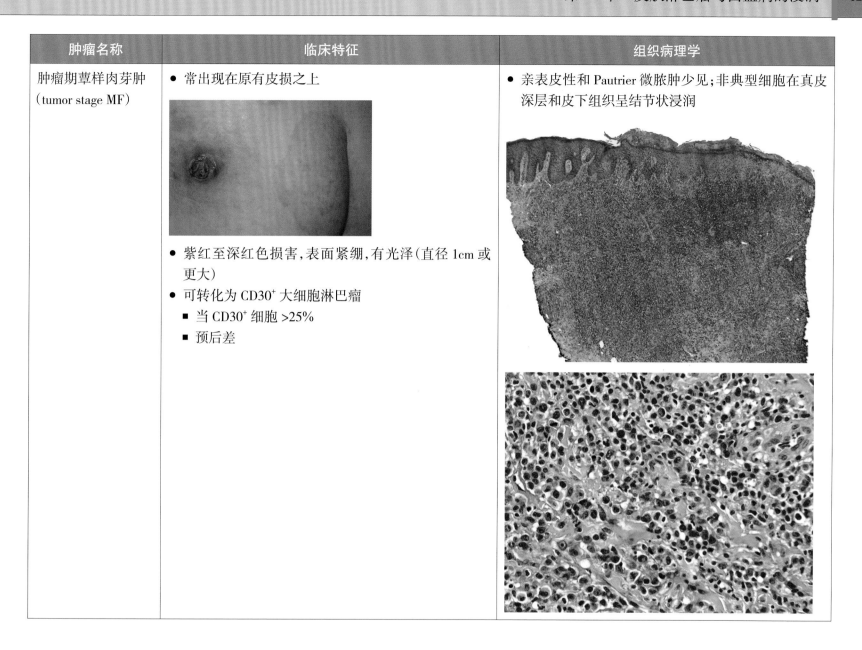
	● 常出现在原有皮损之上
	
	● 紫红至深红色损害，表面紧绷，有光泽（直径 1cm 或更大）
	● 可转化为 CD30⁺ 大细胞淋巴瘤
	  ■ 当 CD30⁺ 细胞 >25%
	  ■ 预后差
		● 亲表皮性和 Pautrier 微脓肿少见；非典型细胞在真皮深层和皮下组织呈结节状浸润

肿瘤名称	临床特征	组织病理学
色素减退性蕈样肉芽肿 （hypopigmented MF） ［CD3、CD4 阳性］	● 肤色较深的成人多见 ● 躯干和四肢 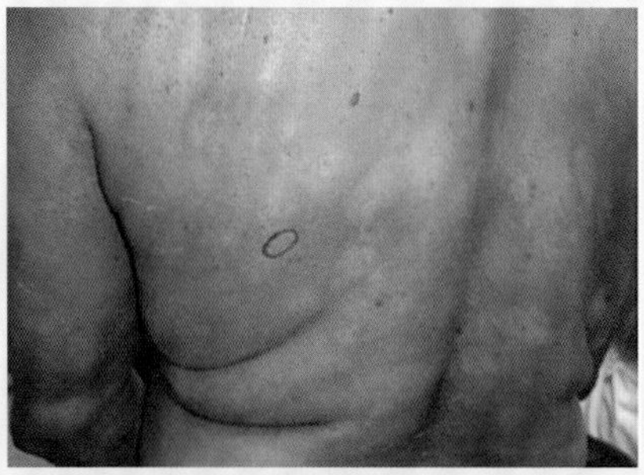 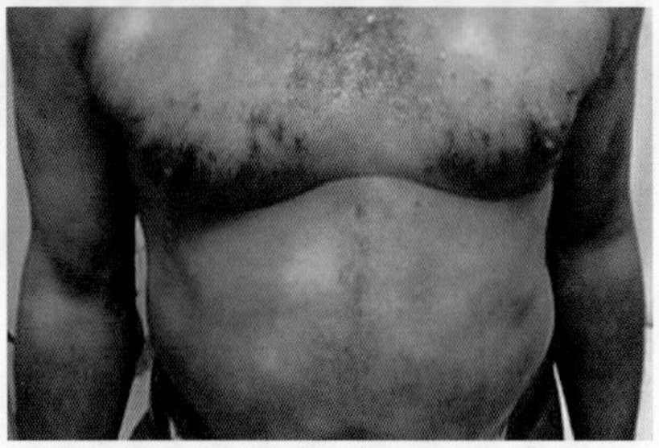 ● 伴有鳞屑的色素减退性斑片	● 类似于 MF，有表皮内的淋巴细胞浸润，基底层黑素减少，可能出现色素失禁 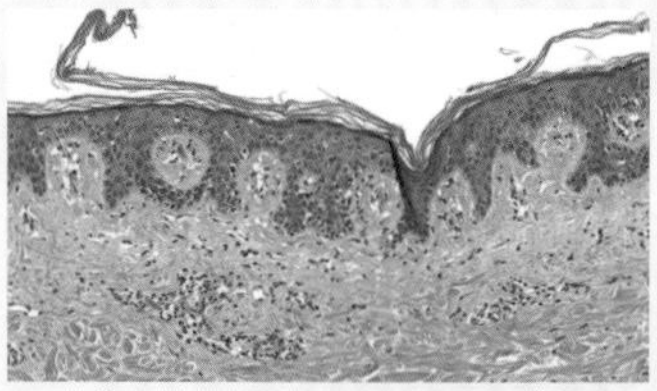 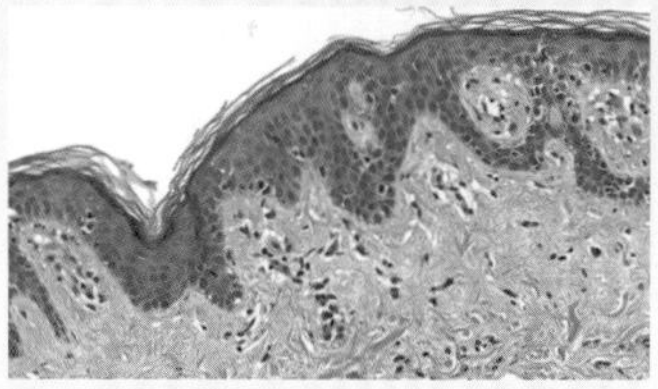 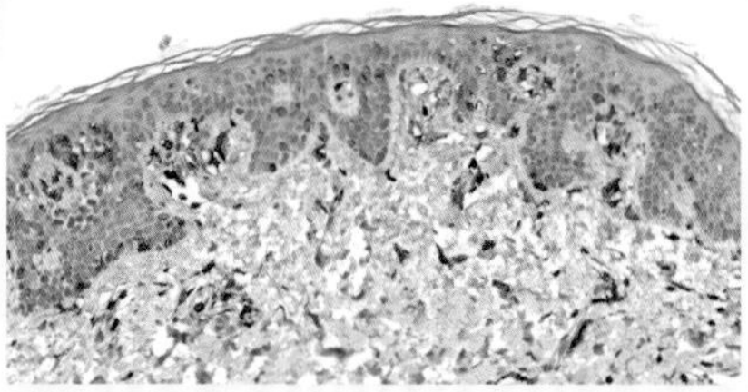 ● CD4 染色阳性（上图）
亲毛囊性蕈样肉芽肿 （folliculotropic MF） ［CD3、CD4 阳性； CD8 阴性］	● 伴肿瘤性 T 细胞浸润的 MF 亚型；显著的毛囊中心性浸润；表皮受累少见 / 轻微 ● 成年男性 ● 头部和颈部 ● 群集的毛囊性丘疹；可能引起脱发；常有瘙痒 ● 与锂治疗有关 ● 多对治疗抵抗	● 小到中等大小的淋巴细胞在毛囊和毛囊周围浸润，伴或不伴毛囊黏蛋白沉积；显著的脑回状核；可有黏蛋白；不（或极少）累及表皮 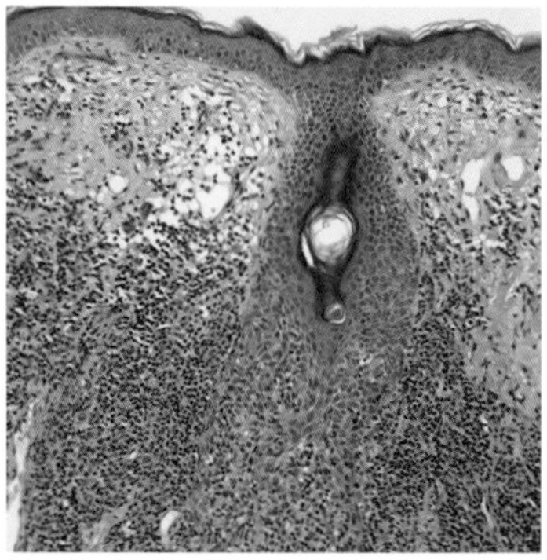 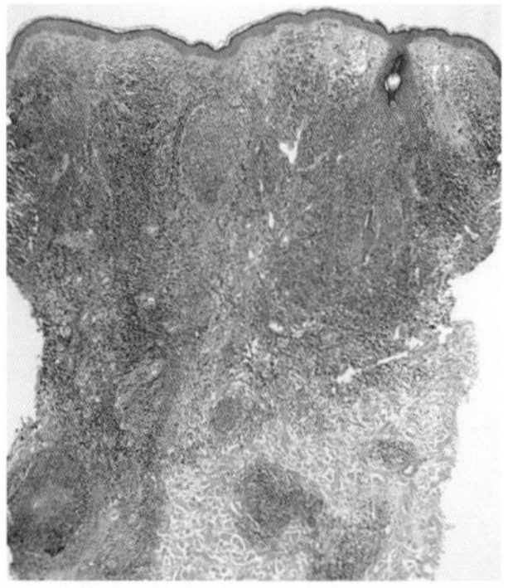

肿瘤名称	临床特征	组织病理学
Paget 样网状细胞增生症（Pagetoid reticulosis）	<ul><li>"Woringer-Kolopp 病"</li><li>MF 的亚型</li><li>成年男性</li><li>四肢远端</li><li>大片的红色鳞屑性或疣状斑片 / 斑块, 常单发, 生长缓慢</li></ul>	<ul><li>表皮内非典型单一核细胞浸润, 细胞体积大, 细胞质嗜酸性淡染, 细胞核大, 核仁明显; 显著的棘层肥厚, 伴角化过度和片状角化不全</li></ul>

肿瘤名称	临床特征	组织病理学
肉芽肿性皮肤松弛（granulomatous slack skin）	● MF 的弹力纤维溶解性亚型（罕见） ● 腋窝、腹股沟 ● 皮肤的松垂褶皱（弹力纤维被破坏） ● 1/3 病例合并 Hodgkin 淋巴瘤 ● 预后良好	● 肉芽肿样浸润模式伴弥漫性小 T 细胞浸润（无亲表皮性）；弹力纤维呈碎片状甚至缺失［VVG 染色］；表皮银屑病样增生；浸润的淋巴细胞中散在形态、大小一致的多核巨细胞
Sézary 综合征（Sézary syndrome）［CD3、CD4、CD45RO 阳性；CD8、CD30 阴性；CD2、CD7 亦常阴性］	● "MF 的白血病阶段" ● 三联征 　1. 红皮病 　2. 淋巴结病 　3. 外周血出现非典型单核细胞。常有皮肤角化病、顽固性瘙痒	● 淋巴结（下图） 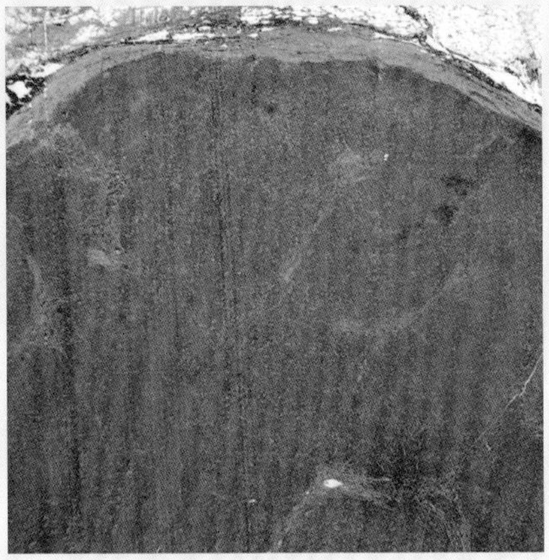 ● Sézary 细胞（下图） 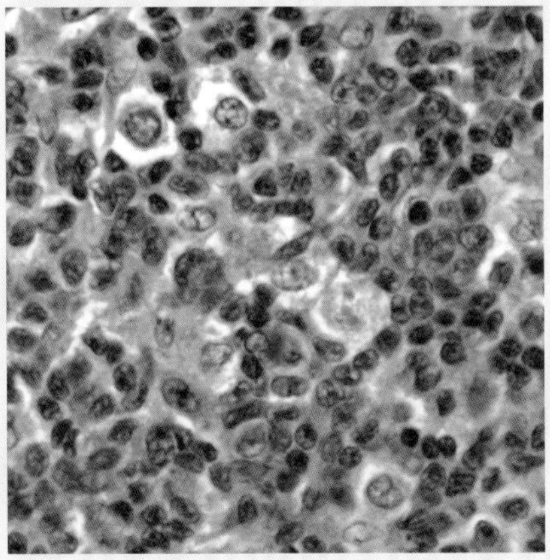

肿瘤名称	临床特征	组织病理学
成人 T 细胞淋巴瘤 / 白血病 （adult T-cell lymphoma/ leukemia，ATLL） （HTLV-1+） ［CD3、CD4、CD25 阳性］	• 外周 T 细胞淋巴瘤的亚型，由人 T 细胞白血病病毒 1 型感染引起［human T-cell lymphotropic virus，type 1（HTLV-1）］ • 日本和加勒比海地区 • 皮损初始常表现为红色斑片、斑块（50%~70% 病例）；红皮病、水疱、大疱和紫癜性皮疹少见 • HTLV-1 通过性接触、血液和乳汁传播 • 淋巴瘤的终身罹患风险：2%~4%	• 与 MF 类似，有亲表皮性和 Pautrier 微脓肿；与 MF 不同的是，微脓肿中可含有明显的凋亡碎片；非典型淋巴细胞，有时细胞核呈多形性 • 注：CD25 阳性有助于 ATLL 与 Sézary 综合征相鉴别

肿瘤名称	临床特征	组织病理学
间变性大细胞淋巴瘤（anaplastic large cell lymphoma, ALCL）〔CD30 阳性；CD15 阴性，鉴别 Hodgkin 淋巴瘤〕	• CD30$^+$T 淋巴细胞增生性疾病的一种类型 可分为以下亚型 • 原发皮肤型 　■ 成年男性 　■ 多数间变性淋巴瘤激酶（ALK）和 EMA 阴性 　■ 没有 t(2;5)易位 • 原发系统型 　■ 30~39 岁男性 　■ ALK 和 EMA 阳性 　■ 具有 t(2;5)易位 • 继发型 　■ 继发于其他淋巴增生性疾病	• "标志性细胞"：大的淋巴样细胞，细胞质丰富，染色质少，核呈马蹄形或胚胎状，核仁嗜酸性，苍白的核旁凹陷；可见多核细胞（类似于 Reed-Sternberg 细胞）

肿瘤名称	临床特征	组织病理学

淋巴瘤样丘疹病（lymphomatoid papulosis,LyP）[CD30、CD3、CD4阳性]	• CD30⁺ T 淋巴细胞增生性疾病的一种类型
	• 良性（90%）
	• 30~49 岁女性多见
	
	• 成批出现的丘疹或结节,可自发消退
	• 可合并淋巴瘤,特别是 MF（40%）、CD30⁺ T 细胞淋巴瘤（30%）或 Hodgkin 病（25%）
	
		类型
		1. A 型:LyP 最常见亚型
		  • 大的 CD30⁺ 细胞,核仁明显（类似于 Reed-Sternberg 细胞）
		  • "虫蛀样的大的非典型细胞"
		  • 良性外观的淋巴细胞呈楔形、片状和血管周围浸润;表皮和真皮内可见外溢的红细胞
		  • 表皮坏死;亲表皮性;可能出现血管炎改变
		  • 可合并淋巴瘤
		
		2. B 型（约占 10%）
		  • 小的非典型脑回状细胞（CD30⁺ 细胞罕见）
		  • 血管周围浸润,或真皮内带状浸润;常有亲表皮性
		  • 可合并淋巴瘤（较 A 型少见）
		
		3. C 型（弥漫性大细胞型）:大的间变的 CD30⁺ 细胞呈片状浸润;与原发性皮肤间变性大细胞淋巴瘤有重叠

肿瘤名称	临床特征	组织病理学
皮下脂膜炎样 T 细胞淋巴瘤（subcutaneous panniculitis-like T-cell lymphoma）	• αβ T 细胞表型（CD8⁺ T 细胞） • 腿部 • 单发或多发的结节 • 可伴有系统症状（发热、噬血细胞综合征） • 见第 398 页	• 组织学改变类似小叶性脂膜炎；非典型淋巴细胞围绕脂肪细胞边缘，形成花边状图案；吞噬性组织细胞（"豆袋组织细胞"）内可见细胞碎片或红细胞
结外 NK/T 细胞淋巴瘤，鼻型（extranodal NK/Tcell lymphoma, nasal type）［CD56、CD2 阳性］	• "致死性中线肉芽肿" • 亚洲、南美洲和中美洲地区 • 鼻部区域 • 与 EBV 相关 • 鼻部肿块，常导致面中部区域毁形；溃疡	• 弥漫性或血管中心性和附属器周围浸润；大片区域坏死，核碎裂

肿瘤名称	临床特征	组织病理学
B 细胞淋巴瘤		
原发性皮肤边缘区 B 细胞淋巴瘤（primary cutaneous marginal zone B-cell lymphoma）	• "黏膜相关淋巴组织的结外边缘区淋巴瘤" • 成年男性 • 上肢和躯干 • 红色至紫色、单发或多发的结节	• 呈"顶部重"或"底部重"样浸润；表皮不受累；主要为小淋巴细胞浸润，细胞核不规则；滤泡中心性浸润；Dutcher 小体（PAS 染色阳性的核内包涵体） • bcl-2、CD20、CD79a 阳性（CD5、CD10、CD23 阴性）
原发性皮肤滤泡中心淋巴瘤（primary cutaneous follicle center lymphoma）	• "滤泡性淋巴瘤" • 头部和颈部 • 红色结节；血清 LDH 水平正常 • 注：结内淋巴瘤常有 t(14;18) 易位，但皮肤滤泡性淋巴瘤少见（最多为 40%）	• 正常表皮；不同大小和形状的"底部重"样浸润；滤泡结构伴小淋巴 B 细胞、组织细胞和嗜酸性粒细胞 / 浆细胞浸润；生发中心分化差或套区缺如；基于每高倍视野的中心母细胞数量，可分级为 1~3 级；可见中心细胞（大的、有核裂的滤泡中心细胞） • CD10（"follicular"有 10 个字母）、bcl-6、CD20、MIB-1、CD79a 阳性（CD5、CD23、bcl-2 阴性，MUM1 也常阴性）

肿瘤名称	临床特征	组织病理学
弥漫性大 B 细胞淋巴瘤 （diffuse large B-cell lymphoma） ［bcl-2、CD20、CD79a 阳性；CD5、cyclin D1 阴性］	● 老年女性 ● 腿部 ● 红色至红褐色结节，溃疡罕见 ● 5 年生存率：约 50% ● 注：原发性皮肤弥漫性大 B 细胞淋巴瘤无 t（14；18）易位，但继发性肿瘤有该易位	● 弥漫性浸润；境界带 ● 浸润的大细胞核大，为小淋巴细胞的 2 倍，甚至比巨噬细胞的细胞核还大

肿瘤名称	临床特征	组织病理学
弥漫性大 B 细胞淋巴瘤,腿型 (diffuse large B-cell lymphoma,leg type) [bcl-2、MUM1 阳性]	● 老年人 ● 腿部 ● 快速生长的红色肿块 ● 5 年生存率:41%(预后差)	● 真皮内大淋巴细胞弥漫性浸润,这些浸润的大淋巴细胞具有中心母细胞和免疫母细胞的特点;可见核分裂象

肿瘤名称	临床特征	组织病理学
弥漫性大 B 细胞淋巴瘤，其他型 血管内大 B 细胞淋巴瘤 （diffuse large B-cell lymphoma, other） （Intravascular large B-cell lymphoma） ［CD20、CD79 血管内阳性；CD3 阴性］	• 系统性淋巴瘤的罕见类型 • 以大的非典型淋巴样细胞在血管内增生为特点 • 常出现多发性神经功能缺陷；1/3 的病例有皮肤损害（四肢、躯干和面部的红色至蓝色斑块） • 可能与肿瘤细胞 CD29（β1 整合素）和 CD5（ICAM-1）黏附分子表达缺失有关，它们对肿瘤细胞的转运和血管内迁移有重要的影响	• 真皮和皮下组织的血管被大的非典型淋巴样细胞部分或完全堵塞；核分裂象易见；血管内纤维蛋白血栓形成；真皮上部常不受累

肿瘤名称	临床特征	组织病理学
淋巴瘤样肉芽肿（Lymphomatoid-granulomatosis，LG）〔CD3、CD45RO、CD4 阳性〕	<ul><li>大 B 细胞淋巴瘤的亚型</li><li>血管中心性富含 T 细胞的 B 细胞淋巴瘤</li><li>中年人</li><li>常累及肺部（死于呼吸衰竭）</li><li>40%~60% 的病例累及皮肤（特别是躯干、下肢）</li><li>常与 EBV 相关</li><li>常见于免疫缺陷患者，如 HIV、器官移植术后、Wiskott-Aldrich 综合征（X 连锁；IgM 缺陷，血小板减少症）</li></ul>	<ul><li>真皮内血管中心性、多形性浸润，特别是血管、附属器和神经周围的区域（汗腺受累）</li></ul>
前体造血细胞肿瘤		
母细胞性浆细胞样树突状细胞肿瘤（blastic plasmacytoid dendritic cell neoplasms）〔CD4、CD56 阳性〕	<ul><li>成人（平均年龄 67 岁）；男性多见（2∶1）</li><li>局限或泛发性红斑或瘀伤样斑，红色或紫色的斑片、丘疹、结节或肿块</li><li>皮肤受累常早于白血病</li></ul> <ul><li>红斑类型（上图）</li></ul>	<ul><li>形态一致、中等大小的细胞浸润，其细胞质少、细胞核小，染色质疏松细腻、核仁不明显；浸润位于真皮和 / 或皮下组织（类似于成髓细胞或淋巴母细胞）</li><li>表皮不受累，且常无坏死，血管侵犯或炎性细胞；若累及皮下组织，脂肪细胞周围呈"花边状"图案</li><li>起初定义为共表达 CD4 和 CD56，但也可表达 CD123、TLC1 和 BDCA-2</li></ul>

肿瘤名称	临床特征	组织病理学
可累及皮肤的其他 T/NK 细胞淋巴瘤		
血管免疫母细胞性 T 细胞淋巴瘤（angioimmunoblastic T-cell lymphoma，AITL）[CD2、CD3、CD45RO 阳性]	• 老年人 • 50% 的病例有皮损 • 非特异性、泛发的斑丘疹或结节	• 血管周围非特异性浸润，浸润的淋巴细胞异型不明显，可伴有血管增生；常见毛细血管后微静脉增生

肿瘤名称	临床特征	组织病理学
可累及皮肤的其他 B 细胞淋巴瘤		
前体 B 淋巴母细胞白血病 / 淋巴瘤（precursor B-lymphoblastic leukemia/ lymphoma）〔CD20、CD79a、CD99 阳性〕	<ul><li>儿童至青少年</li><li>头部和颈部</li><li>红色或紫红色丘疹或结节</li><li>LDH 升高</li></ul>	<ul><li>表皮正常；"星空"现象；真皮 / 皮下组织中淋巴样细胞呈"马赛克"样浸润，这些淋巴样细胞中等大小，形态一致，核呈圆形或卷曲状</li></ul>
慢性淋巴细胞白血病 / 小淋巴细胞淋巴瘤（chronic lymphocytic leukemia/small Lymphocytic lymphoma, B-CLL/ SLL）〔CD5 阳性（记忆方法："small"有 5 个字母）、CD23 阳性〕	<ul><li>老年人</li><li>局限或泛发性的红色丘疹或结节</li><li>可转化为大细胞淋巴瘤（Richter 综合征），预后差</li></ul>	<ul><li>真皮内形态单一的小淋巴细胞浸润；可有 Dutcher 小体（假性核内包涵体），该小体也见于多发性骨髓瘤</li></ul>
套细胞淋巴瘤（mantle cell lymphoma）〔特征性的 Cyclin D1（即 bcl-1）阳性，CD20 和 CD5 阳性；CD23 阴性〕	<ul><li>皮肤损害常继发于结内病变</li><li>特征性的 t（11∶14）易位</li></ul>	<ul><li>小至中等大小淋巴样细胞浸润，细胞核不规则或有核裂，染色质疏松、细胞质少</li></ul>
浆细胞瘤（plasmacytoma）	更多内容请见第 40 章	

肿瘤名称	临床特征	组织病理学
其他淋巴瘤		
Hodgkin 淋巴瘤 (Hodgkin's lymphoma) ［Reed-Sternberg 细胞 CD15、CD30 阳性］	• 罕见累及皮肤 • 更常见于淋巴结、肝、脾 • 不同于非 Hodgkin 淋巴瘤，淋巴结受累，进而累及邻近皮肤 • 红色结节或斑块 • 非特异性表现(瘙痒、带状疱疹、获得性鱼鳞病)	• 表皮正常，可见境界带；纤维化；非典型 Hodgkin 细胞；Reed-Sternberg 细胞("猫头鹰眼"细胞：双核细胞，核仁明显，周围有空晕)

肿瘤名称	临床特征	组织病理学
白血病皮肤浸润		
皮肤白血病 （leukemia cutis） ［CD43、CD45 阳性］	<ul><li>白血病播散至皮肤</li><li>提示预后差</li></ul> <ul><li>单发或多发、紫红色或红棕色的出血性丘疹、结节</li><li>在急性粒细胞白血病、粒细胞肉瘤或绿色瘤，由于侵犯皮肤可引起本病</li><li>由于髓过氧化物酶，绿色瘤在临床上表现为绿色的肿块</li></ul>	<ul><li>肿瘤细胞围绕血管、附属器周围浸润，或真皮内肿瘤细胞片状浸润，常累及皮下组织。肿瘤细胞呈嗜碱性，常呈"列队哨兵"样排列（紧密衔接的细胞）。核分裂象和凋亡小体常见</li></ul>

肿瘤名称	临床特征	组织病理学
模仿原发性淋巴瘤的淋巴样增生		
模仿 B 细胞淋巴瘤的淋巴样增生（lymphoid hyperplasia simulating B-cell lymphoma）	• "假性淋巴瘤" • 女性 • 面部（特别是面颊、耳垂）、胸部、上肢 • 无症状的红棕色或紫红色丘疹；单发、群集或泛发 • 病因常不明确；可能是由节肢动物叮咬、金耳环、药物（苯妥英钠、氨甲蝶呤）、注射过敏原、疏螺旋体感染（欧洲）诱发	• 疏密不等的浸润；"顶部重" 样浸润 > "底部重" 样浸润 • 淋巴细胞浸润区域中可见淡染区，周围环绕暗区
淋巴瘤样药物反应（lymphomatoid drug reactions）	• 药物反应导致非典型淋巴样细胞浸润，类似蕈样肉芽肿 • 停药后消退；抗惊厥药物引起的反应可持续 >12 个月 • 与苯妥英钠、卡马西平、灰黄霉素、阿替洛尔、环孢素、ACE 抑制剂、抗组胺药相关	• 带状浸润，类似于蕈样肉芽肿；可见呈脑回状的非典型细胞核；亲表皮性
类似 CD30⁺ 淋巴增生性疾病的反应（reactions resembling CD30⁺ lymphoproliferative disorders）	• 可能的原因 　■ 药物（卡马西平） 　■ 病毒感染（传染性软疣、单纯疱疹） 　■ 节肢动物叮咬	

肿瘤名称	临床特征	组织病理学
Jessner 皮肤淋巴细胞浸润症（Jessner's lymphocytic infiltrate）	<ul><li>可能与红斑狼疮或多形性日光疹为同一谱系</li><li>男性</li><li>面部或颈部</li><li>无症状的红色斑块</li><li>平均病程 5 年</li></ul>	<ul><li>浅、深层血管周围致密的淋巴细胞浸润；少量黏蛋白沉积；表皮正常，无萎缩、基底细胞空泡样改变或毛囊角栓（不同于红斑狼疮）</li><li>DIF 阴性（不同于红斑狼疮）</li></ul>
其他		
髓外造血（extramedullary hematopoiesis）[不成熟的髓系细胞 Leder 染色阳性]	<ul><li>新生儿常出现多发性紫红色丘疹、结节（"蓝莓松饼"样婴儿）</li><li>髓外造血发生于<ul><li>早期胚胎的正常生理过程</li><li>先天性宫内感染的新生儿（弓形体、风疹、CMV、柯萨奇病毒）</li><li>伴先天性血液系统疾病的新生儿（新生儿溶血病，"双胞胎输血"综合征）</li></ul></li><li>成人罕见，常为骨髓增生异常和骨髓增殖性疾病的并发症；最常见于骨髓纤维化（特别是脾切除后）</li></ul>	<ul><li>不同成熟阶段的髓系和红系细胞在真皮浅、深层浸润</li></ul>

（万川 译　关杨　俞婉婷 校　张韡　乔建军 审）

索引

52检